4大認知症をわかりやすくビジュアル解説

ぜんぶわかる

認知症の事典

監修 河野和彦 名古屋フォレストクリニック院長

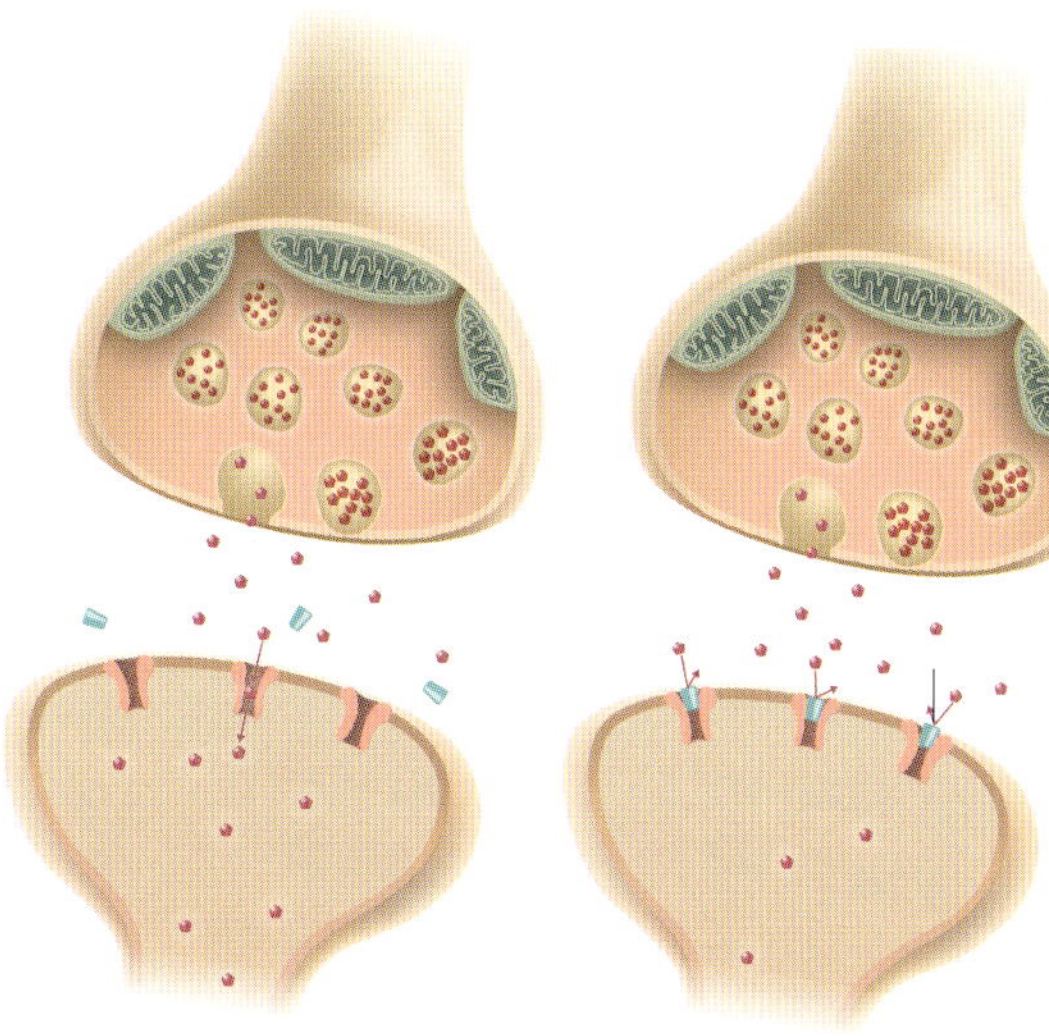

成美堂出版

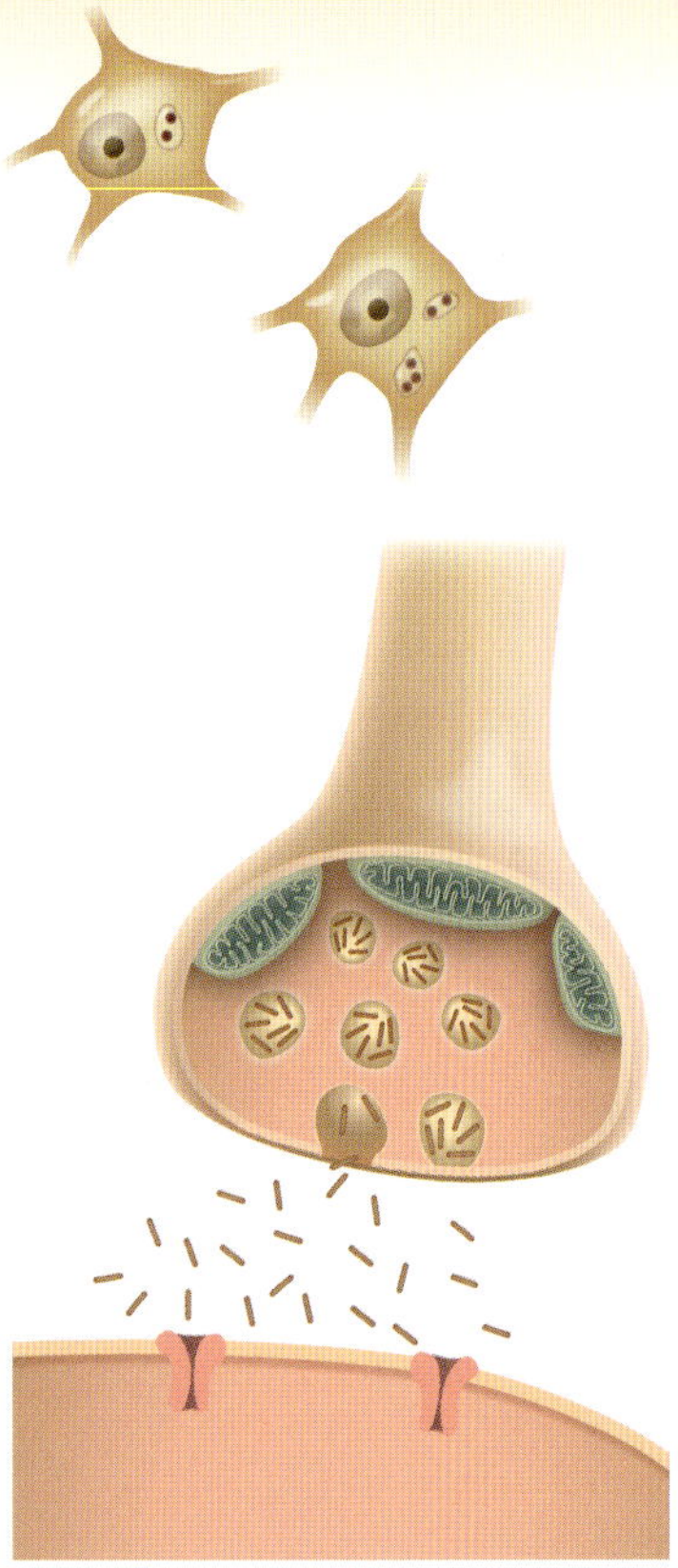

1 認知症の分類と特徴 …… 7

認知症の定義

認知症の多くは脳細胞の変性疾患 …… 8

認知症の病態はただの老化とは異なる …… 10

認知症の種類と疫学

認知症には4つのタイプがある …… 12

アルツハイマー型認知症（ATD）の病態

海馬を中心に、側頭葉、頭頂葉が萎縮する …… 14

老人斑が増え、正常細胞の数が減る …… 16

神経細胞内で神経原線維変化が起こる …… 18

アセチルコリンなどの神経伝達物質が減少する …… 20

Column　アセチルコリンを増やすとドパミンが減る …… 21

アルツハイマー型認知症（ATD）の発症リスク

アルツハイマー型認知症は新型の生活習慣病 …… 22

アルツハイマー型認知症（ATD）の診断基準

認知機能の低下、日常生活の障害が診断の要件 …… 24

アルツハイマー型認知症（ATD）の経過

記憶障害や徘徊にはじまり日常生活が困難になる …… 26

レビー小体型認知症（DLB）の病態

脳幹、大脳皮質にレビー小体が蓄積する …… 28

レビー小体の主成分はαシヌクレイン …… 30

レビー小体型認知症（DLB）の発症リスク、診断基準

70歳以上の男性に多くうつとの鑑別が重要 …… 32

レビー小体型認知症（DLB）の経過

記憶障害より幻視、意識障害の症状が強い …… 34

アルツハイマー型からの移行例、前頭葉機能の低下例も多い …… 36

Column　患者ではなく診断数が増えている …… 37

前頭側頭葉変性症（FTLD）の分類

FTD、SD、PNFAの3つの臨床分類がある …… 38

前頭側頭型認知症（FTD）の病態

思考、判断の中枢である前頭葉が萎縮する …… 40

前頭側頭型認知症（FTD）の診断基準と経過
反社会的行動など、行動の変化が最大の特徴……42

意味性認知症（SD）の診断基準と経過
語義失語が主症状。言葉の意味がわからなくなる……44

進行性非流暢性失語（PNFA）の診断基準と経過
構音障害によりスムーズに発話できない……46
失語症候群の新分類「原発性進行性失語（PPA）」……47

脳血管性認知症（VaD）の病態
脳卒中発作を起こさない無症候性虚血が多い……48
大小の梗塞により認知機能が低下する……50

脳血管性認知症（VaD）の診断基準と発症リスク
高血圧、糖尿病などによる動脈硬化が原因……52

脳血管性認知症（VaD）の経過
歩行障害、意欲低下の後に記憶障害が起こる……54

Review
4大認知症の特徴……56

軽度認知障害（MCI）の病態と発症リスク
発症の10～20年前から脳の病変ははじまっている……58

軽度認知障害（MCI）の経過
症状と変性領域から認知症のタイプを予測する……60

その他の神経変性性認知症
過剰なタンパクが原因で神経細胞が脱落する……62
大脳皮質基底核変性症（CBD）／進行性核上性麻痺（PSP）／ハンチントン病（HD）／筋萎縮性側索硬化症（ALS）／嗜銀顆粒性認知症（AGD）／石灰化を伴うびまん性神経原線維変化病（DNTC）

その他の二次性認知症
髄液貯留、腫瘍の出現などで脳機能が障害される……66
正常圧水頭症（NPH）／慢性硬膜下血腫（CSH）／脳腫瘍／クロイツフェルト・ヤコブ病（CJD）／その他の全身性疾患

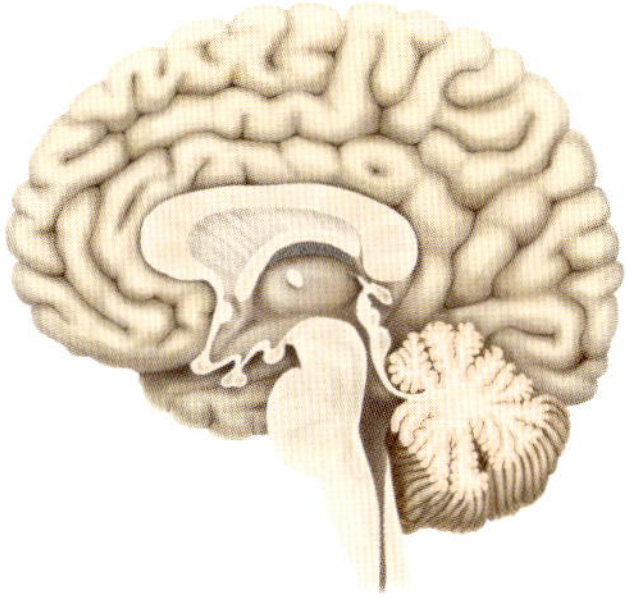

- 本書の内容は、2016年2月現在のものです。
- 治療法の解説では、認知症の一般的な治療法とともに、河野和彦医師による独自の治療・診断法「コウノメソッド」も掲載しています（独自のものは「コウノメソッド」と明記）。治療については、下記ホームページに記載されている、全国のコウノメソッド実践医にご相談ください。（http://www.forest-cl.jp/jissen.html）
- 治療薬の変更、中止、用量変更等は、必ず医師に相談してください。本書を参考にすることで生じた損傷、不具合等について、監修者、出版社、制作者は責任を負うことができません。

2 認知症の検査と診断

認知症の検査と診断……69

診断と検査の基本
認知症以外の疾患を除外後、認知症のタイプを診断……70

問診の手法とポイント
問診時の応答から認知症のタイプがわかる……72

神経心理学的検査
HDS-Rで認知機能の低下、偏りを評価……74
アルツハイマー型の診断には時計描画検査が有効……76
うつ病、せん妄と鑑別。合併症の可能性もある……80

画像検査
CT画像を撮影して脳の形状、萎縮度を調べる……82
MRI検査では形態学的変化が明瞭にみえる……88
SPECT検査で脳血流の低下部位を調べる……90
アミロイドイメージングはMCIの診断に役立つ……92

血液・髄液検査
甲状腺機能、血中ビタミン濃度を調べる……94
Column 髄液検査でアルツハイマーの補助診断ができる……95

検査結果の総合評価
検査結果を数値化し、臨床診断基準とする……96

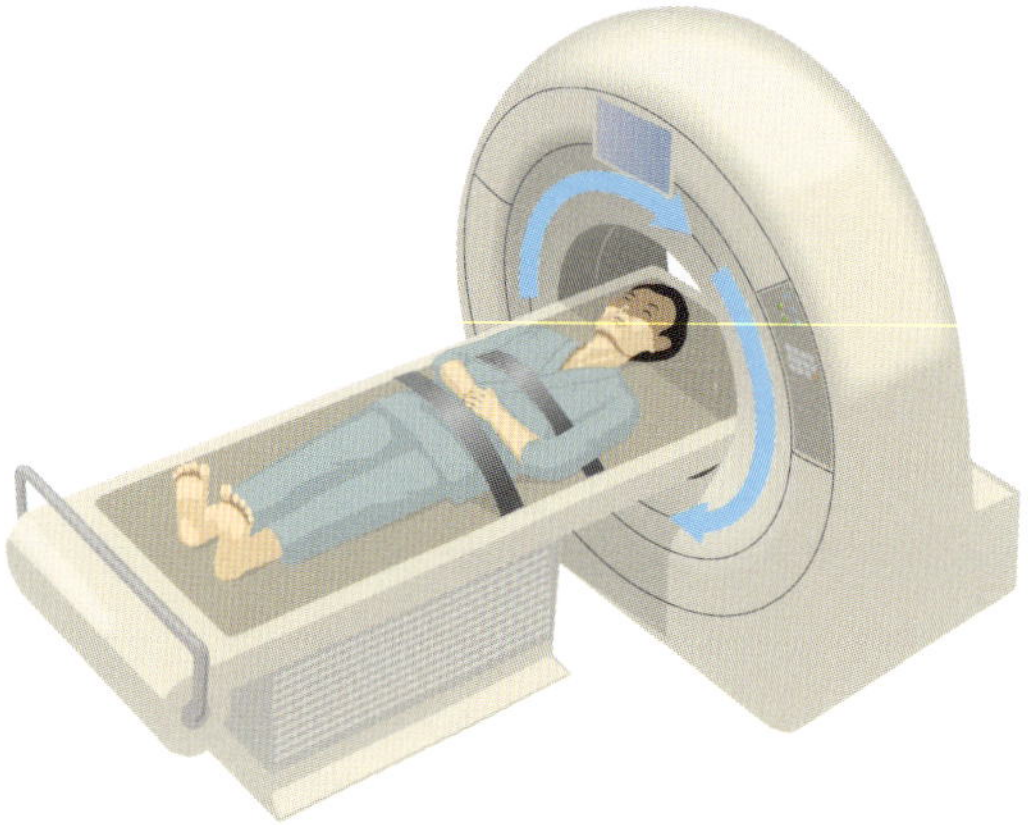

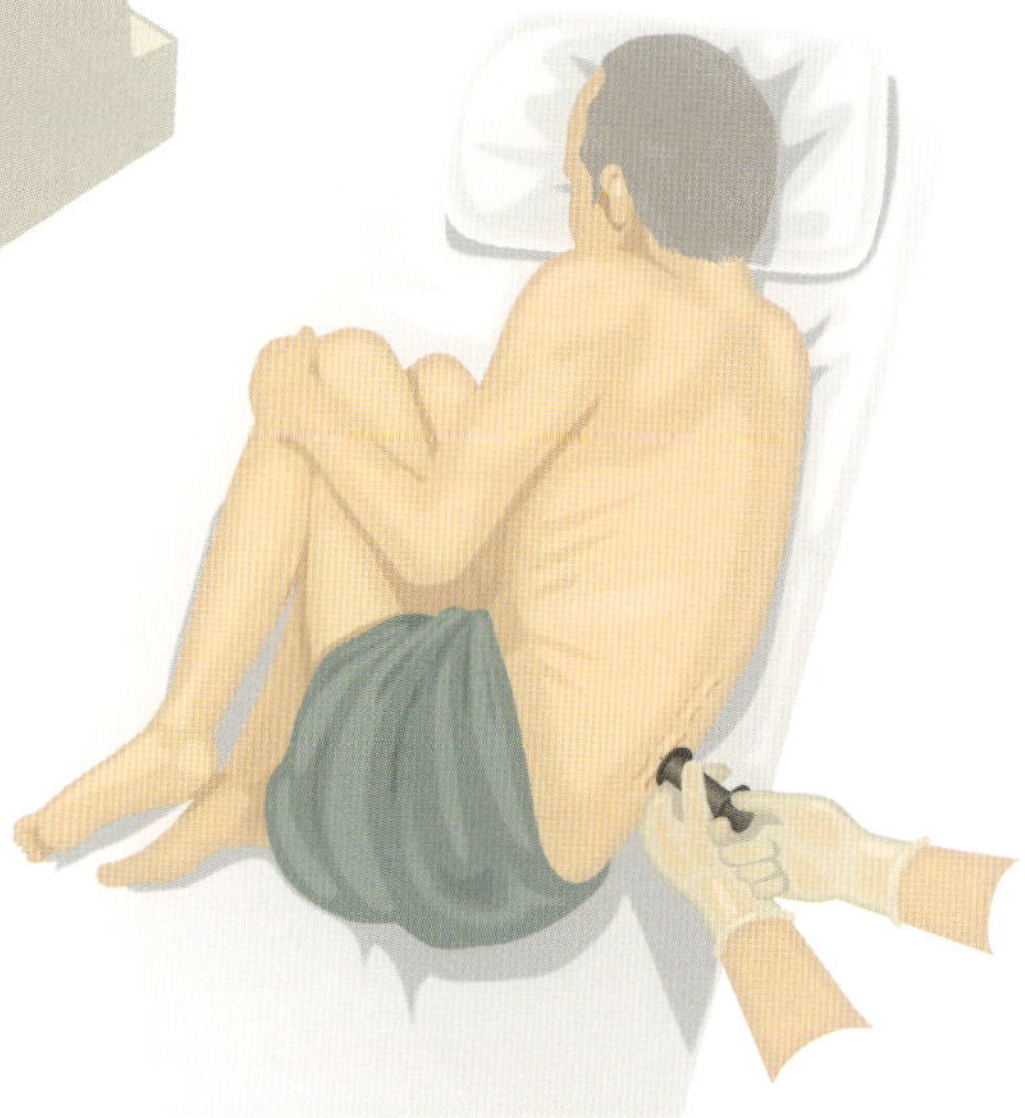

3 認知症の中核症状、周辺症状……99

認知症の症状分類
認知機能に関わる中核症状と、その他の周辺症状がある……100

中核症状❶ 記憶障害
過去のできごとに関するエピソード記憶が障害される……102

中核症状❷ 見当識障害
時間、場所、人についての見当識が低下する……104

中核症状❸ 失認・失行・失語
認知、行動、言語機能のいずれかが低下する……106

中核症状❹ 実行機能障害
日常生活に必要な計画立案、判断ができなくなる……108

行動症状❶ 徘徊／多動
見当識障害や不安が原因で徘徊をくり返す……110

Column 「夕暮れ症候群」で夕方に徘徊が悪化する……111

行動症状❷ 暴言・暴力／無為・無反応
攻撃性が高まる場合と活動性が失われる場合がある……112

行動症状❸ 不潔行為／食・性行動異常
排泄の失敗、食行動の変化は脳の変性による症状……114

心理症状❶ アパシー／うつ
意欲や自発性が低下。うつ状態に陥ることも多い……116

心理症状❷ 不安／焦燥
見当識障害、記憶障害が不安や焦燥を招く……118

心理症状❸ 幻覚／妄想
人物や動物のリアルな幻視、物盗られ妄想が代表的……120

Column 周辺症状をスコアで評価する（NPI-Q）……122

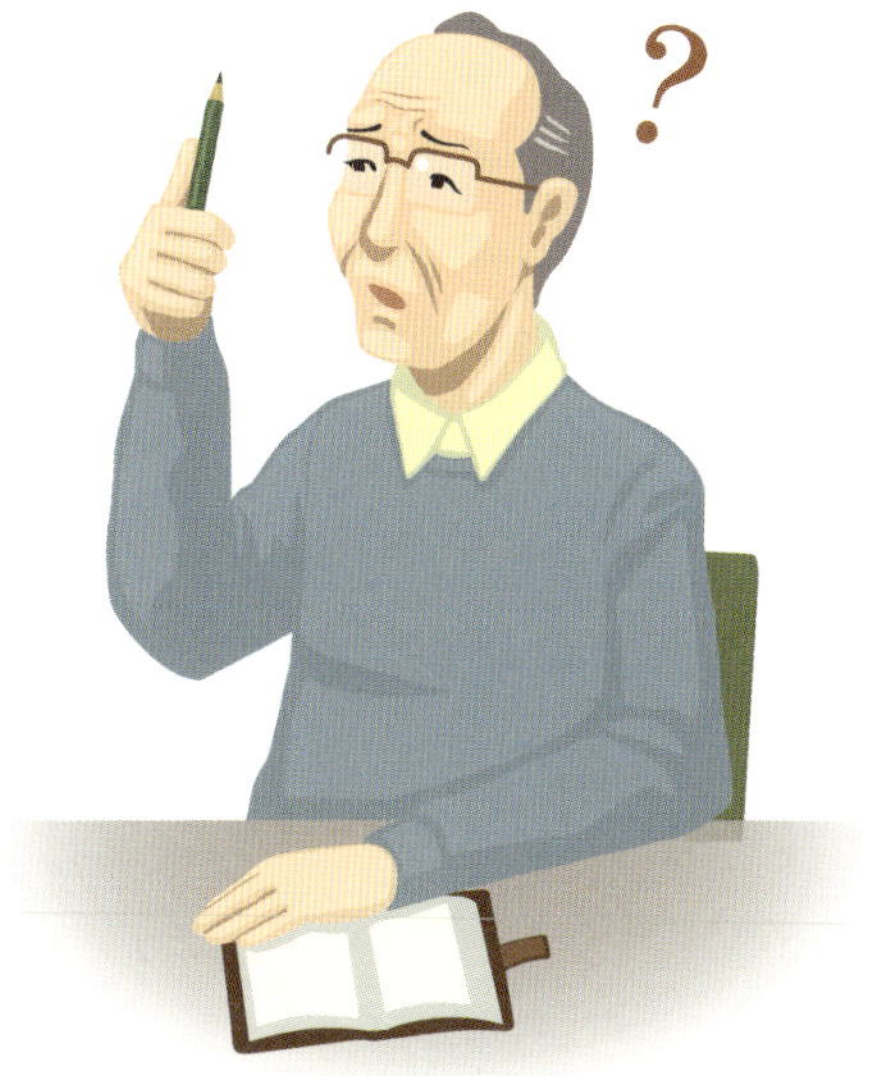

4 認知症の最新治療

4 認知症の最新治療……123

最新の認知機能改善薬
コリンエステラーゼ阻害薬、神経保護薬の４剤が主役……124

薬物治療の目的
中核症状だけでなく周辺症状の改善も重要……126

薬物治療の注意点
認知機能を下げる薬、介護抵抗を招く薬に注意する……128

アルツハイマー型認知症（ＡＴＤ）の薬物治療
一般的な薬物治療
認知機能改善薬で中核症状の進行を遅らせる……130
コウノメソッド
陽性症状に配慮して少量の認知機能改善薬を使う……132
不安や興奮、妄想には抗精神病薬を使う……134

レビー小体型認知症（ＤＬＢ）の薬物治療
一般的な薬物治療
中核症状にはドネペジル、周辺症状には抗精神病薬……136
コウノメソッド
認知機能に加え、意識障害の治療も必須……138

前頭側頭葉変性症（ＦＴＬＤ）の薬物治療
一般的な薬物治療
抗うつ薬のＳＳＲＩで興奮症状を抑える……140
Column 問題行動をケアにつなげる「ルーティン化療法」……141
コウノメソッド
少量のクロルプロマジン、フェルフ酸が奏効する……142

脳血管性認知症（ＶａＤ）の薬物治療
一般的な薬物治療
脳血管障害の治療薬で認知機能の悪化を防ぐ……144
コウノメソッド
歩行障害、意識障害を点滴治療で改善する……146
Column エビデンスのあるサプリメントは迷わず活用を……147

軽度認知障害（ＭＣＩ）の薬物治療
認知機能改善薬をＭＣＩに使うこともある……148

その他の認知症の薬物治療
レビー・ピック関連疾患にはリバスチグミンが効果的……150

ＩＮＤＥＸ（和文索引／欧文索引）……155
参考文献……159

1

認知症の分類と特徴

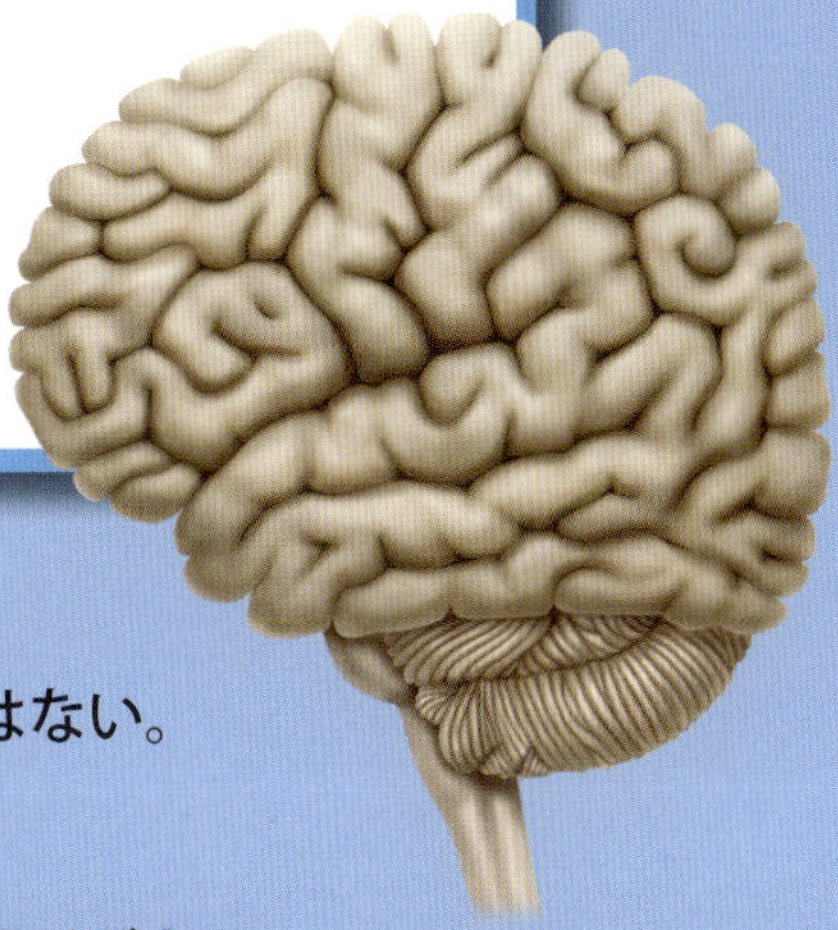

認知症は単一の疾患ととらえられがちだが、そうではない。
認知症には、脳神経の変性が原因で起こるもの、
脳卒中のように別の疾患が原因で起こるもののふた通りがある。
両者をあわせると、70 以上の種類があることがわかっている。

認知症の多くは脳細胞の変性疾患

脳は、記憶をはじめとする認知機能を司る。脳を構成する神経細胞が変性し、その機能が低下した状態を認知症という。

脳の領域とその働き

脳を縦に切断し、真横から見た図。思考、感情、記憶など、脳の高次機能を担う大脳《だいのう》は、前頭葉、頭頂葉、側頭葉、後頭葉の4つに分けられ、それぞれ独自の機能をもつ。

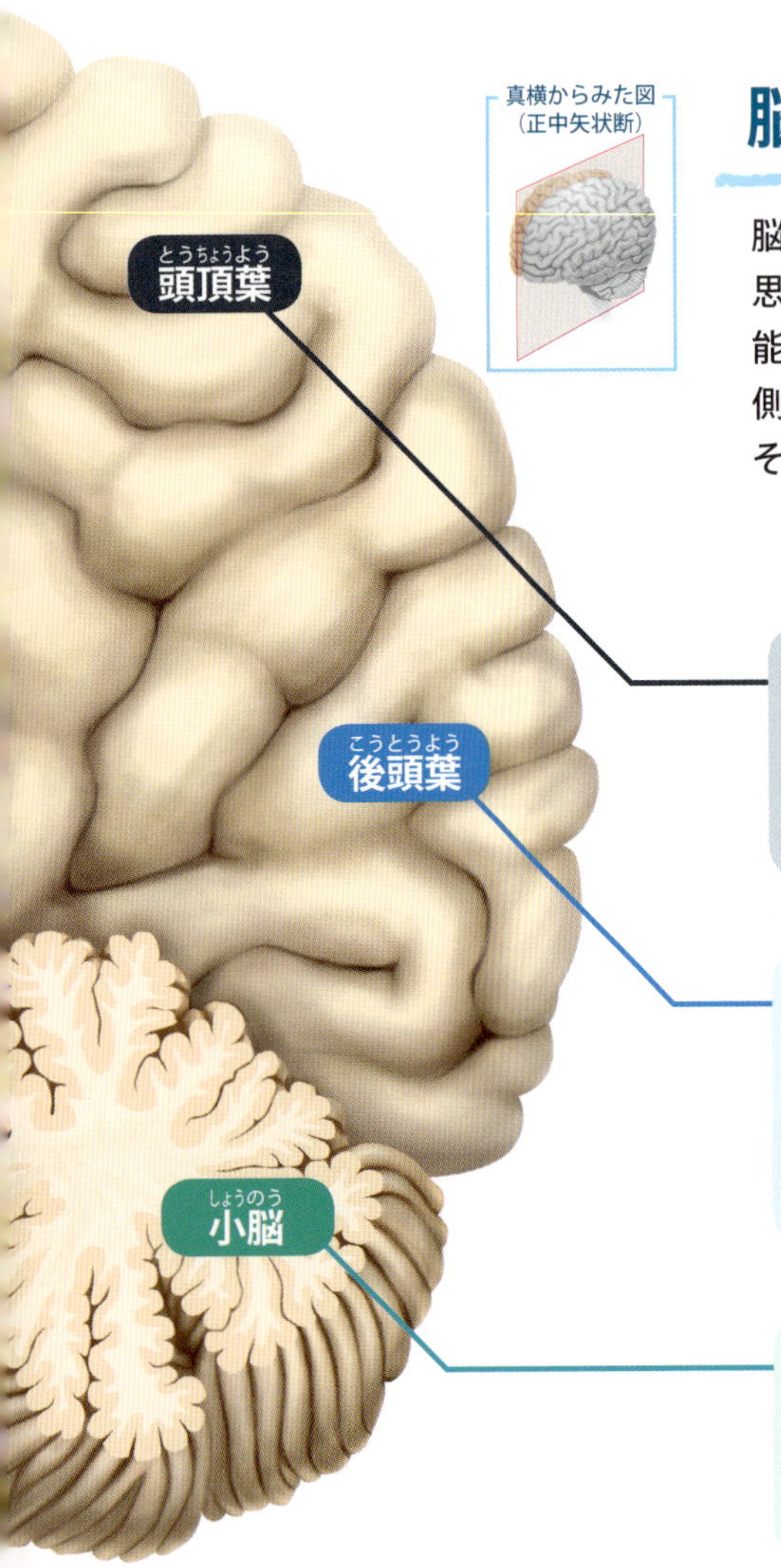

頭頂葉

脳の中央頂部から後部までの領域をさす。皮膚や関節、筋肉からの情報処理を司る一次体性感覚野《いちじたいせいかんかくや》があり、空間や身体の認識にも関わる。

後頭葉

脳の最後部にあり、視覚中枢である視覚野《しかくや》が存在する。一部の認知症では、後頭葉の血流が低下するために、ないはずのものがみえる「幻視《げんし》」の症状が現れる。

小脳

脳幹の背部に位置し、姿勢や感覚の情報を大脳へ送っている。まっすぐに立ったり、歩いたりするために欠かせない領域。

脳の神経細胞が変性して認知機能の低下が進む

脳は、**大脳《だいのう》**、**小脳《しょうのう》**、**脳幹《のうかん》**から構成されており、おもに大脳が認知機能を担っている。大脳全体を覆う**大脳皮質《だいのうひしつ》**は、厚さ2～4㎜ほどながら、140億個もの神経細胞（ニューロン）による巨大な情報ネットワークをつくっており、思考、判断、計画、実行などの高度な認知機能を司っている。

認知症とは、一度獲得した認知機能が、何らかの原因により持続的に低下し、日常生活や社会生活に支障をきたす状態をいう。意識ははっきりしている場合が多く、意識障害の一種であるせん妄《もう》とは区別される。

認知症の原因疾患は70種以上におよぶといわれるが、アルツハイマー型認知症（↓P14）に代表される**脳の変性疾患**と、それ以外の**二次性認知症**とに大別できる。

前頭葉

ヒトの脳でよく発達した部位。運動を司る一次《いちじ》運動《うんどう》野《や》と、認知、思考、判断、記憶、行動の制御など、高次の統合機能を司る前《ぜん》頭連合《とうれんごう》野《や》がある。

側頭葉

脳の下半分の側面にある部位。聴覚を司る聴覚《ちょうかく》野《や》と、言葉の意味理解を司る感覚性言語《げんご》中枢《ちゅうすう》野《や》が存在する。物や人の顔の認知を司る側頭連合《そくとうれんごう》野《や》もある。

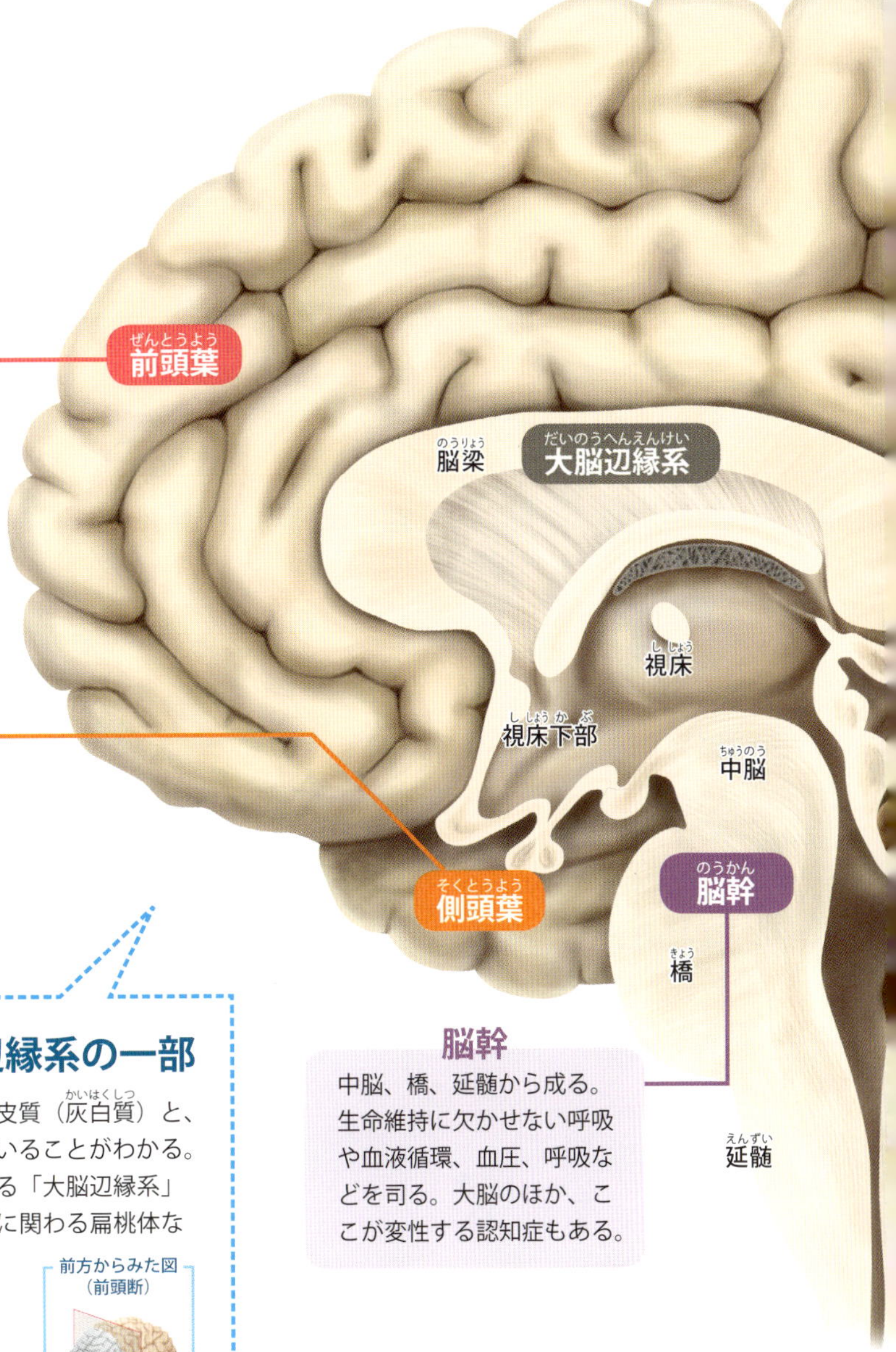

脳幹

中脳、橋、延髄から成る。生命維持に欠かせない呼吸や血液循環、血圧、呼吸などを司る。大脳のほか、ここが変性する認知症もある。

記憶を司る海馬は大脳辺縁系の一部

脳の切断面をみると、表面を覆う大脳皮質（灰白質《かいはくしつ》）と、内側の白い部分（白質《はくしつ》）で構成されていることがわかる。さらに深部には、脳の原始的機能を司る「大脳辺縁系」がある。記憶を司る海馬、本能的感情に関わる扁桃体などから成り、認知症で障害されやすい部位のひとつだ。

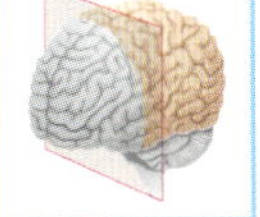
前方からみた図
（前頭断）

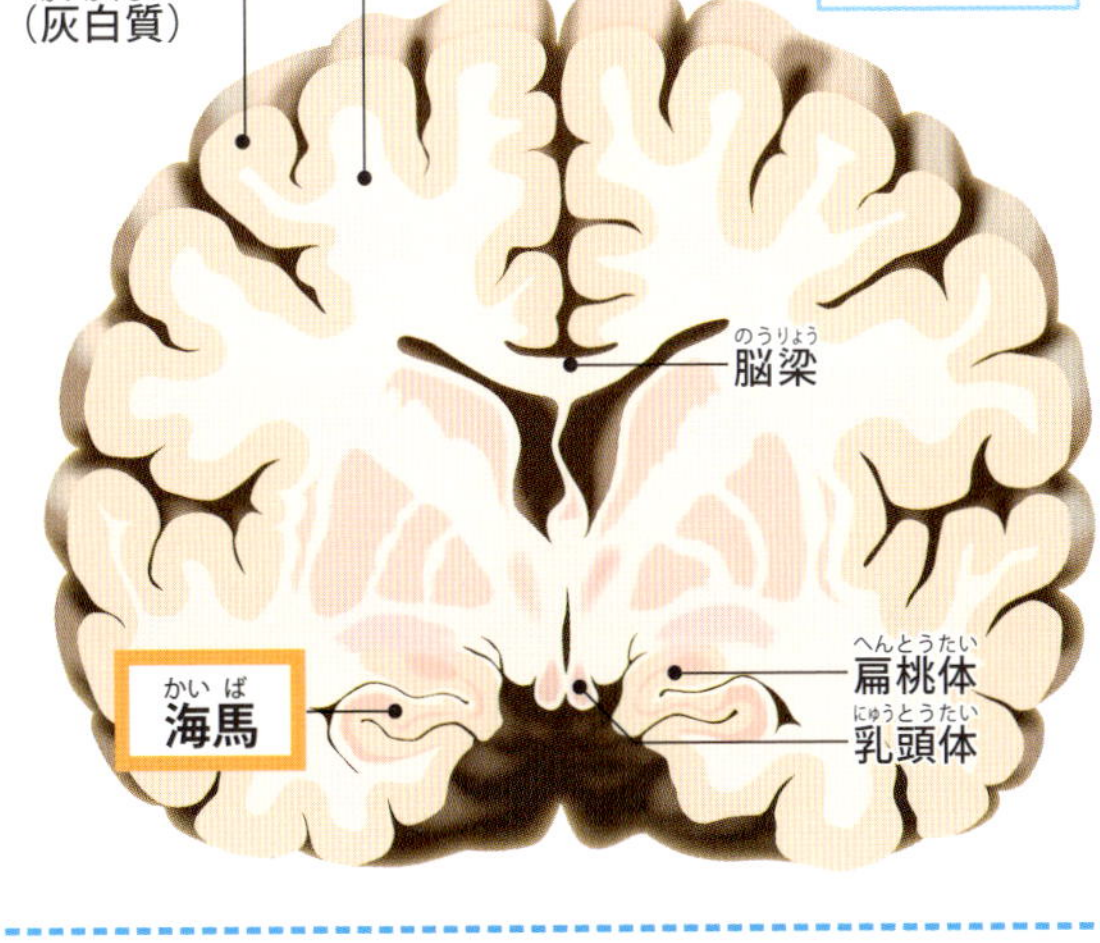

脳の変性疾患では、**特殊なタンパクの蓄積**や**神経細胞の変性・脱落**によって、脳が小さくなり、認知機能が低下する。ただし、脳病変の程度と認知症の重症度は必ずしも一致しない。一般にゆるやかに増悪するが、早期診断と適切な治療により、回復する症例も少なくない。

二次性認知症の原因には、**脳血管障害**、**感染症**、**外傷**などがある。原因疾患によっては、治癒も可能である。

認知症の病態はただの老化とは異なる

認知症はかつて、脳の老化と混同されていた。しかし老化による物忘れとは異なる病理的変化であることが解明されている。

老化と認知症の、脳の変化の違い

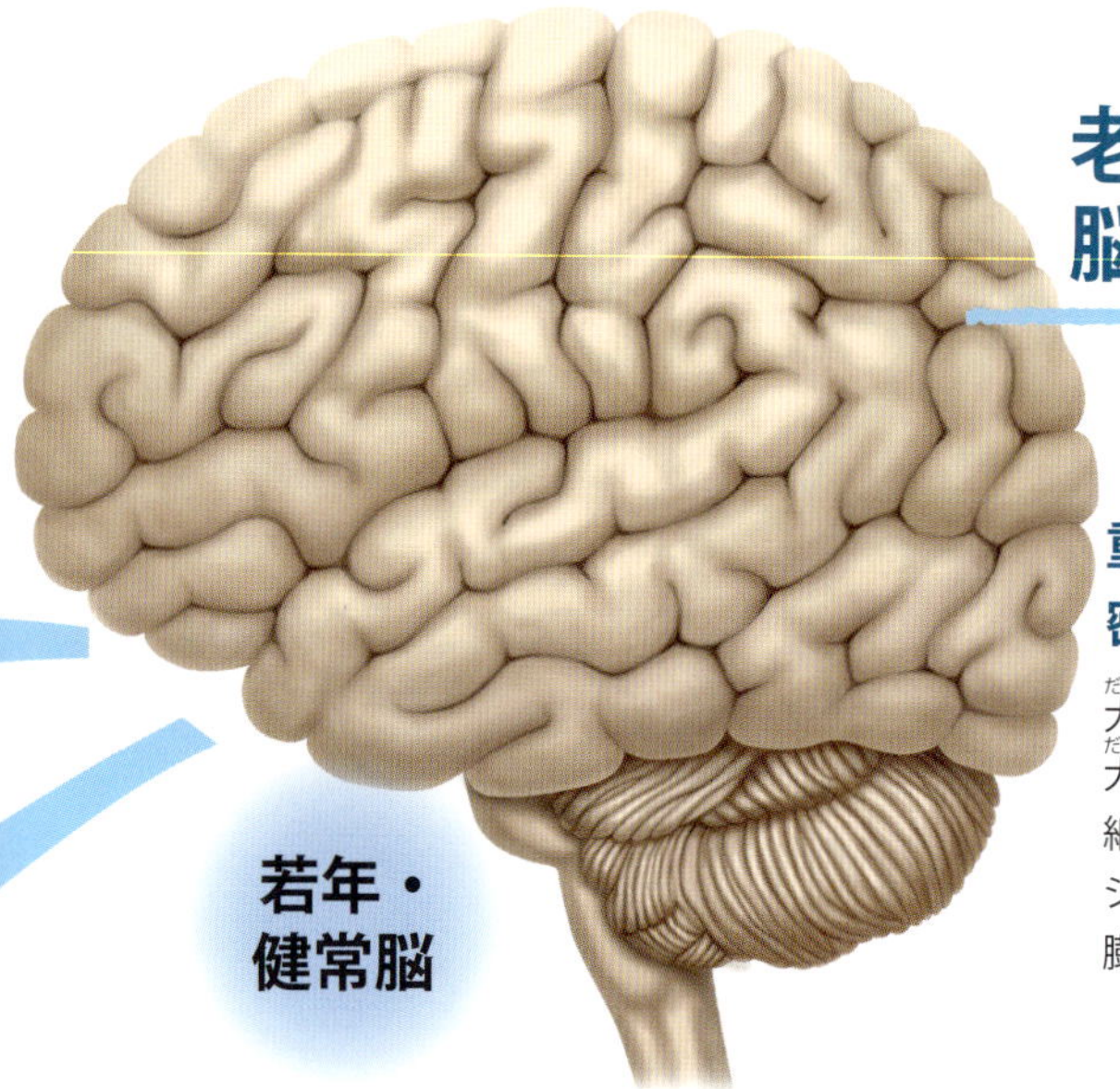
若年・健常脳

重量は1000〜1500g。密度が高く隙間がない

大脳《だいのう》の表面は厚さ2〜4㎜ほどの大脳皮質《だいのうひしつ》で覆われている。神経細胞がびっしりと集まり、脳のシワ（脳溝《のうこう》）とシワのあいだの膨らみ（脳回《のうかい》）がしっかりある。

物忘れの自覚がなければ認知症を疑う

認知症の多くは**物忘れ**からはじまるが、老化による物忘れとは異なる。

老化による物忘れは、体験したできごとの一部を忘れるもので、できごとそのものは覚えている。ヒントがあれば思い出せることが多く、忘れてしまった自覚もある。

一方、認知症では、体験自体を忘れ、その自覚もない。進行すると、時間や場所も認識できなくなる（見当識障害《けんとうしきしょうがい》→P104）。

記憶は、できごとを覚える「**記銘**《きめい》」、忘れずに記憶する「**保持**《ほじ》」、思い出す「**想**《そう》**起**《き》」の3要素で構成される。認知症では記銘を司る**海馬**《かいば》が障害され、新しいことを覚えられず、保持も想起もできない。一方、老化による物忘れは、記銘して保持した記憶を、うまく想起できない状況だといえる。

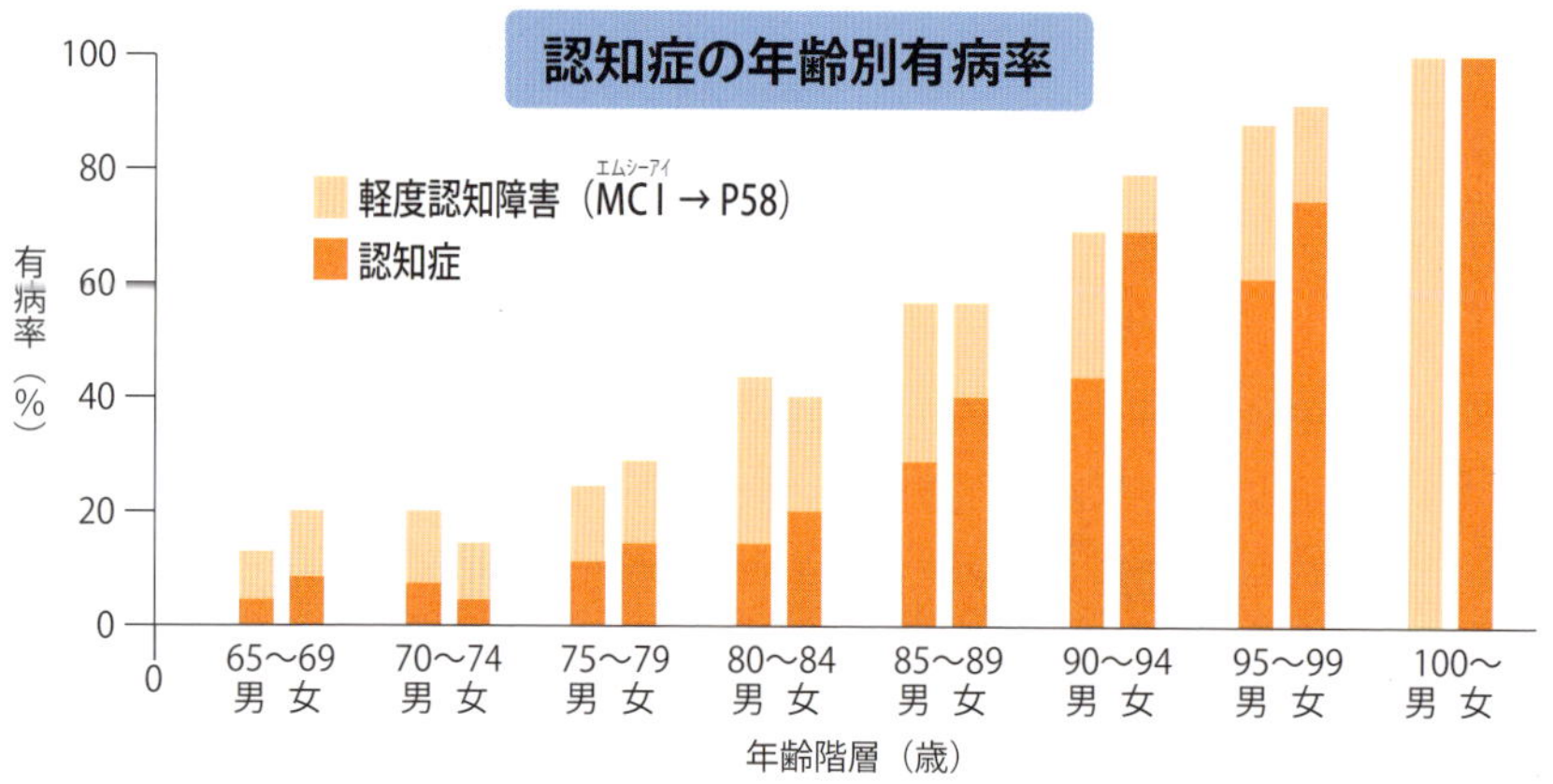
認知症の年齢別有病率
100
80
60
40
20
0
有病率（％）
軽度認知障害（MCI《エムシーアイ》→P58）
認知症
65〜69 男 女
70〜74 男 女
75〜79 男 女
80〜84 男 女
85〜89 男 女
90〜94 男 女
95〜99 男 女
100〜 男 女
年齢階層（歳）

認知症の有病率は加齢とともに増加。とくに80歳代になると急激に増える。認知症の一歩手前の軽度認知障害も含めると、その割合は40%近くになる。

（「有病率：どこまで増える認知症」朝田 隆、2012より引用）

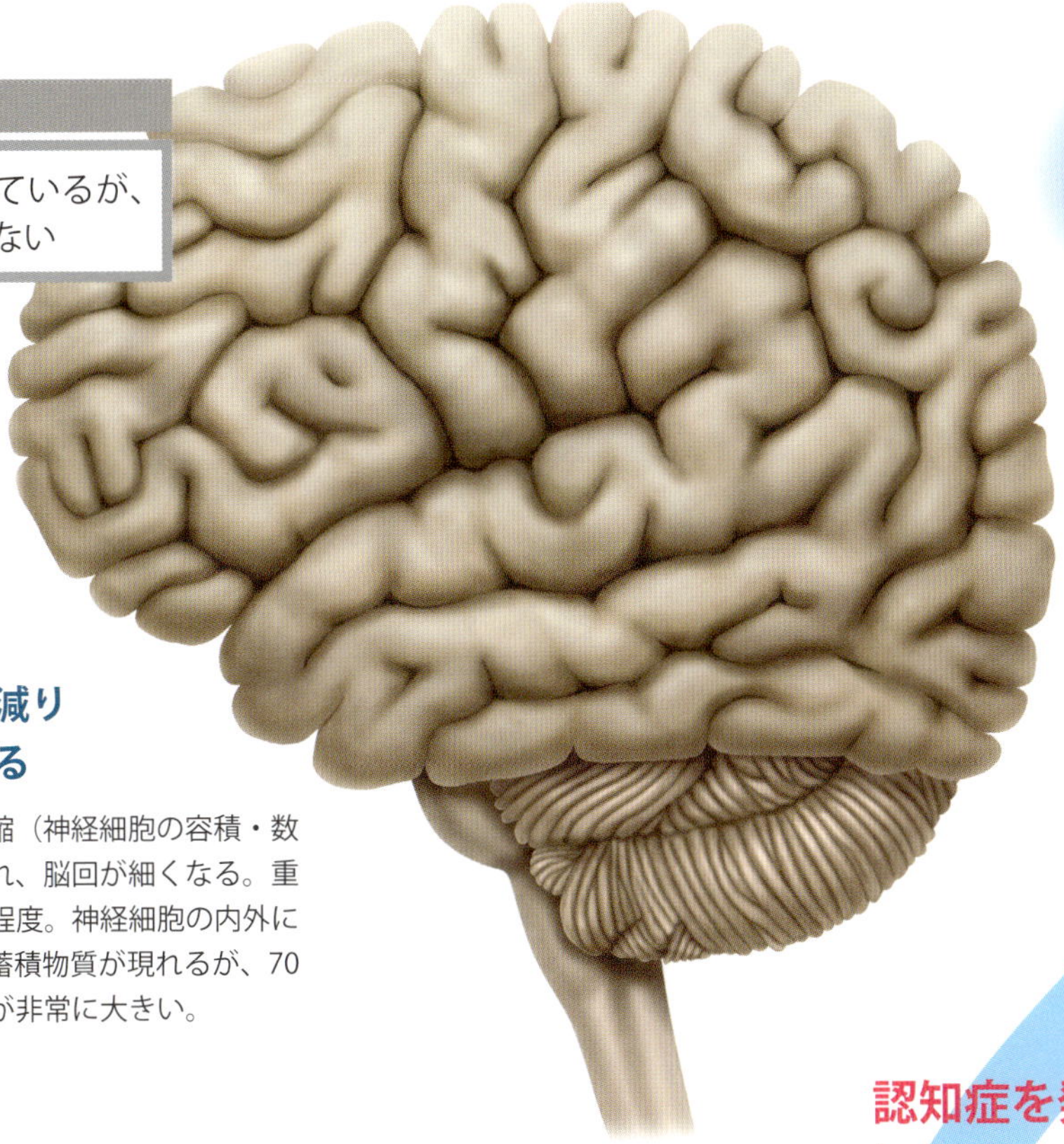

Point

全体に萎縮《いしゅく》しているが、
大きな隙間はない

老年・健常脳

重量が全体に減り脳回が細くなる

脳全体に軽度の萎縮（神経細胞の容積・数の減少）が認められ、脳回が細くなる。重量は1000～1400g程度。神経細胞の内外に異常なタンパクの蓄積物質が現れるが、70歳以降では個人差が非常に大きい。

老化

認知症を発症

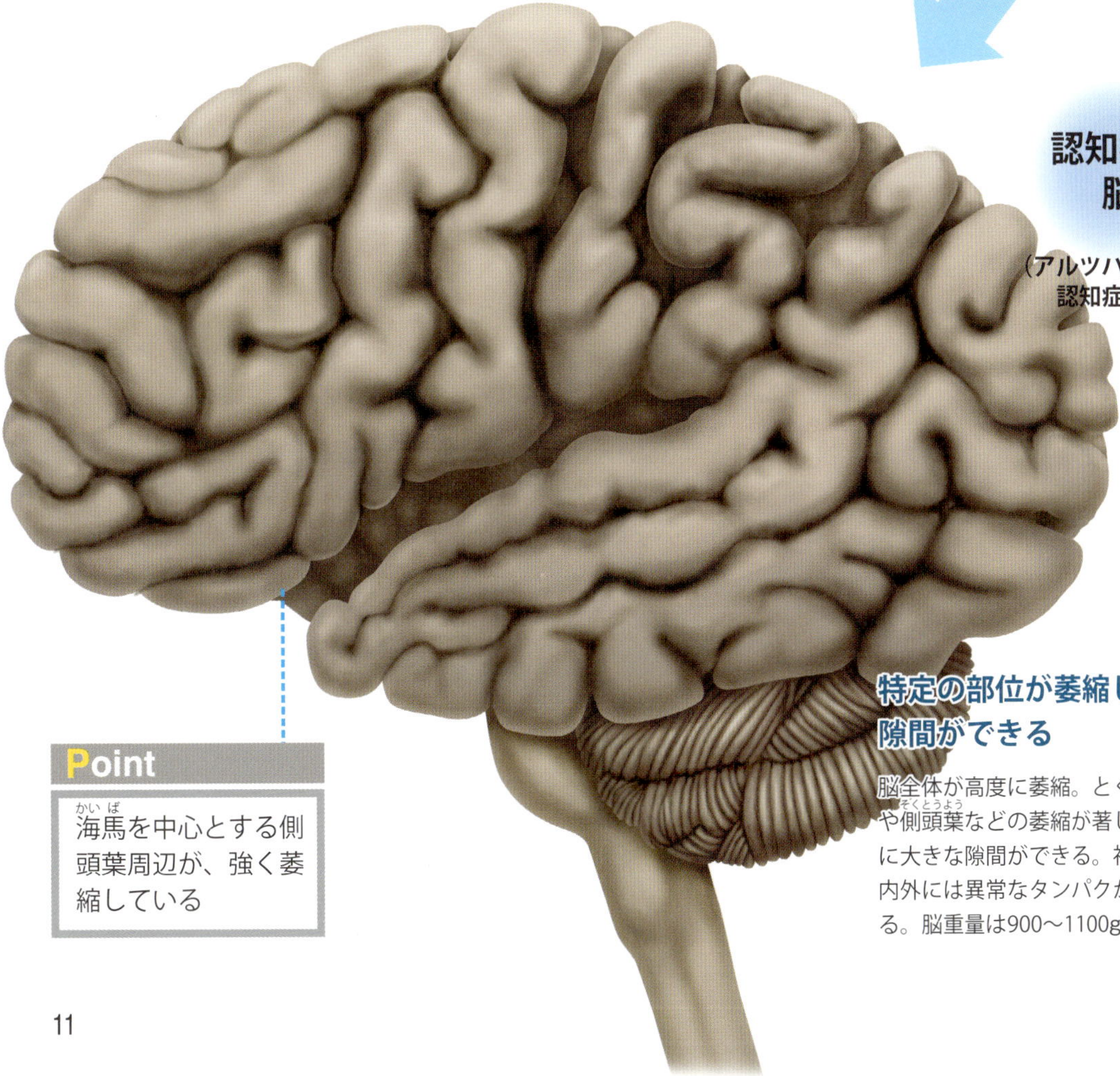

認知症の脳

（アルツハイマー型認知症の例）

Point

海馬《かいば》を中心とする側頭葉周辺が、強く萎縮している

特定の部位が萎縮して隙間ができる

脳全体が高度に萎縮。とくに、海馬や側頭葉《そくとうよう》などの萎縮が著しく、周辺に大きな隙間ができる。神経細胞の内外には異常なタンパクが多数現れる。脳重量は900～1100g程度。

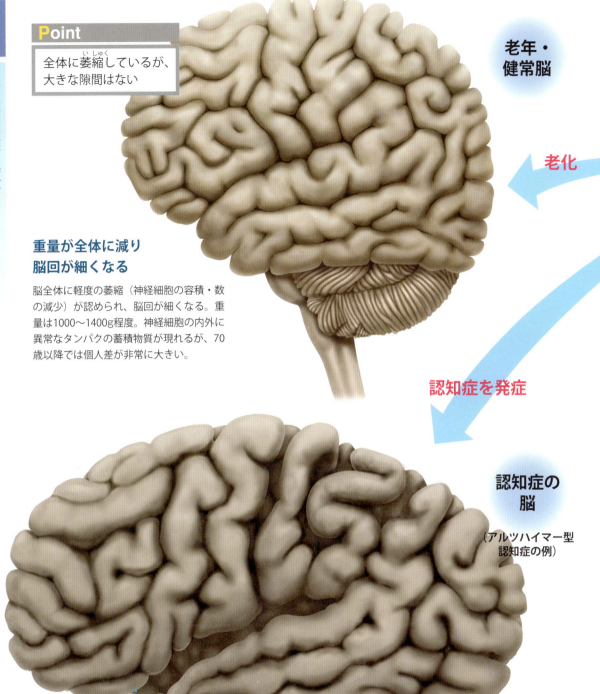

認知症には4つのタイプがある

認知症のうち約9割は、アルツハイマー型認知症、レビー小体型認知症、脳血管性認知症、前頭側頭葉変性症のいずれかに分類される。

アルツハイマー型は約半数。レビー小体型が増加中

認知症にはおもに、アルツハイマー型認知症、レビー小体型《しょうたいがた》認知症、脳血管性認知症、前頭側頭葉変性症《ぜんとうそくとうようへんせいしょう》の4タイプがある。

もっとも多いのが、脳の神経細胞が失われる**アルツハイマー型認知症**で、全体の約半数を占める。従来、日本で多かった**脳血管性認知症**は、生活習慣病対策の結果、減少傾向にある。ただし、ほかのタイプとの合併例も多く、その影響は無視できない。

逆に患者数が増えているのが、**レビー小体型認知症**である。1996年に診断基準が確立された新しいタイプだ。これまでアルツハイマー型と診断されていた人のなかにも、レビー小体型が含まれていたと考えられ、今後さらに増えると予測されている。

前頭側頭葉変性症では、前頭葉《ぜんとうよう》、側頭葉《そくとうよう》が強く障害される。人格変化を特徴とする前頭側頭型《ぜんとうそくとうがた》認知症が、とくに多い。

これらのタイプは症状が重複することも多く、別のタイプの症状に移行することもあるため、注意が必要である。

認知症のタイプとおもな萎縮部位

認知症は、アルツハイマー型認知症、レビー小体型《しょうたいがた》認知症、脳血管性認知症、前頭側頭葉変性症《ぜんとうそくとうようへんせいしょう》の4つに大別できる。頻度は以下のとおりである。

（各病型の頻度は河野和彦調べ、2015）

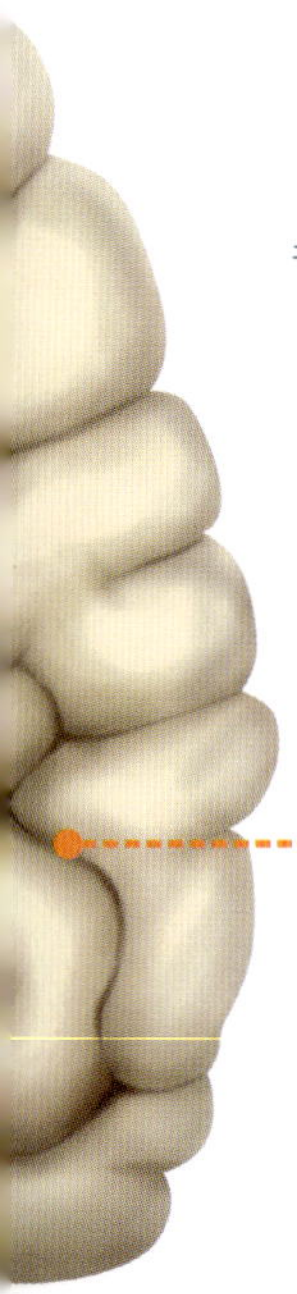

44%

海馬にはじまり頭頂部にも萎縮が広がる

アルツハイマー型認知症

Alzheimer-type dementia

ATD《エーティーディー》

脳に特殊なタンパクが蓄積し、記憶を司る海馬《かいば》を中心に、広範囲に萎《い》縮《しゅく》する。以前はアルツハイマー病（65歳未満）と、アルツハイマー型老年認知症（65歳以上）を区別していたが、現在は同じ疾患と考えられている。

→ P14

21%

後頭葉の血流が低下する

レビー小体型認知症

dementia with Lewy bodies：**DLB**《ディーエルビー》

レビー小体《しょうたい》という異常構造物が、脳《のう》幹《かん》や大脳皮質《だいのうひしつ》全体に出現。認知機能の低下とともに、実際にはないものがみえる幻視《げんし》や、運動障害が現れる。パーキンソン病との関連が深い。

→ P28

前頭葉、側頭葉が萎縮する
認知症の総称

15%

前頭側頭葉変性症

frontotemporal lobar degeneration：FTLD《エフティーエルディー》

前頭葉《ぜんとうよう》と側頭葉前部《そくとうようぜんぶ》の神経細胞が変性する疾患群。とくに多いのは、人格変化や反社会的行動が現れる前頭側頭型認知症である。言葉の意味が理解できなくなる「意味性認知症」、発語障害が特徴の「進行性非流《しんこうせいひりゅう》暢性失語《ちょうせいしつご》」なども含まれる。

→ P38

脳内を走る動脈が詰まって起きる

脳血管性認知症

10%

vascular dementia：VaD《ヴィーエーディー》

脳の血管障害がもとで起こる認知症の総称。脳血管障害には、脳血管が詰まる脳梗塞《のうこうそく》と、脳血管が破れる脳出血があり、脳血管性認知症の多くは脳梗塞が原因となる。梗塞ができてから半年以内に発症することが多い。

→ P48

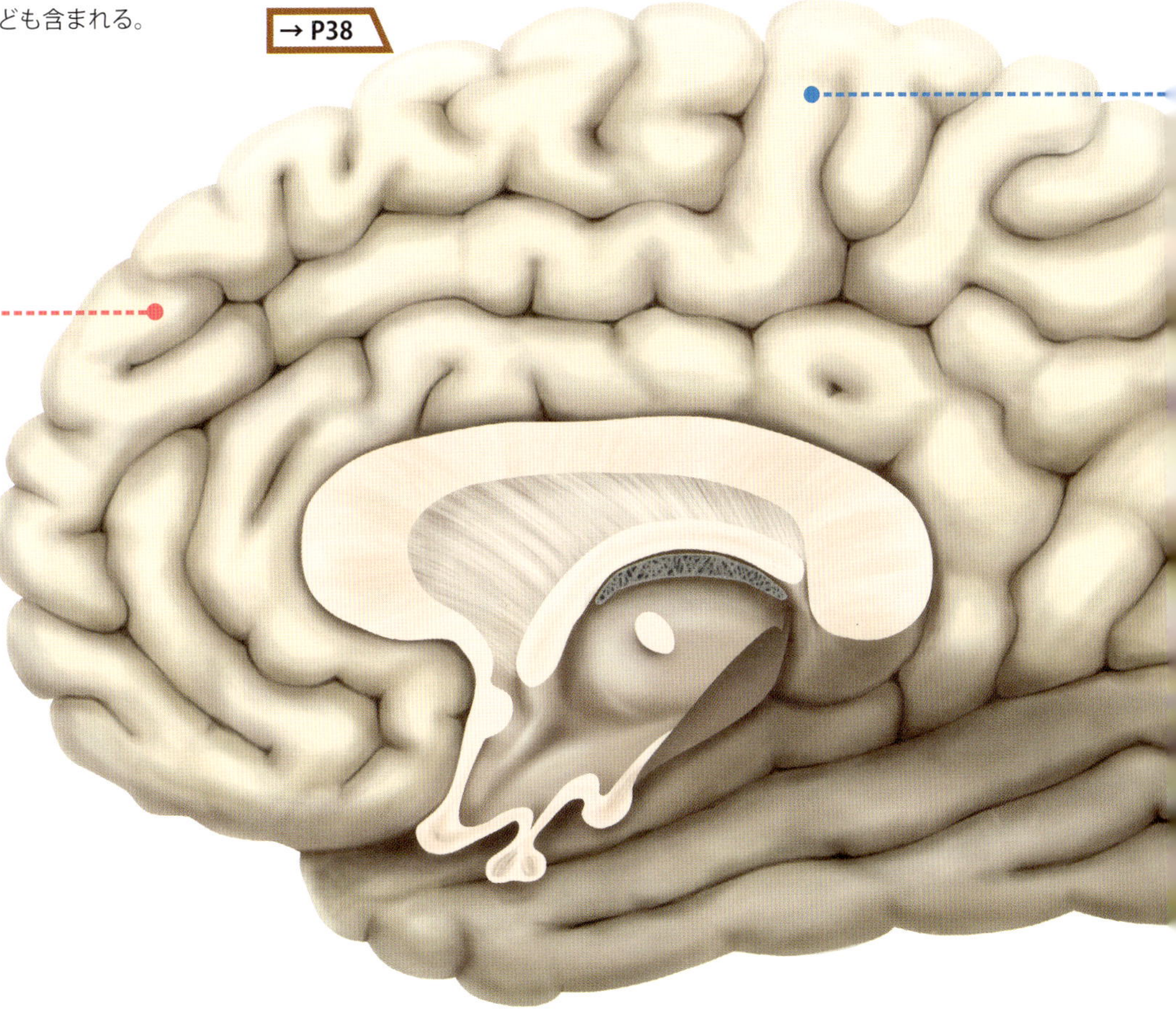

二次性認知症

- 正常圧水頭症《せいじょうあつすいとうしょう》（NPH《エヌピーエイチ》） → P66
- 慢性硬膜下血腫《まんせいこうまくかけっしゅ》（CSH《シーエスエイチ》） → P67
- 脳腫瘍《のうしゅよう》 → P67
- クロイツフェルト・ヤコブ病（CJD《シージェイディー》） → P68
- その他の全身性疾患（甲状腺《こうじょうせん》機能低下症、ビタミン B_{12} 欠乏症など） → P68

神経変性性認知症

- 大脳皮質基底核変性症《だいのうひしつきていかくへんせいしょう》（CBD《シービーディー》） → P62
- 進行性核上性麻痺《しんこうせいかくじょうせいまひ》（PSP《ピーエスピー》） → P63
- ハンチントン病（HD《エイチディー》） → P64
- 筋萎縮性側索硬化症《きんいしゅくせいそくさくこうかしょう》（ALS《エーエルエス》） → P64
- 嗜銀顆粒性《しぎんかりゅうせい》認知症（AGD《エージーディー》） → P65
- 石灰化《せっかいか》を伴うびまん性神経原線維《しんけいげんせんい》変化病（DNTC《ディーエヌティーシー》） → P65

など

その他の認知症

10%

原因疾患は、上記の4タイプ以外にも数多くある。神経細胞の変性による神経変性性認知症と、それ以外の疾患による二次性認知症に分けられる。

アルツハイマー型認知症（ATD）の病態

海馬を中心に、側頭葉、頭頂葉が萎縮する

アルツハイマー型認知症では記憶に関わる海馬の神経細胞が、まず変性する。そのため、高度な記憶障害が起こりやすい。

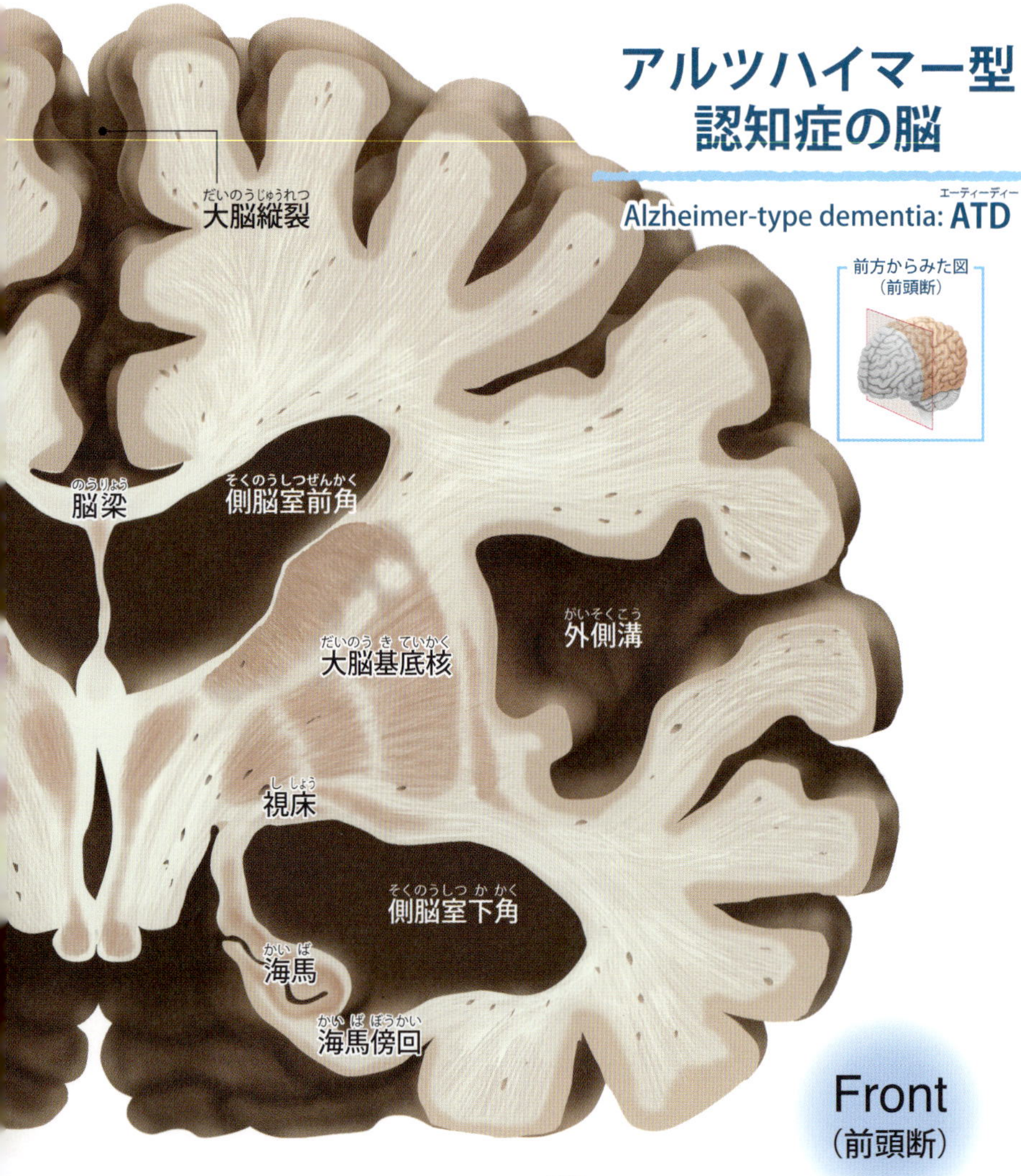

アルツハイマー型認知症の脳
Alzheimer-type dementia: ATD《エーティーディー》
前方からみた図（前頭断）
大脳縦裂《だいのうじゅうれつ》
脳梁《のうりょう》
側脳室前角《そくのうしつぜんかく》
外側溝《がいそくこう》
大脳基底核《だいのうきていかく》
視床《ししょう》
側脳室下角《そくのうしつかかく》
海馬《かいば》
海馬傍回《かいばぼうかい》
Front
（前頭断）

健常脳はP9参照

大脳皮質が萎縮。とくに側頭葉の脳溝が広がる

アルツハイマー型認知症の病理変化は、**脳の萎縮《いしゅく》**、**老人斑《ろうじんはん》**、**神経原線維変化《しんけいげんせんい》**の３つである。ここでは脳の萎縮について述べる。

脳の萎縮は健康な脳でも起こるが、アルツハイマー型認知症ではそれが顕著に現れる。大脳皮質《だいのうひしつ》全体に萎縮がおよび、脳溝《のうこう》が深くなり、脳回《のうかい》は狭くなる。もっとも萎縮が強いのは、**海馬《かいば》**や**海馬傍回《かいばぼうかい》**、**扁桃体《へんとうたい》**といった**大脳辺縁系《だいのうへんえんけい》**だ（上図参照）。

これらの皮質が薄くなり、脳底辺からみると、側頭葉《そくとうよう》、小脳《しょうのう》、脳幹《のうかん》のあいだに大きな隙間ができる。記憶を司る海馬が萎縮するため、**記憶障害**（↓P１０２）が現れる。

萎縮はさらに、側頭葉、頭頂葉《とうちょうよう》へと広がり、時間や場所、人物が認識できなくなる**見当識障害《けんとうしきしょうがい》**（↓P１０４）も生じる。

海馬だけでなく 側頭葉、頭頂葉も萎縮

大脳皮質《だいのうひしつ》が広範囲に萎縮して、脳のシワ（脳溝）は深く、シワとシワのあいだの膨らみ（脳回《のうかい》）は狭くなる。
記憶を司る海馬のほか、側頭葉や頭頂《とうちょう》葉《よう》も萎縮し、時間や場所、人物などが認識できなくなる。

Point

脳上部が強く萎縮《いしゅく》し、脳溝《のうこう》が深く切れ込んでいる

↓

見当識障害《けんとうしきしょうがい》（場所・空間）

Point

側頭葉全体で神経細胞が脱落。側脳室、外側溝が大きく開いている

↓

高度記憶障害

↑

Point

海馬体、海馬傍回の萎縮が強い

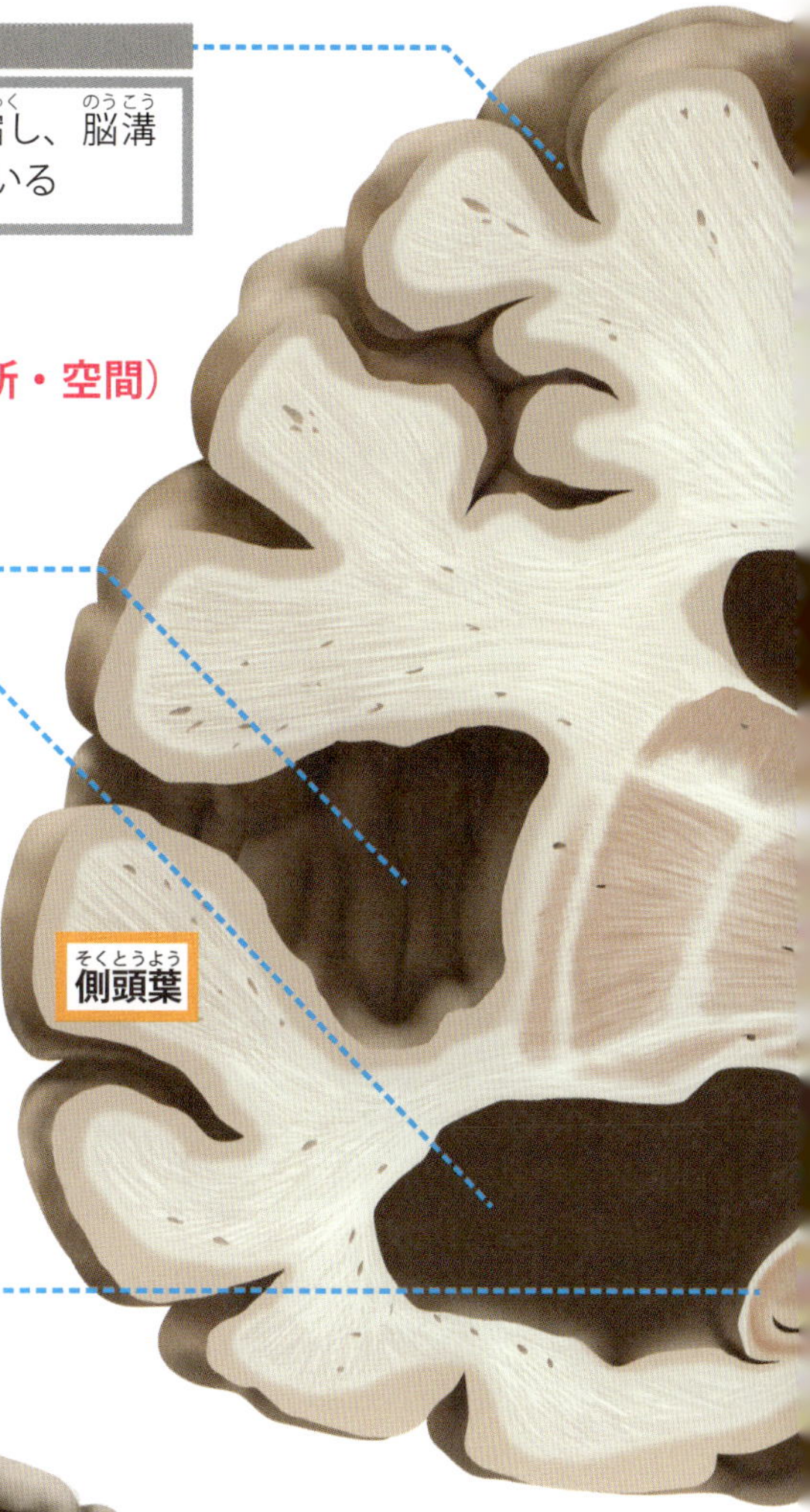
側頭葉《そくとうよう》

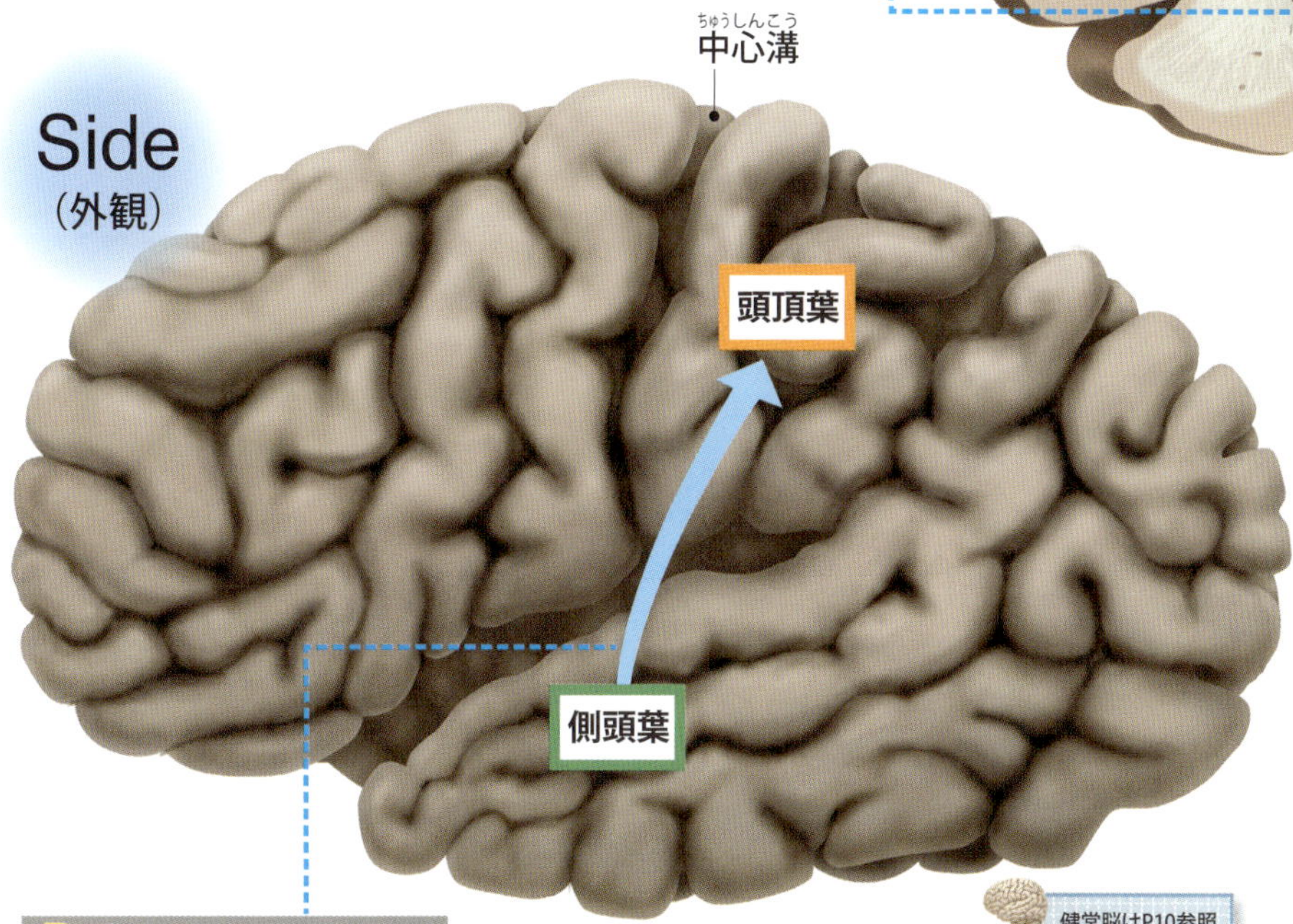
中心溝《ちゅうしんこう》
Side
（外観）
頭頂葉
側頭葉

Point

側頭葉内側《ないそく》から萎縮がはじまり、頭頂葉へと広がることが多い

健常脳はP10参照

側頭葉から頭頂葉へと萎縮が進む

海馬やそれを取り囲む海馬傍回などの大脳辺縁《だいのうへんえん》系《けい》が高度に萎縮する。側頭葉内側全体、さらに頭頂葉へと萎縮が進展していく。

ただし萎縮の程度は、高齢になるほど個人差が大きく、典型例ばかりではない。アルツハイマー型認知症のうち、約3割は、海馬の萎縮が顕著ではないといわれている。

老人斑が増え、正常細胞の数が減る

アルツハイマー型認知症では
アミロイドβというタンパク質の凝集体が増え、
正常な神経細胞を死滅させることがわかっている。

老人斑が増え、神経細胞が減るしくみ

神経細胞がアミロイドβを放出

大脳を構成する神経細胞は、互いの接合部（シナプス）を通じて情報をやり取りしている。シナプス前終末内のエンドソーム（小胞）では、APPが生成、備蓄されている。APPの一部が切り出され、シナプス間隙に放出されると、アミロイドβとなる。

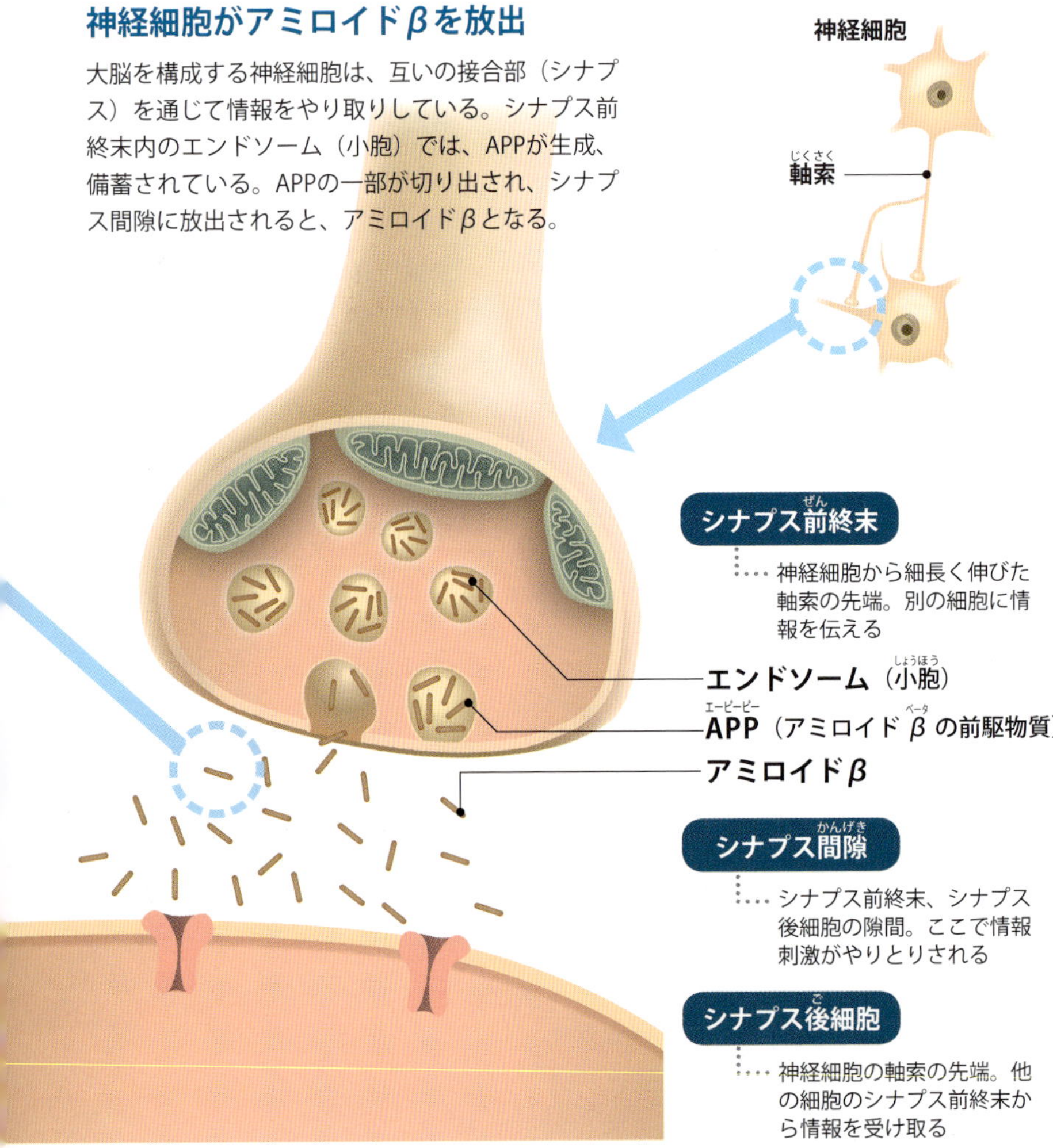
神経細胞
軸索《じくさく》
シナプス前《ぜん》終末
神経細胞から細長く伸びた軸索の先端。別の細胞に情報を伝える
エンドソーム（小胞《しょうほう》）
APP《エーピーピー》（アミロイドβ《ベータ》の前駆物質）
アミロイドβ
シナプス間隙《かんげき》
シナプス前終末、シナプス後細胞の隙間。ここで情報刺激がやりとりされる
シナプス後《ご》細胞
神経細胞の軸索の先端。他の細胞のシナプス前終末から情報を受け取る

アミロイドβタンパクが増え、老人斑が形成される

大脳《だいのう》表面の皮質《ひしつ》は、140億個もの**神経細胞**（ニューロン）によって構成されている。神経細胞は互いに連携し、巨大な情報ネットワークとして働く。

神経細胞どうしの接合部（シナプス）には、わずかな隙間（シナプス間隙《かんげき》）があり、情報を伝える**神経伝達物質**（→P20）が放出されている。その活動にともなって、**アミロイドβ《ベータ》**というタンパク質が産生される。

アミロイドβはシナプス機能を調節する働きをもち、通常は一定濃度に保たれている。しかし、老化などで産生と除去のバランスが崩れると、アミロイドβが過剰になる。すると、アミロイドβの分子が結合して、**アミロイドβオリゴマー**を形成する。

アミロイドβオリゴマーは、神経細胞に対

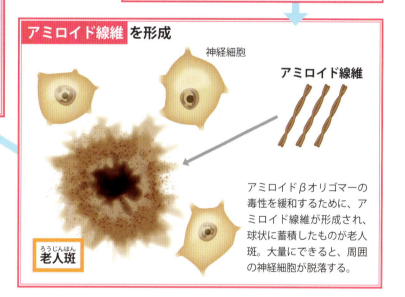

アミロイドβオリゴマーを形成

アミロイドβの分子が結合して、オリゴマーを形成する。結合のしかたによりいくつもの形態があるが、いずれも神経細胞に対する毒性が強い。

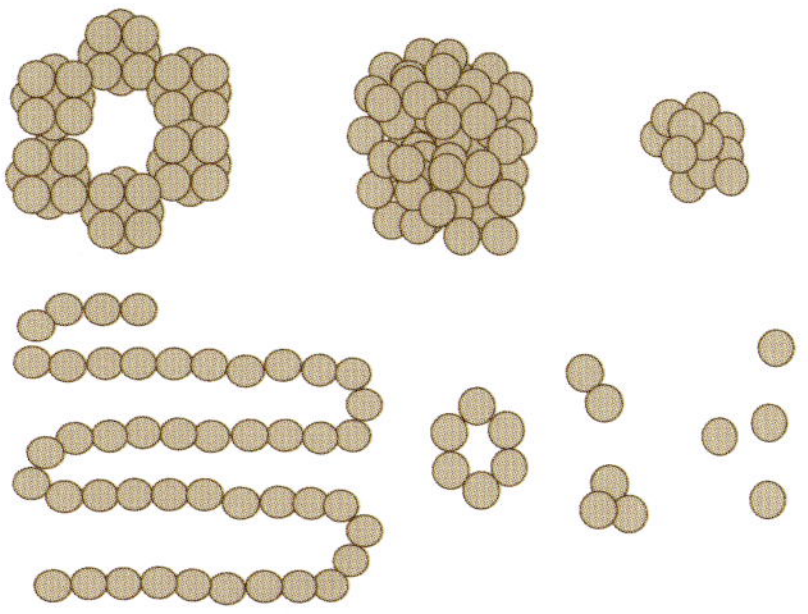

アミロイド線維を形成

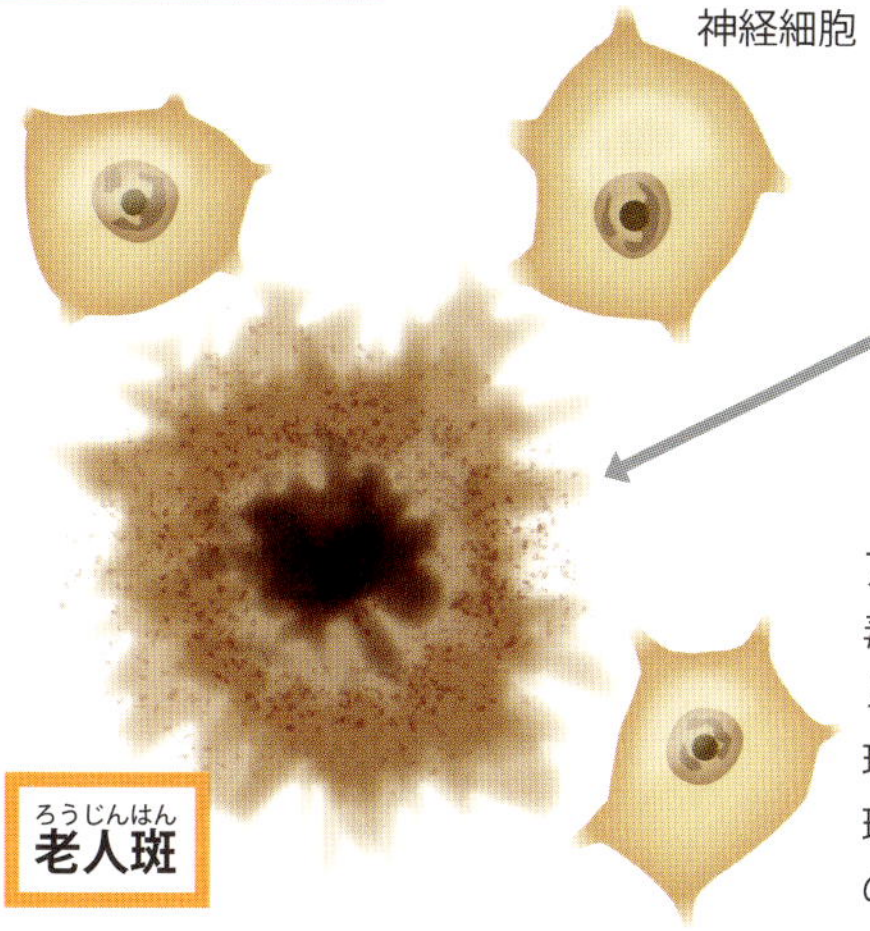
神経細胞
老人斑《ろうじんはん》

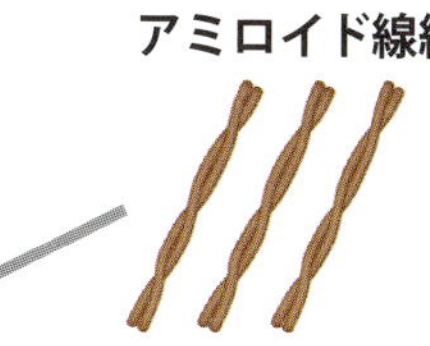
アミロイド線維

アミロイドβオリゴマーの毒性を緩和するために、アミロイド線維が形成され、球状に蓄積したものが老人斑。大量にできると、周囲の神経細胞が脱落する。

神経毒性を発揮し、シナプスを傷害

アミロイドβオリゴマーの神経毒性により、シナプスが傷害され、神経細胞が死滅する。

神経細胞が死滅し、脳が萎縮

神経細胞の減少により、海馬《かいば》周辺、側頭葉《そくとうよう》、頭頂《とうちょう》葉《よう》の大脳《だいのう》皮質《ひしつ》が萎縮《いしゅく》し、認知機能の低下を引き起こす。

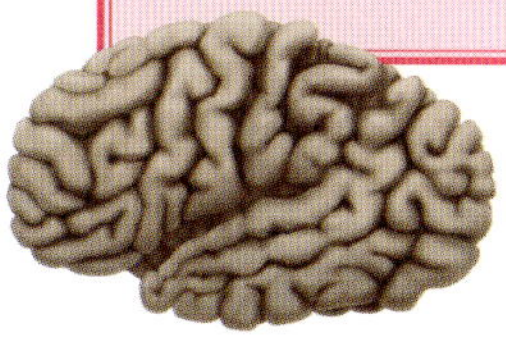

する強い毒性をもつ。

そこで細胞は、アミロイドβオリゴマーの毒性を緩和するために、大量のアミロイドβ分子を結合し、線維状の**アミロイド線維**を形成する。このアミロイド線維が神経細胞外に蓄積したものを、**老人斑**《ろうじんはん》とよぶ。

これが、アルツハイマー型認知症の、最大の病理的特徴だ。老人斑は健常老人の脳にも現れるが、アルツハイマー型認知症の脳ではその数が顕著に増える。

アルツハイマー脳における老人斑の数

老人斑は健常老人の脳にもみられるが、その量はアルツハイマー型認知症の脳のほうが、明らかに多い（80歳代・海馬傍回《かいばぼうかい》付近の比較）。

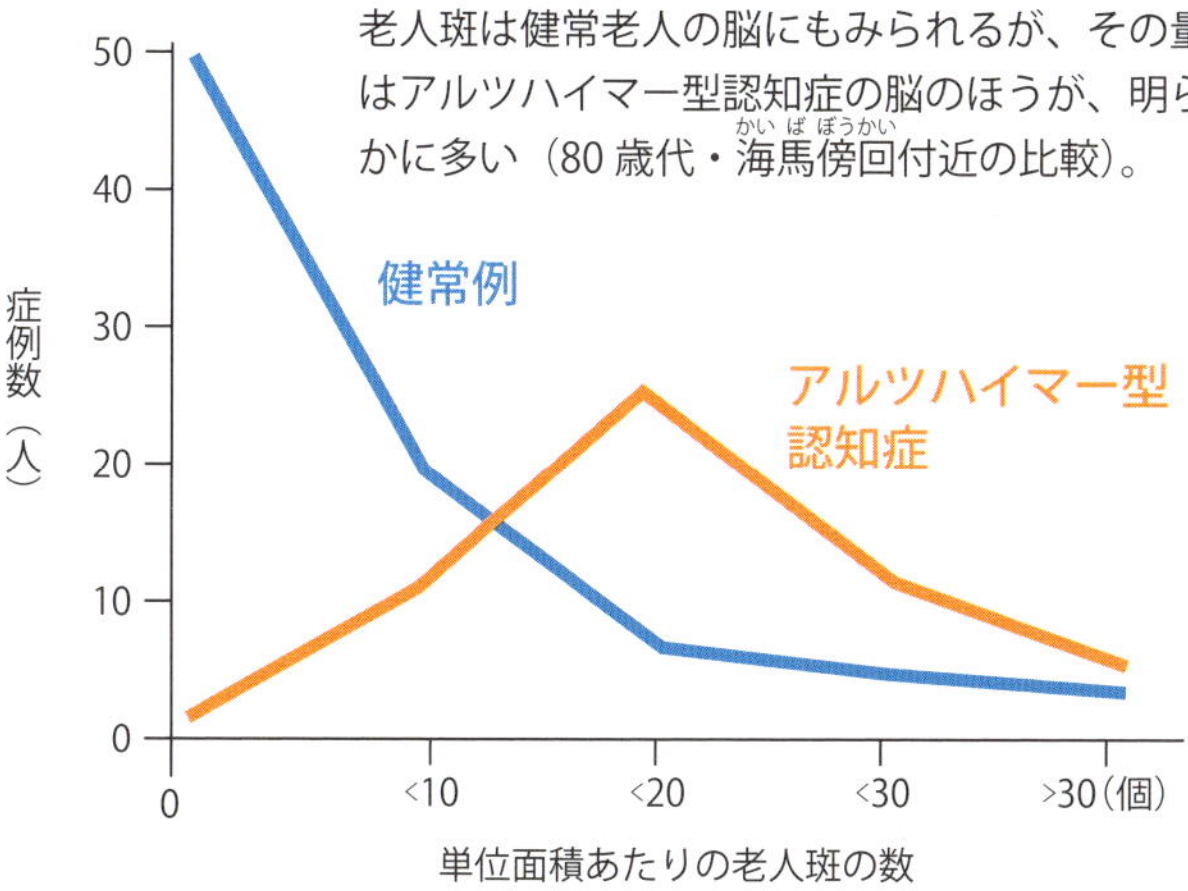
症例数（人）
50
40
30
20
10
0
0
<10
<20
<30
>30（個）
単位面積あたりの老人斑の数
健常例
アルツハイマー型
認知症

（『臨床神経病理学 ―基礎と臨床―』水谷俊雄、2013 より引用）

神経細胞内で神経原線維変化が起こる

アルツハイマー型認知症の脳ではタウタンパクというタンパク質も増加し、老人斑と同様、神経細胞を死に至らしめている。

神経細胞内でのタウタンパクの変性

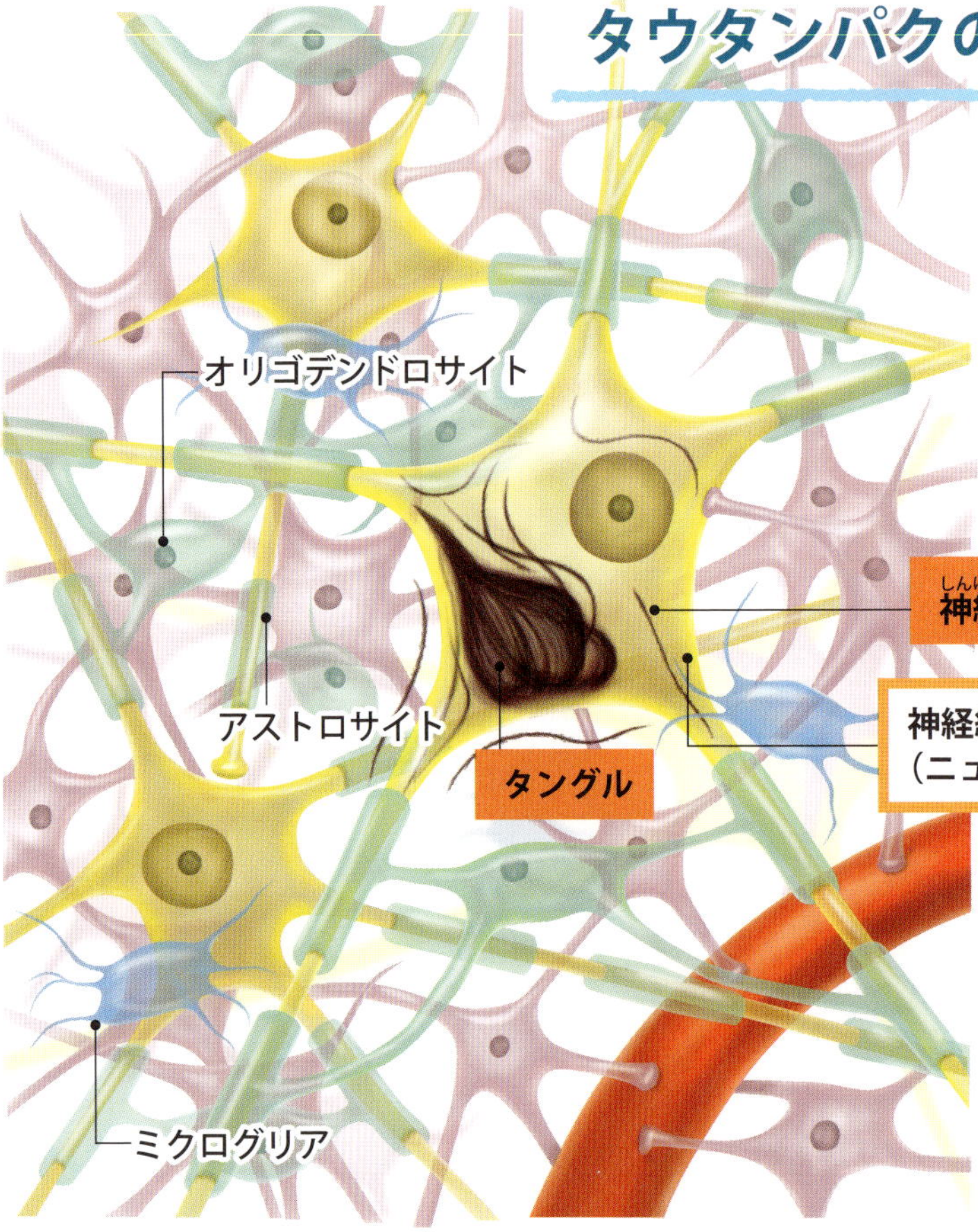
オリゴデンドロサイト
アストロサイト
ミクログリア
神経原線維《しんけいげんせんい》
神経細胞
（ニューロン）
タングル

神経細胞内では、タウタンパクが線維化して神経原線維となり、毒性のあるタングルを形成。神経細胞を死滅させる。すると神経細胞を取り巻くミクログリアなどのグリア細胞が、代償的に増加する（グリオーシス）。

タウタンパクが蓄積し、神経原線維変化が起こる

アミロイドβ《ベータ》は神経細胞外に蓄積するが、神経細胞内に蓄積するのが、**タウタンパク**である。タツタンパクは、細胞の形の保持や運動に関与する微小管《びしょうかん》の構成要素で、微小管を安定化させる役割をもつ。

タウタンパクが過剰に**リン酸化**※されると、微小管は不安定になって壊れてしまう。リン酸化したタウタンパクは、神経細胞内で線維状に凝集して蓄積する。これを**神経《しんけい》原線維《げんせんい》変化**（**タングル**）とよぶ。神経細胞は機能障害を起こし、やがて死に至る。

神経原線維変化は、健康な老人脳でもみられ、前頭側頭葉変性症《ぜんとうそくとうようへんせいしょう》（→P38）、大脳《だいのう》皮質基底核変性症《ひしつきていかくへんせいしょう》（→P62）などにも出現する。タウタンパクの異常蓄積を起こす疾患群を総称し、**タウオパチー**という。

※リン酸化…タンパク質にリン酸が付加されること。体内のタンパク質は、リン酸などの物質が付加されたり、外れたりすることによってその構造を変え、機能調節がなされている。この機能調節に異常が出ると、癌などの疾患を引き起こすとされる

海馬とその周辺に、タングルが集積

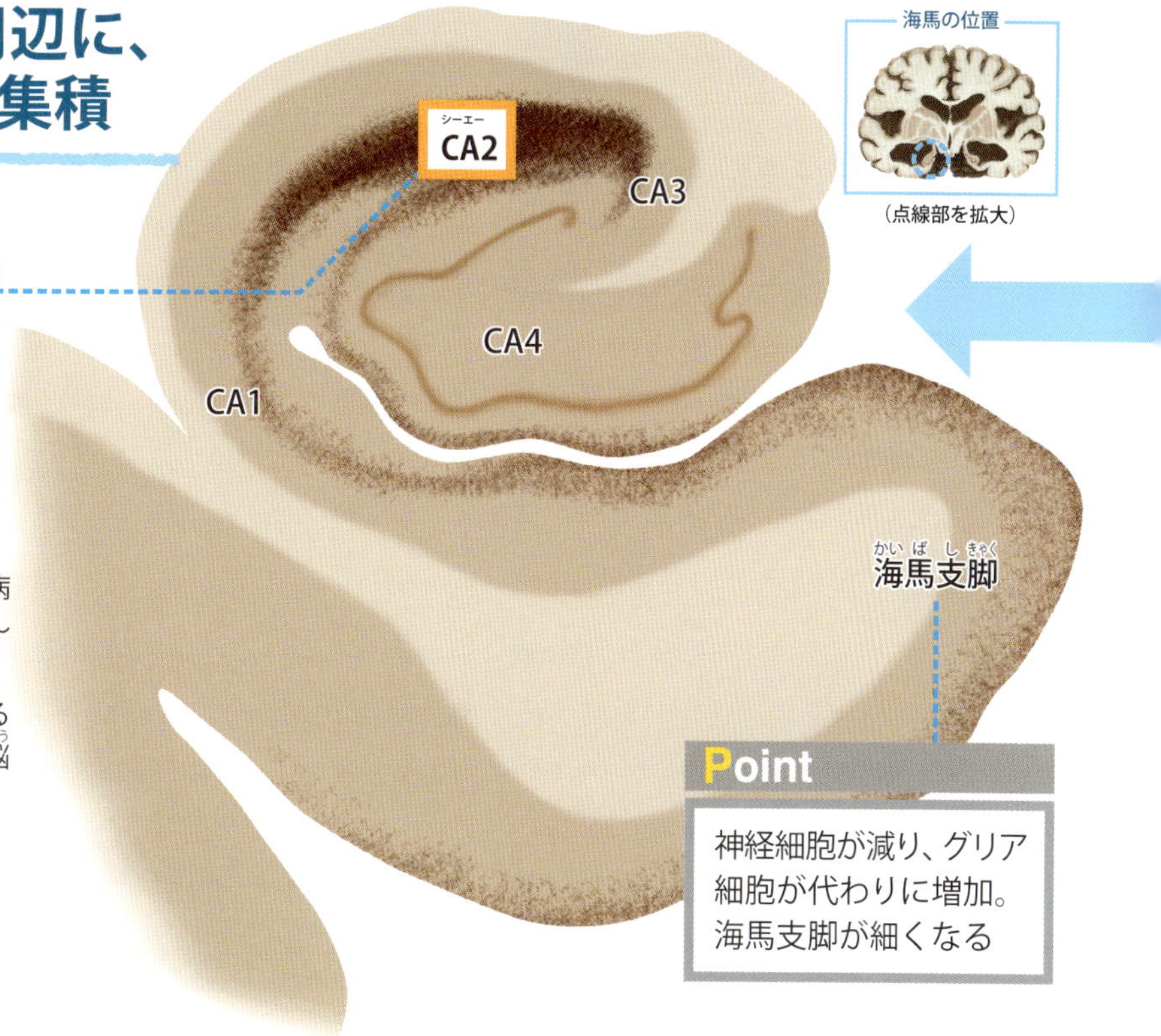
CA《シーエー》2
CA3
CA4
CA1
海馬支脚《かいばしきゃく》
海馬の位置
（点線部を拡大）

Point

CA2領域のタングル集積は、アルツハイマー型認知症に特徴的

Point

神経細胞が減り、グリア細胞が代わりに増加。海馬支脚が細くなる

アルツハイマー型認知症の主病変部位である海馬は、CA1～CA4の領域に分けられる。
タングルは、海馬の下方にある海馬支脚からCA1を経て、大脳《だいのう》辺縁系《へんえんけい》へと進展する。

アミロイドカスケード仮説

現在、有力なアルツハイマー型認知症の発症メカニズム。アミロイドβが増えて老人斑が形成される（→P16）。そこに、リン酸化されたタウタンパクが加わると、神経原線維変化によって神経細胞がさらに傷害され、神経細胞死を引き起こすと考えられている。これを、アミロイドカスケード仮説という。

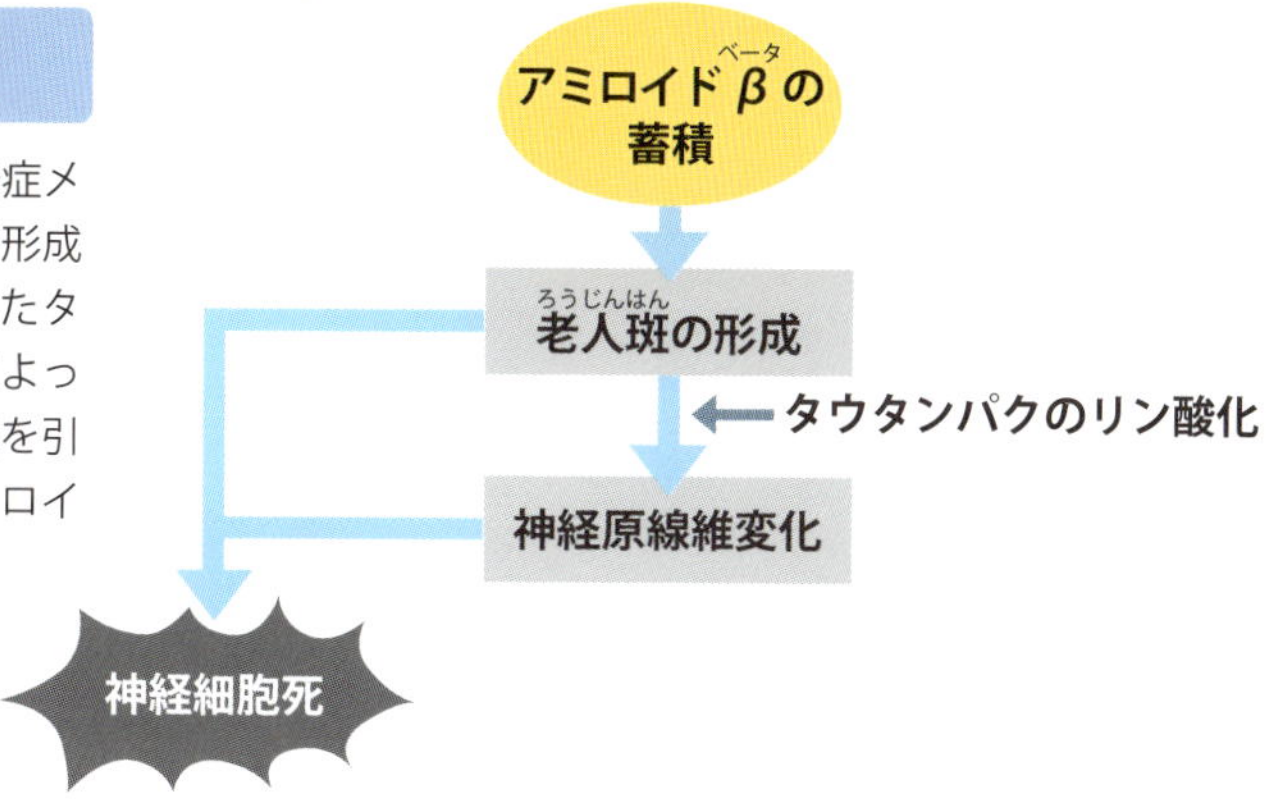
アミロイドβ《ベータ》の蓄積
老人斑《ろうじんはん》の形成
タウタンパクのリン酸化
神経原線維変化
神経細胞死

アルツハイマー型のその他の神経変性

脳の萎縮《いしゅく》、老人斑、神経原線維変化の3つ以外に、顆粒空胞変性やニューロピルスレッドなどの病理的変化もみられる。

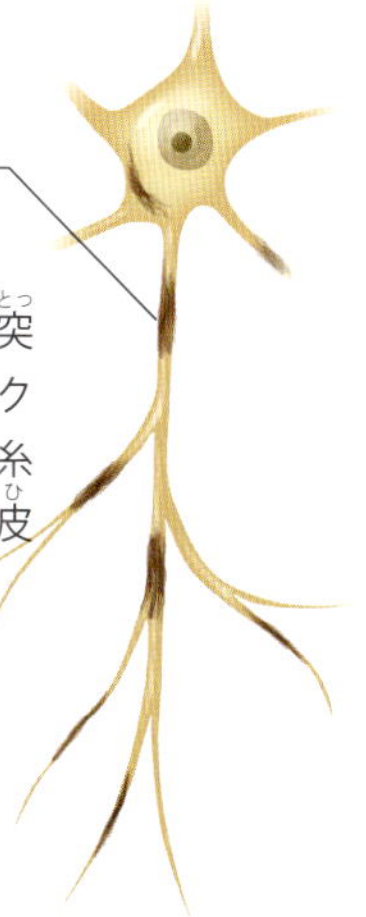

ニューロピルスレッド

神経細胞から伸びる樹状突起《じゅじょうとっき》のなかに、タウタンパクが異常に蓄積したもの。糸くず状の構造物で、大脳皮質《だいのうひしつ》に広範囲にみられる。

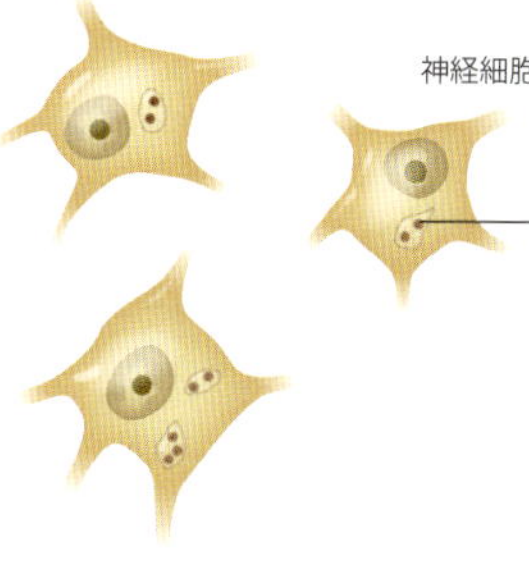
神経細胞

顆粒空胞変性《かりゅうくうほうへんせい》

神経細胞内に形成される、細顆粒の物質を含む空胞のこと。海馬に多く現れるが、健常老人の脳でもみられる。

アセチルコリンなどの神経伝達物質が減少する

神経細胞からは各種神経伝達物質が放出され、細胞間のネットワークに寄与している。この物質の減少も、認知機能低下の一因となる。

加齢とともに神経伝達物質が減る

神経伝達物質とは、神経細胞間のごくわずかな隙間（シナプス間隙《かんげき》）で、情報伝達を担う特殊な化学物質をさす。送り手側のシナプス前《ぜん》終末から放出された神経伝達物質が、受け手側のシナプス後《ご》細胞の受容体に結合することで、情報が伝達される。

神経伝達物質は60種類以上あり、それぞれ**認知**や**気分**、**情動**、**睡眠**、**運動**などに関する情報を伝達している。各神経細胞から、どの神経伝達物質が放出されるかは、脳の部位によって異なる。

神経伝達物質の量は20歳ごろまで増加し、その後は加齢にともなって減少する。

神経伝達物質が減少すると、その働きに関する機能が低下し、認知症などの疾患リスクが高まることが明らかになっている。

神経伝達物質・アセチルコリンの働き

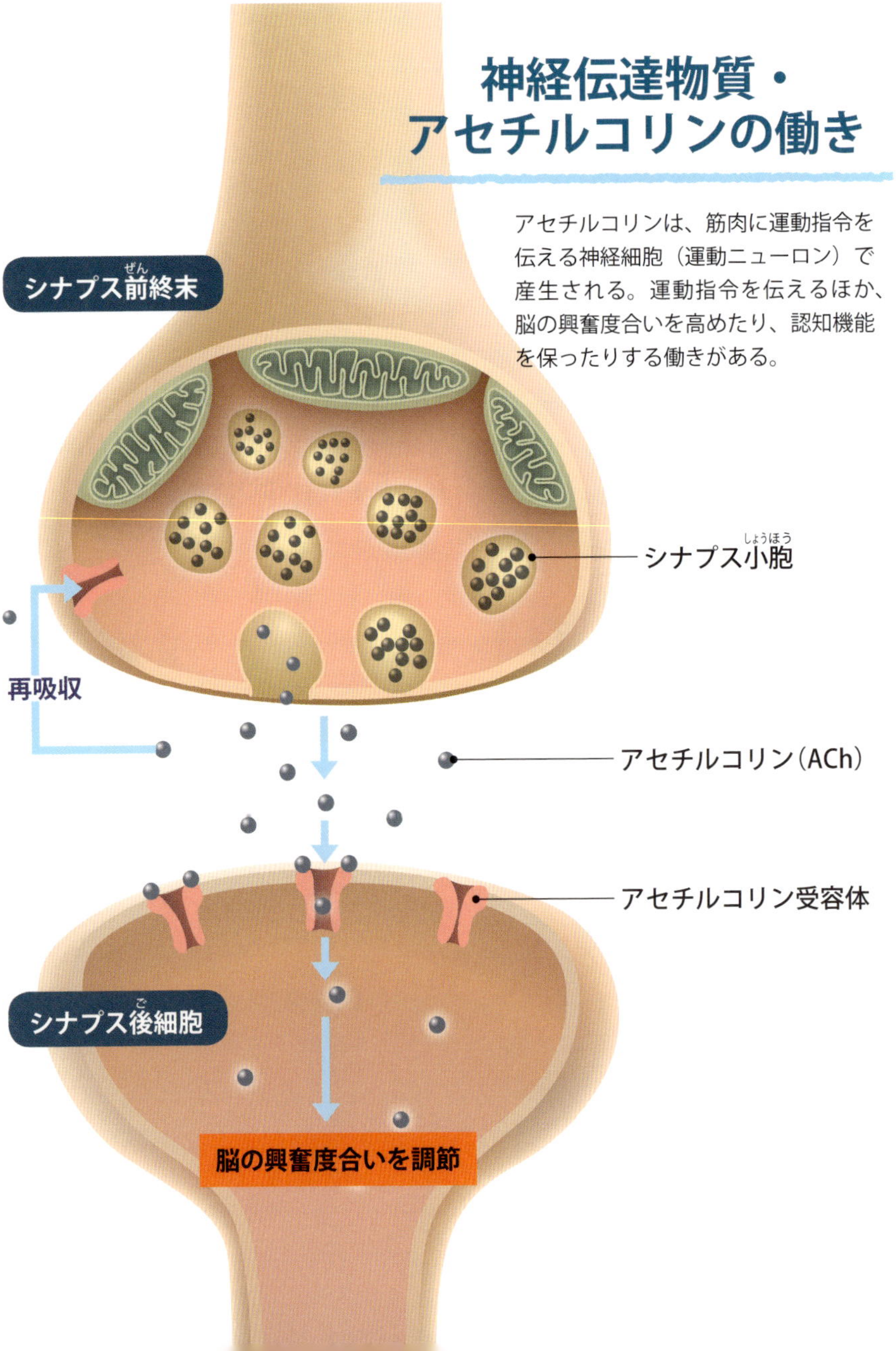
シナプス前《ぜん》終末
シナプス小胞《しょうほう》
再吸収
アセチルコリン（ACh）
アセチルコリン受容体
シナプス後《ご》細胞
脳の興奮度合いを調節

アセチルコリンは、筋肉に運動指令を伝える神経細胞（運動ニューロン）で産生される。運動指令を伝えるほか、脳の興奮度合いを高めたり、認知機能を保ったりする働きがある。

コリン作動性ニューロンの伝達経路

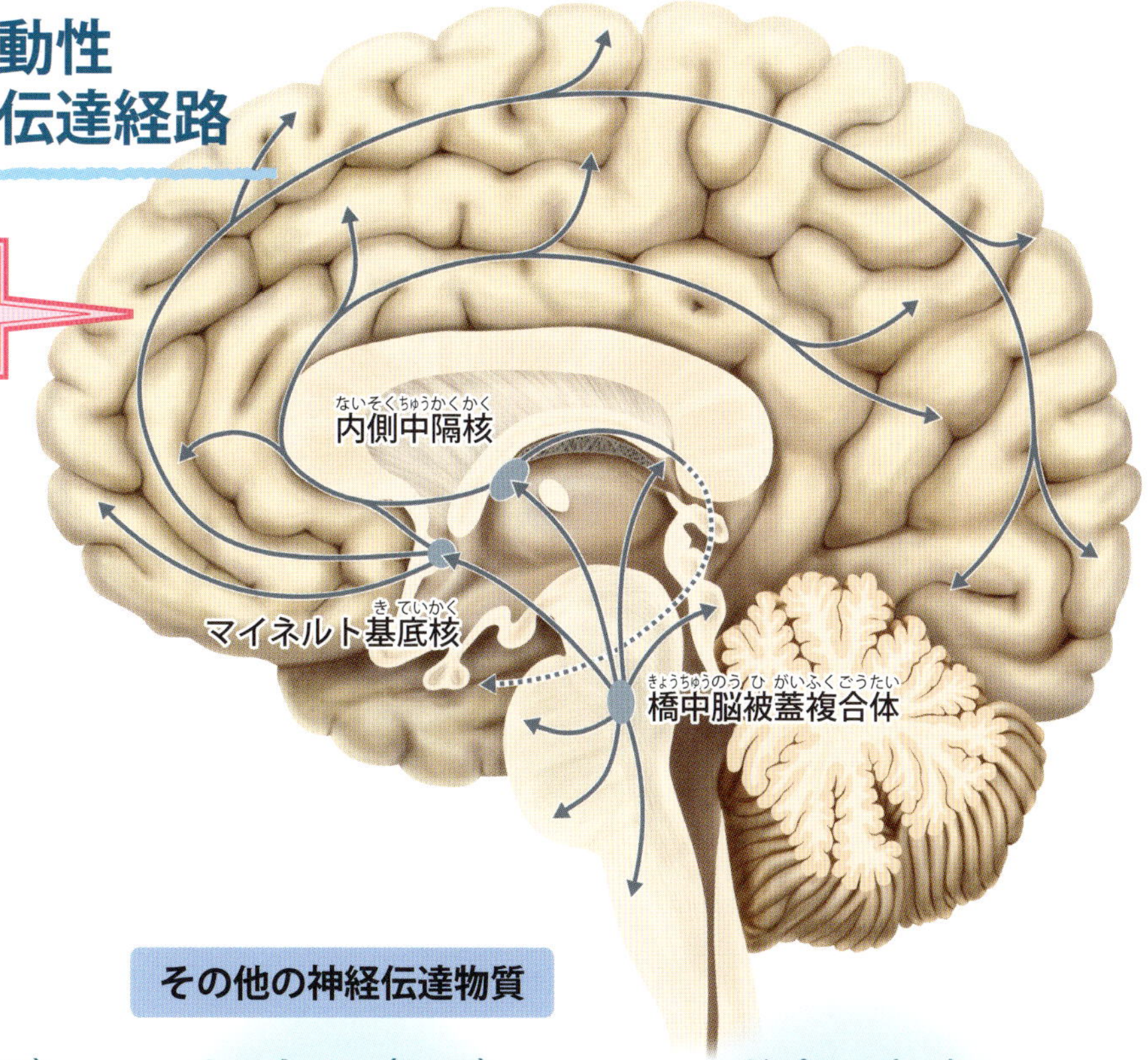
記憶、学習にも関与する情報伝達ルート
内側中隔核《ないそくちゅうかくかく》
マイネルト基底核《きていかく》
橋中脳被蓋複合体《きょうちゅうのうひがいふくごうたい》

コリン作動性ニューロンの伝達経路は、脳深部の神経細胞集団であるマイネルト基底核、内側中隔核などから伸びるルートと、脳幹の橋中脳被蓋複合体から伸びるルートのふたつがある。脳の意識－覚醒レベルをコントロールする。

その他の神経伝達物質

ノルアドレナリン（NA）

アミノ酸のチロシンから変換されてつくられる物質で、中脳にある青斑核《せいはんかく》（→ P28）という神経細胞集団から脳内に投射。覚醒、不安、注意、学習などに関わる。

セロトニン（5-HT）

必須アミノ酸のトリプトファンから合成される物質。延髄《えんずい》にある縫線核《ほうせんかく》という神経細胞集団から、脳内に広く行き渡る。気分や情動、睡眠などに関係し、うつ病との関連が深い。

ドパミン（DA）

ノルアドレナリン、アドレナリンの前駆物質。中脳《ちゅうのう》にある黒質《こくしつ》（→ P28）や腹側被《ふくそくひ》蓋野《がいや》から、前頭葉《ぜんとうよう》や大脳《だいのう》の深部に投射し、運動の調節や気分などに関与する。

コリン作動性ニューロンが死滅し、記憶障害が進む

アルツハイマー型認知症に関与するのは、**アセチルコリン**という神経伝達物質で、認知機能を保つ働きをもっている。

このアセチルコリンを伝達物質とするニューロンを、**コリン作動性ニューロン**という。コリン作動性ニューロンは、海馬《かいば》周辺から大脳皮質《だいのうひしつ》にかけて広く分布している。

アルツハイマー型認知症では、脳内のアセチルコリン濃度が低下するとともに、コリン作動性ニューロンが強く障害される。そのために認知機能が低下し、**記憶障害**が進行すると考えられる。

Column

アセチルコリンを増やすとドパミンが減る

アセチルコリンを増やせば、認知症がよくなるとは限らない。

認知機能を保つアセチルコリンは、運動機能に関わるドパミンと、脳内で天秤のようにバランスをとっている。認知機能改善薬（→ P124）を用いてアセチルコリンだけを増やすと、ドパミンが相対的に不足し、歩行障害などの身体症状が出やすくなる。

神経伝達物質に作用する薬を使うときは、他の神経伝達物質への影響も考えなくてはならない。

アルツハイマー型認知症は新型の生活習慣病

遺伝による発症は、全体のごく一部にすぎない。最近では、糖尿病などの影響が指摘され「第三の生活習慣病」とよばれることもある。

家族性は1％程度。99％は孤発性アルツハイマー

アルツハイマー型認知症のほとんどは、家系的な遺伝ではない、**孤発性**《こはっせい》である。

遺伝性の家族性アルツハイマー型認知症は約1％で、発症年齢が若いのが特徴だ。原因遺伝子としては、**APP**《エーピーピー》、**PSEN1（プレセニリン1）**、**PSEN2（プレセニリン2）**の3つが同定されている。

これらの遺伝子の変異は、アミロイドβ《ベータ》の凝集性を高めたり、産生量を増やしたりする。その結果、**老人斑**《ろうじんはん》の形成（↓P16）や**神経原線維**《しんけいげんせんい》**変化**（↓P18）を促して、発症リスクを高めると考えられている。

なお、ダウン症候群※の発症原因にも、APP遺伝子が関与している。そのためダウン症候群では、若年性のアルツハイマー型認知症を発症することが知られている。

ApoE遺伝子と糖尿病でリスクが高まる

孤発性のアルツハイマー型認知症であっても、遺伝子の影響は無視できない。**アポリポタンパクE（ApoE**《アポイー》**）**というリスク遺伝子のε《イプシロン》4型をもつ人は、発症が10年早まるという。

また、多くの研究で、中年期の生活習慣病が、高齢期の認知症発症に関与すると報告されている。とくに**糖尿病**の場合は、発症リスクが約2倍になるといわれている。

血糖値をコントロールする**インスリン**は、アミロイドβ（↓P16）を分解する作用ももつ。糖尿病があると、この作用が低下するため、アミロイドβが蓄積し、老人斑の形成や神経原線維変化が進むと考えられる。

そのほかの危険因子としては、**頭部外傷**、**女性**、**加齢**などがあげられる。

家族性アルツハイマー型認知症の原因遺伝子

原因遺伝子は下図の3つ。いずれも65歳未満の若年性認知症を引き起こす。

APP《エーピーピー》（アミロイド前駆体タンパク遺伝子）

アミロイドβ《ベータ》の前駆体の遺伝子。変異により、アミロイドβの凝集性を高め、産生量を増やす。この遺伝子による認知症の発症年齢は40～65歳とされる。

PSEN 1（プレセニリン1）

APPからアミロイドβを切り出す酵素に関与。変異により、アミロイドβの凝集性亢進、産生量増加を招き、24～55歳という早期に認知症を発症する。

PSEN 2（プレセニリン2）

PSEN1と同じく、アミロイドβを切り出す酵素に関与する遺伝子。PSEN1に比べると頻度は低く、発症年齢がやや高い（35～60歳）といわれている。

※ダウン症候群…先天性疾患の一種。全体の約95％は21番染色体の異常で発症することから、21トリソミーともいう。知的障害、特有の顔貌が認められるほか、心臓病などの身体疾患の合併も多い。

孤発性アルツハイマー型認知症のリスク遺伝子

ApoE遺伝子には、ε2、ε3、ε4の3つの型がある。このうち、ε3がもっとも多い。ε4がひとつでもあれば、発症リスクが高まり、ε2があると発症が抑制される。

遺伝子検査の有用性は高くない

日本人の約15%はε4をひとつ以上もつといわれるが、アルツハイマー型認知症を発症しない人もいる。遺伝子検査だけで発症予測はできない。

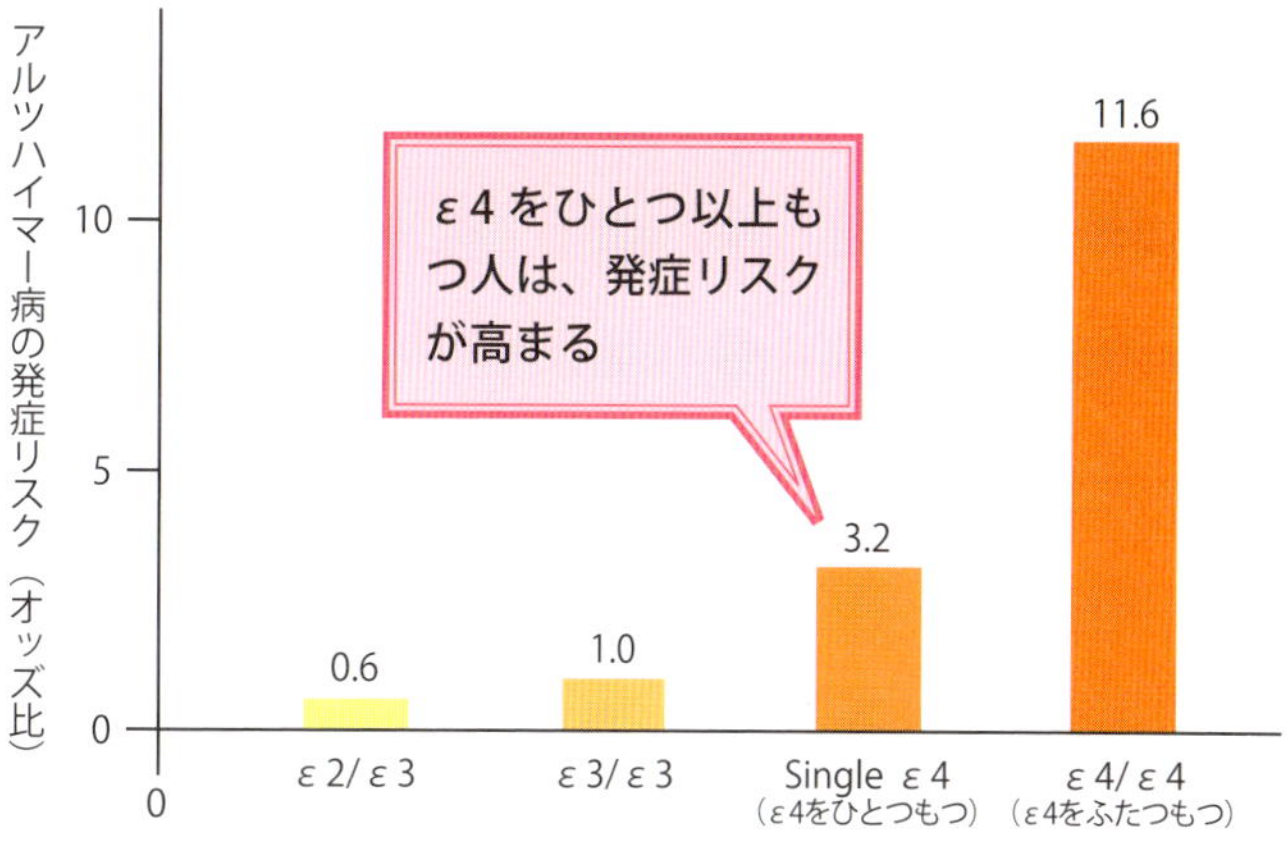

（「Genetics and dementia：Risk factors，diagnosis，and management.」Hsiung GY，Sadovnick AD．2007より作成）

生活習慣病とアルツハイマー型認知症の関係

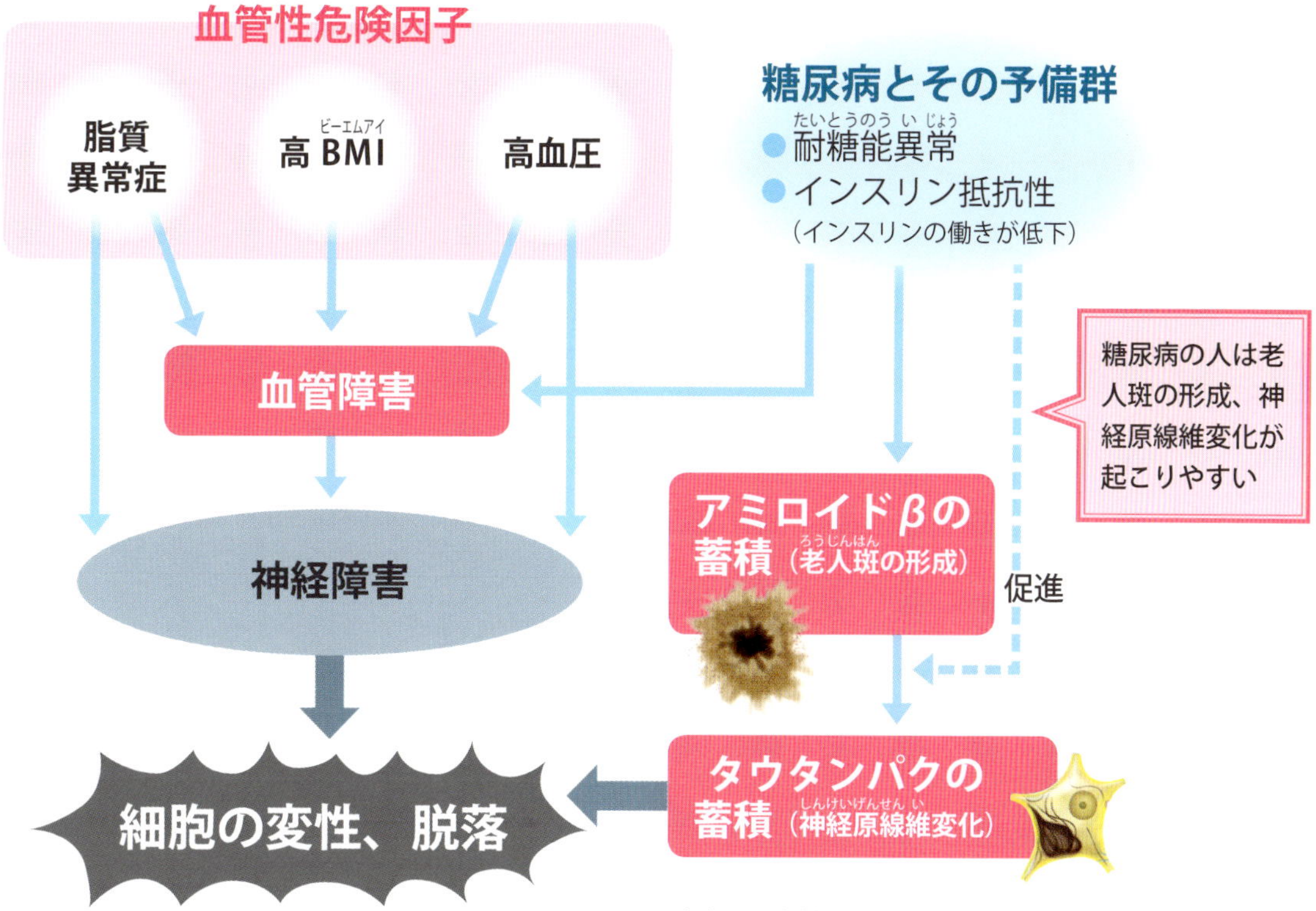

高血圧や脂質異常症などがあると、血管が硬くなり、血管内が狭くなる。すると、酸素や栄養素が十分届かなくなり、神経細胞も傷害される。糖尿病は血管障害を招くだけでなく、アミロイドβやタウタンパク（→P18）の蓄積を促し、アルツハイマー型認知症の発症を促進する。

認知機能の低下、日常生活の障害が診断の要件

アルツハイマー型認知症の診断基準はかつて、記憶障害を必須の条件としていた。しかし研究の進歩とともに、診断要件も変化した。

アルツハイマー型認知症は他の認知症より診断が困難

アルツハイマー型認知症の主要な診断基準には、米国精神医学会の「DSM《ディーエスエム》-5」（下表）、世界保健機構による「ICD《アイシーディー》-10」、米国国立神経障害・脳卒中《のうそっちゅう》研究所とアルツハイマー病・関連障害協会の「NINCD《エヌアイエヌシーディー》S《エス》-ADRDA《エーディーアールディーエー》」、米国国立老化研究所・アルツハイマー協会（NIA《エヌアイエー》-AA《エーエー》）の診断基準（左表）などがある。

とくに新しいのは、2013年発表のDSM-5、および2011年作成のNIA-AAの診断基準だ。

新しい診断基準の特徴は、**記憶障害**を必須症状としない点である。何らかの認知機能障害が原因で生活に支障をきたしており、他の疾患が背景にない場合には、アルツハイマー型認知症と診断できる。

DSM-5の診断基準（米国精神医学会）

下表は、「DSM（精神疾患の診断・統計マニュアル）」の最新第5版による、認知症とアルツハイマー病の診断基準（アルツハイマー病は、アルツハイマー型認知症と同義）。

認知症

A. 1つ以上の認知領域（複雑性注意、実行機能、学習および記憶、言語、知覚－運動、社会的認知）において、以前の行為水準から有意な認知の低下があるという証拠が以下に基づいている：
- （1）本人、本人をよく知る情報提供者、または臨床家による、有意な認知機能の低下があったという懸念、および
- （2）可能であれば標準化された神経心理学的検査に記録された、それがなければ他の定量化された臨床的評価によって実証された認知行為の障害

B. 毎日の活動において、認知欠損が自立を阻害する（すなわち最低限、請求書を払う、内服薬を管理するなどの、複雑な手段的日常生活動作に援助を必要とする）。

C. その認知欠損は、せん妄の状況でのみ起こるものではない。

D. その認知欠損は、他の精神疾患によってうまく説明されない（例：うつ病、統合失調症）。

↓ 上記A～Dにあてはまる場合

アルツハイマー病（アルツハイマー型認知症）

A. 認知症または軽度認知障害の基準を満たす。

B. 1つまたはそれ以上の認知領域で、障害は潜行性に発症し緩徐に進行する（認知症では、少なくとも2つの領域が障害されなければならない）。

C. 以下の確実なまたは疑いのあるアルツハイマー病の基準を満たす：

認知症について：
確実なアルツハイマー病は、以下のどちらかを満たしたときに診断されるべきである。そうでなければ疑いのあるアルツハイマー病と診断されるべきである。
- （1）家族歴または遺伝子検査から、アルツハイマー病の原因となる遺伝子変異の証拠がある。
- （2）以下の3つすべてが存在している。
  - （a）記憶、学習、および少なくとも1つの他の認知領域の低下の証拠が明らかである（詳細な病歴または連続的な神経心理学的検査に基づいた）。
  - （b）着実に進行性で緩徐な認知機能低下があって、安定状態が続くことはない。
  - （c）混合性の病因の証拠がない（すなわち、他の神経変性または脳血管疾患がない、または認知の低下をもたらす可能性のある他の神経疾患、精神疾患、または全身性疾患がない）。

（『DSM-5 精神疾患の診断・統計マニュアル』American Psychiatric Association、2013／日本精神神経学会日本語版用語監修、髙橋三郎・大野 裕監訳、2014より引用）

NIA-AAの診断基準

(National Institute on Aging-Alzheimer's Association workgroups:米国国立老化研究所・アルツハイマー協会)

2011年にアメリカで発表された、認知症とアルツハイマー型認知症の診断基準。このほかに、軽度認知障害（→P58）の基準が設けられている点も、従来の基準と異なる。

認知症

認知または行動症状があり、次の1から3のすべてを満たす。

1. 職業あるいは以前普通に行ってきた活動が行えない
2. 機能と遂行の水準が以前よりも低下している
3. せん妄または主要な精神疾患によって説明できない

また、

4. 認知機能障害が、
   （1）患者と患者をよく知る情報提供者からの病歴摂取、または、
   （2）客観的な認知機能評価（スクリーニング検査または神経心理学的検査）によって検出され診断される。神経心理学的検査は、通常の病歴聴取とスクリーニング検査で確定診断が得られない時に実施すればよい。
5. 認知あるいは行動障害は次の領域のうち2つ以上を含む。
   a. 新しい情報を覚え、思い出すことの障害：
   同じ質問や会話の繰り返し、自分の持ち物の置き忘れ・しまい忘れ、行事や約束の忘却、よく知った道順で迷う
   b. 判断力低下と複雑な課題の処理：
   危機安全管理能力の低下、金銭管理不能、意思決定能力の低下、複雑あるいは順序だった活動の計画不能
   c. 視空間性能力の障害：
   相貌や日常物品の認知困難、視力が保たれているのに見える所に置いてあるものを見つけられない、簡単な道具の操作ができない、衣服の向きを体に合わせられない
   d. 言語機能の障害（発話、読み、書字《しょじ》）：
   発話の途中で一般的な単語を思いつかない、また、ためらう。発話・つづり、書字を誤る
   e. 人格・行動・態度の変化：
   興奮など非特異的な気分の変動、自発性・積極性の低下、アパシー、気力の喪失、社会からの引きこもり、以前の活動に対する興味の減少、共感の喪失、強迫的または衝動的行動、社会的に許容されない行動など

上記1～5にあてはまる場合

アルツハイマー病（アルツハイマー型認知症）

認知症の診断基準（上表）に合致し、かつ、次のA、B、Cすべての特徴を有する。

A. 潜行的発症。症状は月または年単位で徐々に発症し、時間や日の単位で急性発症することはない

B. 認知機能悪化の明確な病歴が、報告または観察される

C. 初期に最も顕著な認知症状として、病歴または検査で次のカテゴリーのうち1つが明らかである

a. 健忘症状：

アルツハイマー病の認知症の最も一般的な症状である。学習の障害と最近学習した情報の再生の障害が含まれる。また、他の認知領域の障害が少なくとも1つある。

b. 非健忘症状：

言語症状：語想起の障害が最も目立つが、他の複数の認知領域の障害を伴う

視空間性症状：最も目立つ障害が空間性認知の障害である。物体失認《ぶったいしつにん》、相貌認知障害《そうぼうにんちしょうがい》、同時失認《どうじしつにん》、失読《しつどく》も含まれる。また、他の複数の認知領域の障害を伴う

遂行機能障害：論理的思考能力、判断力、問題解決能力の障害が最も目立つ。また、他の複数の認知領域の障害を伴う

D. 次のいずれかが明らかな場合にはprobable AD dementia※の診断を適用しない

a. 認知障害の発症または悪化と時間的に関連する脳卒中の病歴が明らかな脳血管性障害を伴う場合、または、多発性かつ広範な脳梗塞《のうこうそく》または広範な白質《はくしつ》高信号域の存在
b. レビー小体型《しょうたいがた》認知症の認知症自体ではない中核的特徴の存在
c. 意味型原発性進行性失語《しつご》の特徴が明らかな場合
d. 非流暢性《ひりゅうちょうせい》／失文法型《しつぶんぽうがた》原発性失語の特徴が明らかな場合
e. 他の活動性の神経疾患を伴っている、または、認知機能に明らかな影響を与え得る非神経性の内科併存症または薬物治療が明らかな場合

※probable AD dementia…アルツハイマー型認知症の診断がほぼ確実であること。AD dementiaは、ATDと同義

（National Institute on Aging-Alzheimer's Association workgroups、2011より引用／日本語訳は『高次脳機能障害学　第2版』石合純夫、2012）

アルツハイマー型認知症（ATD）の経過

記憶障害や徘徊にはじまり日常生活が困難になる

アルツハイマー型認知症では、記憶機能などの高次脳機能が徐々に損なわれていく。進行すると、自立した生活が困難になる。

アルツハイマー型認知症の症状の進行

老人斑《ろうじんはん》などの出現後、すぐに症状が出るわけではない。軽い物忘れ程度の前段階を経て、慢性的に進行する。認知機能を表すMMSE《エムエムエスイー》スコアの低下とともに、さまざまな症状が発現。早ければ4～5年、長ければ10数年、平均8年ほどで死に至る。

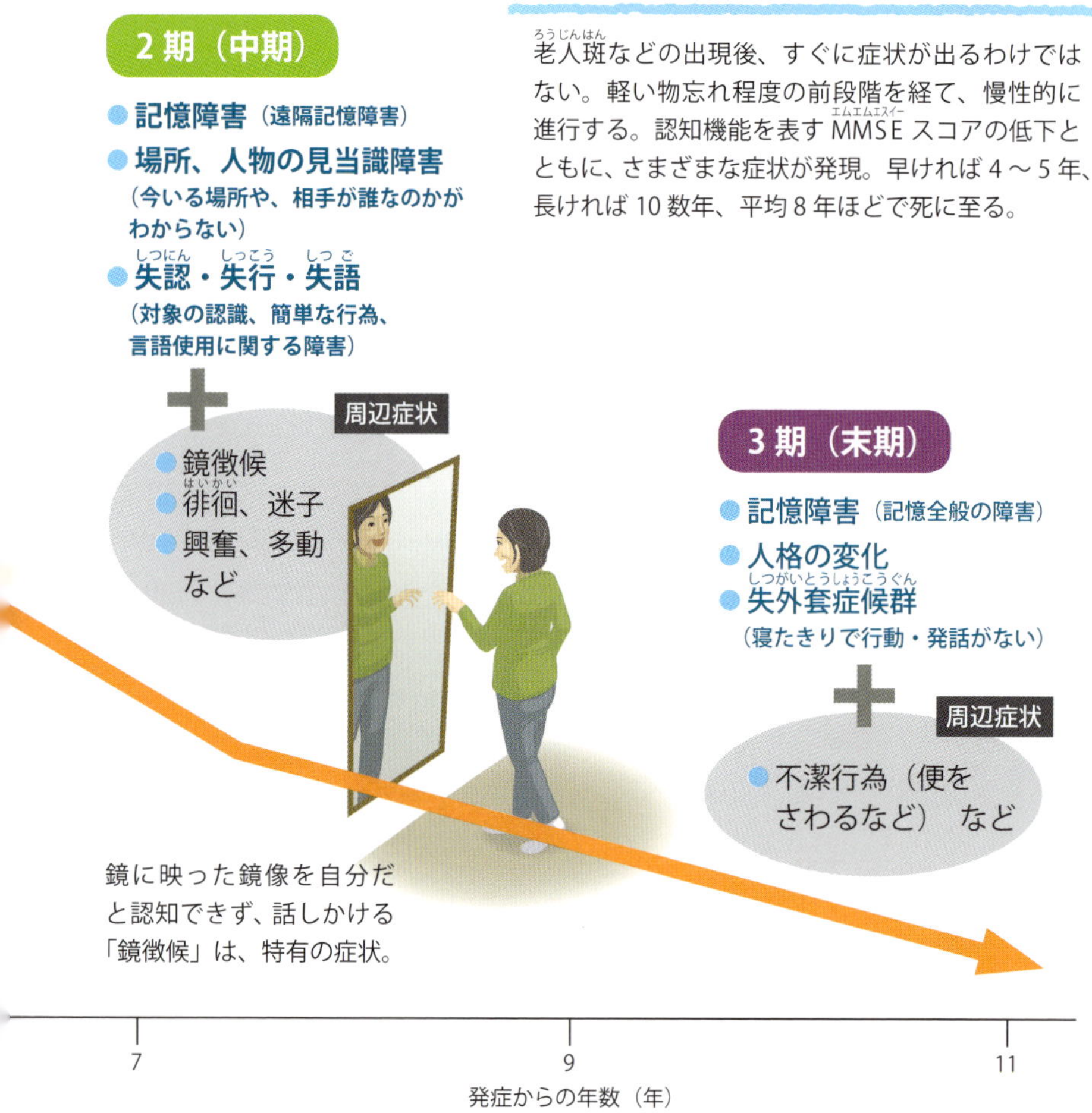

2期（中期）
記憶障害（遠隔記憶障害）
場所、人物の見当識障害
（今いる場所や、相手が誰なのかがわからない）
失認《しつにん》・失行《しっこう》・失語《しつご》
（対象の認識、簡単な行為、言語使用に関する障害）
＋
周辺症状
鏡徴候
徘徊《はいかい》、迷子
興奮、多動
など
3期（末期）
記憶障害（記憶全般の障害）
人格の変化
失外套症候群《しつがいとうしょうこうぐん》
（寝たきりで行動・発話がない）
＋
周辺症状
不潔行為（便をさわるなど）　など
7
9
11
発症からの年数（年）

鏡に映った鏡像を自分だと認知できず、話しかける「鏡徴候」は、特有の症状。

取り繕い反応や物盗られ妄想は特有の症状

アルツハイマー型認知症は一般に進行がゆるやかで、老人斑《ろうじんはん》（↓P16）が現れてから、およそ20年を経て発病する。

経過を大さく分けると、上図のように3段階ある。多くは**記憶障害**（↓P102）にはじまり、**生活機能**が低下していくが、病気の自覚（**病識**）はない。中期には**失認《しつにん》**、**失行《しっこう》**、**失語《しつご》**（↓P106）などの**高次脳機能障害**も現れる。末期は知的機能がほぼ失われ、寝たきりとなり、多くは肺炎で死に至る。特有の症状としては、記憶障害を作《さく》話《わ》でごまかす「**取り繕《つくろ》い反応**」や、財布などを盗まれたといって騒ぐ「**物盗られ妄想**」（↓P121）などが知られている。

65歳未満で発症する若年性の場合は、進行が急速で、5年ほどで末期に至る。

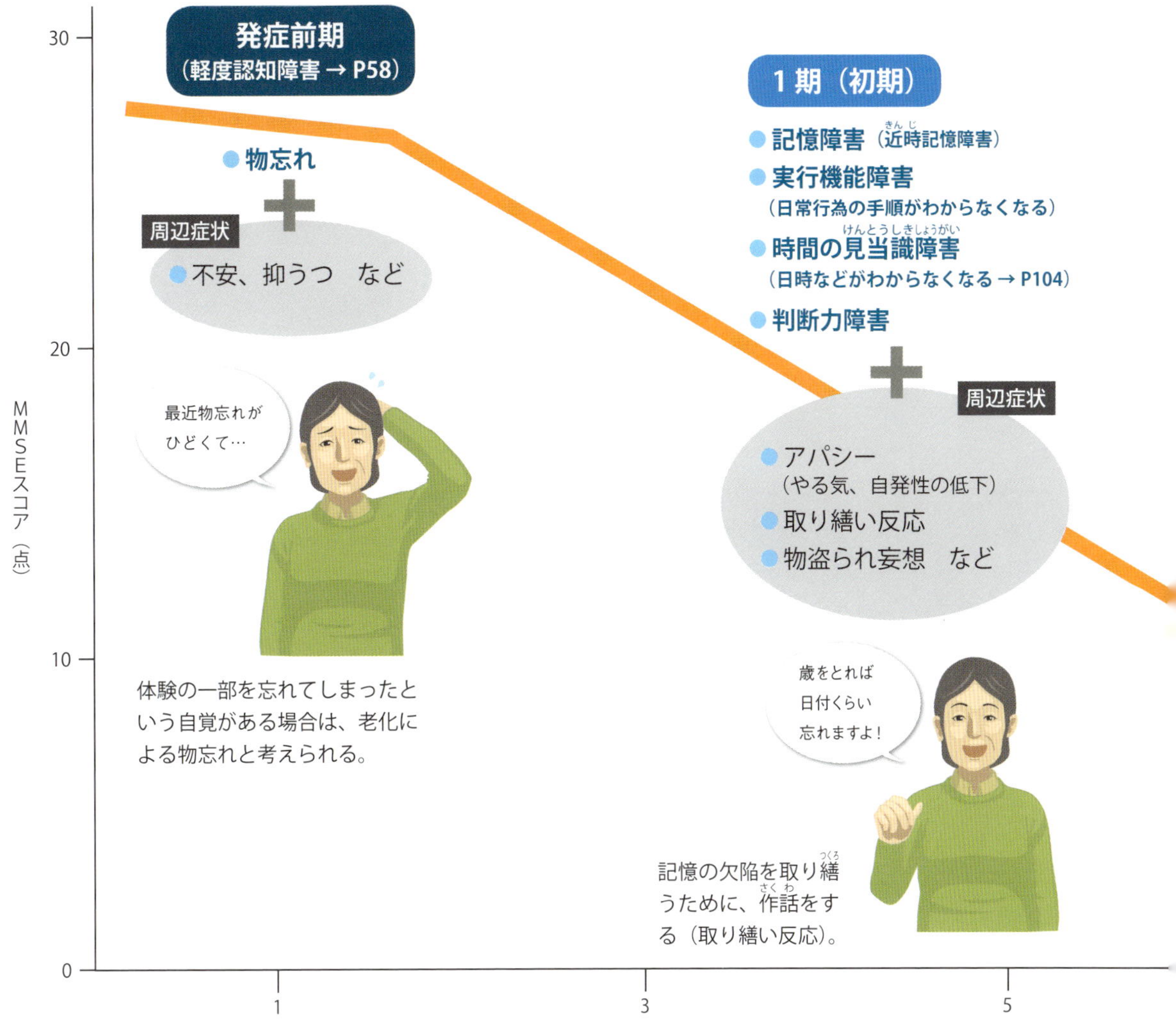

アルツハイマー型認知症の進行度を、日常生活動作がどのくらい障害されているかによって、7 段階に分類したもの。

FAST《ファスト》分類
（アルツハイマー型認知症のステージ分類）

FAST stage	臨床診断	FAST における特徴
1. 認知機能の障害なし	正常	主観的および客観的機能低下は認められない
2. 非常に軽度の認知機能の低下	年齢相応	物の置き忘れを訴える。喚語《かんご》困難※
3. 軽度の認知機能低下	境界状態	熟練を要する仕事の場面では機能低下が同僚によって認められる。 新しい場所に旅行することは困難
4. 中等度の認知機能低下	軽度のアルツハイマー型認知症	夕食に客を招く段取りをつけたり、家計を管理したり、 買い物をしたりする程度の仕事でも支障をきたす
5. やや高度の認知機能低下	中等度のアルツハイマー型認知症	介助なしでは適切な洋服を選んで着ることができない。入浴させるときにもなんとかなだめすかして説得することが必要なこともある
6. 高度の認知機能低下	やや高度のアルツハイマー型認知症	(a) 不適切な着衣 (b) 入浴に介助を要する。入浴をいやがる (c) トイレの水を流せなくなる (d) 尿失禁 (e) 便失禁
7. 非常に高度の認知機能低下	高度のアルツハイマー型認知症	(a) 最大限約 6 語に限定された言語機能の低下 (b) 理解しうる語彙《ごい》はただひとつの単語となる (c) 歩行能力の喪失 (d) 着座能力の喪失 (e) 笑う能力の喪失 (f) 昏迷および昏睡

※喚語困難…よく知っている物品の名前が出てこない、あるいは頭のなかにあることをうまく言葉に置き換えられない状態

（「Functional staging of dementia of the Alzheimer type.」Reisberg B，et al. 1984／
『スーパー総合医　認知症医療』長尾和宏総編集、木之下 徹専門編集、2014 より引用）

脳幹、大脳皮質にレビー小体が蓄積する

レビー小体型認知症は、アルツハイマー型に次いで頻度の高い認知症である。脳の萎縮は軽く、記憶障害以外の症状が目立つ。

レビー小体認知症の脳と全身の変化

dementia with Lewy bodies: **DLB**

レビー小体《しょうたい》は、嗅覚を司る嗅球や、脳深部の脳幹《のうかん》から出現し、大脳皮質《だいのうひしつ》へと広がる。

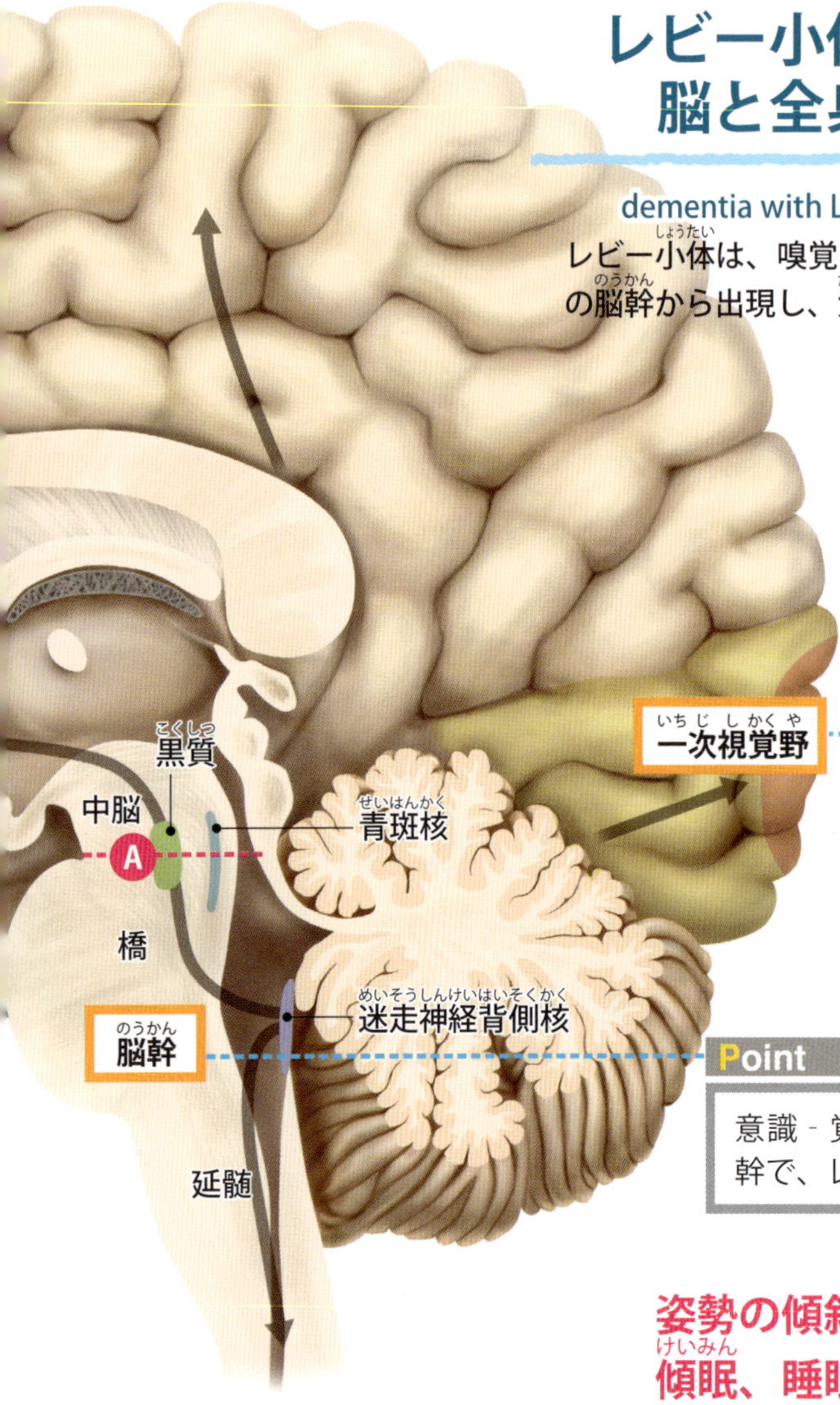

Point

一次視覚野のある後頭葉《こうとうよう》の皮質でも、レビー小体が増加。血流も低下する

↓

幻視《げんし》、視覚性記憶の障害

Point

意識・覚醒レベルを司る脳幹で、レビー小体が増える

↓

姿勢の傾斜（前方・左右）、傾眠《けいみん》、睡眠障害、歩行障害

レビー小体の蓄積で身体症状が強く出る認知症

レビー小体《しょうたい》とは、１９１２年にドイツ人医師レビーが、**パーキンソン病**（↓P31）の患者の脳に発見した異常構造物である。パーキンソン病は脳の変性疾患のひとつで、レビー小体は、長いあいだ、パーキンソン病特有の病理所見だと考えられていた。

しかし、１９７６年に日本の小阪憲司が、歩行障害などのパーキンソン病の主症状（パーキンソニズム）と認知症を合併する症例で、レビー小体が出現していることを報告した。この報告は世界的に注目を集め、１９９６年に、**レビー小体型《しょうたいがた》認知症**として国際的な診断基準が確立されている。

レビー小体は、パーキンソン病では**脳幹《のうかん》**だけに出現するが、レビー小体型認知症では脳幹だけでなく、**大脳皮質《だいのうひしつ》**全体にみられ

脳の萎縮は目立たないまま神経変性が進む

レビー小体型《しょうたいがた》認知症では、神経細胞の変性が脳全体に広がる。老人斑《ろうじんはん》（→ P16）や神経原線維《しんけいげんせんい》変化（→ P18）などの異常なタンパクの蓄積は、健常な老化の範囲内で、脳の萎縮も軽度である。

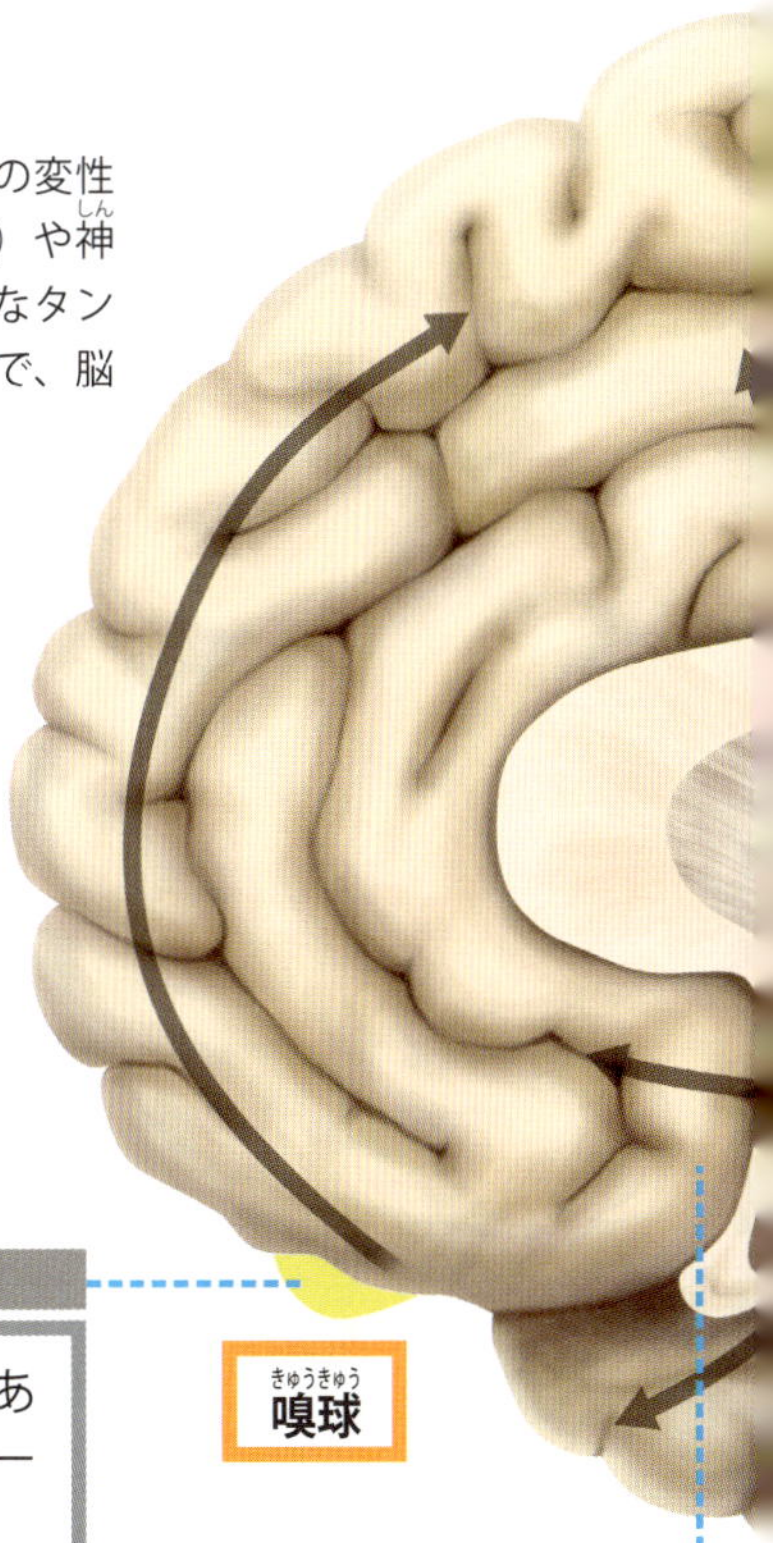
嗅球《きゅうきゅう》

Point

大脳の前方下にある嗅球にもレビー小体が出現

↓

嗅覚障害

Point

側頭葉内側部《そくとうようないそくぶ》に軽度の萎縮《いしゅく》が起こる

↓

軽度の記憶障害

中脳の断面図
（Ⓐでの断面図）

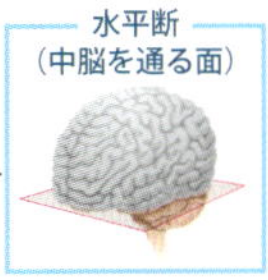
水平断
（中脳を通る面）

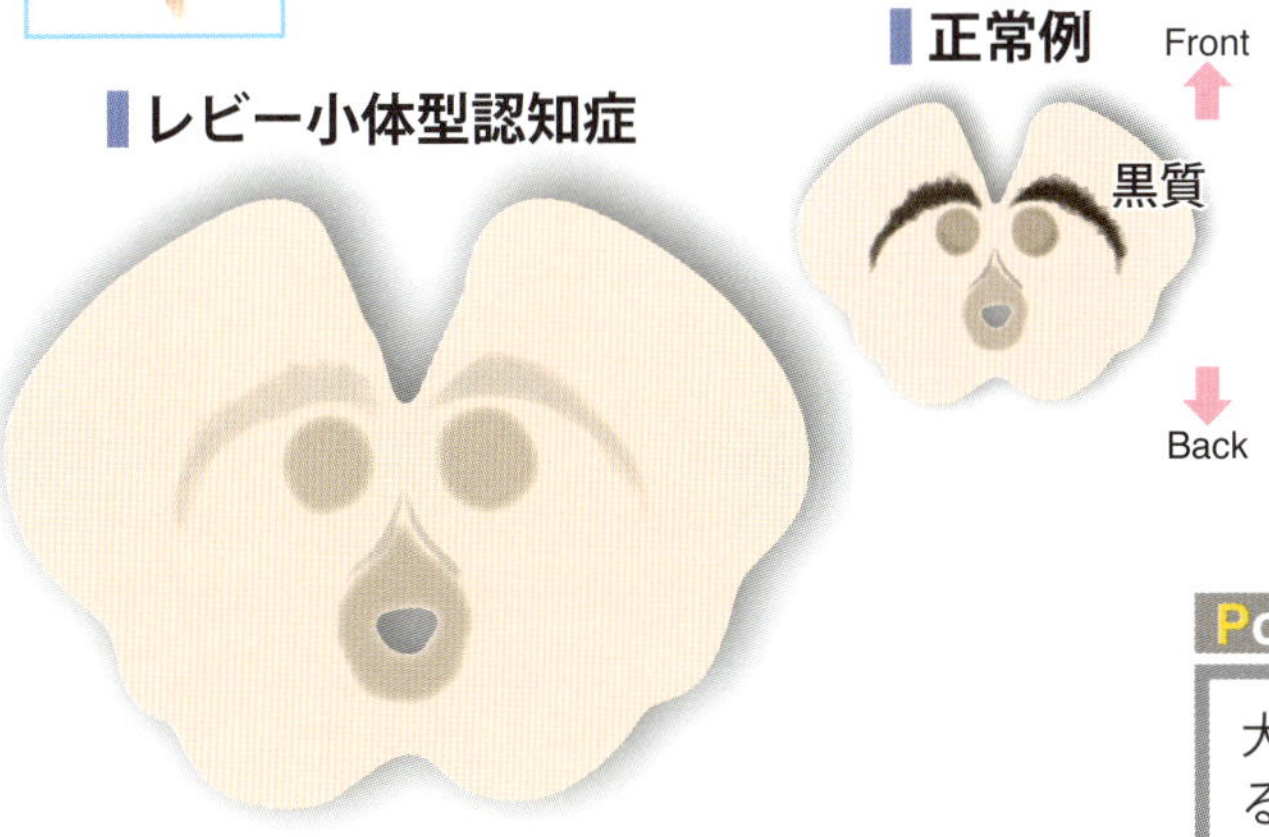
レビー小体型認知症
正常例
Front
黒質
Back

中脳《ちゅうのう》の黒質には、黒い色素（メラニン色素）を含む神経細胞が集まっている。レビー小体型認知症では、それらが脱落するため、色が薄くなる。病理的には、運動障害を主とする神経変性疾患のパーキンソン病と同じ。

全身のレビー小体分布図

レビー小体は、心臓や血管、腸、膀胱などをコントロールする交感神経幹にも出現する。そのため、めまいや便秘、排尿障害などの自律神経症状が頻繁に起こる。

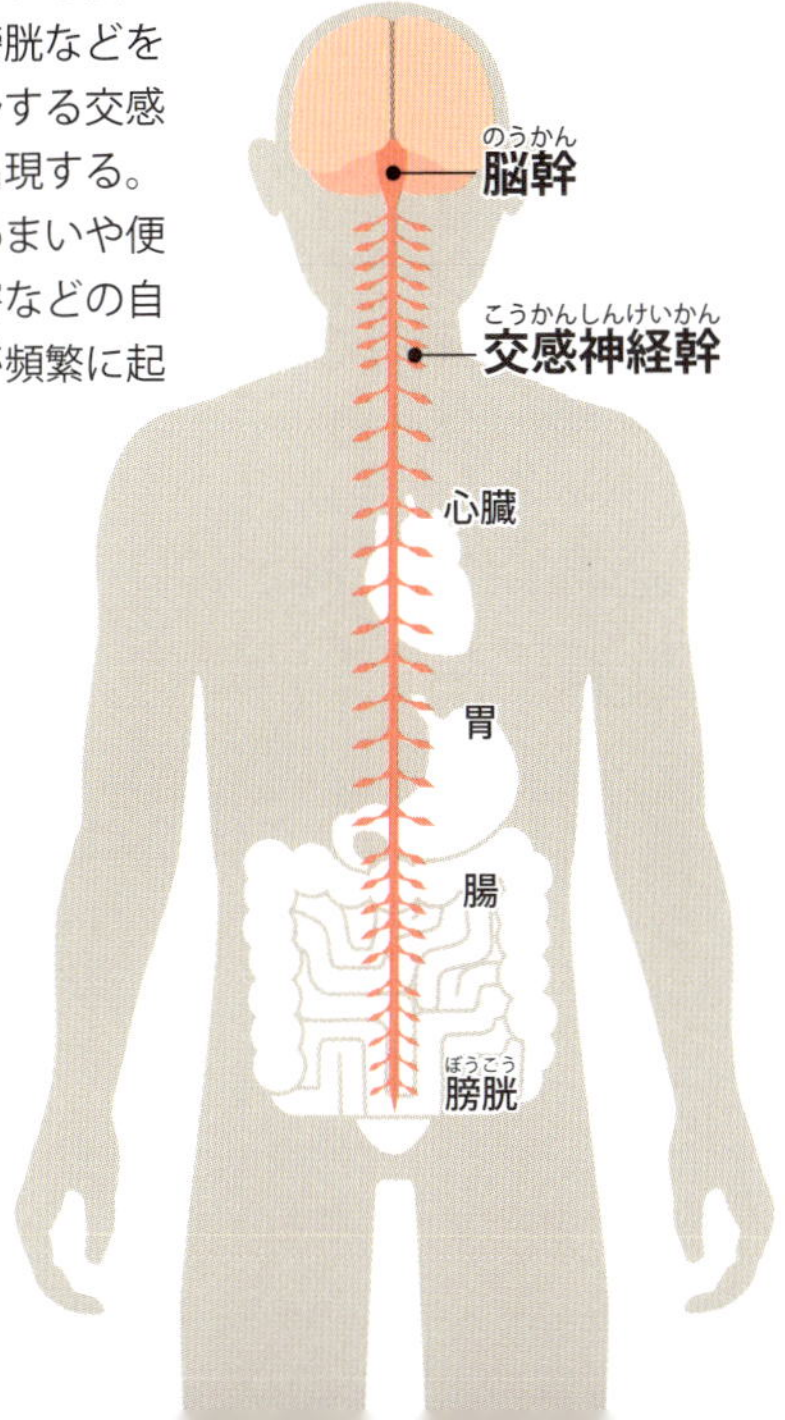
脳幹《のうかん》
交感神経幹《こうかんしんけいかん》
心臓
胃
腸
膀胱《ぼうこう》

る。そのため、体をスムーズに動かせなくなる「**パーキンソニズム**」のほか、**嗅覚障害**や**幻視**《げんし》（↓P120）なども現れる。

また、脳内の情報伝達を担う神経伝達物質（↓P20）にも変化が生じる。パーキンソン病では**ドパミン**（↓P21）、アルツハイマー型認知症（↓P14）では**アセチルコリン**（↓P20）が減少するが、レビー小体型認知症では、その両方が減る。とくに、アセチルコリンの減少の程度は、アルツハイマー型よりも大きいとされている。

その一方で、脳の萎縮《いしゅく》は非常に軽く、記憶障害（↓P102）は軽度のことが多い。

レビー小体の主成分はαシヌクレイン

レビー小体型認知症では、脳内に特殊なタンパク質が蓄積し、レビー小体を形成する。この病態は、パーキンソン病と酷似している。

レビー小体の蓄積で起こる3つの疾患

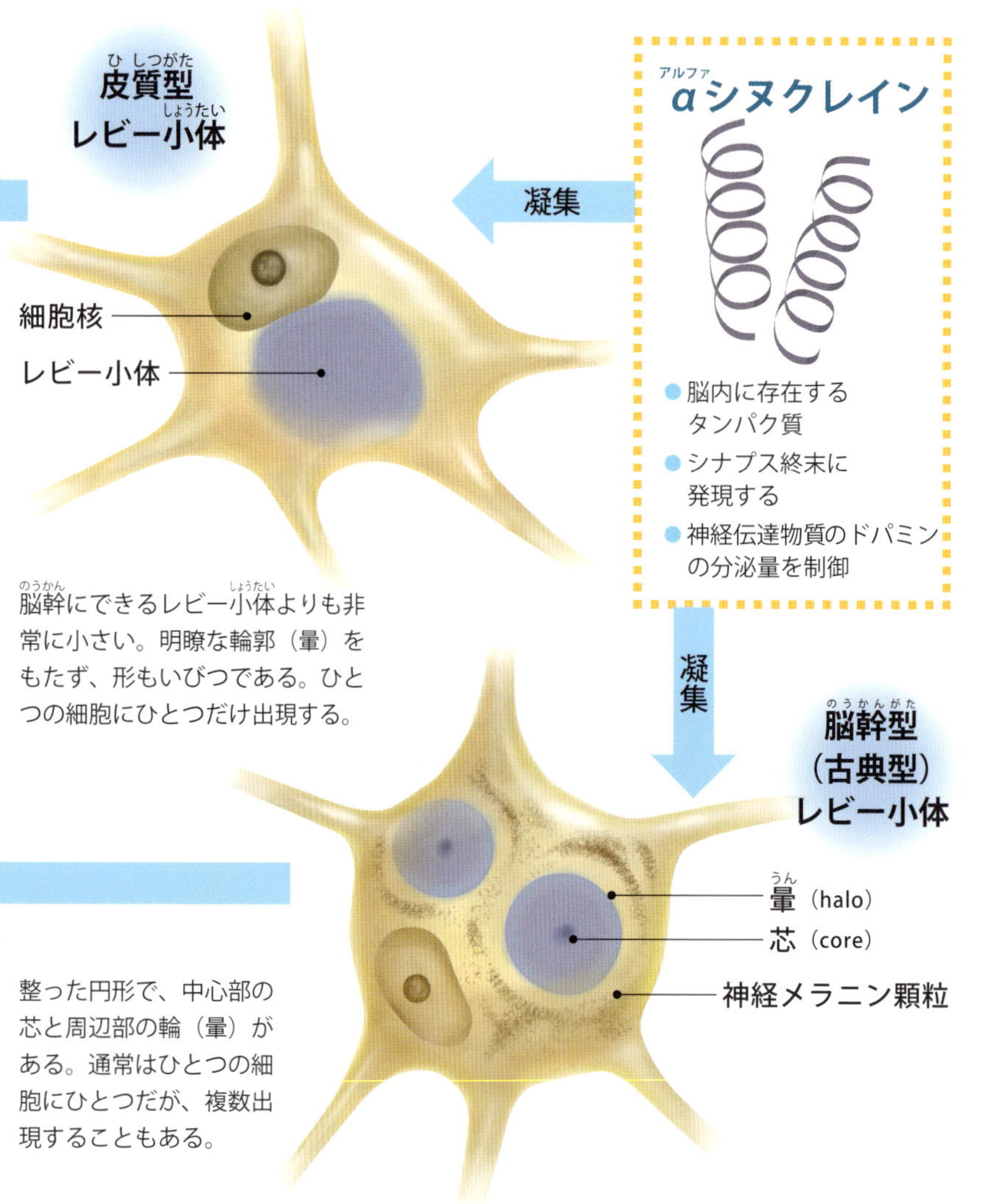
α《アルファ》シヌクレイン
脳内に存在するタンパク質
シナプス終末に発現する
神経伝達物質のドパミンの分泌量を制御
凝集
皮質型《ひしつがた》レビー小体《しょうたい》
細胞核
レビー小体
脳幹《のうかん》にできるレビー小体《しょうたい》よりも非常に小さい。明瞭な輪郭（暈）をもたず、形もいびつである。ひとつの細胞にひとつだけ出現する。
凝集
脳幹型《のうかんがた》（古典型）レビー小体
暈《うん》（halo）
芯（core）
神経メラニン顆粒
整った円形で、中心部の芯と周辺部の輪（暈）がある。通常はひとつの細胞にひとつだが、複数出現することもある。

加齢にともなうαシヌクレインの蓄積が原因

レビー小体《しょうたい》の主成分は、**α《アルファ》シヌクレイン**というタンパク質で、神経伝達物質（→P20）の放出に関与するといわれている。

αシヌクレインは、**神経細胞内**だけでなく、**神経細胞の突起**や**シナプス**（神経細胞と神経細胞の接合部）にも多量に蓄積する。

神経細胞に対する毒性をもっているため、神経細胞を死滅させてしまう。その結果、神経ネットワークの損傷を引き起こし、認知機能の低下をきたす。

αシヌクレインと、アルツハイマー型（→P14）で蓄積する**アミロイドβ《ベータ》**（→P16）や**タウタンパク**（→P18）は、関連性があるといわれている。加齢にともなって増加したアミロイドβなどが、レビー小体の出現や進展を促すものと考えられている。

レビー小体型《しょうたいがた》認知症
dementia with Lewy bodies：DLB《ディーエルビー》

新皮質型

病理 大脳皮質《だいのうひしつ》と、脳幹の一部である中脳《ちゅうのう》ともに、レビー小体が全体に広がる。後頭葉《こうとうよう》では血流も低下

症状 認知機能障害だけでなく、自律神経《じりつしんけい》症状、傾眠《けいみん》、幻視《げんし》、夜間のせん妄《もう》など、多岐にわたる。姿勢は前傾ぎみで、左右の傾きも目立つ

経過 認知機能障害、およびその他の症状が比較的早く進行。発症から8年ほどで死に至ることが多い（→ P34）

認知症を伴うパーキンソン病
Parkinson's disease with dementia：PDD《ピーディーディー》

辺縁系型《へんえんけい》

病理 中脳、交感神経幹《こうかんしんけいかん》にレビー小体が沈着。さらに大脳皮質に病変が広がる

症状 認知機能のなかでも、注意力、実行機能、視空間認知の機能が低下。振戦《しんせん》（手足の震え）、筋固縮《きんこしゅく》（筋肉のこわばり）など、パーキンソニズムといわれる運動障害も出る

経過 パーキンソニズムの発現後に、認知症を発症

パーキンソン病
Parkinson's disease：PD《ピーディー》

脳幹型

病理 中脳の黒質《こくしつ》、青斑核《せいはんかく》、交感神経幹でドパミンが減少。神経伝達物質のノルエピネフリンも減る

症状 振戦、筋固縮、無動《むどう》、姿勢反射障害が4大徴候。固い表情、早口の小声、小刻み歩行、前傾姿勢も特徴的

経過 パーキンソニズムが体の片側からはじまり、全身へと進行。発症から20年後には、80%が、認知症を伴うパーキンソン病に至る

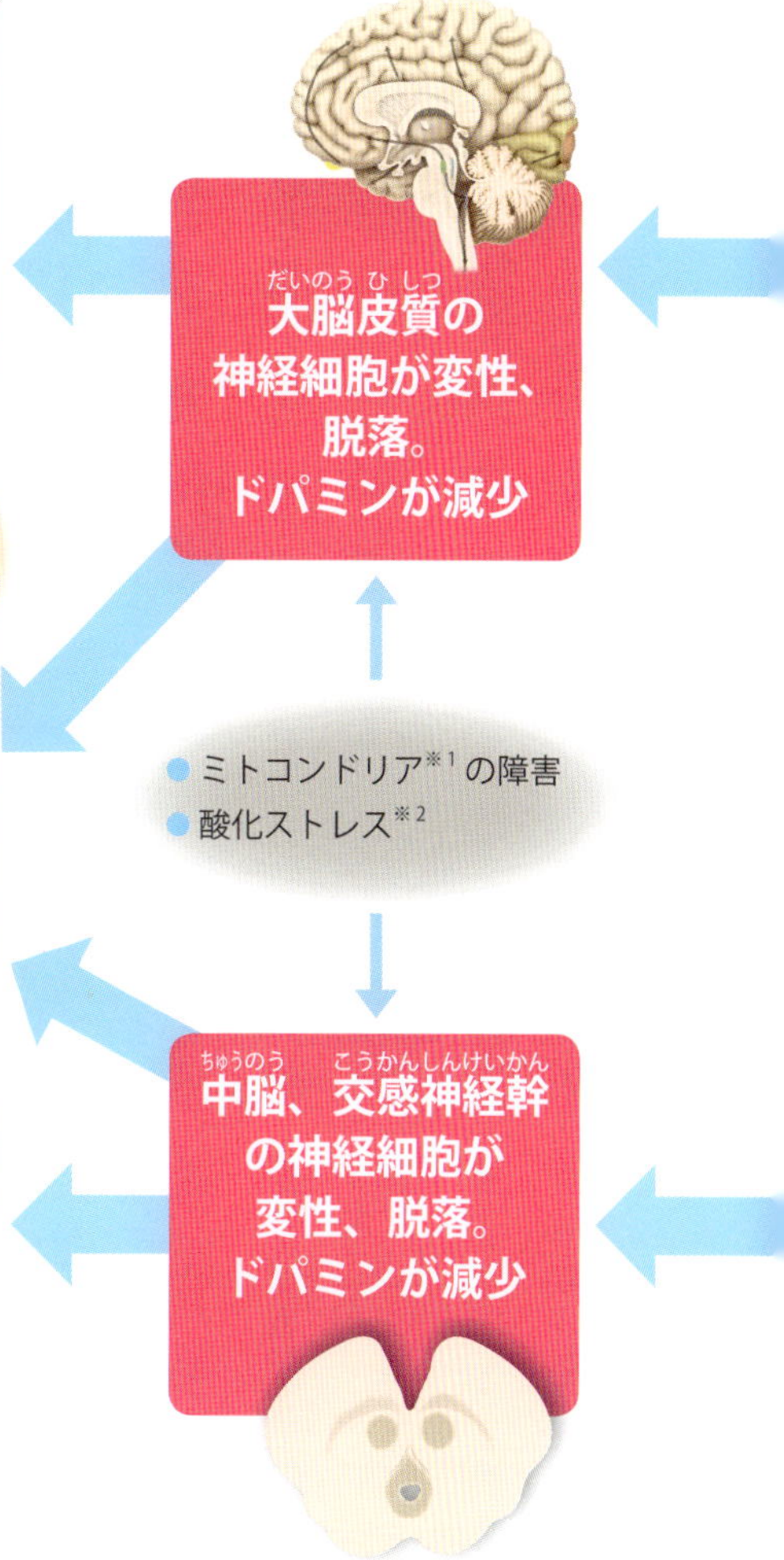
大脳皮質《だいのうひしつ》の
神経細胞が変性、
脱落。
ドパミンが減少
ミトコンドリア※1の障害
酸化ストレス※2
中脳《ちゅうのう》、交感神経幹《こうかんしんけいかん》
の神経細胞が
変性、脱落。
ドパミンが減少

レビー小体型認知症とパーキンソン病は一連の疾患

レビー小体型《しょうたいがた》認知症は、パーキンソン病と違い、**薬剤過敏性**をもつ。薬に弱く、その作用が強く出るため、注意が必要である。

とはいえ、どちらもαシヌクレインの蓄積を原因とし、本質的な違いはないとされる。臨床的には、脳のどの領域の神経細胞に蓄積するかで、診断名が変わる。

脳幹《のうかん》から病変が現れれば**パーキンソン病**となり、**大脳皮質《だいのうひしつ》**に病変が広がると、**認知症**を合併する。これを、**認知症を伴うパーキンソン病**とよぶ。経過が長いほど認知症になりやすく、アルツハイマー型や脳血管性認知症（↓P48）を合併することもある。

一方、大脳皮質の病変が先に出現した場合は、**レビー小体型認知症**として発病する。数年のうちに、脳幹にも病変が広がり、パーキンソン症状をともなう。

このように、レビー小体型認知症、認知症を伴うパーキンソン病、パーキンソン病の3つは、連続した疾患群だと考えられる。そこで、これらの総称として、**レビー小体病**という用語も使われている。

※1　ミトコンドリア…細胞内の小さな器官で、細胞呼吸により酸素などを取り込み、細胞のエネルギー源をつくり出す
※2　酸化ストレス…ミトコンドリアのエネルギー代謝の副産物として生じる活性酸素が、細胞を傷つけること。老化の代表的要因

70歳以上の男性に多く うつとの鑑別が重要

発症原因そのものは明らかでないが、病前性格がまじめな人に多く、表情が暗くなることから、うつと間違われることがある。

生まじめな男性に多く うつと誤診しやすい

レビー小体型《しょうたいがた》認知症の多くは、70代、80代と**高齢**で発症する。男女比は2対1で、男性のほうが多く、生まじめで勤勉な性格の人に多い傾向がある。

アルツハイマー型（→P14）は元気で明るい印象だが、レビー小体型は暗く、**無気力**で**うつ傾向**が強い。これは、脳の興奮度を調節する**アセチルコリン**、気分に関与する**ドパミン**の両方が減っているためである。

また、レビー小体型の約70％は**せん妄《もう》**とよばれる精神症状を合併しているという報告もある。昼夜逆転したり、興奮して歩き回るなど、不穏な行動が現れる。

うつ病や他の精神疾患と誤診されることもあるが、三環系《さんかんけい》抗うつ薬※で身体機能が低下しやすいため、鑑別が重要である。

ほとんどが孤発性で 家族性は数％未満

レビー小体型認知症は、ほとんどが遺伝とは関係なく発症する**孤発性《こはつせい》**である。遺伝で起こる家族性の割合は不明だが、パーキンソン病（→P31）の家族性が5％未満ということから、レビー小体型も同程度と推測される。

家族性の原因のひとつに、**α《アルファ》シヌクレイン遺伝子**（**SNCA《エスエヌシーエー》**）がある。変異により、αシヌクレインの凝集性が高まるという。

また、**GBA《ジービーエー》**という遺伝子の関与も明らかになっている。メカニズムはまだ解明されていないが、GBA変異があると、孤発性、家族性ともに発症リスクが高まる。GBAの機能低下がαシヌクレインの不溶化促進、または分解低下を引き起こし、神経変性を促すものと考えられている。

認知症とうつ病の鑑別のポイント

高齢者のうつ病では、認知機能障害が現れることがあり、仮性認知症ともよばれる。臨床症状での鑑別ポイントは、下表のとおりである。

	うつ病性仮性認知症	認知症
初発症状	気力の低下、気分の落ち込み	物忘れ
経過	持続性（症状不変）	進行性
認知機能障害		
・症状の自覚	・自覚症状が強い（やや誇張的）	・自覚は少ない
・記憶障害	・短期・長期記憶（→P102）が同程度に障害される	・短期記憶に障害が強い
・注意・集中	・保たれる	・障害される
摂食状況	食欲不振・拒食	障害なし、過食、異食
睡眠障害	不眠・早朝覚醒	進行すると昼夜逆転

※三環系抗うつ薬…ノルアドレナリンやセロトニン、ドパミンなどの、各種神経伝達物質の受容体と結合し、その作用を阻害する抗うつ薬

（『アクチュアル 脳・神経疾患の臨床　認知症 神経心理学的アプローチ』辻 省次総編集、河村 満専門編集、2012 より作成）

レビー小体型認知症の臨床診断基準

中心的特徴、中核的特徴、示唆的特徴のうち、それぞれ何項目当てはまるかで、「臨床的にほぼ確実（probable）」「レビー小体型《しょうたいがた》の疑い（possible）」などを診断する。

（1）中心的特徴

（レビー小体型認知症 [DLB] ほぼ確実 [probable]、あるいは疑い [possible] の診断に必要）

正常な社会および職業活動を妨げる進行性の認知機能低下として定義される認知症。顕著で持続的な記憶障害は病初期には必ずしも起こらない場合があるが、通常、進行すると明らかになる。

（2）中核的特徴

（2 つを満たせば DLB ほぼ確実、1 つでは DLB 疑い）

a. 注意や覚醒レベルの顕著な変動を伴う動揺性の認知機能
b. 典型的には具体的で詳細な内容の、くり返し出現する幻視《げんし》
c. 自然発生の（誘因のない）パーキンソニズム

（3）示唆的特徴

（中核的特徴 1 つ以上に加え示唆的特徴 1 つ以上が存在する場合、DLB ほぼ確実。中核的特徴がないが示唆的特徴が 1 つ以上あれば、DLB 疑いとする。示唆的特徴のみでは DLB ほぼ確実とは診断できない）

a. レム期睡眠行動異常症（RBD《アールビーディー》）
b. 顕著な抗精神病薬に対する過敏性
c. SPECT《スペクト》あるいは PET《ペット》イメージングによって示される大脳基底核《だいのうきていかく》における
ドパミントランスポーター取り込み低下

（4）支持的特徴

（通常存在するが、診断特異性は示されていない）

a. 繰り返す転倒・失神
b. 一過性で原因不明の意識障害
c. 高度の自律神経《じりつしんけい》障害（起立性低血圧、尿失禁など）
d. 幻視《げんし》以外の幻覚
e. 系統化された妄想
f. うつ症状
g. CT《シーティー》/MRI《エムアールアイ》で内側側頭葉《ないそくそくとうよう》が比較的保たれる
h. 脳血流 SPECT/PET で後頭葉《こうとうよう》に目立つ取り込み低下
i. MIBG《エムアイビージー》心筋《しんきん》シンチグラフィで取り込み低下
j. 脳波で徐波《じょは》化および側頭葉《そくとうよう》の一過性鋭波《えいは》

（5）DLB の診断を支持しない特徴

a. 局在性神経徴候《きょくざいせいしんけいちょうこう》や脳画像上明らかな脳血管障害の存在
b. 臨床像の一部あるいは全体を説明できる、他の身体的あるいは脳疾患の存在
c. 高度の認知症の段階になってはじめて、パーキンソニズムが出現する場合

（6）症状の時間的経過

（パーキンソニズムが存在する場合）
パーキンソニズム発症前、あるいは同時に認知症が生じている場合、DLB と診断する。認知症を伴う Parkinson 病（PDD《ピーディーディー》）という用語は、確たる PDD の経過中に認知症を生じた場合に用いられる。実用的には、臨床的にもっとも適切な用語が用いられるべきであり、レビー小体病のような包括的用語がしばしば有用である。DLB と PDD 間の鑑別が必要な研究では、認知症の発症がパーキンソニズムの発症後の 1 年以内の場合を DLB とする〝1 年ルール〟を用いることが推奨される。臨床病理学的研究や臨床試験を含む、それ以外の研究の場合は、DLB と PDD の両者は、レビー小体病あるいはα《アルファ》シヌクレイン異常症のようなカテゴリーによって統合的にとらえることができる。

（「Diagnosis and management of dementia with Lewy bodies：third report of the DLB Consortium.」McKeith IG，Dickson DW，Lowe J，et al. 2005 より引用／日本語訳は『認知症疾患治療ガイドライン 2010』日本神経学会監修、「認知症疾患治療ガイドライン」作成合同委員会編、2010）

レビー小体型認知症（DLB）の経過

記憶障害より幻視、意識障害の症状が強い

レビー小体型認知症は、記憶障害が軽度で見落とされやすい。幻視や身体症状に注目し、早期に発見することが重要である。

DLBの3大徴候は幻視、記憶障害、パーキンソニズム

くり返し現れる**幻視**《げんし》は、レビー小体型《しょうたいがた》認知症の重要な手がかりである。子どもや小動物、虫などがリアルに何度も出現する。また、家のなかに他人がいるという**妄想**や、夫や妻が偽者であるという妄想も多い。

脳幹《のうかん》に障害がおよぶと、**パーキンソニズム**も現れる。パーキンソン病（→P31）に多い振戦《しんせん》（手足の震え）はまれで、**固縮**《こしゅく》（筋肉のこわばり）や、**無動**《むどう》（運動量が減り、動作が遅くなる）が中心だ。固縮があれば、他者が患者の関節を動かしたときに抵抗を感じる。とくに、動かしはじめに現れやすい。無動の場合は、動作が緩慢になり、まばたきが減少する。表情も乏しくなる。

記憶障害（→Ｐ１０２）は比較的軽く、初期にはないこともある。

認知機能、覚醒レベルが動揺しやすい

認知機能や覚醒レベルの動揺も、レビー小体型認知症の特徴だ。日にちや時間帯によって、意識がしっかりしているときと、ウトウトしているときがある。それにともなって認知機能も変動し、認知機能が高いときと、そうでないときの差が生じる。

また、**レム睡眠時行動障害**（RBD《アールビーディー》）も特徴的な症状である。レビー小体型認知症では、筋肉の緊張を抑える機能が低下し、レム睡眠（浅い眠り）時にも筋肉を動かすことができる。そのため、夢に反応して叫んだり、暴れたりする。発症の数年～数十年前からレム睡眠時行動障害が現れることもあり、前駆症状としても注目されている。

さらに、初期のうちから、**便秘**や**起立性低血圧**などの**自律神経系**《じりつしんけい》**の症状**も目立つ。

レビー小体型認知症の進行

中等度以上になると、進行が早くなる。平均罹病期間は7.28年だが、3.3～7.3年という報告もある。なお、アルツハイマー型認知症の平均罹病期間は8.47年。

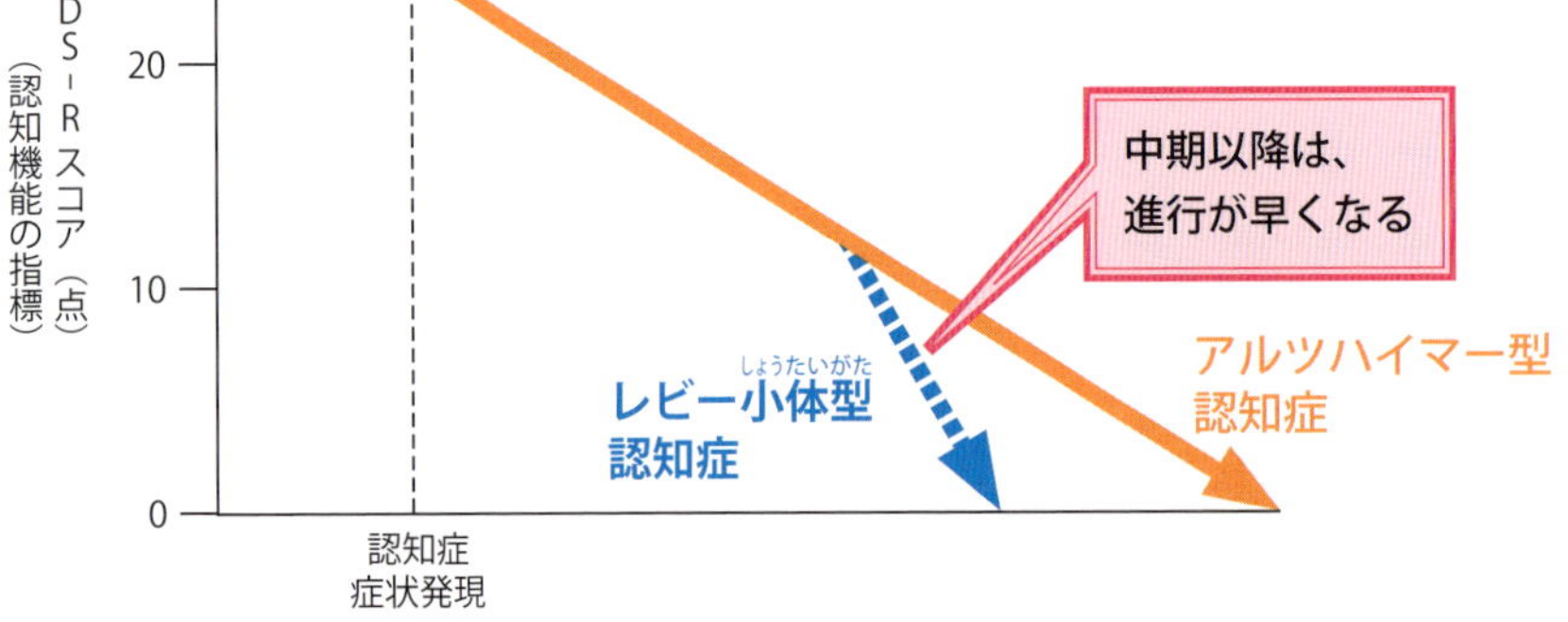

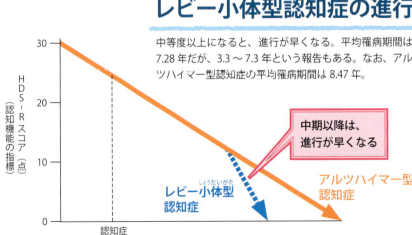

レビー小体型認知症の中核症状、周辺症状の進行

幻視《げんし》、記憶障害、パーキンソニズムの3大症状を軸に、多様な症状が現れる。下記は典型的なイメージで、症状の現れかたには個人差がある。

初期

時間軸

中核症状
（レビー小体型の3大症状）

1 幻視
具体的で系統化された幻視が特徴

「知らない子どもが家のなかにいる」「そこに犬がいる」など、人物や小動物、虫などのリアルな幻視がくり返し現れる。幻視に反応した行動や妄想も現れてくる。

2 記憶障害
アルツハイマー型より軽く視空間認知の障害が目立つ

初期の記憶障害はアルツハイマー型より軽い。その一方で、空間のなかの物の形や配置を正しく認識できない「視覚失認」（→P106）のために、人物を認識できず、人と目を合わせないことが多い。

3 パーキンソニズム
四肢の動きがこわばり転びやすくなる

四肢《しし》の筋肉がこわばる（固《こ》縮《しゅく》）。また、運動量が減り、動作が遅くなる（無動《むどう》）。転びやすくなるため、注意が必要。

→ 歩行困難・寝たきり

無気力

うつ症状

薬剤過敏性

睡眠障害
（レム睡眠時行動障害：RBD《アールビーディー》）
レム睡眠時に、夢に反応して叫んだり、暴れたりする（→P113）。レビー小体型全体の約75%に現れる。

嗅覚障害

日中傾眠

自律神経《じりつしんけい》症状

便秘

排尿障害（失禁、残尿など）

起立性低血圧（めまい、失神）

発汗

自律神経系にもレビー小体《しょうたい》が出現するため、便秘や尿失禁などの症状が現れてくる。

誤認妄想・嫉妬妄想
被害妄想のほか、誤認《ごにん》にもとづく妄想、夫や妻の浮気を疑う嫉妬妄想も多い（→P120）。

↓

暴言・暴力

嚥下障害
食事を飲み込む嚥下《えんげ》機能が低下して、食事摂取が困難になる。誤嚥《ごえん》から肺炎に至ることも多い。

↓

肺炎

重度の意識障害

末期

アルツハイマー型からの移行例、前頭葉機能の低下例も多い

アルツハイマー型と診断されていても、時間とともにレビー小体型の病理に変化したり、ピック病のような症状が出ることがある。

レビー小体型認知症の疾患スペクトラム

レビー小体《しょうたい》は、先にできた老人斑《ろうじんはん》を封じ込めるためにできるという仮説がある。その仮説にもとづくと、アルツハイマー型とパーキンソン病を両極とした流れのなかに、レビー小体型の多様なタイプが位置づけられる。

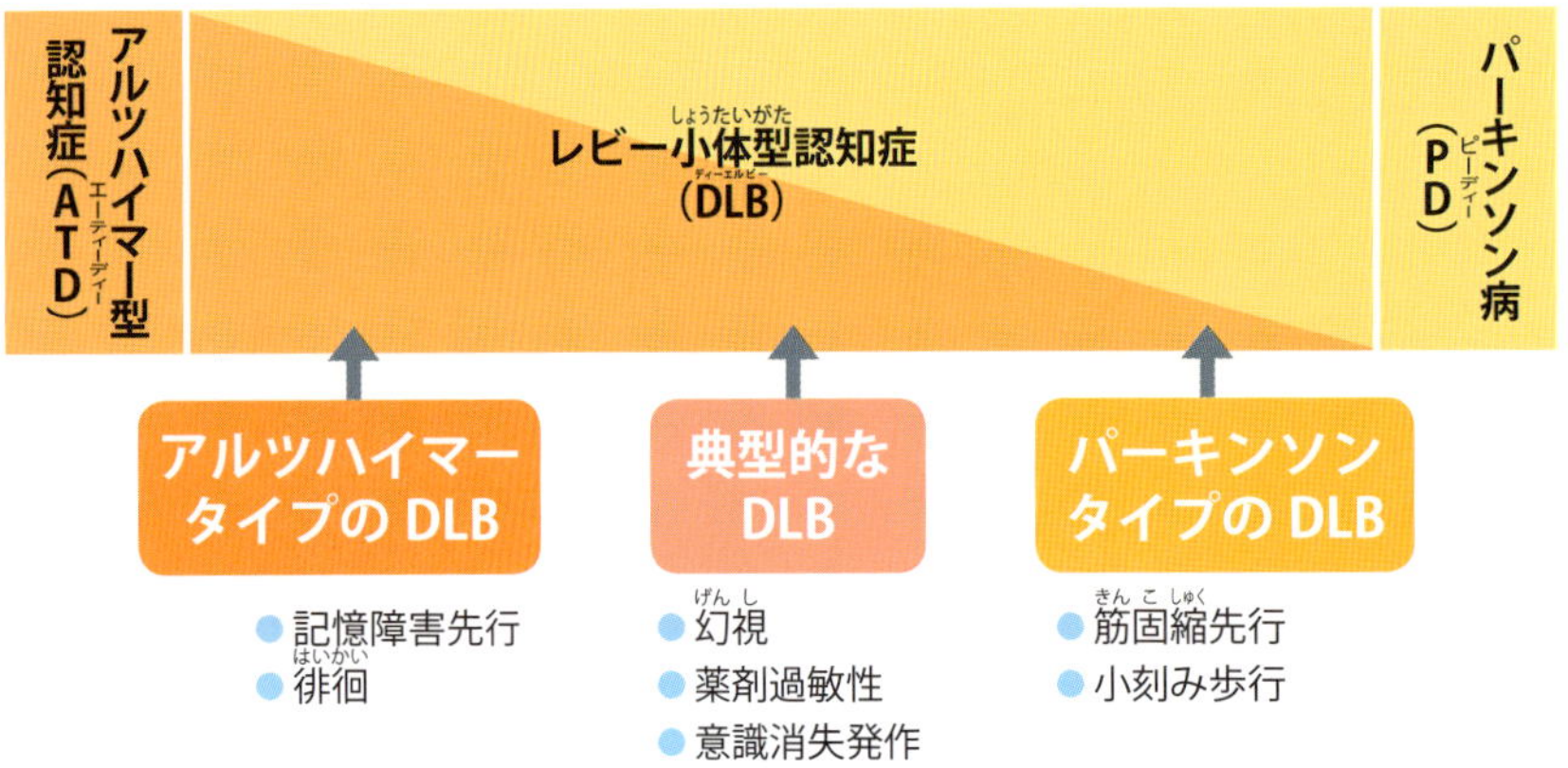
老人斑
レビー小体
アルツハイマー型認知症（ATD《エーティーディー》）
レビー小体型《しょうたいがた》認知症
（DLB《ディーエルビー》）
パーキンソン病（PD《ピーディー》）
アルツハイマータイプのDLB
典型的なDLB
パーキンソンタイプのDLB
記憶障害先行
徘徊《はいかい》
幻視《げんし》
薬剤過敏性
意識消失発作
筋固縮《きんこしゅく》先行
小刻み歩行

老人斑とレビー小体の共存例

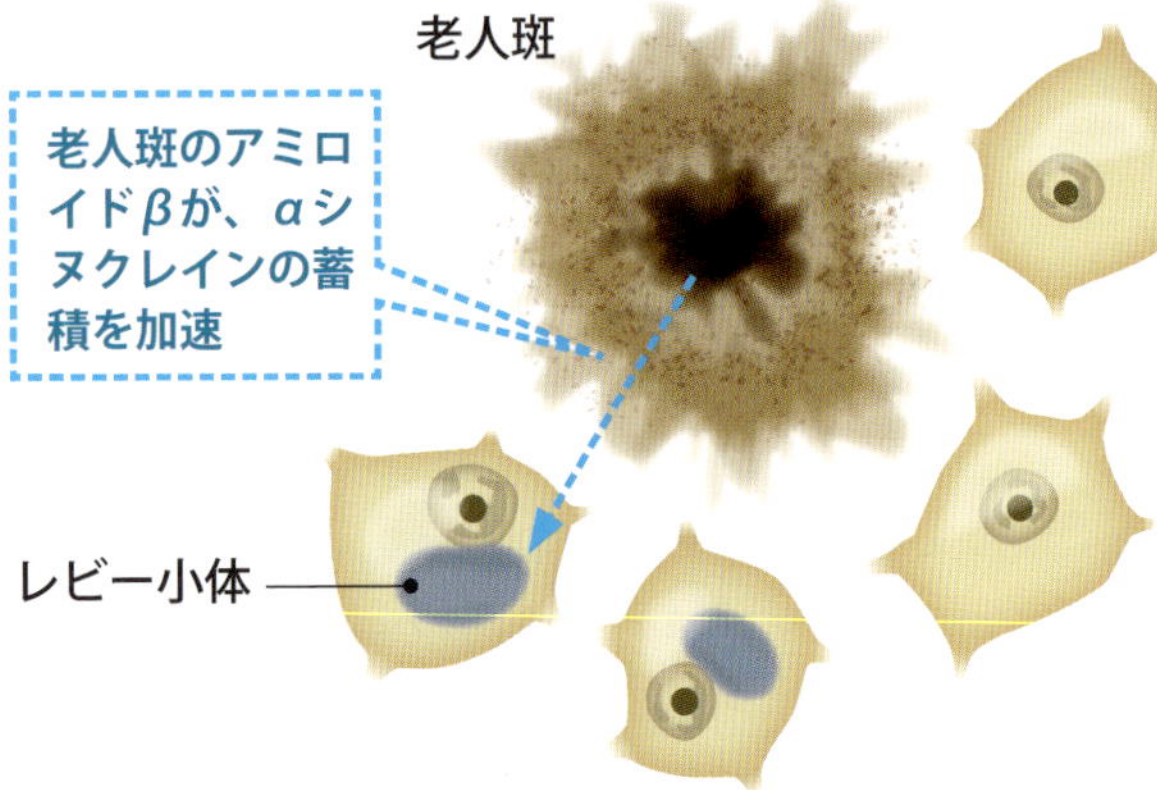

老人斑とレビー小体の混在が、高頻度でみられる。老人斑のアミロイドβ《ベータ》が、α《アルファ》シヌクレインの蓄積を促すことが、動物実験でも確かめられている。

アルツハイマー型の病変が共存するケースも多い

レビー小体型認知症は、**幻視《げんし》**（→P120）、**パーキンソニズム**（→P31）、**記憶障害**（→P102）が3大徴候である。

しかし、症状の現れかたはさまざまで、知能検査が満点に近い患者もいる。必ずしも、3つの症状が明確に揃うとは限らない。

病理的にみても、**レビー小体《しょうたい》**だけが現れる症例はまれで、ほとんどは**老人斑《ろうじんはん》**（→P16）や**神経原線維変化《しんけいげんせんい》**（→P18）などのアルツハイマー型（→P14）の病変をともなう。とくに、老人斑が広い範囲で合併する。このことから、α《アルファ》シヌクレインとアミロイドβ《ベータ》は、相互に関連していると考えられる。

この関連性について、レビー小体は、先に現れた老人斑を封じ込めるためにできたものだという仮説もある。

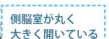

レビー小体型から前頭側頭型への移行

レビー小体型認知症のなかには、前頭側頭型《ぜんとうそくとうがた》認知症（ピック病）が合併したかのようにみえるタイプがある。これをレビー・ピックコンプレックス（LPC）という。

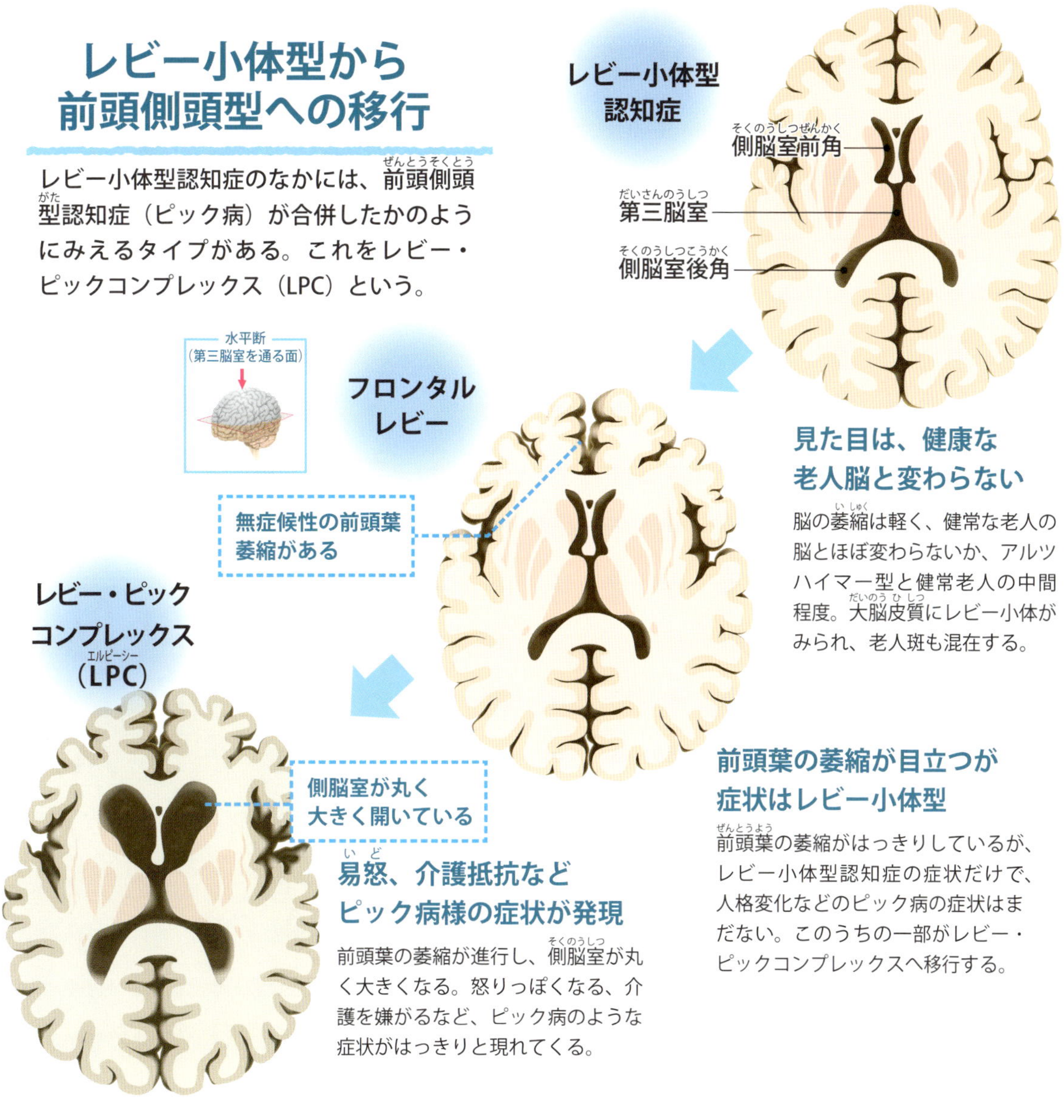
レビー小体型
認知症
側脳室前角《そくのうしつぜんかく》
第三脳室《だいさんのうしつ》
側脳室後角《そくのうしつこうかく》
水平断
（第三脳室を通る面）
フロンタル
レビー
無症候性の前頭葉
萎縮がある
レビー・ピック
コンプレックス
（LPC《エルピーシー》）
側脳室が丸く
大きく開いている

見た目は、健康な老人脳と変わらない

脳の萎縮《いしゅく》は軽く、健常な老人の脳とほぼ変わらないか、アルツハイマー型と健常老人の中間程度。大脳皮質《だいのうひしつ》にレビー小体がみられ、老人斑も混在する。

前頭葉の萎縮が目立つが症状はレビー小体型

前頭葉《ぜんとうよう》の萎縮がはっきりしているが、レビー小体型認知症の症状だけで、人格変化などのピック病の症状はまだない。このうちの一部がレビー・ピックコンプレックスへ移行する。

易怒《いど》、介護抵抗などピック病様の症状が発現

前頭葉の萎縮が進行し、側脳室《そくのうしつ》が丸く大きくなる。怒りっぽくなる、介護を嫌がるなど、ピック病のような症状がはっきりと現れてくる。

人格の変化がみられたらピック病の合併を疑う

レビー小体型認知症には、前頭側頭型《ぜんとうそくとうがた》認知症（ピック病↓P40）との合併を疑うような症状を示す例もある。2012年に河野和彦が報告し、**レビー・ピックコンプレックス**（LPC《エルピーシー》）と名づけた。レビー小体型認知症で、怒りっぽくなる、わがままになるなど、前頭葉萎縮を示唆する人格変化が現れたときは、ピック病向けの治療薬（↓P142）のほうが効果が出やすい。

また、河野は、ピック病の症状がないにもかかわらず、前頭葉萎縮が強いレビー小体型を、**フロンタルレビー**とよんでいる。

Column

患者ではなく診断数が増えている

レビー小体型認知症は、診断基準が確立されて20年ほどの新しい疾患概念である。

近年、レビー小体型認知症が増えているのは、これまでアルツハイマー型と誤診されていた症例が、正しく診断されるようになったためであろう。今後、レビー小体型認知症の認知度が高まるにつれて、診断数はさらに増えると考えられる。

FTD、SD、PNFAの3つの臨床分類がある

「前頭側頭葉変性症」とは、前頭葉と側頭葉前部が変性する認知症の総称である。臨床上の症状からは、3タイプに大別される。

前頭側頭葉変性症の臨床類型

frontotemporal lobar degeneration: **FTLD**

前頭葉《ぜんとうよう》・側頭葉《そくとうよう》が障害される認知症の疾患群を、前頭側頭葉変性症《ぜんとうそくとうようへんせいしょう》とよぶ。FTD、SD、PNFA の 3 つに分けられる。

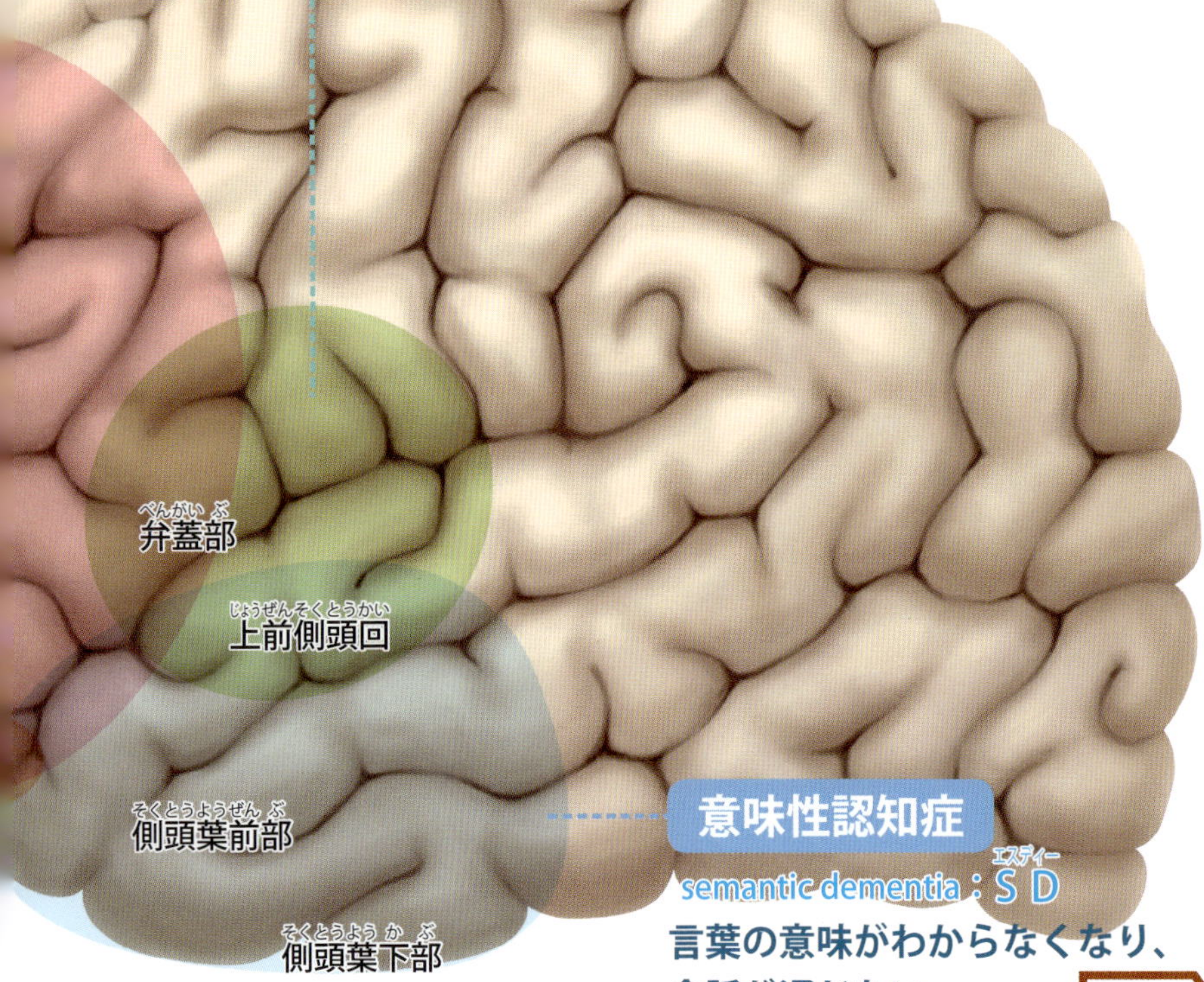
弁蓋部《べんがいぶ》
上前側頭回《じょうぜんそくとうかい》
側頭葉前部《そくとうようぜんぶ》
側頭葉下部《そくとうようかぶ》

意味性認知症

semantic dementia：SD《エスディー》

言葉の意味がわからなくなり、会話が通じない

→ P44

側頭葉前部《そくとうようぜんぶ》の障害によって起こる。話しかたはスムーズだが、言葉の意味が理解できず、会話が成立しなくなる。アルツハイマー型より、進行が早い。

行動障害、会話の障害を主症状とする認知症

前頭側頭葉変性症《ぜんとうそくとうようへんせいしょう》（FTLD《エフティーエルディー》）とは、アルツハイマー型（↓P14）以外で、**前頭葉《ぜんとうよう》**と**側頭葉《そくとうよう》**が障害されて起こる認知症をさす。1996年に、イギリス・マンチェスター大学のグループによって提唱された。

変性性認知症のなかでは、アルツハイマー型、レビー小体型《しょうたいがた》（↓P28）に次いで、3番目に多い。ただし、FTLDは臨床的な疾患名であり、統計上、アルツハイマー型と重なっていることもある。

前頭葉は、**理性**や**意欲**、**計画性**など、いわゆる〝人間らしさ〟を司る重要な領域である。この機能が低下すると、さまざまな行動障害や言語障害などを引き起こす。

FTLDは、後述する3タイプに分けられるが、いずれも**病識**（病気の自覚）はなく、**自発性**が低下するのが特徴である。

症状による分類と病理的病型分類がある

FTLDは、症状から3つに分類されている。まずひとつが、人格変化を特徴とする**前頭側頭型認知症**《ぜんとうそくとうがた》（**FTD**《エフティーディー》）で、FTLDのなかでもっとも多い。

残るふたつは、"認知症の失語《しつご》状態"ともいうべきもので、言葉の意味がわからなくなる**意味性認知症**（**SD**《エスディー》）と、発語《はつご》が困難になる**進行性**《しんこうせい》**非**《ひ》**流暢性**《りゅうちょうせい》**失語**《しつご》（**PNFA**《ピーエヌエフエー》）である。脳梗塞《のうこうそく》（↓P48）などで現れる失語症は進行しないが、これらの失語は進行するのが大きな違いだ。また、病状が進むにつれて、認知機能障害も現れてくる。

近年は、FTLDの病理的な特徴も明らかになっており、脳に蓄積する異常タンパクの病理分類もなされている（下図参照）。

大半を占めるのが、タウタンパクが蓄積する**FTLD-tau**《タウ》というタイプと、T《ティー》DP《ディーピー》-43というタンパクが蓄積する**FTLD-TDP**《ティーディーピー》というタイプである。

進行性《しんこうせい》
非《ひ》**流暢性**《りゅうちょうせい》**失語**《しつご》
（progressive nonfluent aphasia：PNFA《ピーエヌエフエー》）

発話がスムーズにできなくなる → P46

脳の中央あたりにある上前側頭回や弁蓋部が障害されて起こる。言葉の意味は理解できるが、スムーズに話すことができなくなる。読み書きも困難になる。

前頭側頭型認知症《ぜんとうそくとうがた》
frontotemporal dementia：FTD《エフティーディー》

代表的なのはピック病。
行動障害が顕著に出る → P40

前頭葉の外側（穹窿面）や前頭葉底面が障害される。理性的・社会的なふるまいができなくなり、人格変化や行動障害が現れる。ピック病とほぼ同義。

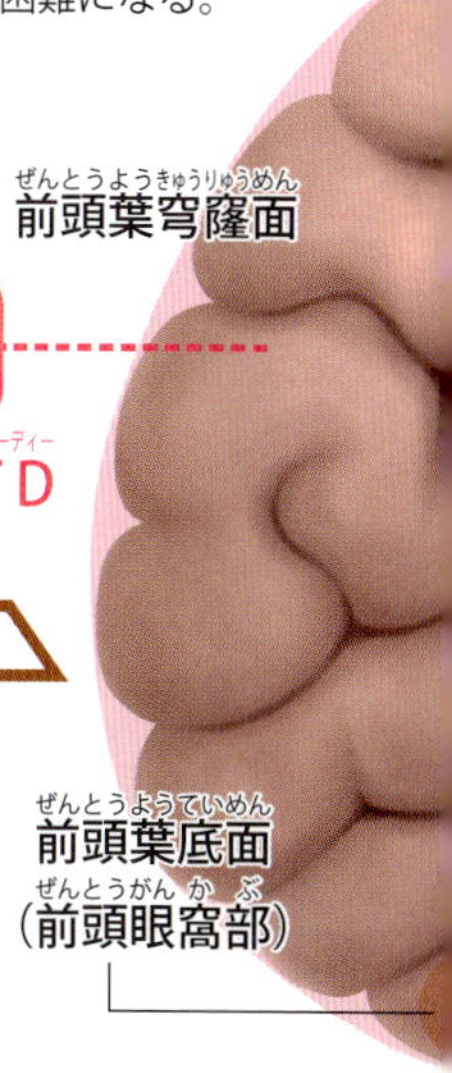

分子病理にもとづく分類

FTLDで蓄積する異常タンパクには、タウタンパクのほかに、TDP-43、FUSなどがある。このような分子病理的分類でみると、下図のように4種の疾患群にまたがる幅広い概念となる。ただし臨床的には、FTLDの大半はピック病だ。ガイドライン上は必要だが、臨床上は使われない分類といってよい。

- **FTLD**《エフティーエルディー》（前頭側頭葉変性症）
  - **FTLD-tau**《タウ》（タウ陽性のFTLD）
    - 3R《リピート》 Tau — ピック病（→ P40）　など
    - 4R Tau — 大脳《だいのう》皮質《ひしつ》基底核《きていかく》変性症《へんせいしょう》（→ P62）、進行性核上性《しんこうせいかくじょうせい》麻痺《まひ》（→ P63）、嗜銀《しぎん》顆粒性《かりゅうせい》認知症（→ P65）など
    - 3/4R Tau — 神経原線維《しんけいげんせんい》変化老年期認知症（→ P65）など
  - **FTLD-TDP**《ティーディーピー》（ユビキチン陽性のFTLD） — 孤発性《こはつせい》のFTLD-TDP、GRN《ジーアールエヌ》変異をともなうFTLD　など
    ※ GRN = progranulin 遺伝子
  - **FTLD-FUS**《エフユーエス》（FUS陽性のFTLD） — 神経細胞性中間径《ちゅうかんけい》フィラメント封入体《ふうにゅうたい》病、非典型的なFTLD-U《ユー》（FTLD-TDP）　など
  - **FTLD-UPS**《ユーピーエス》（ユビキチン・プロテアソーム系陽性のFTLD） — CHMP《シーエイチエムピー》2B《ビー》変異をともなうFTLD
    ※ CHMP2B = 荷電多発空胞体タンパク2B遺伝子

（「A new actor on the frontotemporal lobar degeneration stage.」Cairns NJ, et al. 2010より作成／日本語訳は『認知症疾患治療ガイドライン2010』日本神経学会監修、「認知症疾患治療ガイドライン」作成合同委員会編、2010）

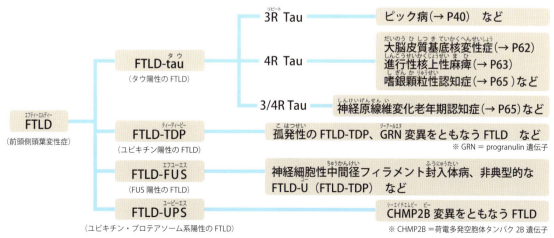

前頭側頭型認知症（FTD）の病態

思考、判断の中枢である前頭葉が萎縮する

前頭葉は、人間らしさを司るといわれる部位だ。この部位が障害されることにより、人格、行動の変化が起こるのがピック病である。

ピック病に特有の脳の病理

前頭葉と側頭葉に限定した萎縮《いしゅく》がみられる。萎縮の程度には左右差があり、通常、優位半球（一般に左半球）のほうが強い。

Front
（前頭断）

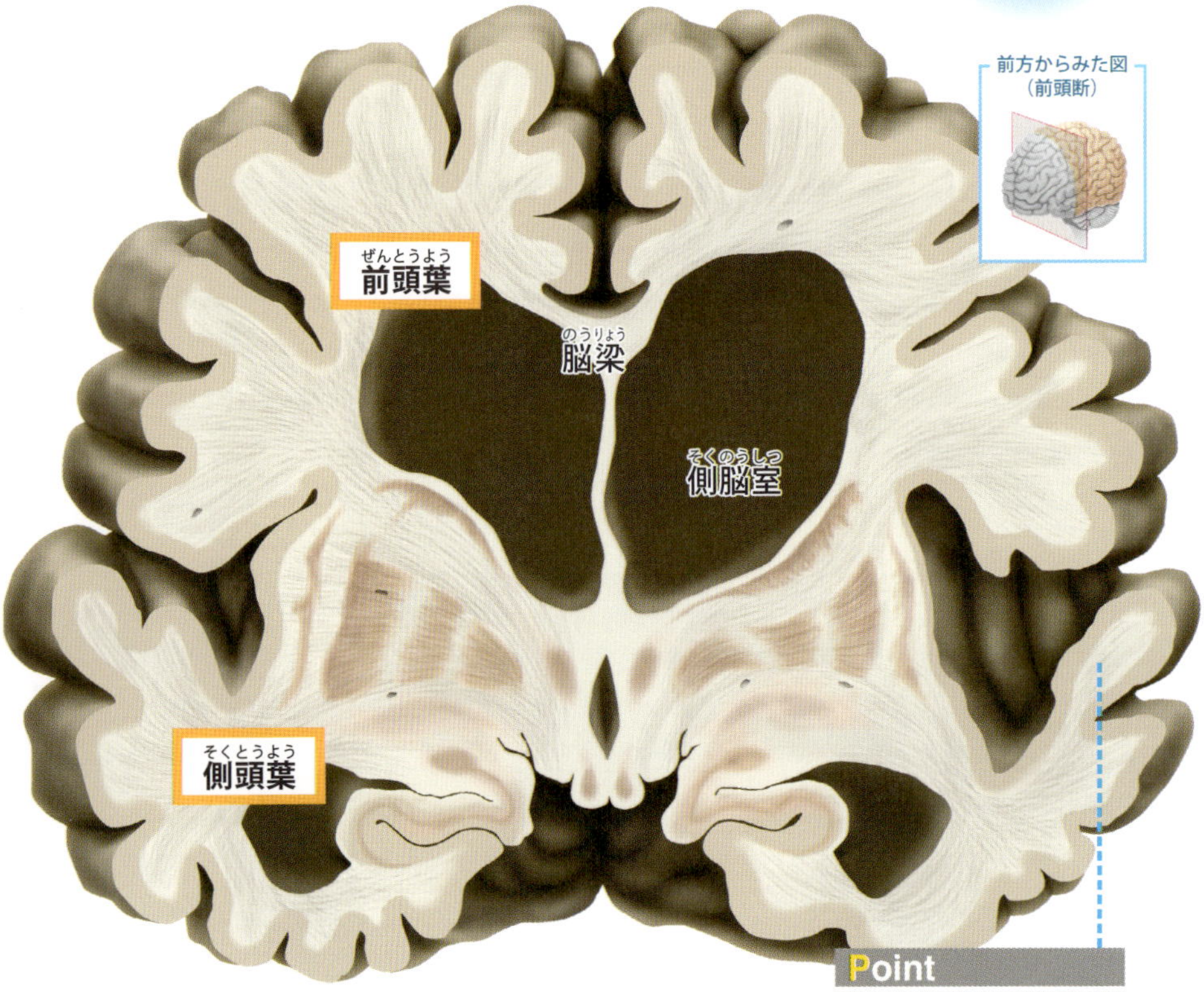

前頭葉、側頭葉が萎縮し、脳溝が開く

脳のひだ（脳溝《のうこう》）が広がり、脳回《のうかい》（脳の溝と溝のあいだの膨らみ）が細くなる。脳回がナイフの刃のように鋭くなることから、ナイフの刃状萎縮とよばれる。

Point

脳回が細く、先がとがっている

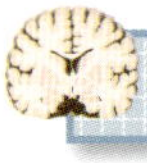

健常脳はP9参照

臨床的にはピック病が95％以上を占める

前頭側頭型認知症《ぜんとうそくとうがたにんちしょう》（FTD《エフティーディー》）には、**前頭葉変性型**《ぜんとうようへんせいがた》（FTD-FLD《エフエルディー》）、ピック型（ピック病）、**運動ニューロン疾患型**（FTD-MND《エムエヌディー》）の3つがある。しかし臨床的には、全体の95％以上をピック病が占めるため、ほぼピック病に相当すると考えてよい。

ピック病は**前頭葉**《ぜんとうよう》や**側頭葉**《そくとうよう》の萎縮《いしゅく》を示す、進行性の認知症である。アルツハイマー型認知症（↓P14）とは異なり、老人斑《ろうじんはん》（↓P16）や神経原線維《しんけいげんせんい》変化（↓P18）は少ない。

変性した神経細胞内には、リン酸化したタウタンパクを主成分とする異常構造物が出現する。これを**ピック球**《きゅう》（**またはピック小体**《しょうたい》）とよんでいる。ピック病の約半数にみられるが、ピック球の有無による臨床的な差はないとされる。

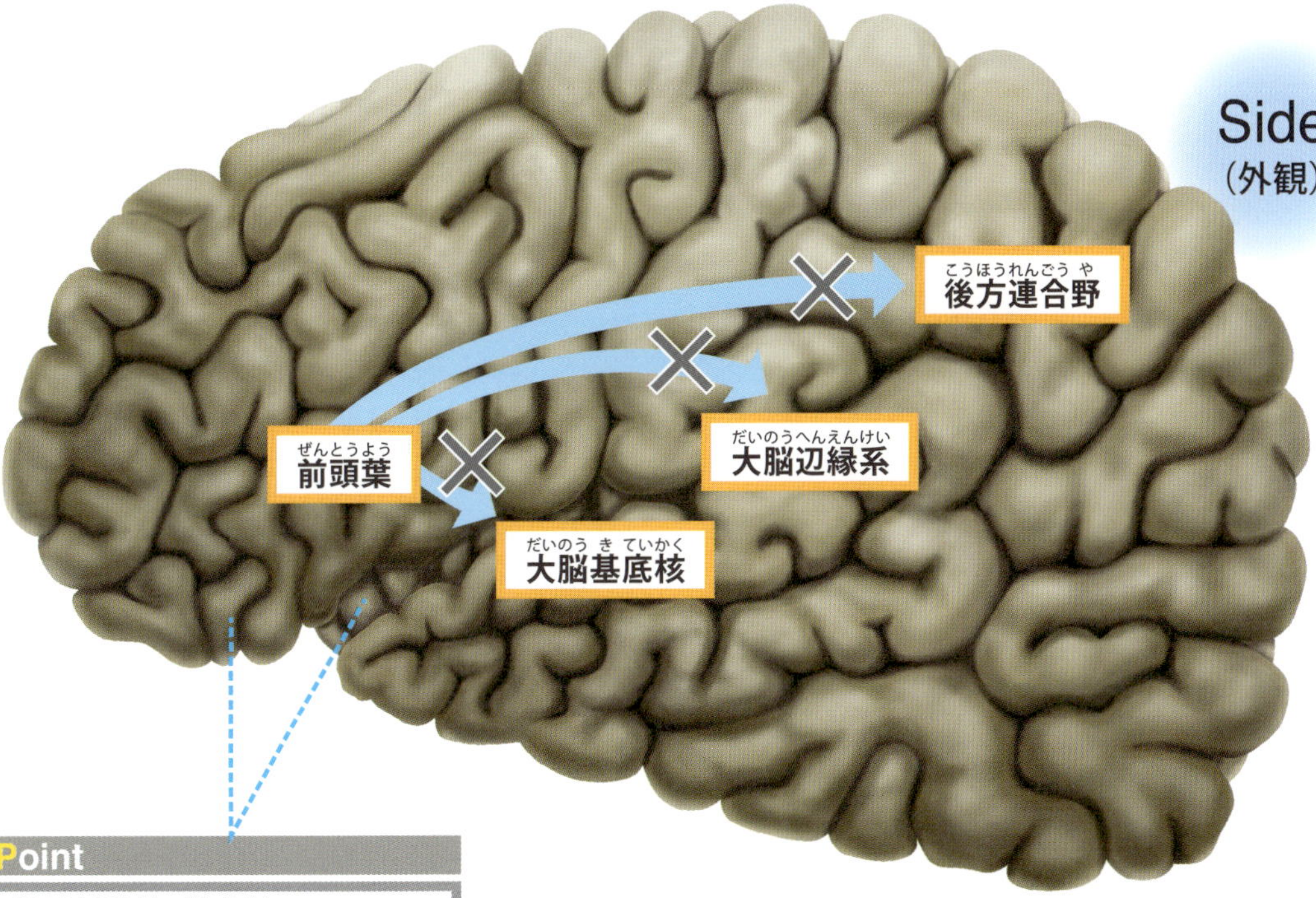
Side
（外観）
後方連合《こうほうれんごう》野《や》
大脳辺縁系《だいのうへんえんけい》
前頭葉《ぜんとうよう》
大脳《だいのう》基《き》底核《ていかく》

Point

前頭葉底面《ぜんとうようていめん》（眼窩面《がんかめん》）が萎縮し、外側溝《がいそくこう》が大きく開いている

健常脳はP10参照

後方連合野、辺縁系、基底核系への抑制が外れる

脳全体の司令塔である前頭葉の機能が低下し、脳のほかの領域に対するコントロールがきかなくなることで、多様な異常行動や精神症状が現れる。これを脱抑制《だつよくせい》とよぶ。

ピック病における神経細胞の変性

神経細胞内にピック球が出現するが、出現が確認できるのは、ピック病全体の約半数である。また、神経細胞そのものが膨らみ、丸みを帯びる「膨化」という現象も起きる。

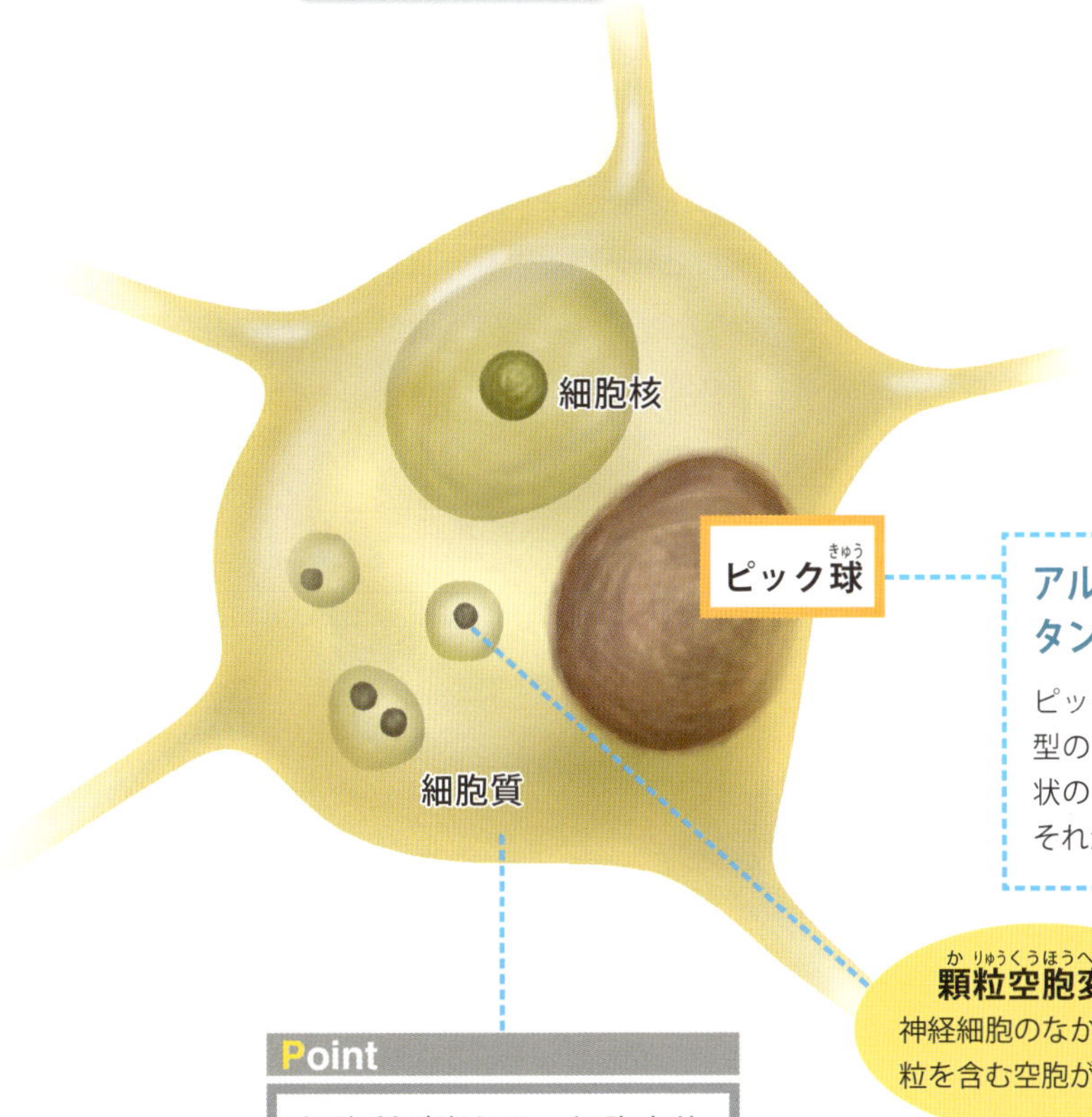
細胞核
ピック球《きゅう》
細胞質
顆《か》粒《りゅう》空胞《くうほう》変性《へんせい》
神経細胞のなかに、顆粒を含む空胞ができる

アルツハイマー型のタングルに似た封入体

ピック球はアルツハイマー型のタングルと同様、線維状のタウタンパクから成り、それが球状に蓄積する。

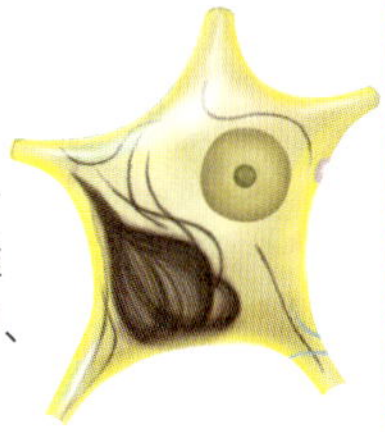

神経細胞を押し広げる？

Point

細胞質が膨らみ、細胞自体が丸く大きくなる（膨化《ぼうか》）

反社会的行動など、行動の変化が最大の特徴

前頭側頭葉変性症のなかでもとくに多い「前頭側頭型認知症」は、社会性が損なわれ、介護にもっとも難航するタイプの認知症である。

社会性が損なわれ どこでも好き勝手にふるまう

ピック病では、**前頭葉**《ぜんとうよう》によるコントロールがきかなくなり、**人格変化**が顕著に現れる。身だしなみに気をつかわなくなる、性的に奔放になる、ウソをつく、万引きをするなど、性格がガラッと変わってしまう。

他人に対しては、横柄で無頓着になる。質問に対してもまじめに考えず、すぐに「わからない」などと答える（**考え不精**）。診察中でも鼻歌を歌ったり、妙にふざけたりする。診察室から勝手に出ていってしまうこともある（**立ち去り行動**）。これらの行動は〝**わが道を行く行動**〟とよばれる。

また、同じことをくり返す**常同**《じょうどう》**行動**や、甘いものを大量に食べるといった**食行動の変化**も、よくみられる。無意識に目を大きく見開く、**びっくり眼**《まなこ》も特徴的である。

前頭側頭型認知症の臨床診断基準

人格の変化が中核症状としてあり、行動異常や言語障害などが現れる。
臨床的診断に、すべて必要とされる中核症状と、必須ではない支持的症状がある。

臨床プロフィール（主要な臨床症状の概略）

性格変化と社会的行動の乱れが主要な初発症状であり、経過中を通して前景となる。感覚、空間認知、行為、記憶は比較的保たれる

Ⅰ．中核症状（基本的な症状）

A. 潜伏的発症と緩徐進行
B. 早期からの社会における対人行為の悪化
C. 早期から個人行動の統制障害
D. 早期からの感情鈍麻《どんま》
E. 早期からの洞察力喪失

Ⅱ．支持的症状（よくみられるが、疾患特異性の低い症状）

A. 行動異常
1）清潔保持と整容の悪化
2）精神的柔軟性・融通性の欠如
3）注意散漫、注意維持困難
4）口唇《こうしん》傾向※1 と食物嗜好《しこう》の変化
5）保持的・紋切り型行動
6）使用行動

B. 発話と言語
1）発話の変化
　a）自発性低下と economy of speech ※2
　b）強迫的発話亢進
2）紋切り型会話内容
3）反響言語《はんきょうげんご》
4）保持
5）無言

C. 身体所見
1）原始反射
2）尿便失禁
3）無動《むどう》、筋強剛《きんきょうごう》、振戦《しんせん》
4）変動しやすく低い血圧

D. 検査所見
1）前頭葉《ぜんとうよう》機能が高度に障害されるが、顕著な健忘《けんぼう》、失語《しつご》、空間認知障害はない
2）脳波：臨床的に明らかな認知症があっても脳波は正常
3）脳画像（形態的／機能画像）：前頭葉／側頭葉前部《そくとうようぜんぶ》の異常

※1　口唇傾向…側頭葉の障害により起こる症状で、手にとったものを何でも口に運ぼうとする
※2　economy of speech…発話の簡素化。言葉を発する回数が減り、一文一文が短くなる

（「Frontotemporal lobar degeneration：a consensus on clinical diagnostic criteria.」Neary D，et al.　1998 より引用／日本語訳は『アクチュアル　脳・神経疾患の臨床認知症 神経心理学的アプローチ』辻 省次総編集、河村 満専門編集、2012）

ピック病の症状と経過

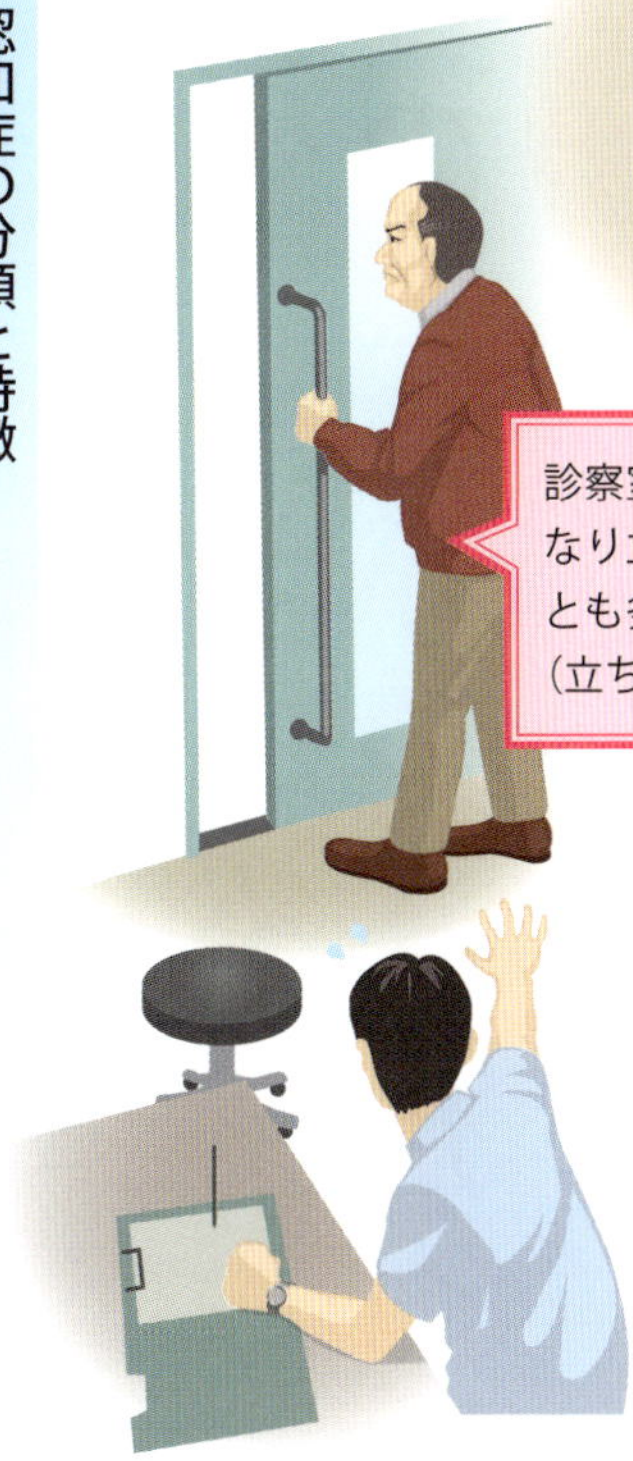

診察室からいきなり立ち去ることも多い（立ち去り行動）

初期

脱抑制《だつよくせい》、反社会的行動
- 行為・注意の持続困難（落ち着きがなく、つねにキョロキョロしている）
- 考え不精
- 立ち去り行動
- 万引き、無銭飲食
- 病的浪費、賭博
- アルコール多飲
- 性的亢進

常同・強迫行動
- 常同《じょうどう》行為（つねに同じ場所に座る、歩く、毎日同じ料理ばかりつくる　など）
- 常同的周遊（周徊《しゅうかい》→P111）
- 時刻表的生活（→P111）
- 強迫的音読
- 滞続言語《たいぞくげんご》（同じ語句のくり返し）

環境依存症候群
- 強制把握《きょうせいはあく》（手を握られると強く握り返す　など）
- 使用行為（人のものを勝手にとり、使う）
- 模倣行為（相手の動きを無意識にまねる）
- 鏡像動作（鏡合わせのように左右対称に手を動かす）

共感性の喪失、易怒
- 他者の思考、感情を推察できない
- 同情できない
- すぐ怒り出す（易怒《いど》）

食行動異常
- 食の嗜好性《しこうせい》変化（甘いものを好むようになる）
- 常同的食行動

中期
- 滞続言語の悪化（言葉がより短く、内容も乏しくなる）
- 反響言語《はんきょうげんご》（相手の言葉をオウム返しにする）
- 錯語《さくご》
- 健忘失語《けんぼうしつご》
- 自発性低下

末期
- 精神荒廃
- 無言
- 不潔
- 拘縮《こうしゅく》（関節のこわばりによる運動機能低下）
- るい痩《そう》（食欲低下による体重減少）

初期は人格変化と反社会的行動が目立つ。中期になると、自発性の低下や言語障害が現れる。末期では認知機能、身体機能ともに低下し、衰弱死に至る。アルツハイマー型より進行が早く、経過年数は平均6年。

40～50歳代での発症が多く経過年数は平均６年

ピック病は40～50歳代と、若い年代で発症することが多く、男女差ははっきりしていない。まれに17番染色体関連による遺伝性のものもあるが、ほとんどは遺伝とは関係なく発症する、**孤発性《こはっせい》**である。

ピック病の経過は初期、中期、末期の３つに分けられる。

初期から、**人格の変化**や**反社会的な行動**が強く現れる。情動（本能的感情）を司る**扁桃体《へんとうたい》**の高度な萎縮《いしゅく》も、人格変化に関与している。アルツハイマー型認知症（↓P14）とは異なり、海馬《かいば》は比較的保たれ、記憶障害（↓P102）は軽度のことが多い。

中期には**自発性**が低下し、**言語障害**が現れてくる。同じ言葉を何度もくり返す**滞続《たいぞく》言語《げんご》**が特徴的である。経過年数は平均６年と、アルツハイマー型より短い。

なお、アルツハイマー型認知症で、ピック病のような病理変化をともなう症例も報告されている。記憶障害より、落ち着きがない、怒りっぽい、嫉妬妄想などの人格の変化が目立つ。

語義失語が主症状。言葉の意味がわからなくなる

会話がスムーズにできなくなることはどの認知症でもありうる。しかし、言葉がまるで通じなくなる場合は、意味性認知症が疑われる。

病理ではなく症状のみを表す病名

意味性認知症（SD《エスディー》）は、言葉の意味が理解できなくなる、進行性の失語《しつご》状態をいう。もうひとつの失語状態である進行性非《しんこうせいひ》流暢性失語《りゅうちょうせいしつご》（PNFA《ピーエヌエフエー》→P46）よりも圧倒的に多く、**側頭葉**《そくとうよう》に限局した萎縮《いしゅく》が現れる。症状診断による疾患名であるため、病理的にはアルツハイマー型認知症（→P14）の可能性もある。

意味性認知症では、スムーズに話せるが、言葉の意味が理解できない。これを**語義失**《ごぎしつ》**語**《ご》とよぶ。質問に対して「どういうこと?」と聞き返したり、オウム返しをしたりする。

同じ行為をくり返す**常同**《じょうどう》**行動**や、**食行動異常**も現れる。さらに、親しい人の顔がわからなくなる**相貌失認**《そうぼうしつにん》や、物の名前や使いかたがわからなくなる**物体失認**《ぶったいしつにん》もみられる。

意味性認知症の臨床診断基準

アルツハイマー型認知症では、個人的な体験やできごと（エピソード記憶）を忘れるのに対して、意味性認知症では、言葉の意味がわからなくなるのが特徴である。

臨床プロフィール（主要な臨床症状の概略）

意味記憶障害（言葉の意味／対象物の同定の障害）が病初期から全経過を通して目立った特徴である。個人的体験記憶を含む認知機能は障害されないか、比較的よく保たれる

Ⅰ．中核症状（基本的な症状）

A．潜伏的発症と緩徐進行

B．言語障害の特徴
- 1）進行性、流暢性《りゅうちょうせい》、内容が空虚な自発話
- 2）言葉の意味の喪失があり、呼称と理解力の障害が顕著
- 3）意味的錯語《さくご》※1

C．認知障害の特徴
- 1）相貌失認《そうぼうしつにん》：よく知っている顔を同定できない
- 2）連合性失認：対象物を同定する認知機能の障害

D．知覚性認知による符号や描画再生は保たれる

E．単語の繰り返しは可能

F．音読と通常の単語を聞いて正しく書き取る能力は保たれる

Ⅱ．支持的症状（よくみられるが、疾患特異性の低い症状）

A．発話と言語
- 1）発話の抑制
- 2）独特の語彙使用癖
- 3）音韻性錯語《おんいんせいさくご》※2 はない
- 4）読字《どくじ》と書字《しょじ》の表面的障害
- 5）計算力は保たれる

B．行動
- 1）共感と感情移入の欠如　2）偏狭《へんきょう》さ　3）吝嗇《りんしょく》

C．身体症状
- 1）原始反射は欠如あるいは晩期に出現　2）無動《むどう》、筋強剛《きんきょうごう》、振戦《しんせん》

D．検査
- 1）神経心理学的検査所見：
  - a．高度の意味機能の喪失、言語の理解や呼称、あるいは顔や対象物の認知場面で目立つ
  - b．音声と構文、要素的知覚性認知、空間的熟練動作、日々の記憶は保持される
- 2）脳波：正常
- 3）脳の形態／機能画像：側頭葉《そくとうよう》前方部に異常（対称性あるいは非対称性）

※1　意味的錯語…発しようとしている単語と意味的に関連のある、別の単語が出てきてしまう失語症状
※2　音韻性錯語…発しようとしている単語と音が似ている、別の単語が出てきてしまう失語症状

（「Frontotemporal lobar degeneration：a consensus on clinical diagnostic criteria.」Neary D，et al.　1998 より引用／日本語訳は『アクチュアル　脳・神経疾患の臨床　認知症 神経心理学的アプローチ』辻 省次総編集、河村 満専門編集）

意味性認知症の症状と経過

側頭葉前部《そくとうようぜんぶ》と海馬《かいば》に限局した萎縮《いしゅく》が現れる。萎縮には左右差があり、それによって初期症状が異なる。
通常は左側頭葉の萎縮が強く、語義《ごぎ》失語《しつご》の症状が出る。反対側の側頭葉や前頭葉《ぜんとうよう》にも萎縮が広がり、やがてピック病へと移行することも多い。

前方からみた図
（前頭断）

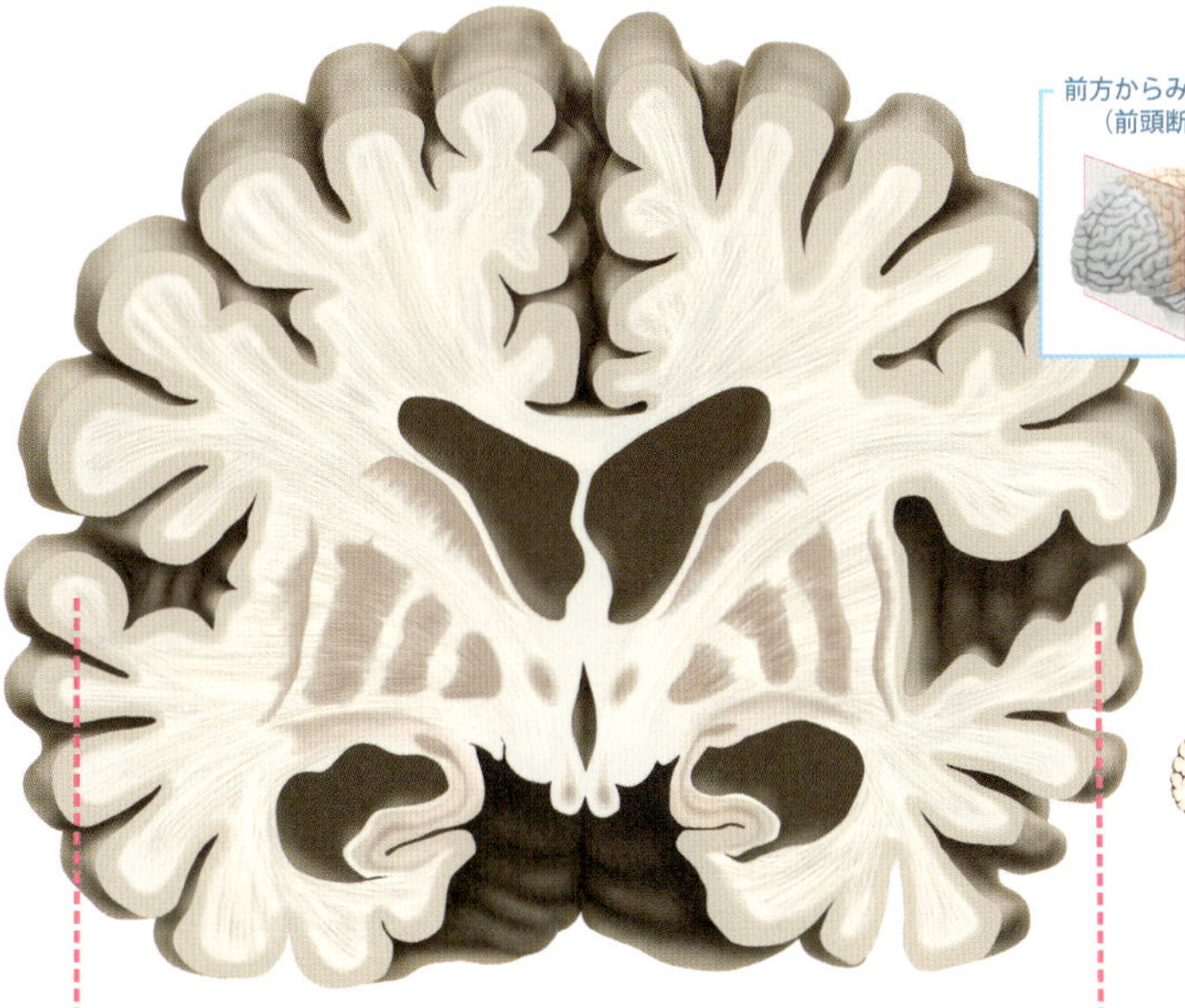

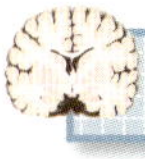

健常脳はP9参照

右側頭極優位の障害

左側頭極優位の障害

失認
（視覚対象物の認知障害 → P 106）

- 相貌失認《そうぼうしつにん》
（親しい人の顔であっても、誰かわからない）
- 物体失認《ぶったいしつにん》
（物品の名前だけでなく、何に使うものかもわからない） など

語義失語
（具体語の理解障害 → P 107）

- 喚語《かんご》困難による指示代名詞の頻回使用
例「えーと、あれ、あれ……」
- 語性錯語《ごせいさくご》の出現
例 メガネをみせると「トケイ」という
- 類音的錯読《るいおんてきさくどく》
例 海老→「カイロウ」

全般的な記憶障害
会話困難
ピック病（→ P 40）への移行

前頭葉にも萎縮が広がっていく

緘黙《かんもく》
無関心・無気力
活動性低下

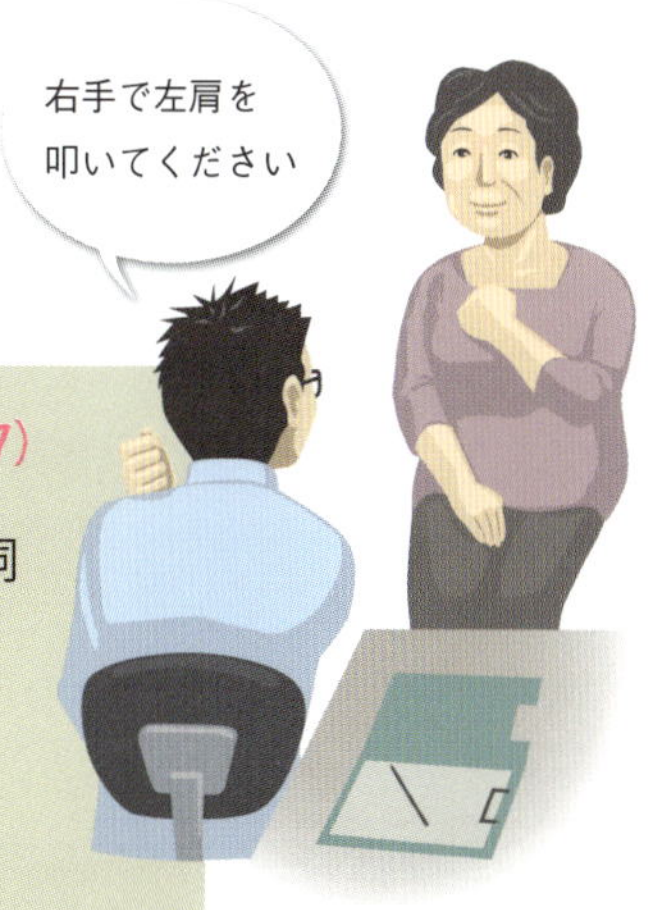
右手で左肩を
叩いてください

前頭側頭葉変性症のなかでもっとも進行が早い

意味性認知症は通常、**左側頭葉の萎縮**が強く、初期症状は**語義失語**である。右側頭葉の萎縮が強い症例も報告されており、この場合は、語義失語のほか、**行動異常**や**相貌失認**が初期から現れる。

意味性認知症は、前頭側頭葉変性症《ぜんとうそくとうようへんせいしょう》（↓P38）のなかでもっとも進行が早い。側頭葉の萎縮が左右どちらからはじまっても、平均3年ほどで反対側にも萎縮が広がり、対応した症状が加わる。その後、**前頭葉《ぜんとうよう》**にも萎縮がおよぶと、**人格変化**や**行動異常**などが強く出る。これは、意味性認知症がピック病へ移行したと考えられる（**ピック化**）。

進行性非流暢性失語（ＰＮＦＡ）の診断基準と経過

構音障害によりスムーズに発話できない

進行性非流暢性失語は、会話の障害を主訴とする認知症だ。言葉の意味はわかるが、発話がうまくできず、どもりがちになる。

言葉の復唱テストで診断がつくことが多い

進行性《しんこうせい》非《ひ》流暢性《りゅうちょうせい》失語《しつご》は、発音に支障が出る、進行性の失語《しつご》状態をさす。意味性認知症（↓Ｐ44）と同様、症状診断名である。

病理的には、左の**前頭葉後部《ぜんとうようこうぶ》**を中心に萎《い》縮《しゅく》がみられる。タウタンパクの蓄積で起こる、**進行性《しんこうせい》核上性《かくじょうせい》麻痺《まひ》**（↓Ｐ63）や**大脳皮《だいのうひ》質《しつ》基底核変性症《きていかくへんせいしょう》**（↓Ｐ62）の頻度が高い。

言葉の意味は理解できるが、**発語**がたどたどしく、どもるようになる。文節は短く、話しかたも遅い。また、耳で聞いた言葉をそのまま復唱することができない。

また、患者本人に**病識**（病気の自覚）があるのが特徴で、抑うつ傾向を示すことも多い。行動異常も現れるが、頻度は意味性認知症より少ない。意味性認知症に比べると、ピック病（↓Ｐ40）への移行率も低い。

進行性非流暢性失語の臨床診断基準

進行性《しんこうせい》非《ひ》流暢性《りゅうちょうせい》失語《しつご》は、スムーズに話せなくなることが中心的な症状で、復唱や読み書きの障害も現れる。言葉の意味は理解でき、認知機能障害は軽度である。

臨床プロフィール（主要な臨床症状の概略）

発症初期から全病期を通じて、言語表出面の障害が主な症状である。
他の認知機能は障害されないか、障害されても軽度にとどまる

Ⅰ．中核症状（基本的な症状）

A. 潜行性の発症と緩徐な進行
B. 非流暢な自発話であり、失文法《しつぶんぽう》※1、音韻性錯語《おんいんせいさくご》、失名辞《しつめいじ》※2 の少なくとも一項目を伴う

Ⅱ．支持的症状（よくみられるが、疾患特異性の低い症状）

A. 発話および言語
1）吃《きつ》、口部失行《こうぶしっこう》※3
2）復唱の障害
3）失読《しつどく》、失書《しっしょ》※4
4）発症早期には語の理解は保たれる
5）晩期には緘黙《かんもく》状態となる

B. 行動
1）発症早期には社会的なスキル（対人関係や接触性）は保持される
2）晩期には前頭側頭型《ぜんとうそくとうがた》認知症（ピック病）に類似した行動障害を示す

C. 身体症状　晩期に病巣と対側《ついそく》の原始反射、無動《むどう》、筋強剛《きんきょうごう》、振戦《しんせん》がみられる

D. 検査所見
1）神経心理学的検査所見：
重度の健忘または視空間認知障害を伴わない非流暢性失語
2）脳波所見：
正常または非対称性の徐波《じょは》化
3）脳画像所見（構造画像／機能画像）：
優位半球（通常は左半球）に優位な非対称性の異常所見

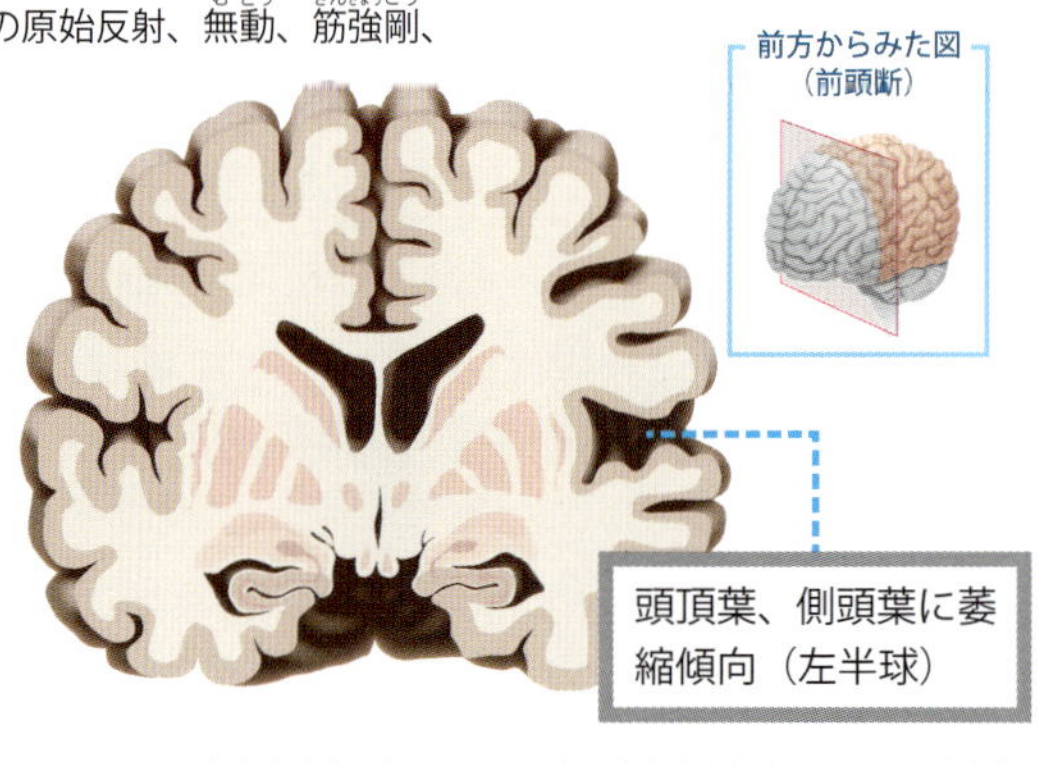

※1　失文法…文法にのっとった正しい文を話せなくなる失語症状　※2　失名辞…固有名詞が出てこなくなる失語症状
※3　口部失行…発話のために口や舌を動かすことがうまくできなくなる障害
※4　失読、失書…文字の読み書きができなくなる失語症状
（「Frontotemporal lobar degeneration：a consensus on clinical diagnostic criteria.」Neary D, et al. 1998 より引用／
日本語訳は『アクチュアル　脳・神経疾患の臨床　認知症 神経心理学的アプローチ』辻 省次総編集、河村 満専門編集、2012）

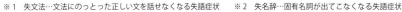

失語症候群の新分類「原発性進行性失語（PPA）」

【PPAという新たな症候群が加わった】

進行性非流暢性失語（PNF《ピーエヌエフ》A《エー》）や意味性認知症（SD《エスディー》）は、前頭側頭葉変性症《ぜんとうそくとうようへんせいしょう》に分類されている。しかし、これら以外にも進行性失語の症例群が報告されており、病理学的な特徴もかなり明らかになってきた。

そこで、進行性失語の疾患群を「原発性進行性失語（PP《ピーピー》A《エー》）」として、国際的に統一する動きが出てきている。

PPAには、従来の進行性非流暢性失語に相当する「非流暢性／失文法《しつぶんぽう》型」、意味性認知症に相当する「意味型」が分類される。さらに、2004年に新たに加わったのが、ロゴペニック型だ。よく使う言葉や物の名前が出てこない「喚語《かんご》困難」や、聞いた言葉を復唱できない「復唱障害」が特徴的な症状である。

	非《ひ》流暢性《りゅうちょうせい》／失文法型《しつぶんぽうがた》 nonfluent/agrammatic variant	意味型 semantic variant	語減少型（ロゴペニック型） logopenic variant
I　臨床診断	1）失文法 2）発語失行を伴う努力性、途切れ途切れの発話 の少なくとも一方がある	1）呼称障害《こしょうしょうがい》 2）単語レベルの理解障害 の両方がある	1）自発話と呼称における喚語困難 2）文と句の復唱障害 の両方がある
	A）複雑な統語系統を持つ文の理解障害 B）単語レベルの理解は良好 C）物体の知識は保存 のうち２つ以上を満たす	A）物体の知識の障害：とくに低頻度ないしは熟知性の低いもの B）表層性失読または失書 C）復唱は良好 D）発話は流暢 のうち３つ以上を満たす	A）自発話と呼称における音韻性錯語 B）単語レベルの理解が良好、かつ、物体の知識が保存 C）運動性発話の保存 D）明らかな失文法がない のうち３つ以上を満たす
II　画像診断	左《ひだり》前頭葉後部《ぜんとうようこうぶ》から島《とう》に優位の萎縮《いしゅく》、血流／代謝低下 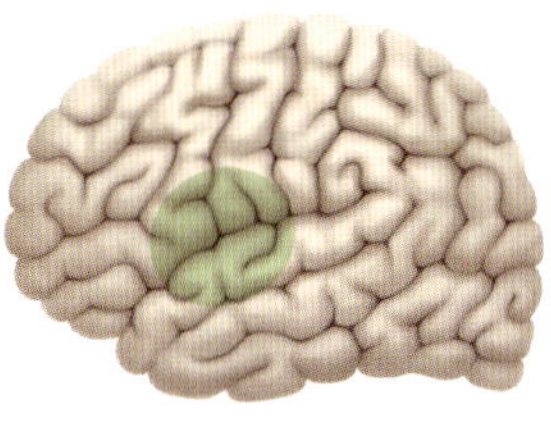	側頭葉前部《そくとうようぜんぶ》に優位の萎縮、血流／代謝低下 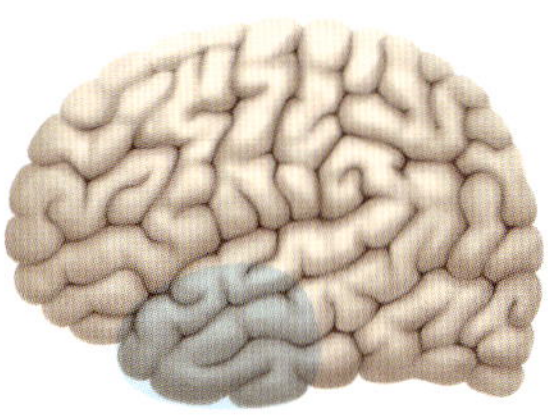	左外側溝後部《がいそくこうこうぶ》周辺または頭頂《とうちょう》葉《よう》に優位の萎縮、血流／代謝低下 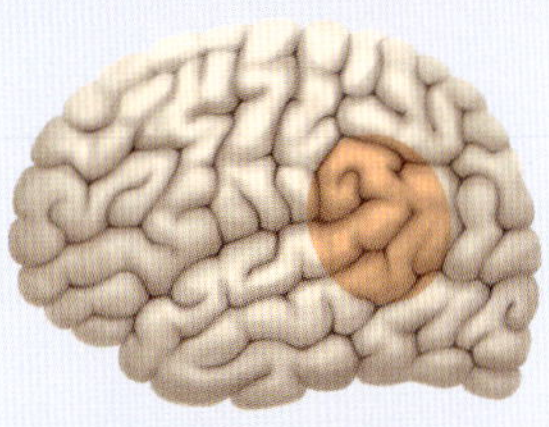
III　病理診断	FTLD《エフティーエルディー》 - tau《タウ》、次いで FTLD - TDP《ティーディーピー》の報告が多い	FTLD - TDP の報告が多い	アルツハイマー型認知症（→ P14）の報告が多い

＝ 進行性非流暢性失語（PNFA《ピーエヌエフエー》）

＝ 意味性認知症（SD《エスディー》）

＝ 新分類 logopenic PPA

（『高次脳機能障害学　第２版』石合純夫、2012 より作成）

脳血管性認知症（VaD）の病態

脳卒中発作を起こさない無症候性虚血が多い

生活習慣病が原因で脳血管が閉塞したり、破れたりするのが、脳血管障害だ。それにより生じる認知症を、脳血管性認知症という。

脳動脈の分布と構造

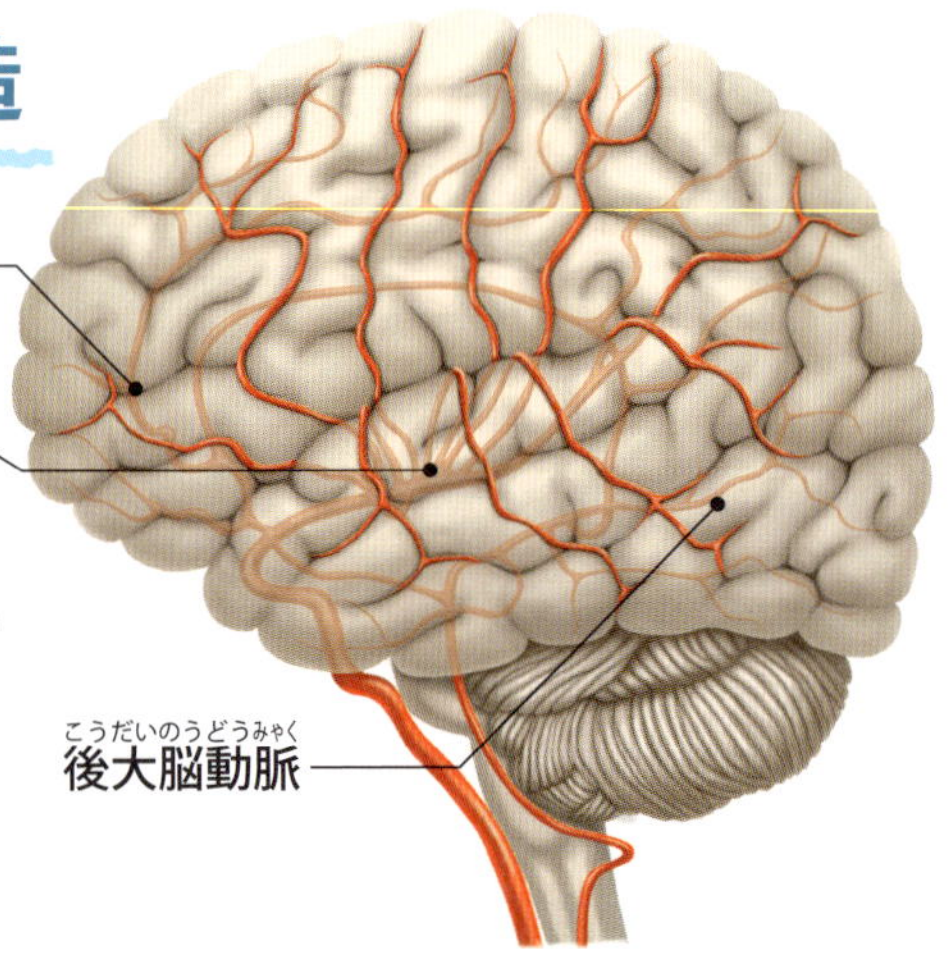

脳に栄養を送る動脈はおもに、前大脳動脈、中大脳動脈、後大脳動脈の３つがある。それぞれ皮質《ひしつ》表面を走る太い血管（皮質《ひしつ》枝《し》）と、そこから枝分かれして、脳の深部を走る細い血管（穿通枝《せんつうし》）に分けられる。

血管性認知症の分類（NINDS-AIREN）

vascular dementia: **VaD**《ヴィーエーディー》

1. 多《た》発梗塞性《はつこうそくせい》認知症※（→P50）

- 大血管閉塞《だいけっかんへいそく》　※日本ではラクナ梗塞の多発をさすことが多い

2. 重要な部位の単一梗塞《たんいつこうそく》による認知症（→ P50）

- 角回《かくかい》梗塞
- 前大脳動脈領域梗塞
- 後大脳動脈領域梗塞
- 中大脳動脈領域梗塞

3. 小血管性《しょうけっかんせい》認知症

- 皮質型：脳アミロイド血管症
- 皮質下型（皮質下血管性認知症）：多発性ラクナ梗塞、ビンスワンガー病

4. 低灌流性《ていかんりゅうせい》認知症（→ P51）

5. 出血性認知症

6. その他の機序による認知症

米国国立神経障害・脳卒中研究所、国際神経科学研究協会による診断基準（NINDS-AIREN）の分類。割合としては**3**が最多。

（「Vascular dementia : diagnostic criteria for research studies. Report of the NINDS-AIREN International Workshop.」Roman GC, et al. 1993 より引用／日本語訳は『アクチュアル　脳・神経疾患の臨床　認知症 神経心理学的アプローチ』辻 省次総編集、河村 満専門編集、2012）

細い血管が障害される小血管性認知症が多い

脳血管障害（CVD《シーヴィーディー》）には、**脳出血**※1、**脳梗塞《のうこうそく》**※2があるが、認知症を起こしやすいのは圧倒的に脳梗塞だ。とくに多いのは、細い血管が障害されて起きる**小血管性《しょうけっかんせい》認知症**で、脳血管性認知症の約半数を占める。

小血管病にはおもに、小さな梗塞《こうそく》が無症候性に多発する**ラクナ梗塞**と、広範囲に虚《きょ》血性《けつせい》病変が生じる**ビンスワンガー病**がある（左ページ参照）。大脳《だいのう》皮質《ひしつ》の下の**白質《はくしつ》**を中心に病変が生じるため、これらが原因の認知症を、**皮質下《ひしつか》血管性認知症**ともいう。

症状は、障害された部位によって異なるが、アルツハイマー型（↓P14）と異なり、新しいことを覚える記銘《きめい》力は保たれていることが多い。一方で、**自発性の低下**（アパシー）や**異常行動**、**幻覚**などが現れやすい。

※１　脳出血…高血圧などが原因で血管が脆くなって破れ、脳内で出血した状態　※２　脳梗塞…高血圧などにより、血管が狭窄して詰まった状態。その血管が走る領域に栄養が行き届かなくなり、細胞が壊死する

小血管性認知症の脳の病理

ラクナ梗塞

直径15㎜以下の小さな梗塞が多発

穿通枝が詰まって、直径15㎜以下の小さな梗塞巣《こうそくそう》（神経細胞が壊死《えし》した部分）が多発する。多くは、自覚症状のない無症候性で、脳の中心にある大脳基底核や視床、脳幹《のうかん》を構成する橋《きょう》に起こりやすい。

前方からみた図
（前頭断）

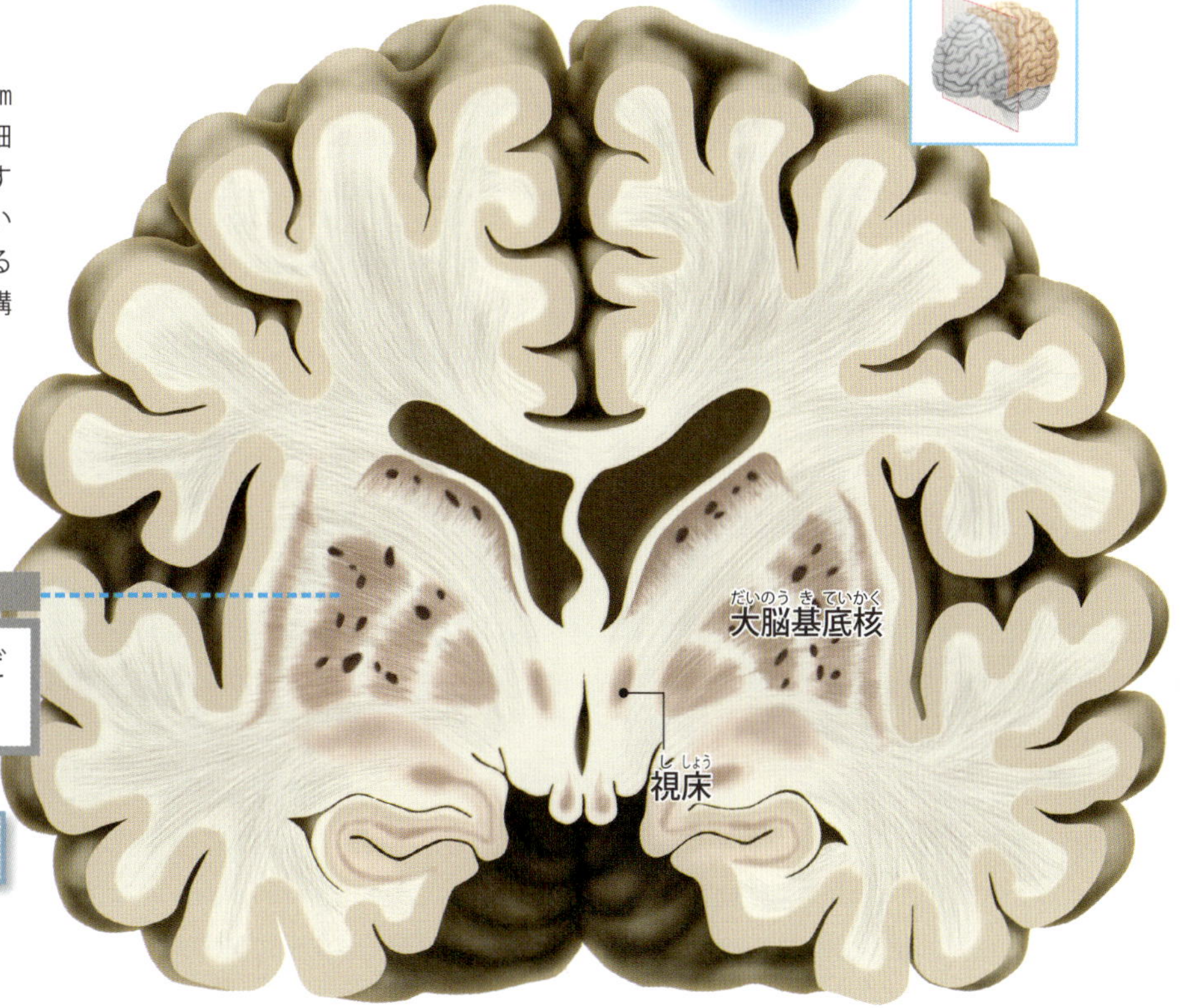

Point

大脳基底核、視床などに梗塞ができやすい

健常脳はP9参照

ビンスワンガー病

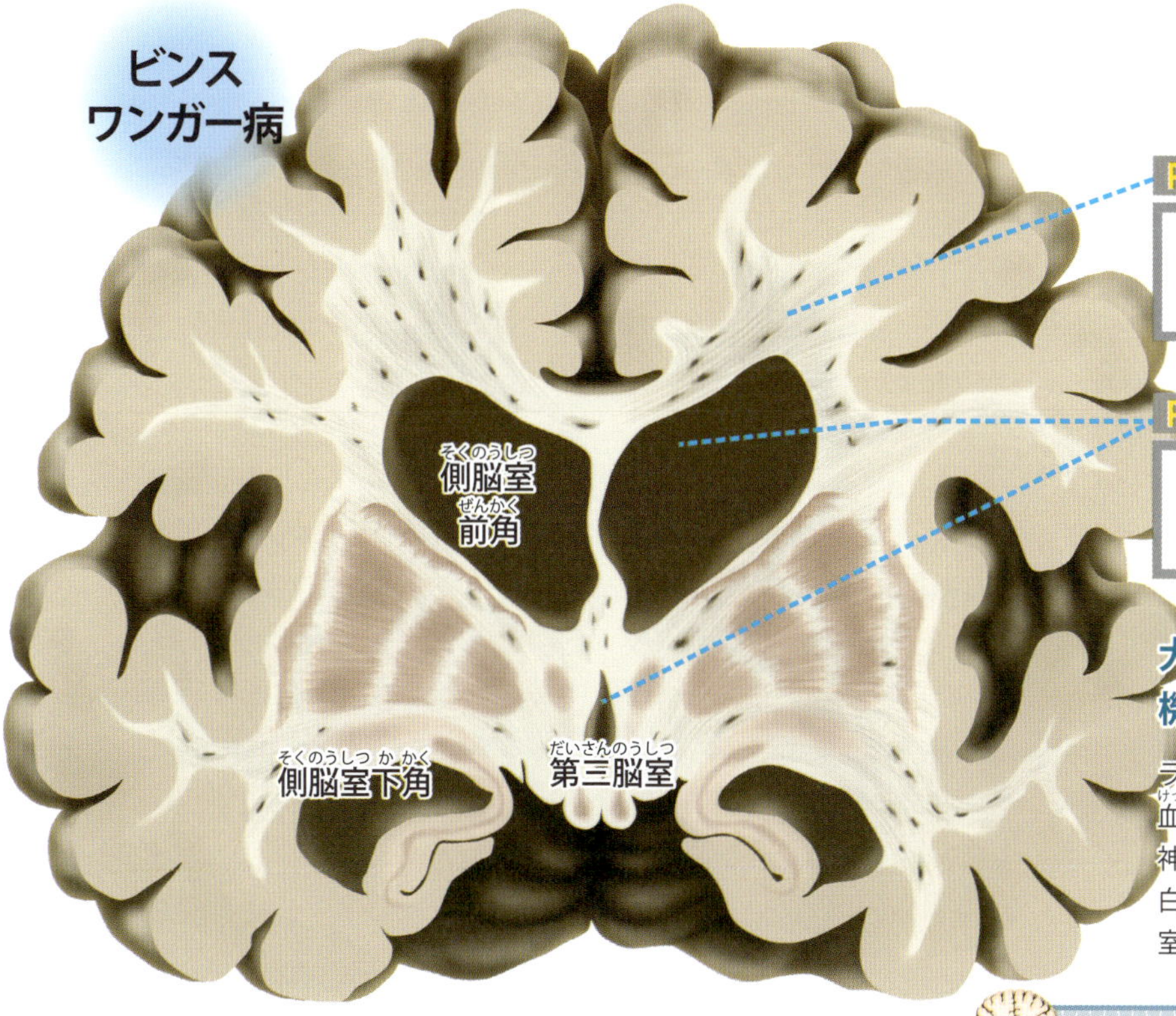

Point

白質の容積が減少。色にもムラがある

Point

側脳室、第三脳室が開大している

大脳深部にある白質の機能が損なわれる

ラクナ梗塞に加えて、白質《はくしつ》の虚《きょ》血性《けっせい》病変が広い範囲に現れる。神経細胞そのものがやせ細って、白質の容積が減少するため、脳室が大きくなる。

健常脳はP9参照

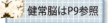

脳血管性認知症（ＶａＤ）の病態

大小の梗塞により認知機能が低下する

大脳皮質に血液を送る大血管の梗塞と大脳深部を走る小血管の梗塞が多発し、認知症に至るケースも多い。

多発梗塞性認知症の病理

大小の脳梗塞がくり返し起こる

中大脳動脈《ちゅうだいのうどうみゃく》のような太い血管の梗塞と、ラクナ梗塞《こうそく》（→P49）のような細い血管の梗塞の両方がみられる。ただし日本で多いのは、後者のラクナ梗塞のみの多発である。

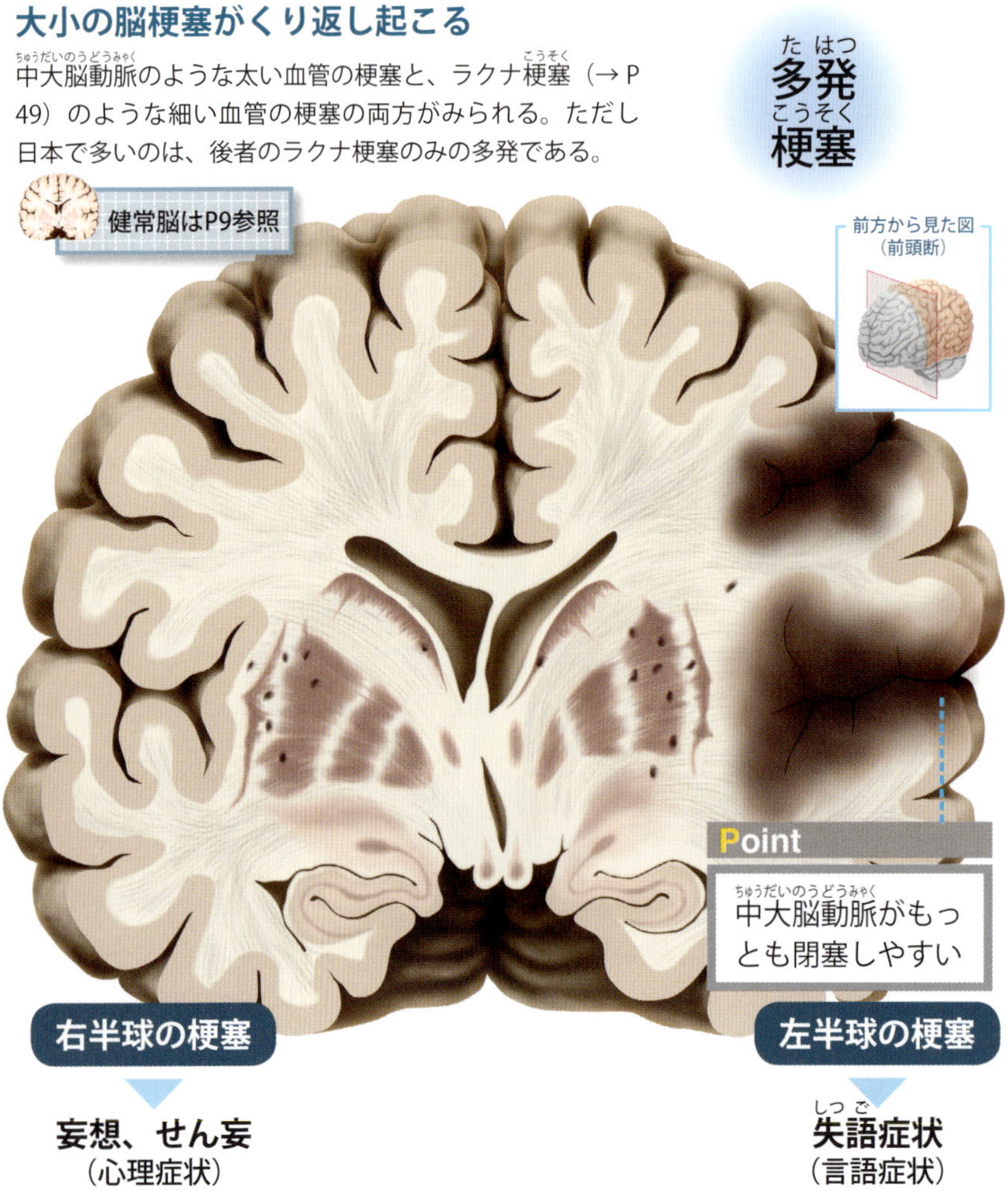

多発《たはつ》梗塞《こうそく》
健常脳はP9参照
前方から見た図
（前頭断）
Point
中大脳動脈《ちゅうだいのうどうみゃく》がもっとも閉塞しやすい
右半球の梗塞
妄想、せん妄
（心理症状）
左半球の梗塞
失語《しつご》症状
（言語症状）

時間の経過とともに組織全体が欠損する

ラクナ梗塞のように、白質《はくしつ》を通る細い血管の閉塞に加え、大脳《だいのう》皮質《ひしつ》を走る太い血管が詰まることがある。このように大小の脳《のう》梗塞《こうそく》が多発して起こる認知症を、**多発梗塞《たはつこうそく》性《せい》認知症**とよぶ（上図参照）。梗塞をくり返すことにより、認知症が階段状に進行する。

一方、太い血管だけが詰まって認知症をきたす場合は、皮質性ＶａＤ《ヴィーエーディー》という。なかでも1回の梗塞で認知症に至り、徐々に軽快していくものは「**重要な部位**（**戦略的部位**）**の単一梗塞《たんいつこうそく》による認知症**」とよばれる。

脳の循環不全が原因の「**低灌流性《ていかんりゅうせい》ＶａＤ**」もある。過度の血圧低下などで、各動脈が血液を送る領域の境界域で梗塞が起こる（**境界域梗塞《きょうかいいきこうそく》**、左ページ参照）。すると皮質《ひしつ》も白質《はくしつ》も障害され、認知症を招く。

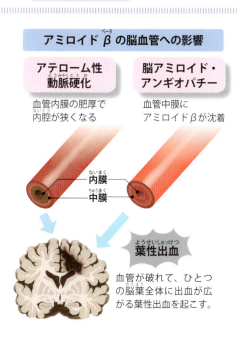

低灌流性 VaD の病理

複数の領域に関わる大きな血管が閉塞する

過度の血圧低下や、心臓から脳に血液を送る内頸動脈《ないけいどうみゃく》の閉塞などで、脳循環が低下。すると各動脈の分布領域の境界域は血流がもっとも乏しくなり、梗塞を起こす。

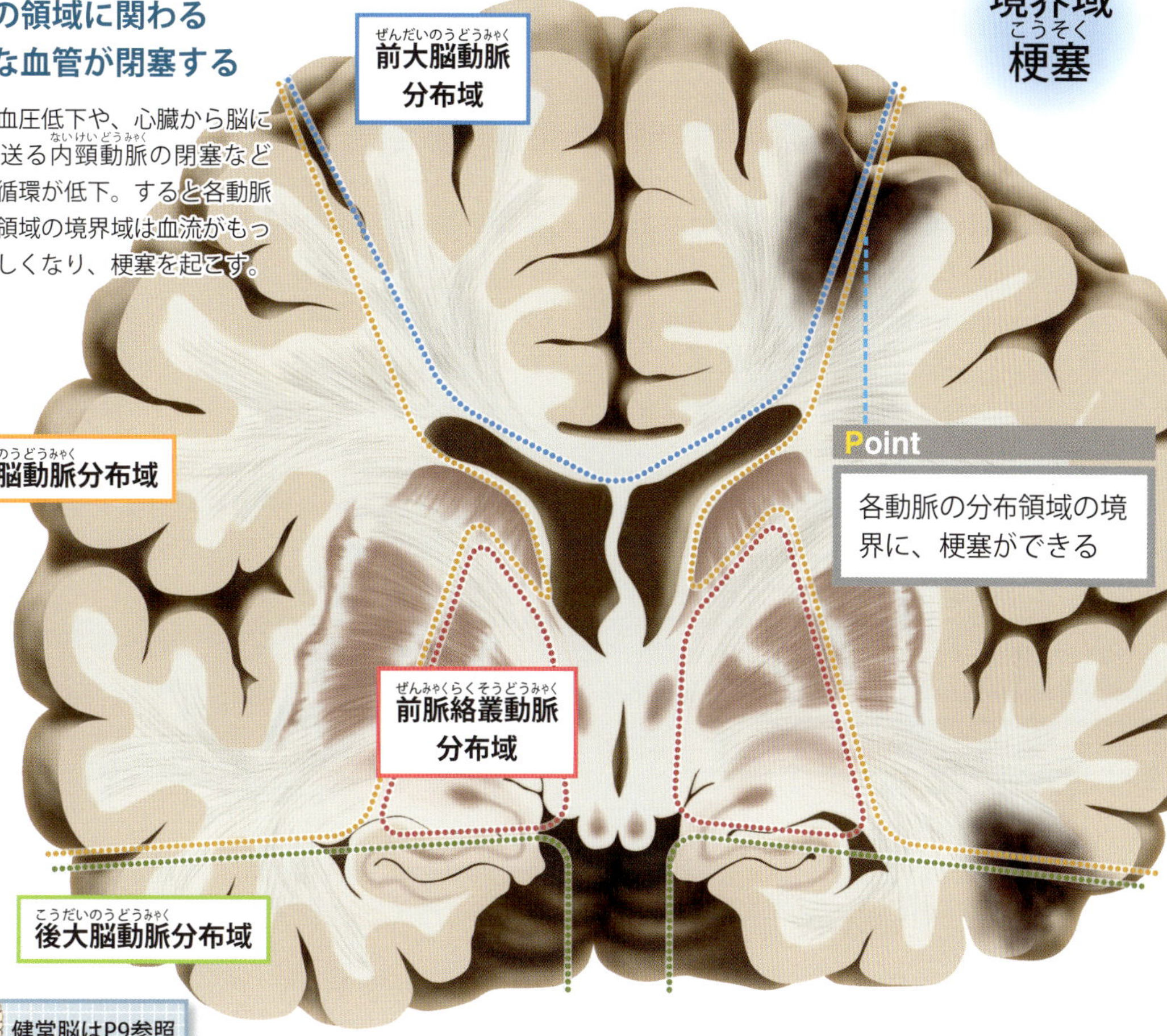
境界域《きょうかいいき》
梗塞《こうそく》
前大脳動脈《ぜんだいのうどうみゃく》
分布域
中大脳動脈《ちゅうだいのうどうみゃく》分布域
前脈絡叢動脈《ぜんみゃくらくそうどうみゃく》
分布域
後大脳動脈《こうだいのうどうみゃく》分布域

Point

各動脈の分布領域の境界に、梗塞ができる

健常脳はP9参照

アミロイドβ《ベータ》の脳血管への影響

アテローム性動脈硬化《どうみゃくこうか》

血管内膜の肥厚で内腔《ないくう》が狭くなる

脳アミロイド・アンギオパチー

血管中膜にアミロイドβが沈着

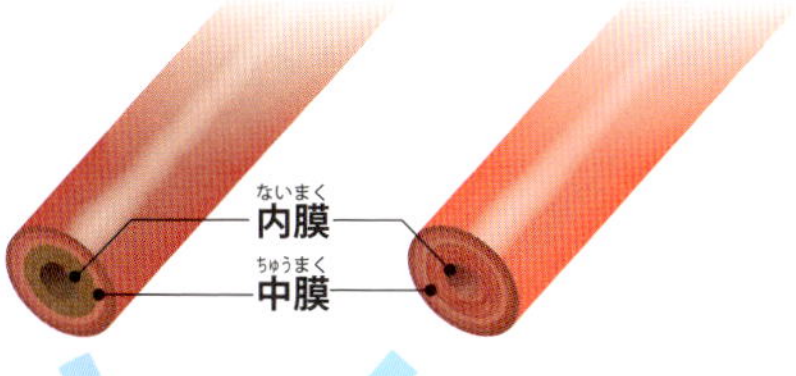
内膜《ないまく》
中膜《ちゅうまく》

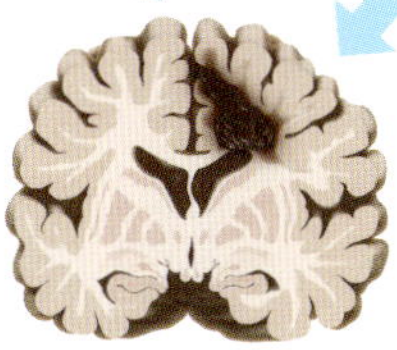

葉性出血《ようせいしゅっけつ》

血管が破れて、ひとつの脳葉《のうよう》全体に出血が広がる葉性出血を起こす。

アルツハイマー型を合併した混合型認知症も多い

脳血管性認知症とアルツハイマー型認知症（→ P14）の両者が均等に合併したものを「混合型認知症」、認知症の主因が脳血管障害ではないものを「脳血管障害を伴うアルツハイマー型認知症」とよんでいる（下図参照）。

また、アルツハイマー型認知症の原因となるアミロイドβ《ベータ》（→ P16）が脳血管に付着する「脳アミロイド・アンギオパチー」という疾患もある。これに、脳梗塞《のうこうそく》の原因となる「アテローム性動脈硬化」が加わり、脳出血を起こすこともある。

脳血管障害とアルツハイマー型認知症の関係

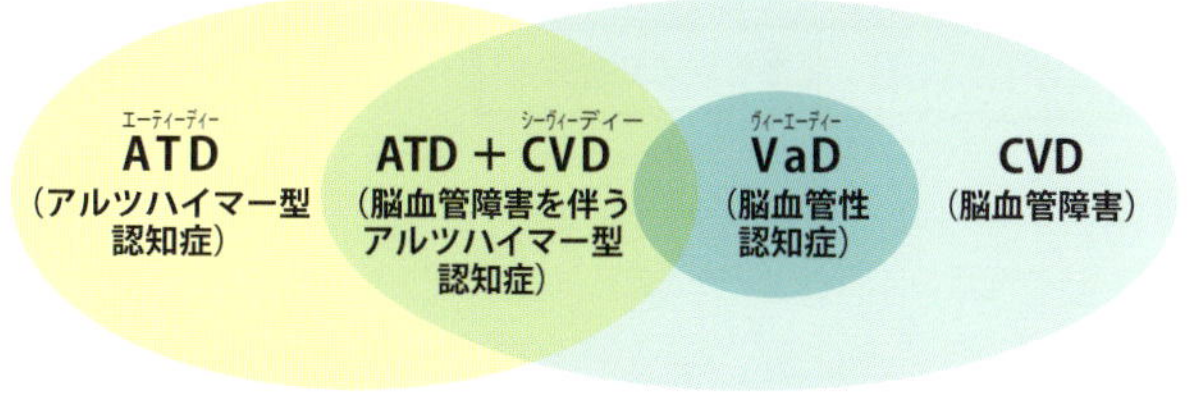
ATD《エーティーディー》
（アルツハイマー型認知症）
ATD + CVD《シーヴィーディー》
（脳血管障害を伴うアルツハイマー型認知症）
VaD《ヴィーエーディー》
（脳血管性認知症）
CVD
（脳血管障害）

高血圧、糖尿病などによる動脈硬化が原因

脳血管性認知症の発症リスクは高血圧、糖尿病などの生活習慣病である。予防には、健康的な生活が何より重要だ。

生活習慣病の延長線上にある認知症

脳血管性認知症の原因となる脳血管障害は、**動脈硬化**《どうみゃくこうか》が基礎にあって起こる。血管の壁が硬く厚くなり、血流量が低下するもので、最大の危険因子は**加齢**である。歳とともに誰にでも起こり、脳の動脈では10代から動脈硬化がはじまるといわれている。

この動脈硬化の進行を加速させるのが、**高血圧**や**糖尿病**、**脂質異常症**などの**生活習慣病**だ。なかでも、高血圧が重要な危険因子と考えられている。高血圧が長期間続いていると、認知症になりやすいラクナ梗塞《こうそく》やビンスワンガー病を引き起こすからだ。

これらの危険因子は、アルツハイマー型（→P14）の危険因子とも重なる。両者が合併する**混合型認知症**（→P51）も多いことから、その関連性が注目されている。

脳血管性認知症の診断基準（NINDS-AIREN）

認知症があり、脳血管障害が症状と画像検査で確認できること、そして両者の関連が明らかであることが、診断の必須条件となっている。

probable VaD（脳血管性認知症ほぼ確実）　以下のすべてを満たす

1. 認知症

記憶と以下の2つ以上の認知機能障害（見当識、注意、言語、視空間認知、遂行機能、運動調節、学習）を満たす。除外基準として意識障害、せん妄、精神病、重度失語《しつご》、神経心理検査に支障のある運動感覚障害、全身疾患やアルツハイマー型認知症など他の脳病変による症状

2. 脳血管病変

神経学的診察で局所徴候（片麻痺《かたまひ》、顔面麻痺《がんめんまひ》、バビンスキー徴候※1、感覚障害、半盲《はんもう》、構音障害《こうおんしょうがい》）がみられ、画像検査で関連する脳血管病変（多発大血管梗塞《たはつだいけっかんこうそく》、単一の戦略的部位の梗塞《こうそく》〈角回《かくかい》、視床《ししょう》、前脳基底部《ぜんのうきていぶ》、後大脳動脈《こうだいのうどうみゃく》や前大脳動脈《ぜんだいのうどうみゃく》領域〉、多発する基底核《きていかく》や白質《はくしつ》のラクナ梗塞、著明な脳室《のうしつ》周囲病変、それらの合併）

3. 上記二項目の関連：以下の1つ以上を満たす

（a）脳梗塞《のうこうそく》が判明してから3か月以内に認知症を発症
（b）認知機能の突然の増悪または動揺する、階段状に増悪する

上記を支持する所見として
（a）早期からの歩行障害　（b）不安定性と理由のない転倒の増加　（c）頻尿《ひんにょう》、尿意切迫
（d）仮性球麻痺《かせいきゅうまひ》※2　（e）人格や気分の変調、無為《むい》、抑うつ、感情失禁、精神運動遅滞

支持しない所見として
（a）早期からの記憶障害、言語障害や失行《しっこう》、失認　（b）神経局所徴候の欠如
（c）画像検査での原因となる脳局所病変の欠如

possible VaD（脳血管性認知症の疑いあり）　局所徴候を有する認知症患者のうち

1. 確定的な脳血管障害病変のないもの　2. はっきりとした時間的相関のないもの
3. 緩徐な発症または多彩な経過（平衡状態を示したり改善傾向）を示すもの

definite VaD（脳血管性認知症確定）

（a）probable VaDを満たす臨床所見　（b）生検《せいけん》や剖検《ぼうけん》で得られた脳血管障害の組織所見
（c）年齢に比して神経原線維変化《しんけいげんせんい》や老人斑《ろうじんはん》が著明でない
（d）認知症の原因となりうるその他の臨床的病理的所見がない

※1　バビンスキー徴候…足の裏をとがったものでこすると、足の指が反射的に反る反応。運動ニューロン障害のサインのひとつ
※2　仮性球麻痺…嚥下障害や構音障害を引き起こす運動ニューロンの障害。大脳皮質の運動野から送られる情報が、延髄の左右にある球部に、正常に伝わらない

（「Vascular dementia：diagnostic criteria for research studies. Report of the NINDS-AIREN International Workshop.」Roman GC, et al. 1993より引用／日本語訳は『アクチュアル　脳・神経疾患の臨床　認知症 神経心理学的アプローチ』辻 省次総編集、河村 満専門編集、2012）

脳血管障害発症後の血圧管理

脳血管障害の発症後の時間や重症度、発症前の血圧値を考慮して、降圧目標を決める。SBP《エスビーピー》は収縮期血圧（上の血圧）、DBP《ディービーピー》は拡張期血圧（下の血圧）をさす。MBP《エムビーピー》は脈圧《みゃくあつ》（平均動脈血圧）のことで、収縮期血圧から拡張期血圧をひいた数値。

		降圧治療対象	降圧目標	降圧薬
超急性期（発症 24 時間以内）	**脳梗塞** 発症 4-5 時間以内	血栓溶解療法《けっせんようかいりょうほう》予定患者*1 SBP ＞ 185mmHg または DBP ＞ 110mmHg	血栓溶解療法施行中および施行後 24 時間 ＜ 180/105mmHg	ニカルジピン、ジルチアゼム、ニトログリセリンやニトロプルシドの微量点滴静注
	発症 24 時間以内	血栓溶解療法を行わない患者 SBP ＞ 220mmHg または DBP ＞ 120mmHg	前値の 85-90%	
	脳出血	SBP ＞ 180mmHg または MBP ＞ 130mmHg SBP ＞ 150 - 180mmHg	前値の 80%*2 SBP140mmHg程度	
	クモ膜下出血 （破裂脳動脈瘤《はれつのうどうみゃくりゅう》で発症から脳動脈瘤処置まで）	SBP ＞ 160mmHg	前値の 80%*3	
急性期（発症 2 週以内）	**脳梗塞**	SBP ＞ 220mmHg または DBP ＞ 120mmHg	前値の 85-90%	ニカルジピン、ジルチアゼム、ニトログリセリンやニトロプルシドの微量点滴静注 または経口薬（Ca 拮抗薬、ACE 阻害薬、ARB、利尿薬）
	脳出血	SBP ＞ 180mmHg または MBP ＞ 130mmHg SBP150-180mmHg	前値の 80%*2 SBP140mmHg程度	
亜急性期（発症 3-4 週）	**脳梗塞**	SBP ＞ 220mmHg または DBP ＞ 120mmHg SBP180 - 220mmHg で頸動脈《けいどうみゃく》または脳主幹《のうしゅかん》動脈《どうみゃく》に 50%以上の狭窄《きょうさく》のない患者	前値の 85 - 90% 前値の 85 - 90%	経口薬（Ca 拮抗薬、ACE 阻害薬、ARB、利尿薬）
	脳出血	SBP ＞ 180mmHg　MBP ＞ 130mmHg SBP150 - 180mmHg	前値の 80% SBP140mmHg程度	
慢性期（発症 1 か月以後）	**脳梗塞**	SBP ≧ 140mmHg	＜ 140/90mmHg*4	
	脳出血 **クモ膜下出血**	SBP ≧ 140mmHg	＜ 140/90mmHg*5	

＊1　血栓回収療法予定患者については、血栓溶解療法に準じる

＊2　重症で頭蓋内圧亢進が予想される症例では血圧低下に伴い脳灌流圧が低下し、症状を悪化させるあるいは急性腎障害を併発する可能性があるので慎重に降圧する

＊3　重症で頭蓋内圧亢進が予想される症例、急性期脳梗塞や脳血管攣縮の併発例では血圧低下に伴い脳灌流圧が低下し症状を悪化させる可能性があるので慎重に降圧する

＊4　降圧は緩徐に行い、両側頸動脈高度狭窄、脳主幹動脈閉塞の場合には、特に下げすぎに注意する。ラクナ梗塞、抗血栓薬併用時の場合は、さらに低いレベル 130/80mmHg未満を目指す

＊5　可能な症例は 130/80mmHg未満を目指す

（『高血圧治療ガイドライン 2014［JSH2014］』日本高血圧学会高血圧治療ガイドライン作成委員会編、2014 より引用）

血圧管理で再発を防ぎ症状を進行させない

脳梗塞《のうこうそく》、とくに**無症候性の脳梗塞**をくり返していると、認知症のリスクが高くなる。脳梗塞の再発を防いで症状を進行させないためには、**血圧管理**が不可欠である。

日本高血圧学会では、脳血管障害後の血圧管理の目標値を、上表のように定めている。そのほか、血糖値や脂質異常症などの改善も、脳梗塞の再発を防ぐうえで、重要だと考えられている。

血圧管理と認知機能との直接的な関連については、60歳以上の高血圧患者を対象に、降圧薬とプラセボ（偽薬《ぎやく》）を用いた比較試験がおこなわれている。降圧薬を使ったグループは、MMSE《エムエムエスイー》（認知症のスクリーニング検査）が軽度ながら改善した。ただ、80歳以上の高齢者では、血圧管理が認知機能の低下を抑制しなかったとの報告もあり、さらなる研究が必要とされる。

なお、ごくまれな疾患だが、**遺伝性**の脳血管性障害もある。19番染色体の異常により、ビンスワンガー病から認知症を引き起こすもので、**CADASIL**《カダシル》とよばれる。

脳血管性認知症（VaD）の経過

歩行障害、意欲低下の後に記憶障害が起こる

脳血管性認知症は、別名「まだら認知症」という。比較的しっかりしてみえるのに、記憶がところどころ抜け落ちている。

脳血管性認知症の代表的な経過

アルツハイマー型認知症は初期から記憶障害が現れ、徐々に進行するが、脳血管性認知症では意欲低下などが先に現れる。脳血管障害の再発などをきっかけに、階段状に進行し、会話の障害、記憶障害などの症状も発現する。

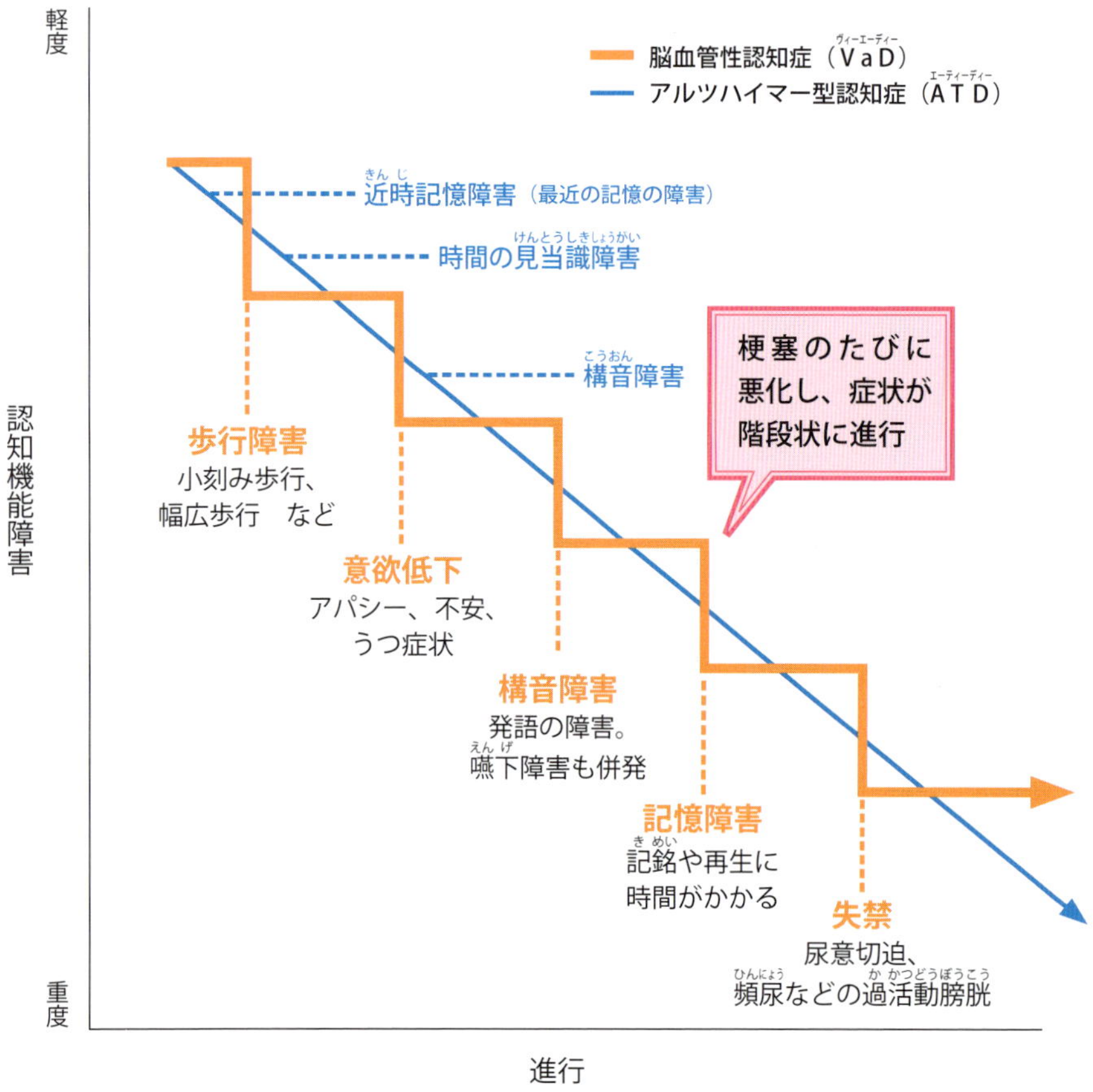

（「認知症」池田学、2009より作成）

1日〜数日の周期で覚醒度に波がある

脳血管性認知症は、〝**まだら認知症**〟ともよばれる。アルツハイマー型認知症（↓P14）などでは認知機能が全般的に低下するのに対し、脳血管性では、認知機能がまだら状に保存されるからだ。

たとえば、新しいことを覚える力は低下しているが、理解力や判断力は保たれている。アルツハイマー型認知症に比べて、人格の核心も保たれる傾向がある。

経過は、何らかの要因によって**階段状に進行**する。悪化の要因としては、**脳血管障害の再発や感染症の合併、ほかの認知症との合併、頭部打撲《とうぶだぼく》、大腿骨骨折《だいたいこっせつ》**などがある。

また、**アパシー（自発性や意欲の低下）**が強い場合は、引きこもり生活になりやすい。すると、社会的な刺激が減るために、

脳血管性認知症に特有の症状

脳血管障害の症状は病変部位によって異なるが、
おもに下記の5つが現れやすい。

Ⅰ. 感情、欲求の抑制障害

場違いに泣いたり笑ったりする「感情失禁」を起こす

感情を抑えることができず、突然笑ったり、怒ったり、泣いたりする（感情失禁）。また、欲求をコントロールできず、物を無制限に欲しがったり、金銭を浪費したりする。

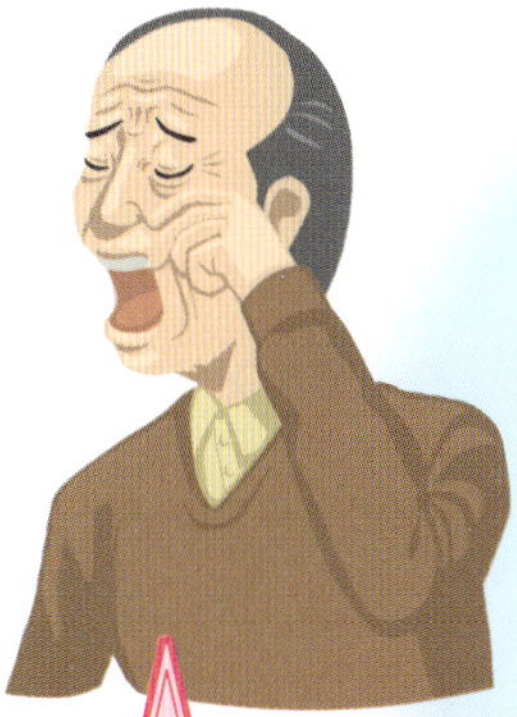

脈絡なく泣いたり笑ったりする強制泣き・笑いは、仮性球麻痺の代表的な症状

Ⅱ. 巣症状《そうしょうじょう》、仮性球麻痺《かせいきゅうまひ》

特定の病巣に対応して麻痺などの症状が出る

脳の病巣に対応して、片麻痺《かたまひ》や失《しつ》語《ご》、失行《しっこう》・失認《しつにん》などの症状が現れる（→ P106）。嚥下《えんげ》や発語《はつご》に関する神経が障害される仮性球麻痺（→ P52）により、物をうまく飲み込めない嚥下障害や、言葉を正しく発音できない構音障害の症状が現れる。

Ⅲ. 実行機能障害

計画→意思決定→実行のプロセスが障害される

遂行機能障害ともいう。献立を決めて買い物に行き、段取りを考えて調理するというような、計画遂行の一連の作業ができなくなる（→ P108）。

Ⅳ. 注意障害

脳血流が低下して集中力が保てない

前頭葉《ぜんとうよう》の血流や代謝が低下するために、対象に適切に注意を向けることができず、間違いが増える（注意障害 → P104）。疲れやすくなる。

Ⅴ. アパシー

うつ病に似た印象だが悲壮感に乏しい

自発性や意欲の低下した状態をアパシーといい、脳血管障害後によくみられる。うつ病と似ているが、うつ病とは異なり、悲壮感があまりない（→ P116）。

アルツハイマー型認知症との比較

アルツハイマー型と脳血管性認知症は下表のような違いがある。
ただし合併例も多く（→ P51）、鑑別がむずかしいこともある。

	アルツハイマー型認知症	脳血管性認知症
年齢	75歳以上に多い	60歳代から
性別	女性に多い	男性に多い
経過	ゆっくり単調に進む	一進一退をくり返して段階的に進む
病識	ほとんどない	初期にはある
神経症状	初期には少ない	手足の麻痺やしびれが多い
持病との関係	持病との関係は少ない	高血圧などの持病が多い
特徴的な傾向	落ち着きがない	精神不安定になることが多い
認知症の性質	全体的な能力の低下	部分的な能力の低下（まだら認知症）
人格	変わることが多い	ある程度保たれる

（『〈Navigate〉神経疾患』石橋賢一、2013より引用）

病状が悪化することもある。

脳血管性認知症では、**意識レベル（覚醒度）**に波があるのも、特徴である。意識がはっきりして活動的なときと、ボーッとして反応が鈍いときがあり、1日から数日の周期で変化する。

4大認知症の特徴 Review

認知症全体の約 9 割を占める 4 大疾患について、特徴的な病理所見、進行のしかたなどをまとめた。

アルツハイマー型認知症

Alzheimer-type dementia ATD《エーティーディー》

認知症の 4 割以上を占めるタイプ。記憶を司る海馬に障害が起きることが多く、初期から記憶障害が起きる。

Point
海馬周辺の萎縮《いしゅく》が最大の特徴

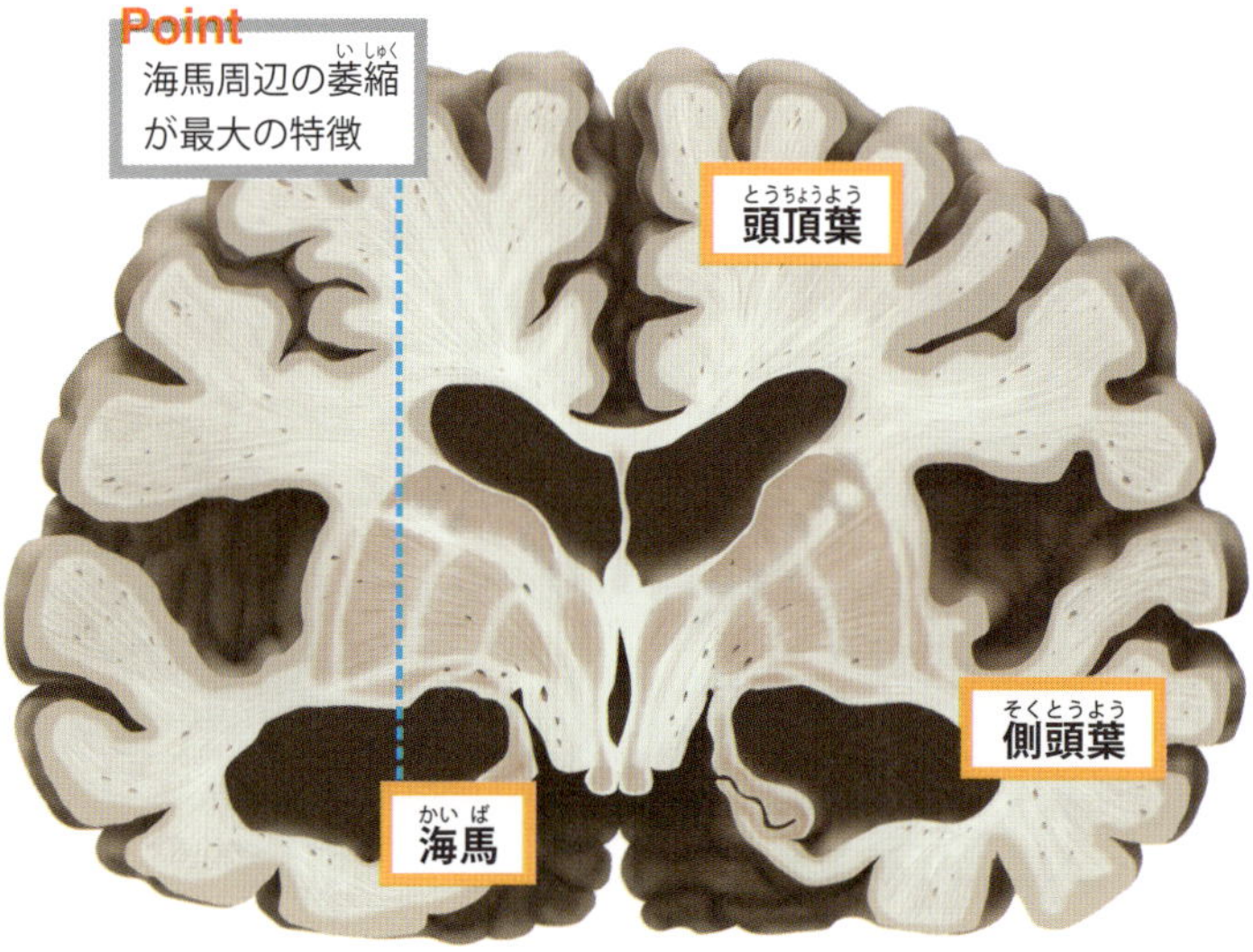

病態

- アミロイドβ《ベータ》からなる老人斑《ろうじんはん》が増える
- タウタンパクの凝集体（タングル）が神経細胞内にできる

▼

脳深部の海馬のほか、側頭葉、頭頂葉が萎縮

▼

記憶障害や、日時や場所がわからなくなる見当識障害《けんとうしきしょうがい》（→ P104）が起きる

発症リスク

- 70 歳代以上の高齢でとくに多い
- ApoE 遺伝子の「ε《イプシロン》4」型をもつ人は、リスクが高い
- 糖尿病などの生活習慣病もリスクを高める

経過

- 病理学的変化が出はじめてから、およそ 20 年後に発症
- 個人差はあるが、発症後平均 8 年ほどで死に至る

レビー小体型認知症

dementia with Lewy bodies DLB《ディーエルビー》

パーキンソン病と関連する病気で、記憶障害より身体症状が目立つ。臨床的特徴としては、生まじめで暗い印象を与える。

Point
大脳皮質や脳幹にレビー小体が沈着。後頭葉では血流が低下

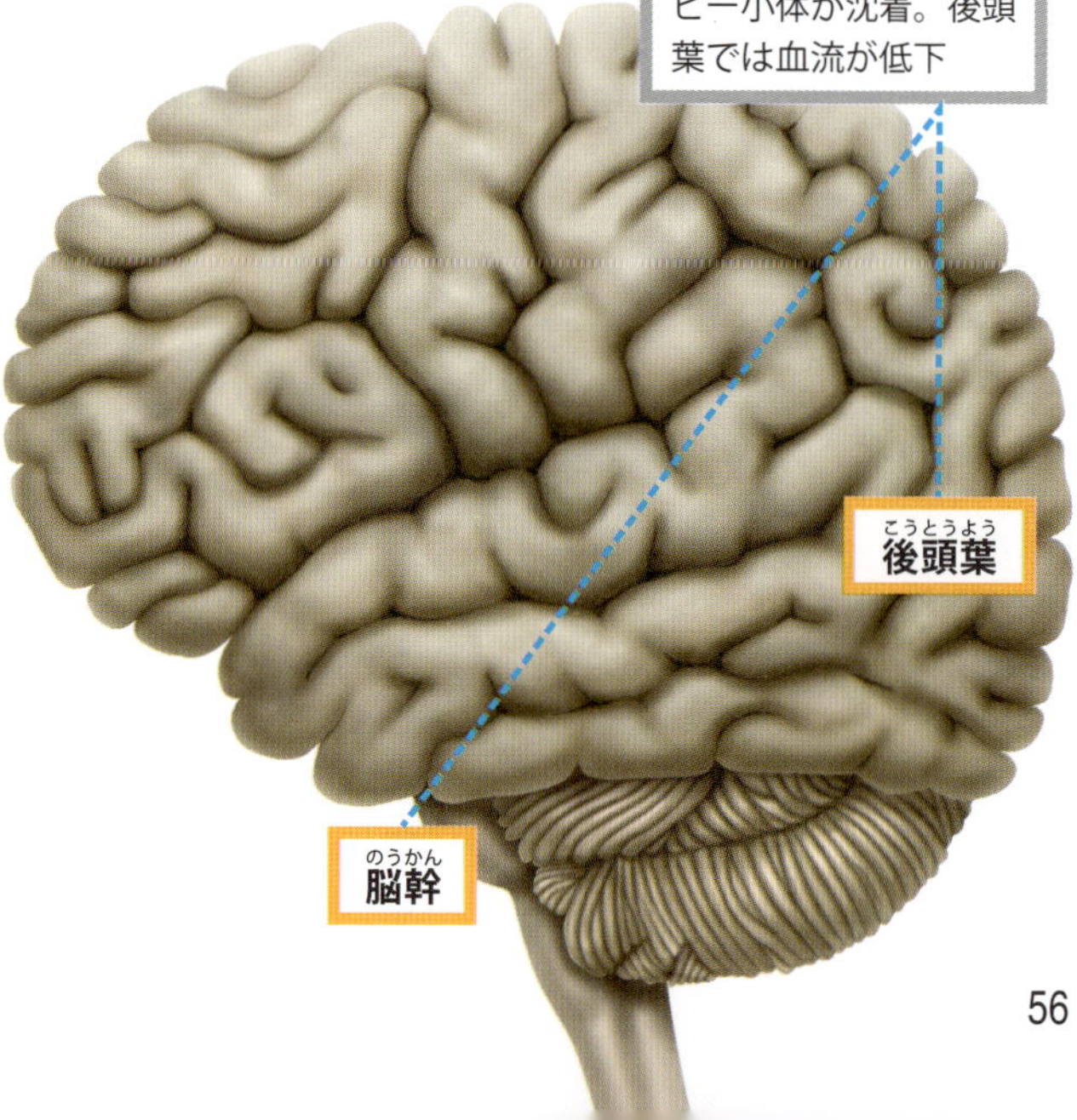

病態

- 大脳皮質全体、脳幹の神経細胞内に、毒性の強いレビー小体（→ P30）ができる（パーキンソン病と似た病態）
- 後頭葉の血流が低下する

▼

幻視《げんし》、記憶障害、パーキンソニズム（筋肉の固縮など）が起きる

発症リスク

- 70 代、80 代に多い（4 大認知症のなかでもっとも年齢層が高い）
- ほとんどは原因不明の孤発性《こはつせい》
- α《アルファ》シヌクレイン遺伝子、GBA《ジービーエー》遺伝子異常が原因のこともある

経過

- 初期には幻視が多く、進行するとパーキンソニズムが悪化
- うつ、せん妄などの精神症状をともなうことが多い
- 進行が早く、平均罹病期間は 7.28 年

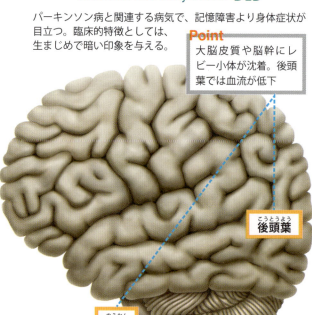

前頭側頭葉変性症

frontotemporal lobar degeneration FTLD《エフティーエルディー》

もっとも多いのは、下図の前頭側頭型認知症《ぜんとうそくとうがた》（FTD《エフティーディー》）。会話に障害が出る、意味性認知症（SD《エスディー》）、進行性非流《しんこうせいひりゅう》暢性失語《ちょうせいしつご》（PNFA《ピーエヌエフエー》）というタイプもある。

Point
前頭葉、側頭葉の萎縮が著しい（前頭側頭型認知症）

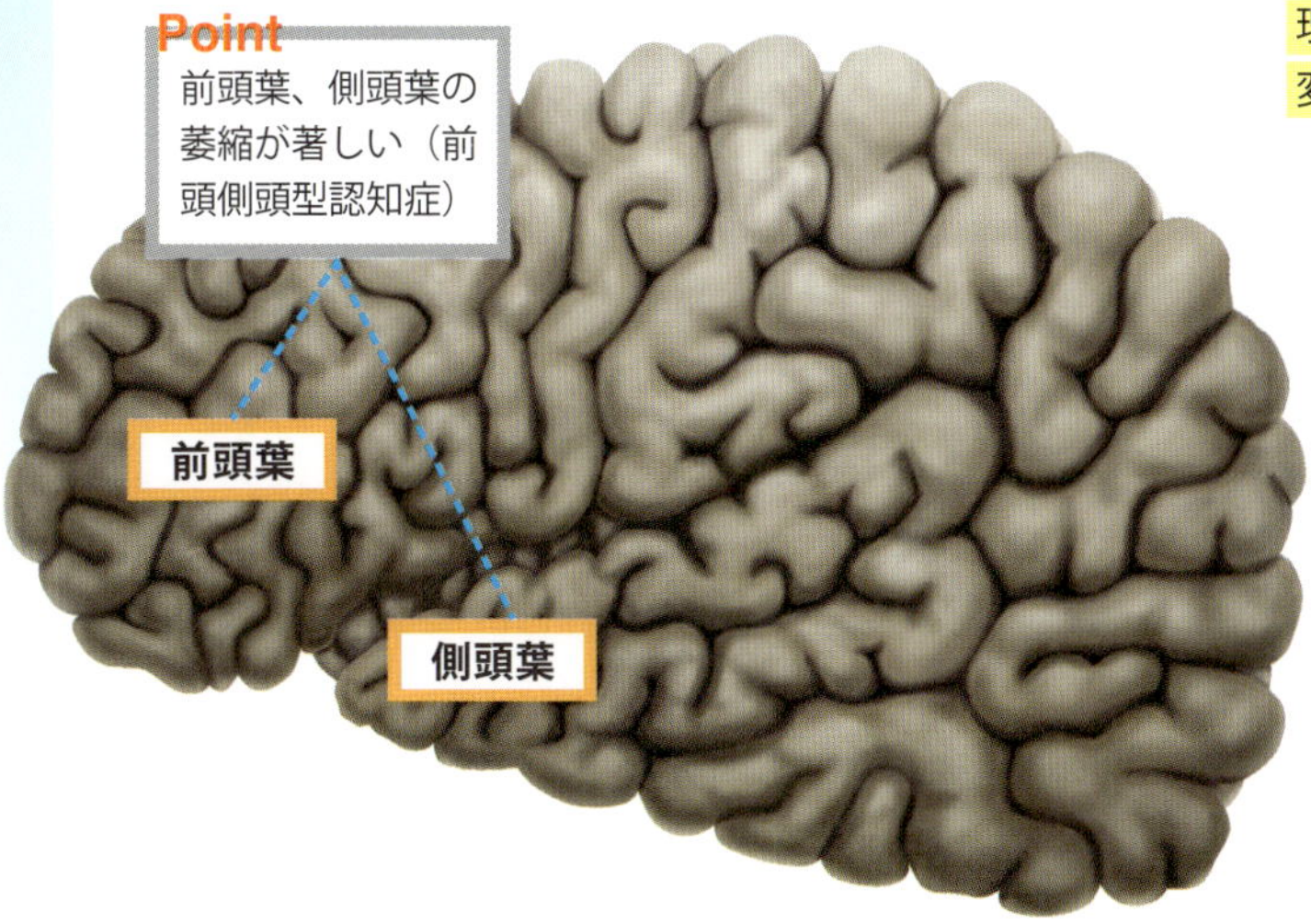

病態

- 前頭葉、側頭葉の神経細胞が減り、萎縮する
- 約半数に、ピック球という異常構造物が出現

▼

理性や行動を司る前頭葉の異常により、人格の変化、行動異常などを発症

発症リスク

- 40〜50代と、若年での発症が多い
- ほとんどは孤発性で発症する

経過

- 初期には人格の変化、反社会的行動がめだつ
- 暴言・暴力から、介護困難に陥りやすい
- 徐々に自発性、活動性が低下し、平均6年で死に至る

脳血管性認知症

vascular dementia VaD《ヴィーエーディー》

脳血管障害（CVD《シーヴィディー》）のうち、脳内の血管が詰まり、血液や酸素が行き届かなくなる「脳梗塞《のうこうそく》」によるものが多い。内訳としては「ラクナ梗塞」が最多。

Point
大脳深部の血管が詰まり、小さな梗塞《こうそく》が多発する（ラクナ梗塞《こうそく》）

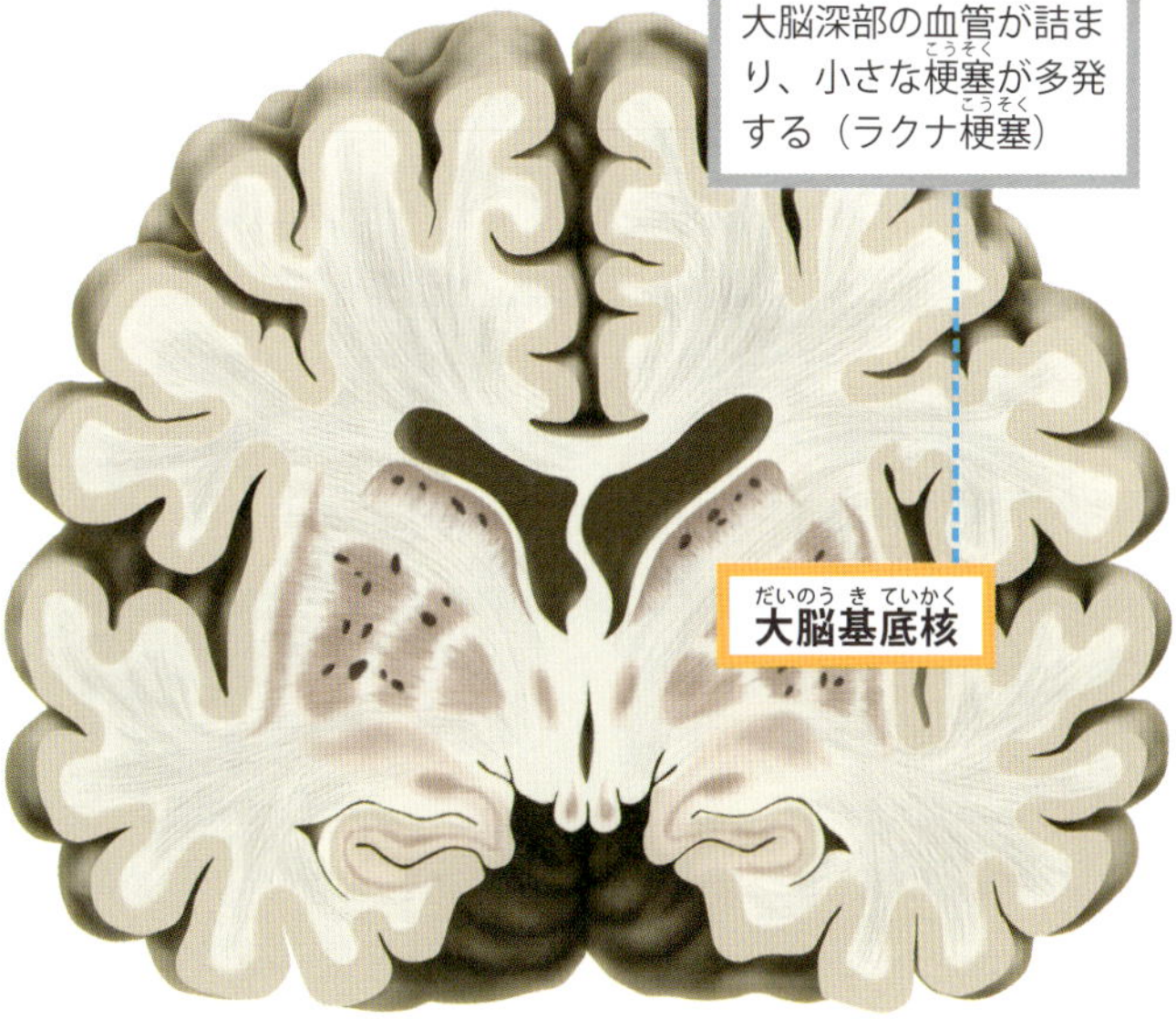

病態

〈ラクナ梗塞〉
脳深部の細い血管が詰まり、周囲の細胞が壊死する

〈ビンスワンガー病〉
細い血管の閉塞に加え、脳内部の白質《はくしつ》の容積が減る

〈多発梗塞性認知症〉
大小の血管の梗塞が、くり返し起きる

発症リスク

- 60歳以上の男性に多い
- 高血圧、糖尿病などの生活習慣病が、最大の発症要因
- 遺伝性の脳血管性認知症「CADASIL《カダシル》」もまれに起こる

経過

- 脳血管障害の再発のたびに、認知機能が悪化する
- 脳のどの部位の血管が詰まったかで、症状、進行が異なる
- 歩行障害、意欲低下が目立つほか、計画・実行能力も損なわれる

発症の10〜20年前から脳の病変ははじまっている

軽度認知障害とは、認知症の前段階をさす。認知症の早期治療の重要性が唱えられたことでこのような概念が急速に広まりつつある。

軽度認知障害とは 認知症の手前のグレーゾーン

認知症は、「進行性の認知機能低下により、日常生活や社会生活に支障をきたす状態」と定義されている。しかし、ある日突然、こうした状態になるわけではない。神経細胞の変性は徐々に進行していくからだ。

そこで、軽度の記憶障害はあるが、一般的な認知機能は問題がなく、日常生活にも支障のない状態を、**軽度認知障害（ＭＣＩ《エムシーアイ》：mild cognitive impairment）**とよぶ。

軽度認知障害の症例を数年間調査すると、高い確率で認知症に進行することが明らかになっている。認知症と正常のあいだのグレーゾーン、または認知症の一歩手前の状態といえるだろう。60歳、または65歳以上を対象にした調査での有症率は、11〜17％だと報告されている。

認知症発症以前に起きる、脳の変化

アルツハイマー型認知症（ATD→P14）では、症状がない段階から、アミロイドβ蓄積（→P16）などの脳の変性がはじまっている。変性が進んで症状が現れると軽度認知障害（MCI）、さらに進行すると認知症を発症する。

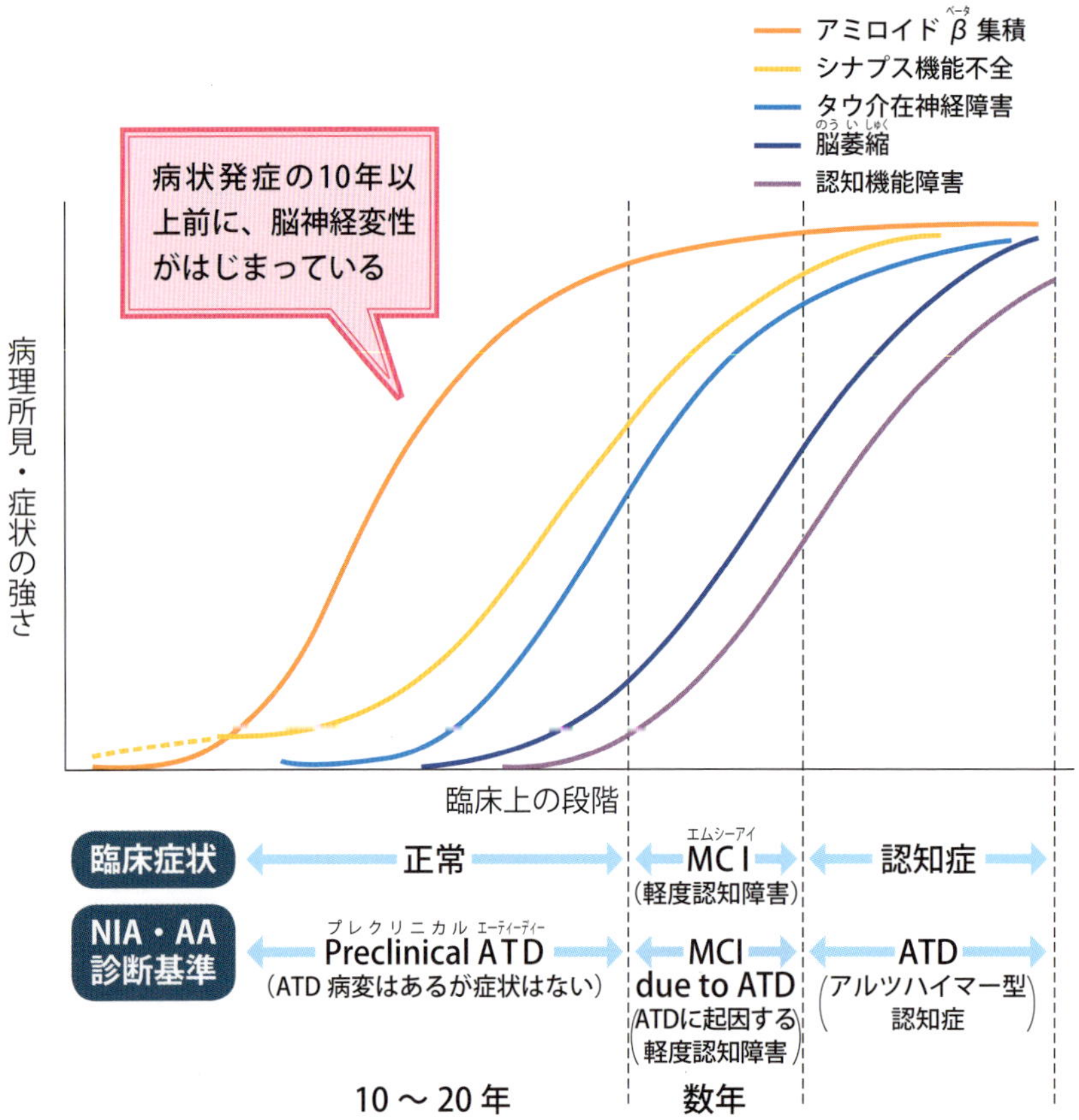
アミロイドβ《ベータ》集積
シナプス機能不全
タウ介在神経障害
脳萎縮《のういしゅく》
認知機能障害
病状発症の10年以上前に、脳神経変性がはじまっている
病理所見・症状の強さ
臨床上の段階
臨床症状
正常
MCI《エムシーアイ》
（軽度認知障害）
認知症
NIA・AA診断基準
Preclinical《プレクリニカル》 ATD《エーティーディー》
（ATD 病変はあるが症状はない）
MCI due to ATD
（ATDに起因する軽度認知障害）
ATD
（アルツハイマー型認知症）
10〜20年
数年

（「Toward defining the preclinical stages of Alzheimer's disease : Recommendations from the National Institute on Aging and the Alzheimer's Association workgroup」Sperling RA, et al. 2011／「Hypothetical model of dynamic biomarkers of the Alzheimer's pathological cascade.」Jack CR Jr, et al. 2010より作成）

認知症の重症度と、MCIからの移行

CDR《シーディーアール》（clinical dementia rating 臨床的認知症尺度）は、認知症の重症度を評価するもの。CDR0.5が軽度認知障害（MCI）に相当する。一度MCIを発症しても、CDRのポイントが下がり、正常化する可能性は十分にある。

	記憶	見当識	判断力と問題解決	地域社会	家庭生活および趣味、関心	介護状況
CDR 0 正常	● 記憶障害なし ● 軽度の一貫しない物忘れ	見当識障害（→P104）なし	● 日常の問題を解決 ● 仕事をこなす ● 金銭管理良好 ● 過去の行動と関連した良好な判断	通常の仕事、買い物、ボランティア、社会的グループで通常の自立した機能	家での生活、趣味、知的関心が十分保持されている	セルフケア完全

↑ リバート率 14～44%

CDR0.5 ≒ MCI	● 一貫した軽い物忘れ ● できごとを部分的に思い出す ● 良性健忘	時間的関連の軽度の困難さ以外は障害なし	問題解決、類似性差異の指摘における軽度障害	上記の活動の軽度の障害	家での生活、趣味、知的関心が軽度障害されている	セルフケア完全

↓ コンバート率　5～15%

CDR1 軽度認知症	● 中程度記憶障害 ● とくに最近のできごとに対するもの ● 日常生活に支障	時間的関連の障害中程度あり。検査では場所の見当識良好。他の場所でときに地誌的見当識障害	● 問題解決、類似性差異の指摘の中程度障害 ● 社会的判断は通常、保持される	● 上記の活動のいくつかに関わっていても、自立できない ● 一見正常	● 軽度しかし確実な家庭生活の障害 ● 複雑な家事の障害。複雑な趣味や関心の喪失	奨励が必要
CDR2 中等度認知症	● 重度記憶障害 ● 高度に学習したもののみ保持。新しいものはすぐに忘れる	時間的関連の障害重度。通常時間の失見当。しばしば場所の見当識障害	● 問題解決、類似性差異の指摘における重度障害 ● 社会的判断力は通常、障害される	● 家庭外では自立不可能 ● 家族のいる家の外に連れ出しても他人の目には一見活動可能に見える	● 単純な家事手伝いのみ可能 ● 限定された関心	着衣、衛生管理など身の回りのことに介助が必要
CDR3 重度認知症	● 重度記憶障害 ● 断片的記憶のみ残存する程度	人物への見当識のみ残存する程度	● 問題解決不能 ● 判断不能	● 家庭外では自立不可能 ● 家族のいる家の外に連れ出した場合生活不可能	家庭内における意味のある生活活動困難	● 日常生活に十分な介護を要する ● 頻回な失禁

（『認知症早期発見のためのCDR判定ハンドブック』目黒謙一、2008より作成）

認知機能が正常化する〝リバート〟も少なくない

軽度認知障害と診断されても、全員が認知症を発症するわけではない。認知症に進展する人の割合（**コンバート率**）は、年間で5～15％と報告されている。

また、認知機能が元に戻り、のちの検査で正常と判定される人（リバーター）もいる。リバーターの割合（**リバート率**）は年間14～44％といわれている。

認知機能が元に戻るのは、脳が**可塑性**《かそせい》（回復力）をもつからだ。神経細胞のネットワークはつねに変化し続けており、ある部分が使えなくなっても、ほかのネットワークをつなぎ換えることができる。また動物実験の結果では、運動習慣により、**海**《かい》**馬**《ば》の神経細胞が再生することが明らかになっている。

なお、軽度認知障害という概念の成立には、**認知機能改善薬**（↓P124）が開発されたことも大きい。認知機能改善薬は、早い段階から使うほど効果が高いとする報告が多く、認知症の早期診断、早期治療が重要視されている。

症状と変性領域から認知症のタイプを予測する

軽度認知障害は、アルツハイマー型以外の認知症にも移行しうる。しかし必ず認知症を発症するわけではなく、正常化することもある。

アルツハイマー型だけでなくあらゆる認知症に移行する

軽度認知障害は、**アルツハイマー型認知症**（↓P14）への進展が多い症例群として注目されていた。しかし、死後の病理所見を調べたところ、アルツハイマー型は11％にすぎず、発病前のさまざまな疾患が含まれていたことがわかった（下図参照）。

つまり、軽度認知障害は、アルツハイマー型だけでなく、**レビー小体型《しょうたいがた》認知症**（↓P28）、**脳血管性認知症**（↓P48）など、あらゆる認知症に移行しうる疾患群だといえる。早い段階から対応するために、症状によって、将来の認知症のタイプを予測する方法も提唱されている（左図参照）。

なお、高齢者では、肺気腫《はいきしゅ》や心不全などの身体的な疾患でも、軽度認知障害に陥ることがあり、注意が必要である。

軽度認知障害（MCI）の脳病理所見

軽度認知機能障害と診断された57例の病理所見では、アルツハイマー型は11%。海馬《かいば》を中心に神経原線維変化が出現する病態で、軽度のアルツハイマー型ともいえる「神経原線維変化優位型認知症」を含めても、2割程度だった。

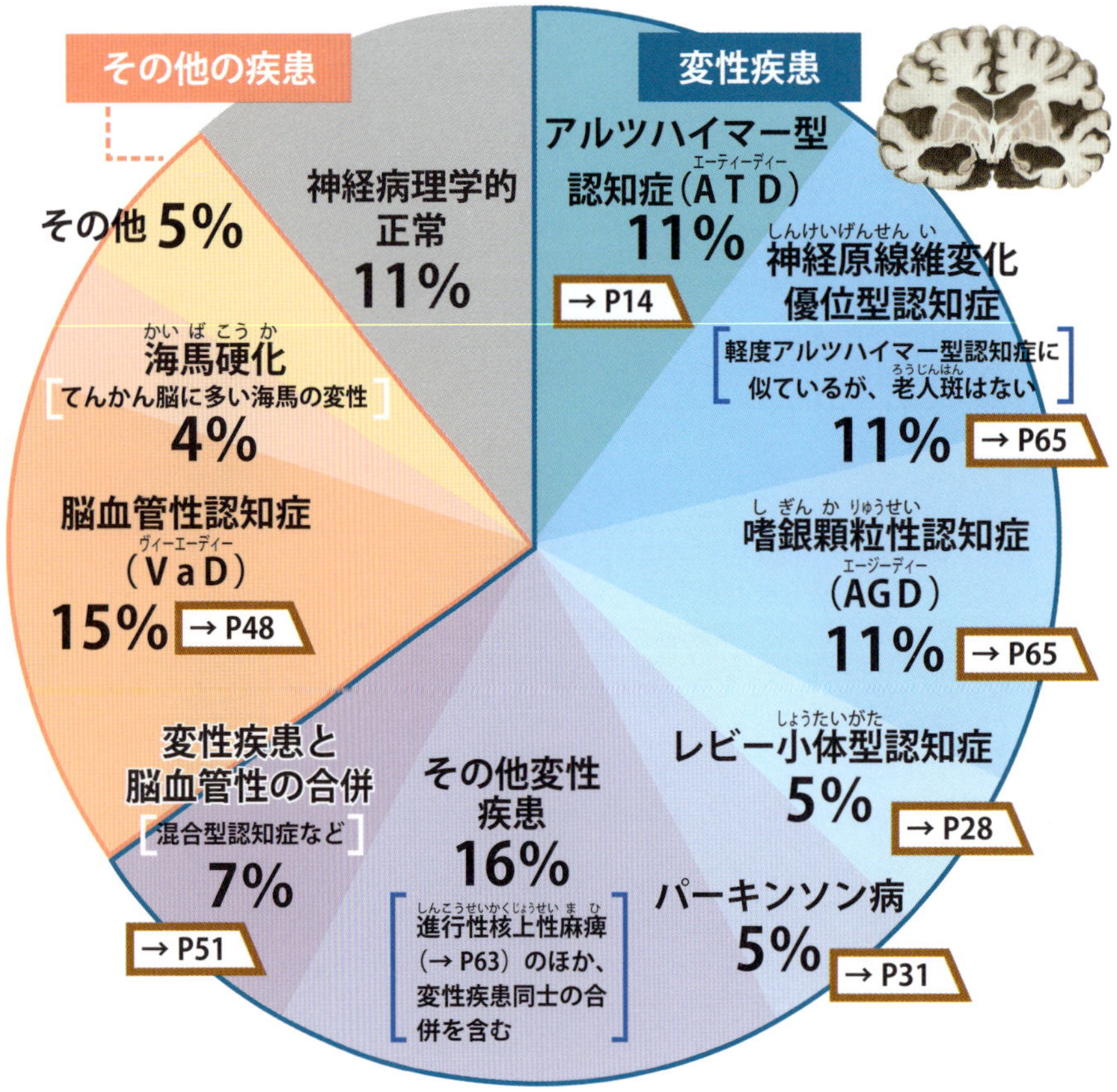

その他の疾患
変性疾患
アルツハイマー型認知症（ATD《エーティーディー》）
11%
→ P14
神経原線維《しんけいげんせんい》変化優位型認知症
［軽度アルツハイマー型認知症に似ているが、老人斑《ろうじんはん》はない］
11%
→ P65
嗜銀顆粒性《しぎんかりゅうせい》認知症（AGD《エージーディー》）
11%
→ P65
レビー小体型《しょうたいがた》認知症
5%
→ P28
パーキンソン病
5%
→ P31
その他変性疾患
16%
［進行性核上性麻痺《しんこうせいかくじょうせいまひ》（→ P63）のほか、変性疾患同士の合併を含む］
変性疾患と脳血管性の合併
［混合型認知症など］
7%
→ P51
脳血管性認知症（VaD《ヴィーエーディー》）
15%
→ P48
海馬硬化《かいばこうか》
［てんかん脳に多い海馬の変性］
4%
その他 5%
神経病理学的正常
11%

（「Neuropathology of mild cognitive impairment.」Saito Y, Murayama S. 2007より作成）

軽度認知障害（MCI）のサブタイプ診断と、病型の関係

認知機能低下に関する訴え

↓

- 正常ではなく認知症でもない
- 認知機能の低下がある
- 基本的な日常生活機能は正常

↓ 3つとも当てはまれば……

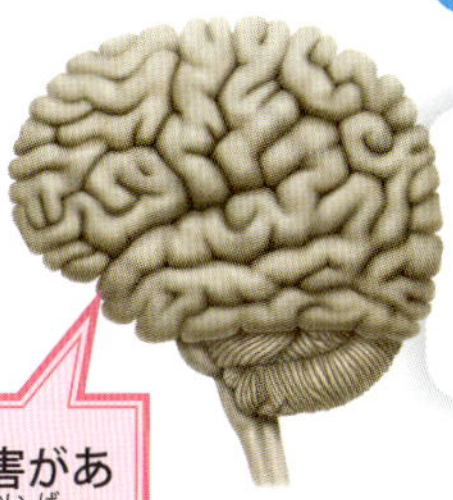

記憶障害があれば、海馬《かいば》周辺の萎縮《いしゅく》がはじまっている

軽度認知障害（MCI《エムシーアイ》）

↓

記憶障害

- Yes → **Amnestic MCI**［記憶障害をともなう認知症］
  - ↓ 認知機能障害は記憶障害のみ
    - Yes → **Amnestic MCI Single domain**［記憶障害以外の認知機能障害が認められない、軽度認知障害］
      ＝ アルツハイマー型認知症（ATD）のハイリスク群
    - No → **Amnestic MCI Multiple domain**［記憶障害に加え、その他の認知機能障害がある軽度認知障害］
      ＝ アルツハイマー型認知症（ATD）、脳血管性認知症（VaD）のハイリスク群
- No → **Non-Amnestic MCI**［記憶障害のない認知症］
  - ↓ 認知機能障害は1領域に限られる
    - Yes → **Non-amnestic MCI Single domain**［記憶障害はないが、その他の認知機能障害がひとつある軽度認知障害］
      ＝ 前頭側頭型認知症（FTD《エフティーディー》）のハイリスク群
    - No → **Non-amnestic MCI Multiple domain**［記憶障害はないが、その他の認知機能障害が複数ある軽度認知障害］
      ＝ レビー小体型認知症（DLB《ディーエルビー》）、脳血管性認知症（VaD）のハイリスク群

（『認知症疾患治療ガイドライン 2010』日本神経学会監修、「認知症疾患治療ガイドライン」作成合同委員会編、2010 より作成）

軽度認知障害（MCI）は、症状と障害領域（ドメイン）から、図の4タイプに分けられる。記憶障害のみが認められる軽度認知障害はアルツハイマー型認知症に、記憶障害以外の認知機能障害がある軽度認知障害は前《ぜん》頭側頭型《とうそくとうがた》認知症（→ P40）、レビー小体型《しょうたいがた》認知症、脳血管性認知症につながると予測できる。

コウノメソッドの臨床テクニック

軽度認知障害の疑い（HDS-R27~30点が多い）

- → **A＋B 併用**
- → **B：フェルガード 100M 1日2~3本**
- → **A：ドネペジル 1.5mg**
  - 症状改善 → **ドネペジル 2.5mg継続（診断名：ATD）**
  - 副作用発現 → **フェルガード 100M 1日2~3本**

認知症への移行が心配なときは「ドネペジルチャレンジテスト」を

コウノメソッド（河野和彦が提唱する認知症薬物療法）における、軽度認知障害の対処法のひとつが、ドネペジルチャレンジだ。認知症治療薬のドネペジル（→ P124）を通常の半分量（1.5mg）で1か月間処方し、症状の変化をチェックする。

多くは、認知機能を評価するスコア「HDS《エイチディーエス》-R《アール》」（→P74）がやや低く、患者や家族が軽度認知障害の有無を知りたがっている場合におこなう。症状が軽減すれば、脳内のアセチルコリン（→P20）が欠乏しているとわかる。患者、家族の希望に応じて、ドネペジルの継続、サプリメント（フェルガード →P149）の服用がすすめられる。

＊サプリメントは治療薬ではなく、保険適応も認められません。使用を検討する際には、専門医に相談してください

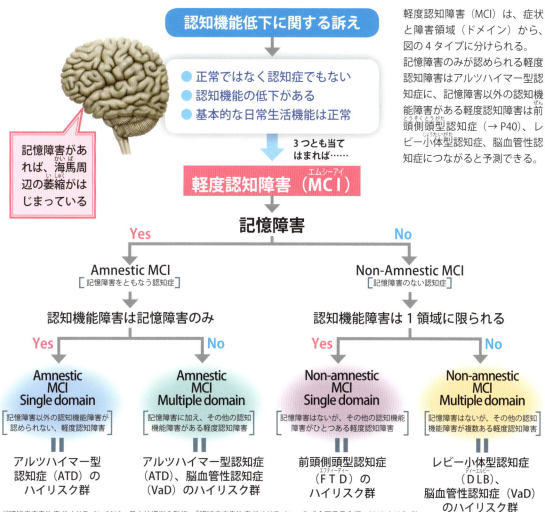

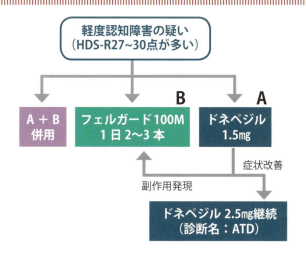

過剰なタンパクが原因で神経細胞が脱落する

タウタンパクが増加する「タウオパチー」にはさまざまなタイプがある。記憶障害以外の症状が前面に出るものも多い。

大脳皮質基底核変性症《だいのうひしつきていかくへんせいしょう》
(corticobasal degeneration：CBD《シービーディー》)

右脳か左脳、どちらかの前頭葉や頭頂葉に高度な萎縮が生じ、脳回《のうかい》が狭くなる。

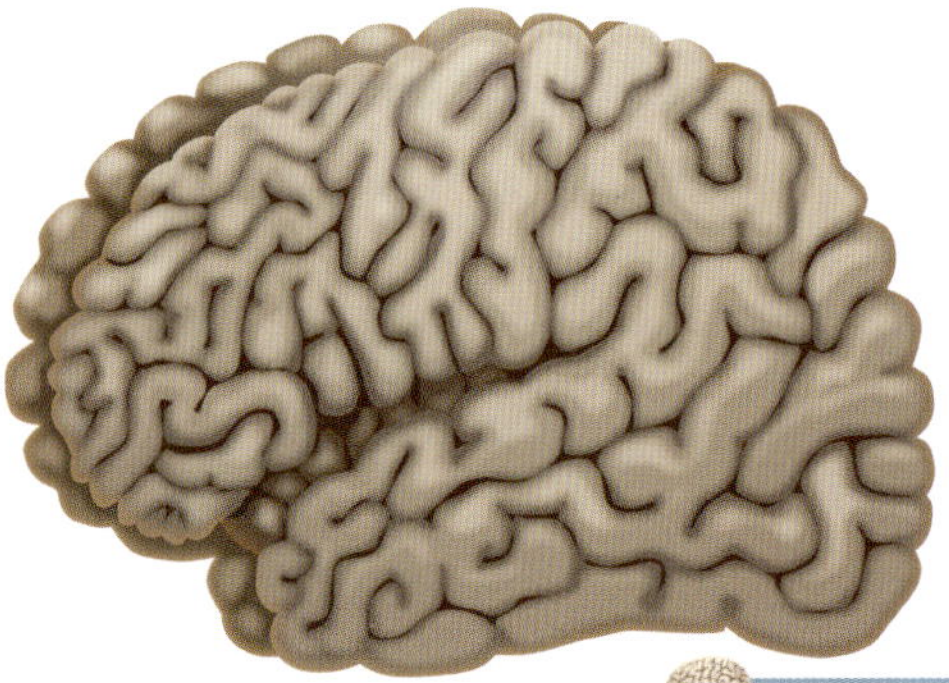

健常脳はP10参照

病態

- 前頭葉《ぜんとうよう》の左右非対称性萎縮《いしゅく》
- 神経細胞、グリア細胞ともに、4R《リピート》タウが蓄積

発症リスク

- 年齢、性別を問わず発症
- 原因不明、孤発性《こはつせい》

経過

- 発病から2～3年で、パーキンソニズム、失語《しつご》、失行《しっこう》などを発症

非対称性のパーキンソニズム、失行、失語をともなう認知症

パーキンソン病（↓P31）の主症状（**パーキンソニズム**）と、**大脳皮質《だいのうひしつ》症状**をあわせもつ神経変性疾患である。**前頭葉《ぜんとうよう》**や**頭頂葉《とうちょうよう》**を中心に萎縮《いしゅく》が生じる。また、**タウタンパク**（↓P18）が神経細胞やグリア細胞に蓄積し、**神経原線維《しんけいげんせんい》変化**が現れる。

パーキンソニズムは、筋肉が硬くなる**筋強剛《きんきょうごう》**や、**歩行障害**が多く、左右どちらかに強く現れる。手足が自分のものではないように感じられることも多い。

大脳皮質症状としては、基本的な動作に支障が出る「**失行《しっこう》**」、物体を認識できない「**失認《しつにん》**」などがある（↓P106）。認知症は必発ではないが、認知症から発症することも少なくない。人格変化や異常行動のほか、進行性の**失語《しつご》**をともなうこともある。

大脳皮質基底核変性症（CBD）に多い神経徴候

もっとも目立つのは、運動機能に関係する神経徴候だ。失行や筋強剛、歩行障害はほぼ全症例にみられる。持続性の筋収縮により、姿勢や動作が障害される「ジストニア」も多い。

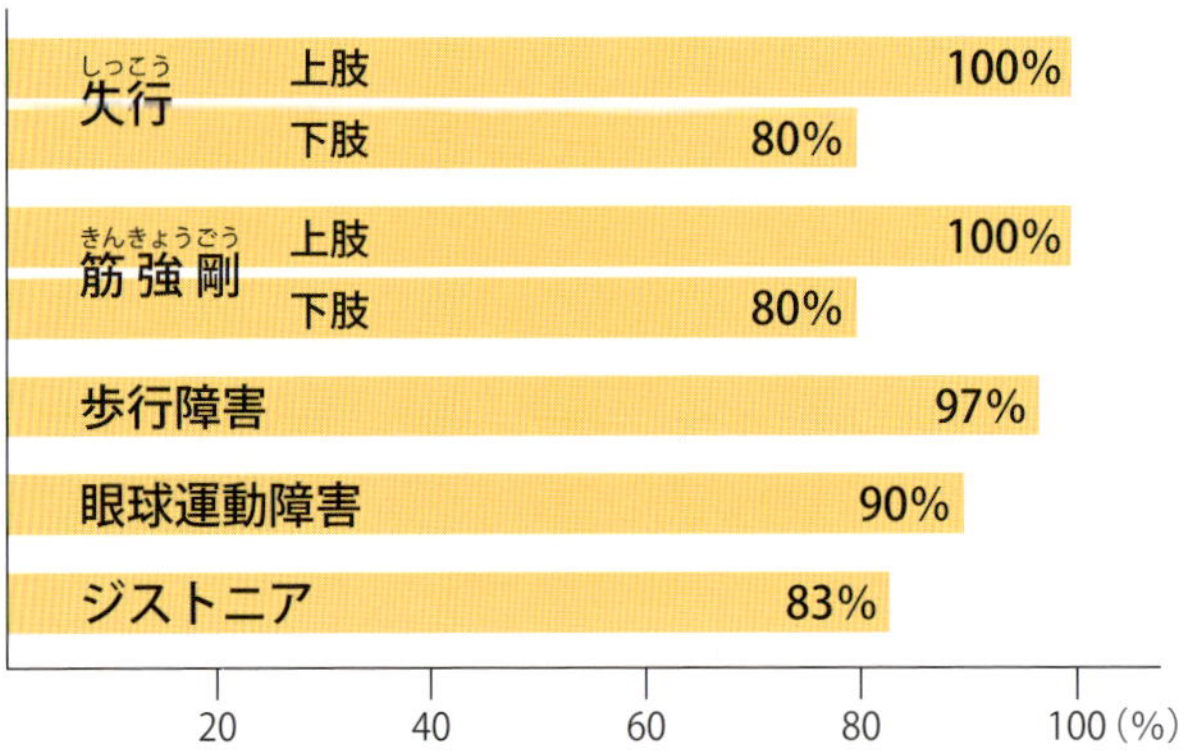

失行《しっこう》
上肢
100%
下肢
80%
筋強剛《きんきょうごう》
上肢
100%
下肢
80%
歩行障害
97%
眼球運動障害
90%
ジストニア
83%
20
40
60
80
100（%）

（『ここが知りたい認知症の画像診断Q&A』松田博史・朝田 隆編著、2013より引用）

大脳基底核（とくに視床下核と淡蒼球）に萎縮が強く現れ、第三脳室が拡大する。

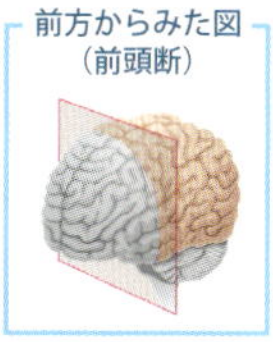
前方からみた図
（前頭断）

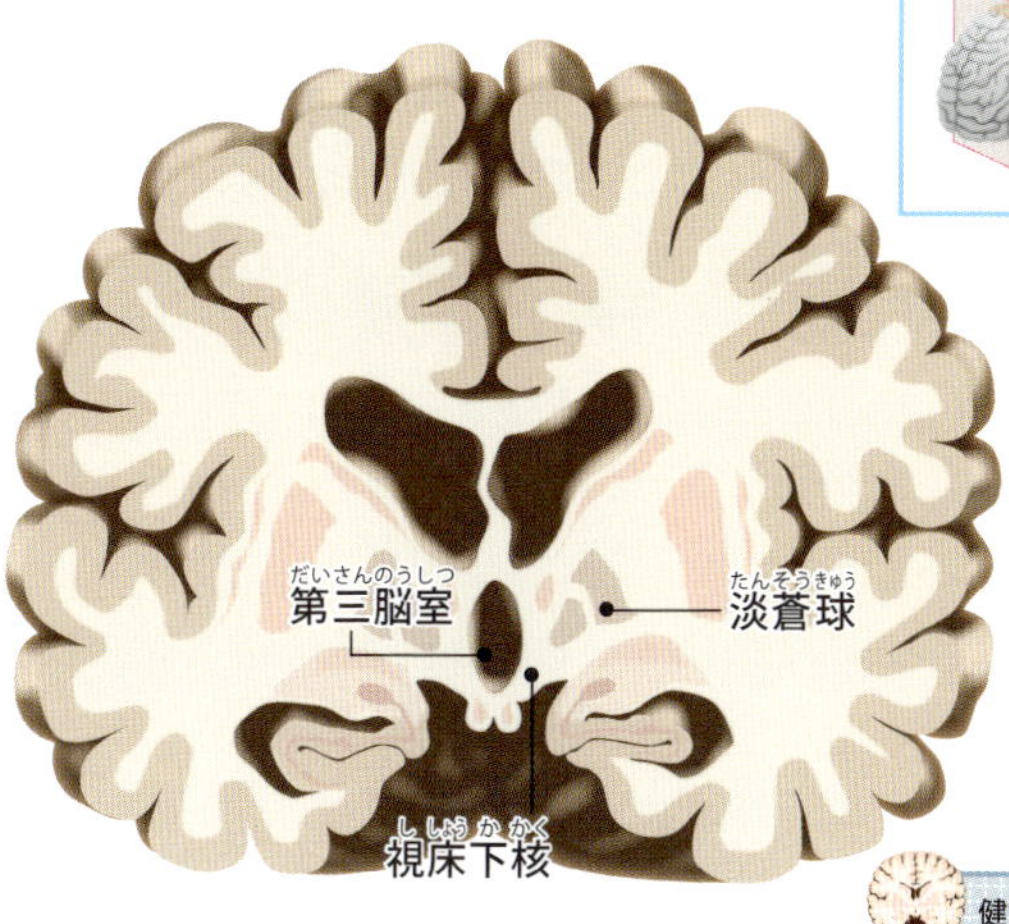
第三脳室《だいさんのうしつ》
淡蒼球《たんそうきゅう》
視床下核《ししょうかかく》

健常脳はP9参照

進行性核上性麻痺《しんこうせいかくじょうせいまひ》
(progressive supranuclear palsy：PSP《ピーエスピー》)

病態

- 大脳基底核《だいのうきていかく》、とくに視床下核や淡蒼球の萎縮が強い
- 神経細胞、グリア細胞ともに、4R タウが蓄積

発症リスク

- 40 歳以降に発症。とくに 60 歳代の男性に多い
- 原因不明。孤発性が中心だが遺伝性もある

経過

- 運動機能は著明に低下していくが、その他の症状は徐々に進行。5〜10 年で死に至る

大脳皮質が萎縮。とくに側頭葉の脳溝が広がる

中年期以降に発症する原因不明の神経疾患で、右ページの大脳《だいのう》皮《ひ》質《しつ》基《き》底核《ていかく》変性症《へんせいしょう》の類縁疾患といえる。**パーキンソニズム**と**眼球運動障害**のふたつが、特徴的な症状だ。

パーキンソニズムでとくに目立つのが、**姿勢反射障害**である。バランスがとれずに姿勢が不安定になったり、転びやすくなる。また、動作が緩慢になり、体幹や首を中心に筋強剛が現れる。眼球運動障害は、眼球が垂直方向に動かなくなるもので、とくに下方向がみづらくなる。言葉を正確に発音できない**構音障害《こうおんしょうがい》**や、**嚥下障害《えんげしょうがい》**も現れる。

通常は、進行とともに認知症が現れてくるが、初期には、**アパシー（自発性の低下）**、**思考力低下**、**無気力**、**無関心**などがよくみられる。ときに、認知症症状で発症することもあり、その場合、人格変化や行動異常を中心とする症例も報告されている。

病理所見としては、神経細胞やグリア細胞に、タウタンパクの過剰な蓄積が認められる。萎縮は大脳基底核《だいのうきていかく》のほか、大脳の下にある脳幹《のうかん》、小脳《しょうのう》などにも現れる。

PSP、CBD の臨床像スペクトラム

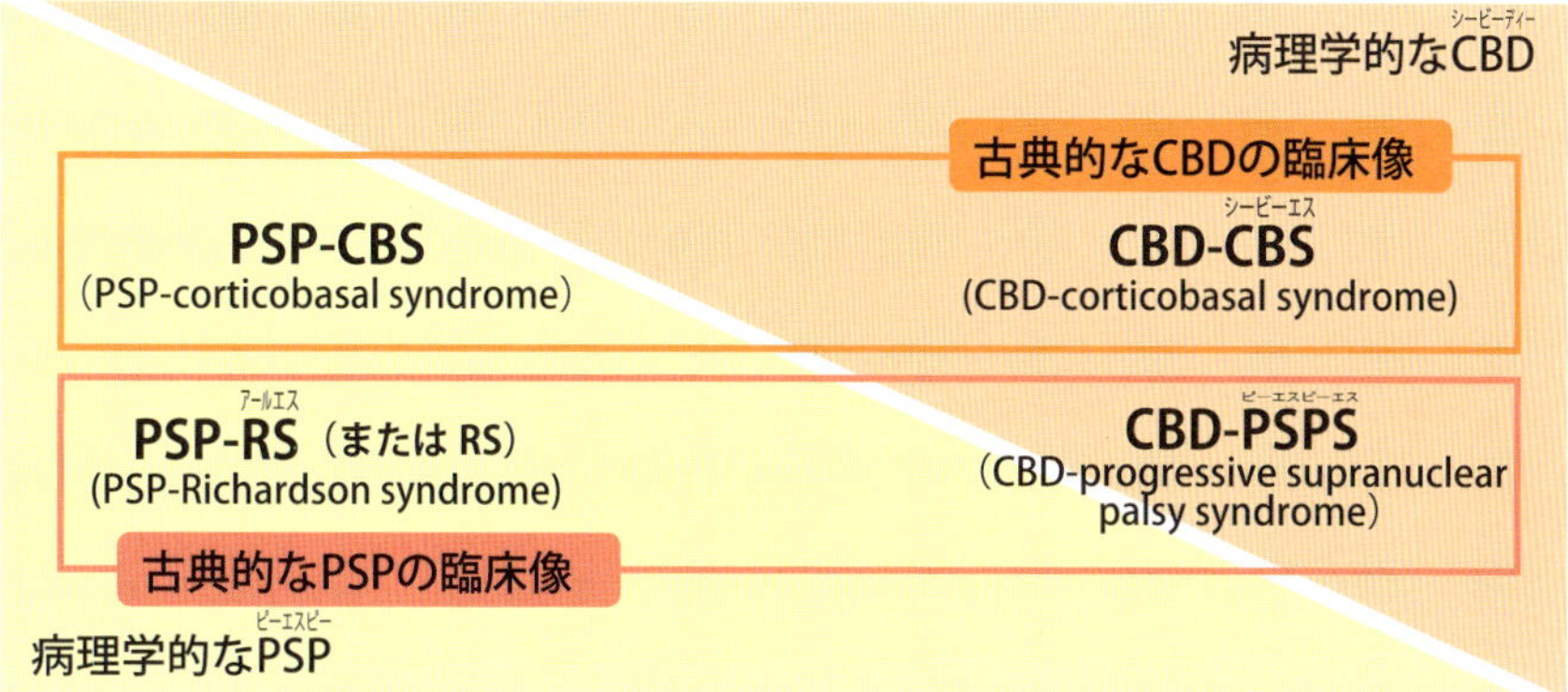
病理学的なCBD《シービーディー》
古典的なCBDの臨床像
PSP-CBS
（PSP-corticobasal syndrome）
CBD-CBS《シービーエス》
(CBD-corticobasal syndrome)
PSP-RS《アールエス》（または RS）
(PSP-Richardson syndrome)
CBD-PSPS《ピーエスピーエス》
（CBD-progressive supranuclear palsy syndrome）
古典的なPSPの臨床像
病理学的なPSP《ピーエスピー》

（『スーパー総合医 認知症医療』長尾和宏総編集、木之下 徹専門編集、2014 より引用、改変）

PSP、CBD は連続した疾患である。また、病理学的に PSP あるいは CBD と診断されても、臨床像は単一ではない。
それぞれに典型例とそうでない例があり、おもに 4 タイプに分類される。

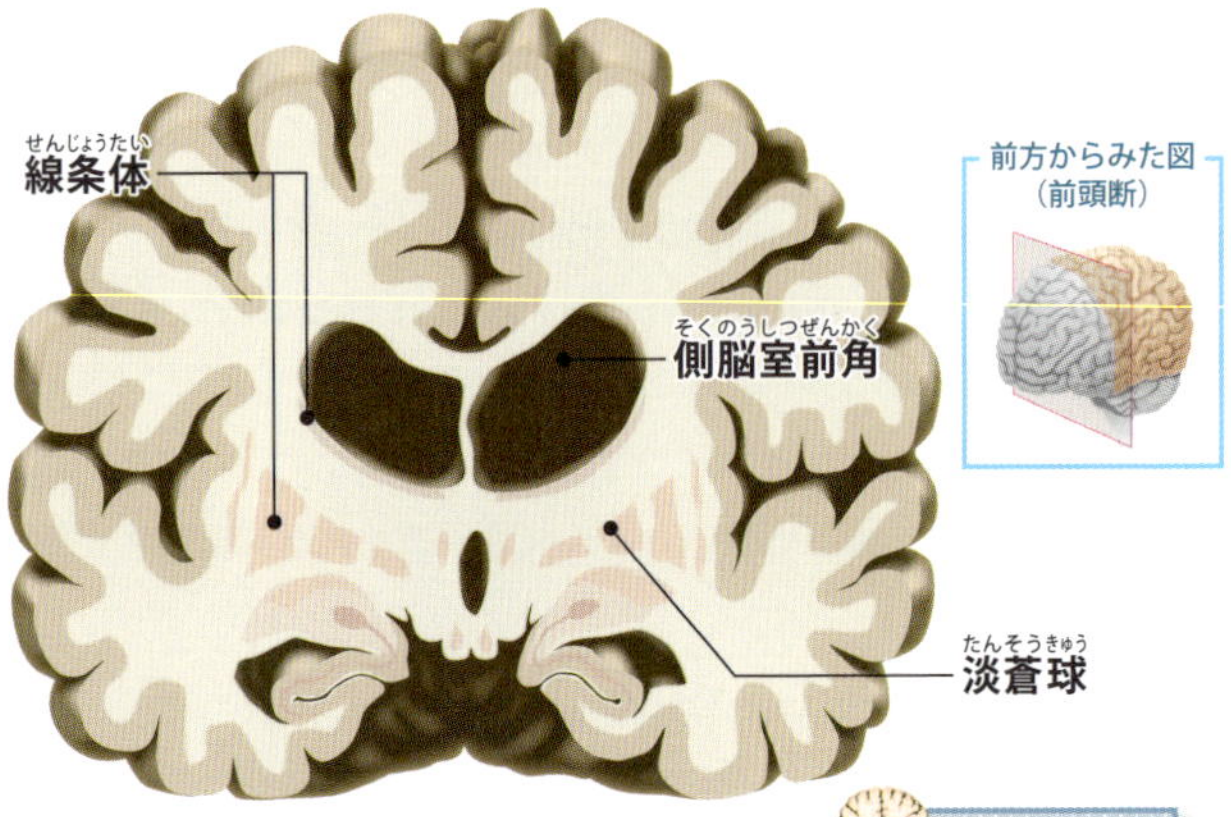

健常脳はP9参照

大脳皮質と大脳基底核（とくに線条体と淡蒼球）が萎縮し、側脳室《そくのうしつ》が拡大する。

ハンチントン病
（Hungtinton's disease：HD《エイチディー》）

病態

大脳基底核《だいのうきていかく》、とくに線条体と淡蒼球が高度に萎縮《いしゅく》

発症リスク

遺伝性。35〜50歳での発症が多い

経過

運動障害、精神症状に続き、記憶障害が起こる

舞踏運動などの不随意運動が特徴

大脳《だいのう》の深部にある**線条体《せんじょうたい》**を主病変部位とし、**舞踏《ぶとう》運動**、**精神症状**、**認知症**を生じる遺伝性の変性疾患である。多くは中年期で発症するが、20歳以前で発症する若年型もある。また、世代を経るうちに発症年齢が早まる「**表現促進現象**」が認められている。

舞踏運動とは、自分の意思とは無関係に生じる不規則ですばやい運動で、手先や舌、口などに現れる。精神症状は**不安**、**うつ気分**、**易刺激性《いしげきせい》**（興奮しやすい）、**アパシー**（自発性の低下）などがみられる。また、自殺のリスクも比較的高いといわれている。

通常は舞踏運動で発症するが、それ以前に、軽度ながら、精神症状や認知機能低下が認められるという報告もある。

脳は萎縮せずに保たれる一方、脊髄の変性、萎縮が強い。とくに運動ニューロンがある部位（前角）に変性、萎縮がみられ、色が薄くなる。

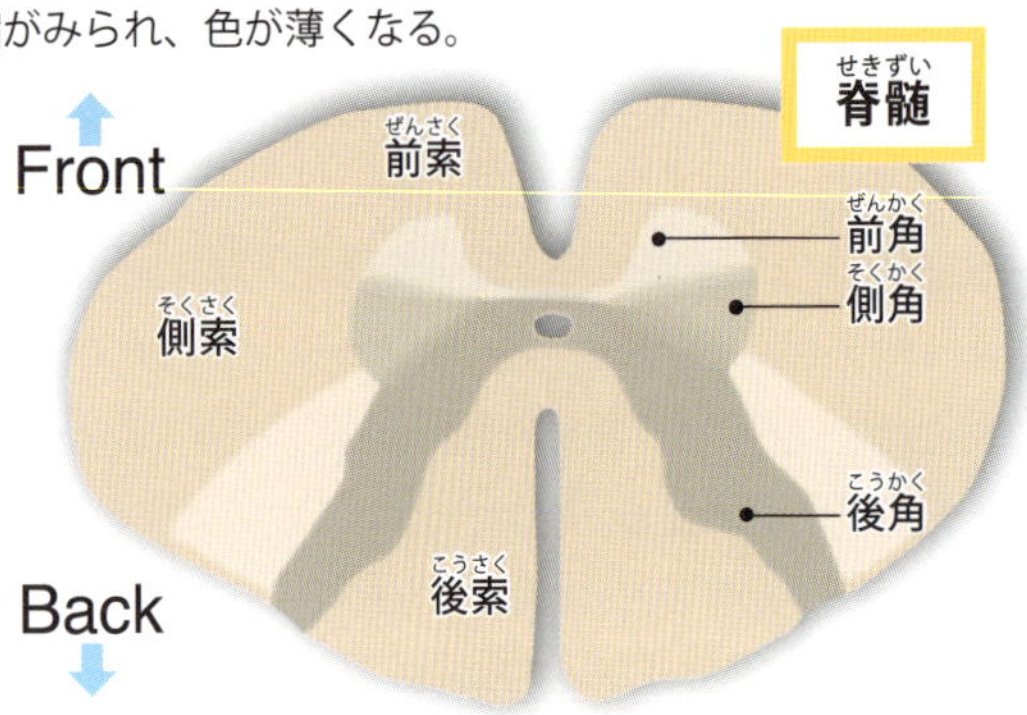

筋萎縮性側索硬化症《きんいしゅくせいそくさくこうかしょう》
（amyotrophic lateral sclerosis：ALS《エーエルエス》）

病態

脊髄前方、大脳皮質運動野《だいのうひしつうんどうや》が強く萎縮

発症リスク

90%以上は孤発性《こはつせい》。40〜60歳代の男性に多い

経過

手の脱力にはじまり、全身の筋肉が萎縮する

脊髄と脳の運動ニューロン疾患

筋萎縮性側索硬化症《きんいしゅくせいそくさくこうかしょう》は、脳からの運動指令を伝える**運動ニューロン**が、選択的に障害される変性疾患である。

手の脱力からはじまり、進行すると、手足がまったく動かせなくなる。全身の**筋力低下**・**筋肉萎縮《いしゅく》**により、**言語障害**、**構音障害《こうおんしょうがい》**なども現れる。末期になると呼吸筋も強く萎縮するため、人工呼吸器の使用が必要となる。

必発ではないが、ときに認知症を発症することがある。とくに目立つのが、**行動異常**、**自発性や意欲の低下**といった、前頭葉《ぜんとうよう》機能の低下だ。

前頭側頭葉変性症《ぜんとうそくとうようへんせいしょう》（→P38）と同じく、TDP《ティーディーピー》-43というタンパクの異常蓄積がみられることから、同疾患との関連性も指摘されている。

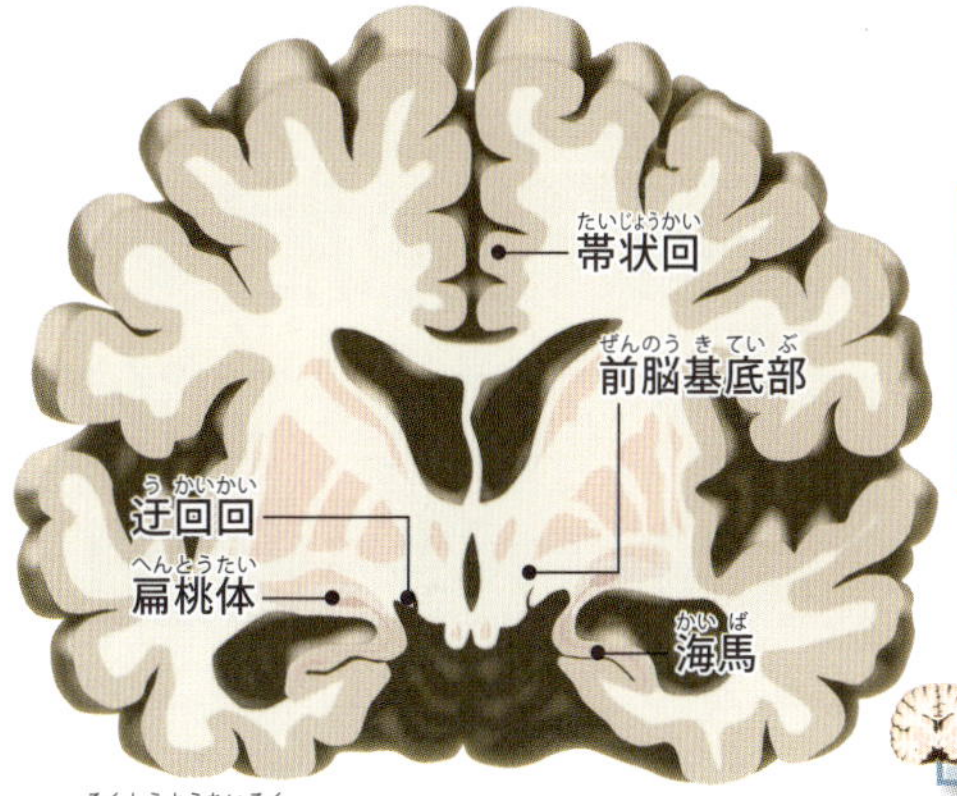

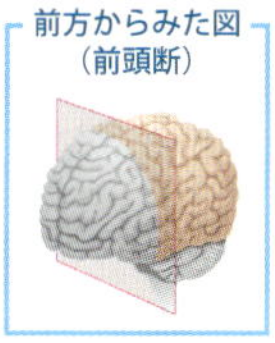

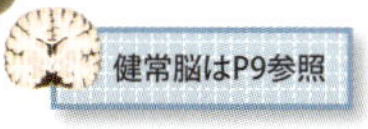

側頭葉内側《そくとうようないそく》（とくに迂回回、扁桃体）から強い萎縮が現れる。萎縮は海馬にも移行し、やがて前頭葉《ぜんとうよう》（前脳基底部、帯状回）にも広がる。

嗜銀顆粒性認知症《しぎんかりゅうせいにんちしょう》
（argyrophilic grain disease：AGD《エージーディー》）

病態

嗜銀顆粒《しぎんかりゅう》が増加し、大脳辺縁系《だいのうへんえんけい》周辺が萎縮

発症リスク

孤発性。高齢になるほどリスクが高まる

経過

進行が遅く、軽度認知障害（MCI《エムシーアイ》 → P58）程度の記憶障害が続く

軽度のアルツハイマー型と診断されやすい

銀を用いた組織染色で反応する**嗜銀顆粒《しぎんかりゅう》**が現れる変性疾患で、一種の加齢性変化とされる。リン酸化した**タウタンパク**（↓P18）が神経細胞の樹状突起《じゅじょうとっき》などに蓄積する。顆粒は**側頭葉内側《そくとうようないそく》**から**海馬《かいば》**を経て、**前頭葉**にまで広がる。

その頻度はアルツハイマー型認知症（↓P14）に次ぐともいわれるが、認知度が低く、また画像や症状からは確定できないため、軽度アルツハイマー型と診断されやすい。アルツハイマー型との合併例も多く、アルツハイマー型の病状を促進する可能性も指摘されている。

記憶障害（↓P102）は軽く、進行は遅い。**易刺激性**、**自発性の低下**などの前頭葉症状が現れることもある。

下図の淡蒼球のほか、小脳《しょうのう》の歯状核《しじょうかく》にも石灰沈着が起こる。さらに前頭葉と側頭葉が強く萎縮する。

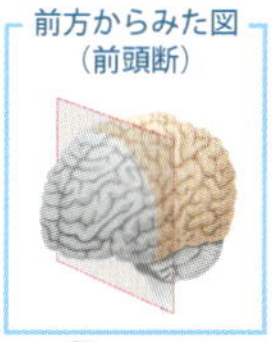

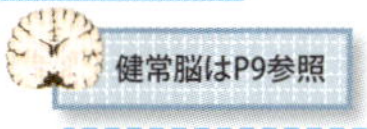

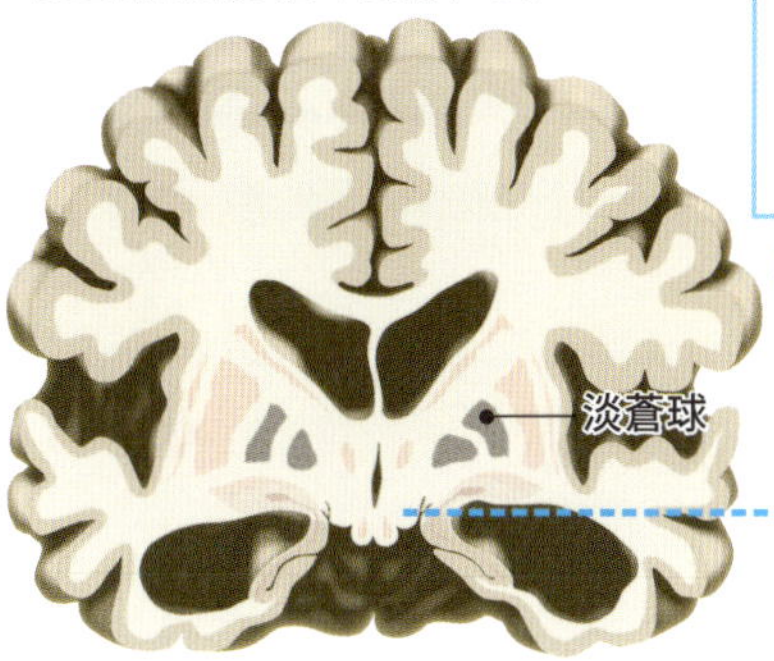

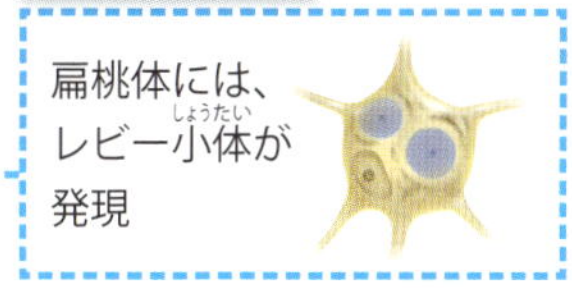

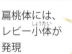

石灰化《せっかいか》を伴うびまん性神経原線維《しんけいげんせんい》変化病
（diffuse neurofibrillary tangles with calcification：DNTC《ディーエヌティーシー》）

病態

淡蒼球を中心に、大脳基底核が石灰化《せっかいか》

発症リスク

遺伝性、孤発性の両方。80 歳以上に多い

経過

記憶障害に続き、易怒《いど》、易刺激性《いしげきせい》が発現

アルツハイマー型、ピック病に似た症状を併発

比較的まれな神経疾患で、**神経原線維《しんけいげんせんい》変化**と**大脳基底核《だいのうきていかく》の石灰化《せっかいか》**を特徴とする。

タウタンパク（↓P18）の蓄積により、神経原線維変化が多数出現するが、老人斑《ろうじんはん》はない。また、レビー小体型《しょうたいがた》（↓P28）と同様、**α《アルファ》シヌクレイン**の異常沈着も認められる。

初期には、アルツハイマー型のような**記憶障害**、**見当識《けんとうしき》障害《しょうがい》**（↓P104）の症状が多い。進行とともに、易刺激性、攻撃性、無関心など、前《ぜん》頭側頭型《とうそくとうがた》認知症（↓P40）に似た症状が加わる。

なお、石灰化はせず、神経原線維変化が単独で現れる病態もある。これは**神経原線維変化老年期認知症**（SD《エスディー》-N《エヌ》FT《エフティー》）、または**神経原線維変化優位型認知症**とよばれる。

髄液貯留、腫瘍の出現などで脳機能が障害される

二次性認知症の代表といえば脳血管性認知症だが、過剰な髄液や血腫、腫瘍に脳が圧迫されて、認知症を発症することもある。

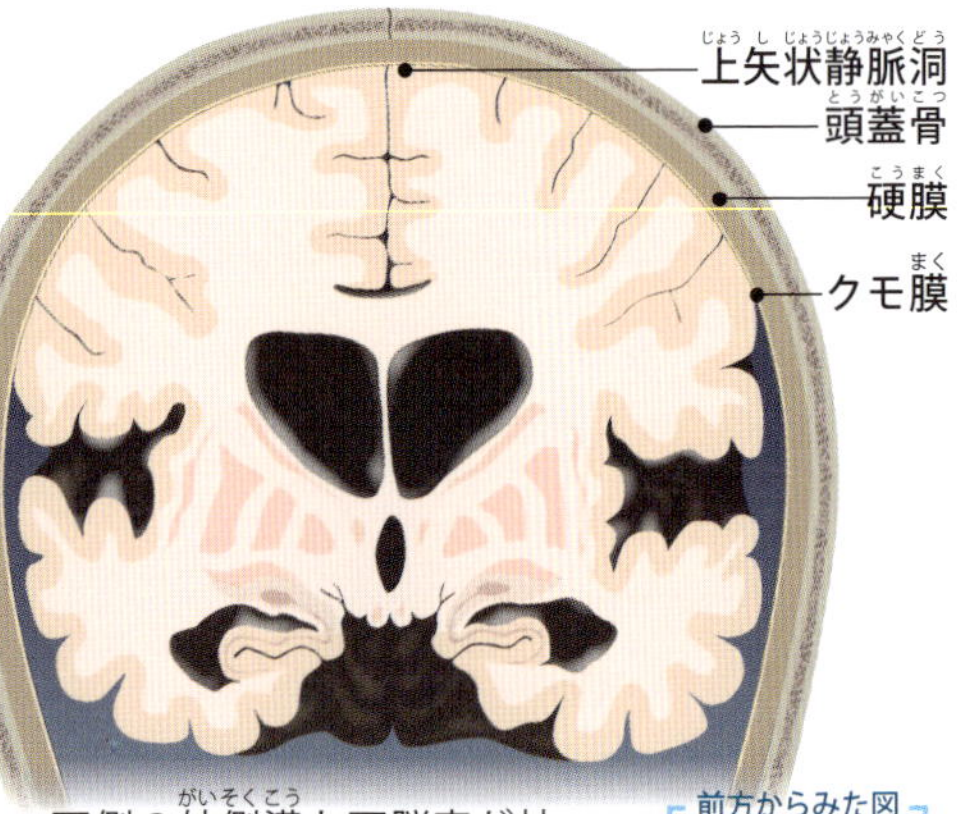

両側の外側溝《がいそくこう》と両脳室が拡大し、大高位円蓋部《だいこういえんがいぶ》（脳頭頂部《のうとうちょうぶ》）と、クモ膜下腔《まくかくう》が狭く小さくなる。

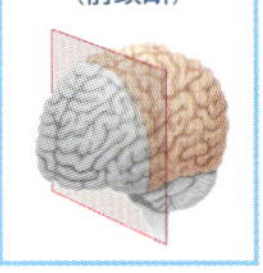

前方からみた図（前頭断）

正常圧水頭症《せいじょうあつすいとうしょう》（normal pressure hydrocephalus：NPH《エヌピーエイチ》）

病態

- 脳脊髄液《のうせきずいえき》の吸収障害により脳室《のうしつ》が拡大。脳が圧迫される

発症リスク

- 孤発性《こはつせい》で原因不明
- 60 歳以上で発症

経過

- 記憶障害に加え、歩行障害、排尿障害を併発。精神症状が出ることも

手術で治せる認知症の代表疾患

脳内を満たす**髄液《ずいえき》**が過剰になり、脳が圧迫されて起こる疾患である。病気が原因で起こるものを**続発性正常圧水頭症《ぞくはつせいせいじょうあつすいとうしょう》**、原因不明のものを**特発性《とくはつせい》正常圧水頭症**とよぶ。

歩行障害（すり足）、**認知機能障害**、**尿失禁**という3大症状が順に現れ、数か月間で急速に進行する。記憶障害（↓P102）や見当識障害《けんとうしきしょうがい》（↓P104）は比較的軽いが、**思考力や注意力低下**、**実行機能障害**（↓P108）、**無関心**などが目立つ。

脳のダメージが少ない段階なら、根治が可能だ。治療法としては、脳室《のうしつ》にたまった髄液を、チューブを介して腹腔《ふくくう》などへ流す**「シャント手術」**がある。少量の髄液を腰《よう》椎《つい》から排出する**「タップテスト」**で症状が改善すれば、手術効果が期待できる。

特発性正常圧水頭症（iNPH）の診断基準

ガイドラインでは、possible（疑いあり）、probable（ほぼ確実）、define（確定）の3段階に分けて基準が示されている。

possible iNPH	1. 60 歳以降に発症
	2. 歩行障害、認知機能障害、尿失禁の 1 つ以上がある
	3. Evans index※＞ 0.3 の脳室拡大
	4. 他の疾患では症状を説明できない
	5. 脳室拡大をきたす先行疾患がない
probable iNPH	1. 上記 1 ～ 5 を満たす
	2. 脳脊髄液圧 200mmH_2O 以下
	3. タップテストあるいはドレナージテストで症状が改善
definite iNPH	シャント術により症状が改善

※ Evans index…脳を水平断でみたときの脳室拡大度のめやす。「側脳室前角の左右幅÷大脳の最大左右幅」によって求められる。

（『特発性正常圧水頭症診療ガイドライン［第 2 版］』日本正常圧水頭症学会・特発性正常圧水頭症診療ガイドライン作成委員会編、2011 より引用）

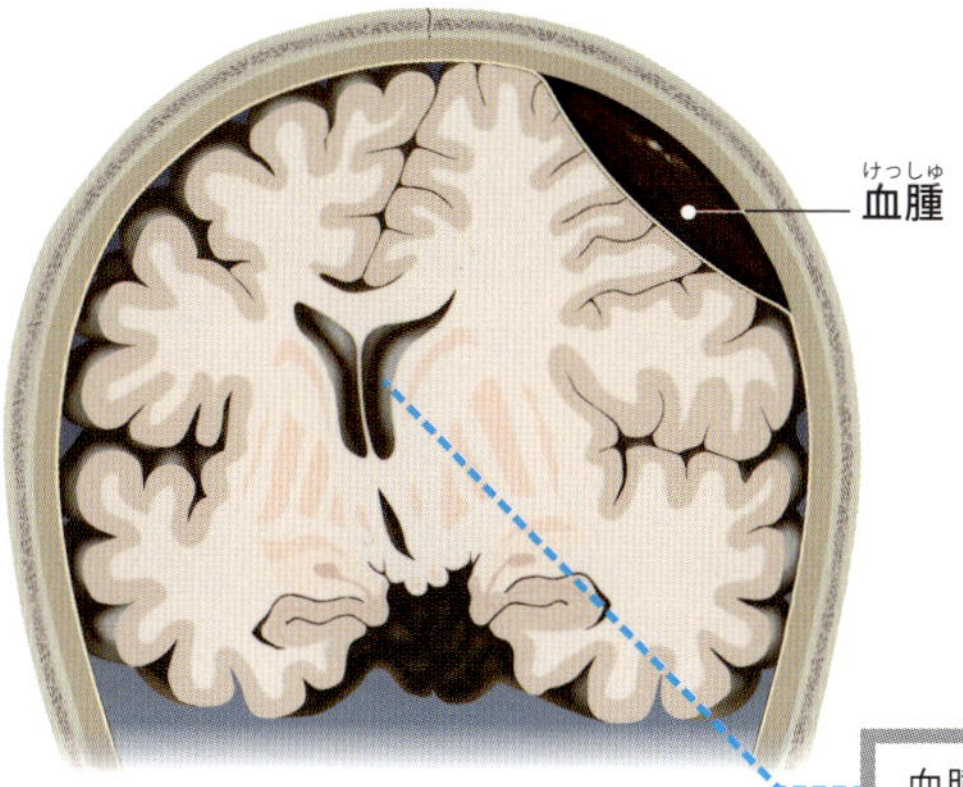
血腫《けっしゅ》
血腫に圧迫され、脳の中心がずれる（正中偏位《せいちゅうへんい》）

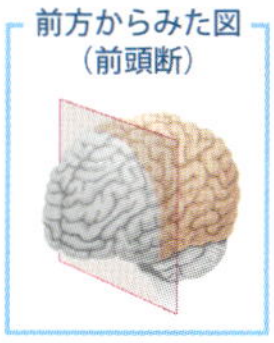
前方からみた図
（前頭断）

血腫によって脳が圧迫され、頭痛、認知機能障害、歩行障害、無気力などの症状が起こる。

慢性硬膜《まんせいこうまく》下《か》血腫《けっしゅ》（chronic subdural hematoma：CSH《シーエスエイチ》）

病態

硬膜《こうまく》の下に血液、髄液が貯留。脳が圧迫される

発症リスク

軽微な外傷が原因。60 歳以上の男性に多い

経過

外傷後 3 週間以上たってから発症。頭痛、物忘れ、性格変化から、麻痺《まひ》などに至る

認知症の既往があり飲酒する男性に多い

頭部外傷が原因で**クモ膜《まく》**と**硬膜**のあいだに**血腫《けっしゅ》**（血液の固まり）ができ、脳が圧迫される疾患である。高齢者や大量の飲酒習慣のある男性に多い。また、すでに認知症を発症していて脳が萎縮《いしゅく》していると、血腫を生じやすく、発見も遅れやすい。

頭部外傷の3週間～3か月後に**頭痛**や**片麻痺《かたまひ》**、**意欲低下**、**見当識障害《けんとうしきしょうがい》**などの症状が現れる。ただ、軽くぶつけた程度の衝撃でも起こるため、外傷との因果関係を確認できないことも少なくない。

血腫が小さい場合は自然と吸収されることもあるが、そうでなければ血腫を取り除く手術をおこなう。脳のダメージが軽いうちに血腫を除去できれば、脳機能を回復できる。

前頭葉《ぜんとうよう》に腫瘍ができた場合にはとくに、認知症をきたしやすいとされている。

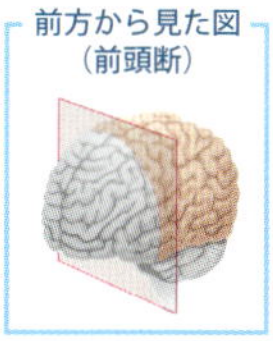
前方から見た図
（前頭断）

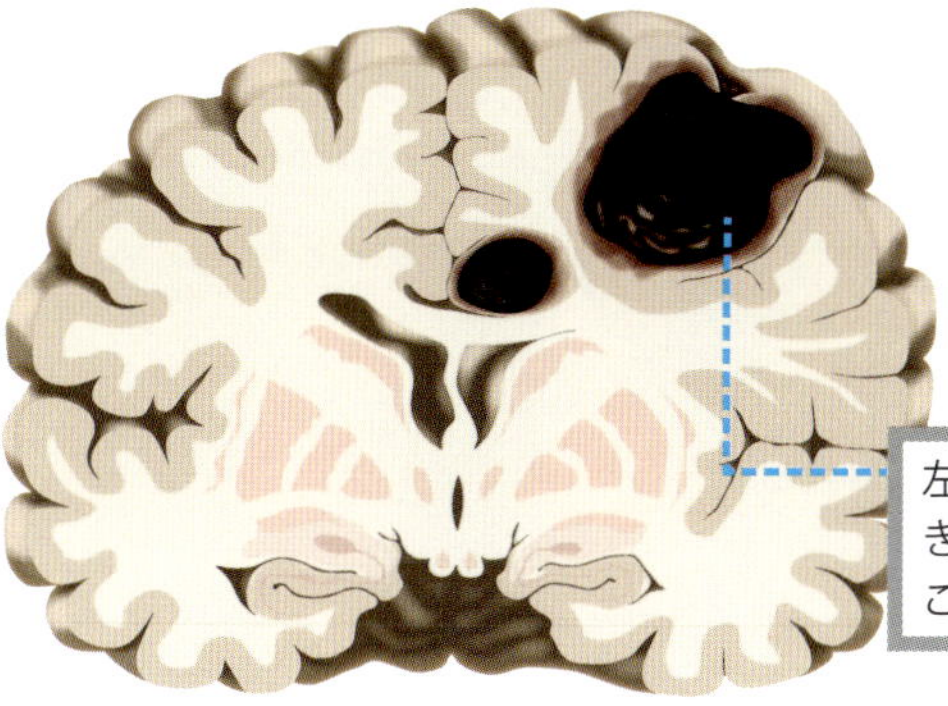
左半球に腫瘍ができると、失語《しつご》を起こしやすい

脳腫瘍《のうしゅよう》（brain tumor）

病態

内臓から転移《てんい》した腫瘍などで、脳が圧迫される

発症リスク

肝細胞癌《かんさいぼうがん》、肺癌《はいがん》、乳癌《にゅうがん》など

経過

病変部位により異なるが、失行《しっこう》、失語（→ P106）、実行機能障害が多い

亜急性の経過は脳腫瘍の疑いあり

脳腫瘍《のうしゅよう》には、はじめから脳内に発生する原発性《げんぱつせい》のものと、他臓器由来の転移性《てんいせい》のものがある。割合として圧倒的に多いのは、肝癌《かんがん》や肺癌《はいがん》などの**転移性脳腫瘍**だ。

症状は腫瘍ができた部位によってさまざまである。**頭痛**、**けいれん発作**、**片麻痺《かたまひ》**、**失語《しつご》**などのほか、「歩くときにフワフワする」といった浮遊感を訴えることも多い。

認知症の症状としては、記憶障害よりも、行動の計画・立案・実行ができなくなる**実行機能障害**や、言葉がうまく出てこない**失語**、基本動作に支障が出る**失行**などが多い。

進行は、アルツハイマー型（→P 14）に比べると、やや遅い。ただし、突然発症したり、急速に進行する例もある。

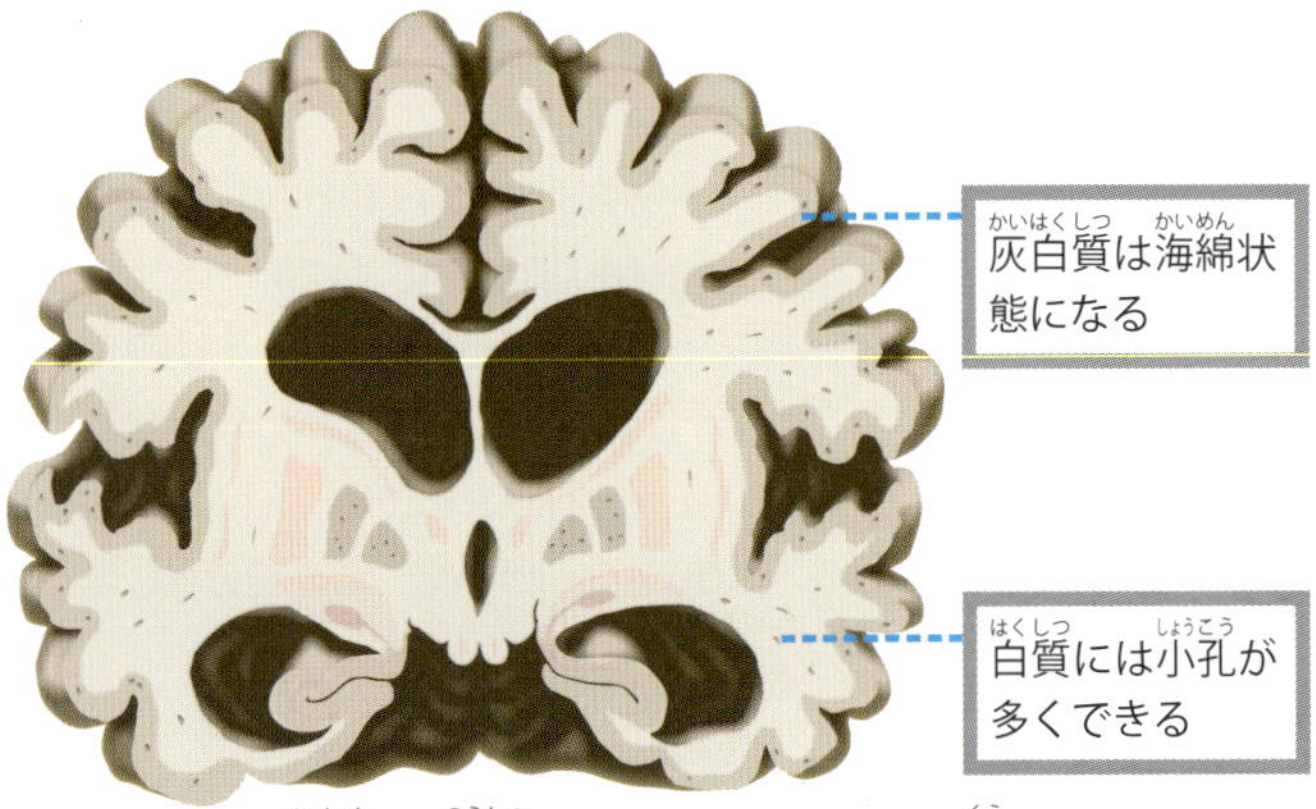

脳が広範囲に萎縮《いしゅく》し、脳室《のうしつ》が拡大する。灰白質には空《くう》胞《ほう》ができて厚みが減る。白質では神経細胞が減ってグリア細胞が増え、全体としての体積は減る。

クロイツフェルト・ヤコブ病（Creutzfeldt-Jakob disease：CJD《シージェイディー》）

病態
小脳《しょうのう》、脳幹《のうかん》、大脳《だいのう》にプリオンタンパクが沈着

発症リスク
孤発性《こはつせい》が多く 70 歳以上で発症。男女差はない

経過
発病後 6 か月以内に高度の認知症になり、4〜12 か月で死に至ることが多い

100万人にひとりの難病。進行が非常に早い

プリオンという異常タンパクが蓄積する、原因不明の神経変性疾患である。ほとんどは孤発性《こはっせい》で、発生率は100万人にひとりとまれだが、感染性をもつのが大きな特徴だ。国が指定する特定疾患（難病）のひとつでもある。

発病は、**食欲低下**、**不安**、**倦怠感**《けんたいかん》、視覚異常などの不定《ふてい》愁訴《しゅうそ》が多い。その後、急速に認知症が進行するとともに、手足や顔がピクピク動く**ミオクローヌス**、発話がスムーズにできない**構音障害**《こうおんしょうがい》、**歩行障害**などが現れる。さらには、自発的な運動や発語がない**無**《む》**言**《ごん》**無**《む》**動**《どう》**状態**となり、1年以内で死に至る。

脳の萎縮《いしゅく》はさほど強くないが、脳波や髄液《ずいえき》検査（↓P95）で特徴的な所見が現れる。

その他の全身性疾患

甲状腺《こうじょうせん》機能低下症

病態 甲状腺が腫れて大きくなる

発症リスク 女性に多い。原因疾患は橋本病《はしもとびょう》※

経過 精神症状、記憶障害に、易疲労感《いひろうかん》などの身体症状をともなう

ビタミン B_{12} 欠乏症

病態 脊髄白質《せきずいはくしつ》の細胞脱落

発症リスク 胃全摘《いぜんてき》手術の既往歴

経過 四肢《しし》の感覚障害にはじまり、運動障害が進行

ビタミン B_1 欠乏症（ウェルニッケ脳症）

病態 乳頭体、視床下部周辺の点状出血

発症リスク アルコール依存症

経過 最近の記憶が損なわれ、運動障害も併発

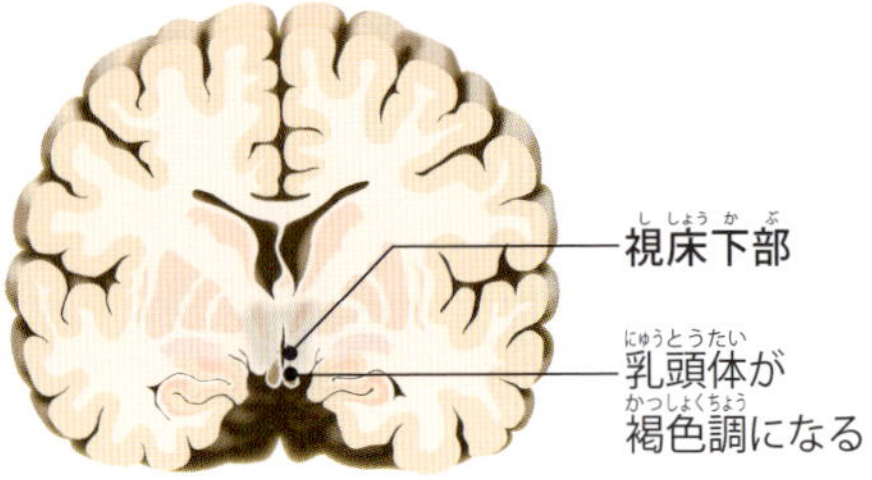

甲状腺機能の低下、胃の手術がおもな原因

認知症を招く全身性疾患のひとつに、**甲状腺**《こうじょうせん》**機能低下症**がある。活動性や記銘《きめい》力、集中力が低下し、重症例では徐《じょ》脈《みゃく》、便秘、脱毛などもともなう。アルツハイマー型認知症（↓P14）との合併も多い。

また、胃癌などの治療で胃《い》全摘《ぜんてき》手術を受けた後、4年以上経過すると、**ビタミンB_{12}欠乏**から認知症を生じることがある。

アルコール依存症による**ビタミンB_1欠乏**では、意識障害、眼球運動障害などを特徴とする**ウェルニッケ脳症**を引き起こす。回復期には記銘力低下による作話《さくわ》や見当識障害《けんとうしきしょうがい》（↓P104）がみられ、これを**コルサコフ症候群**という。

なお、まれに**葉酸**《ようさん》**欠乏**で認知症を生じることもある。

※橋本病…別名、慢性甲状腺炎。自己免疫の異常が原因で、甲状腺に慢性的な炎症が起きる。

2

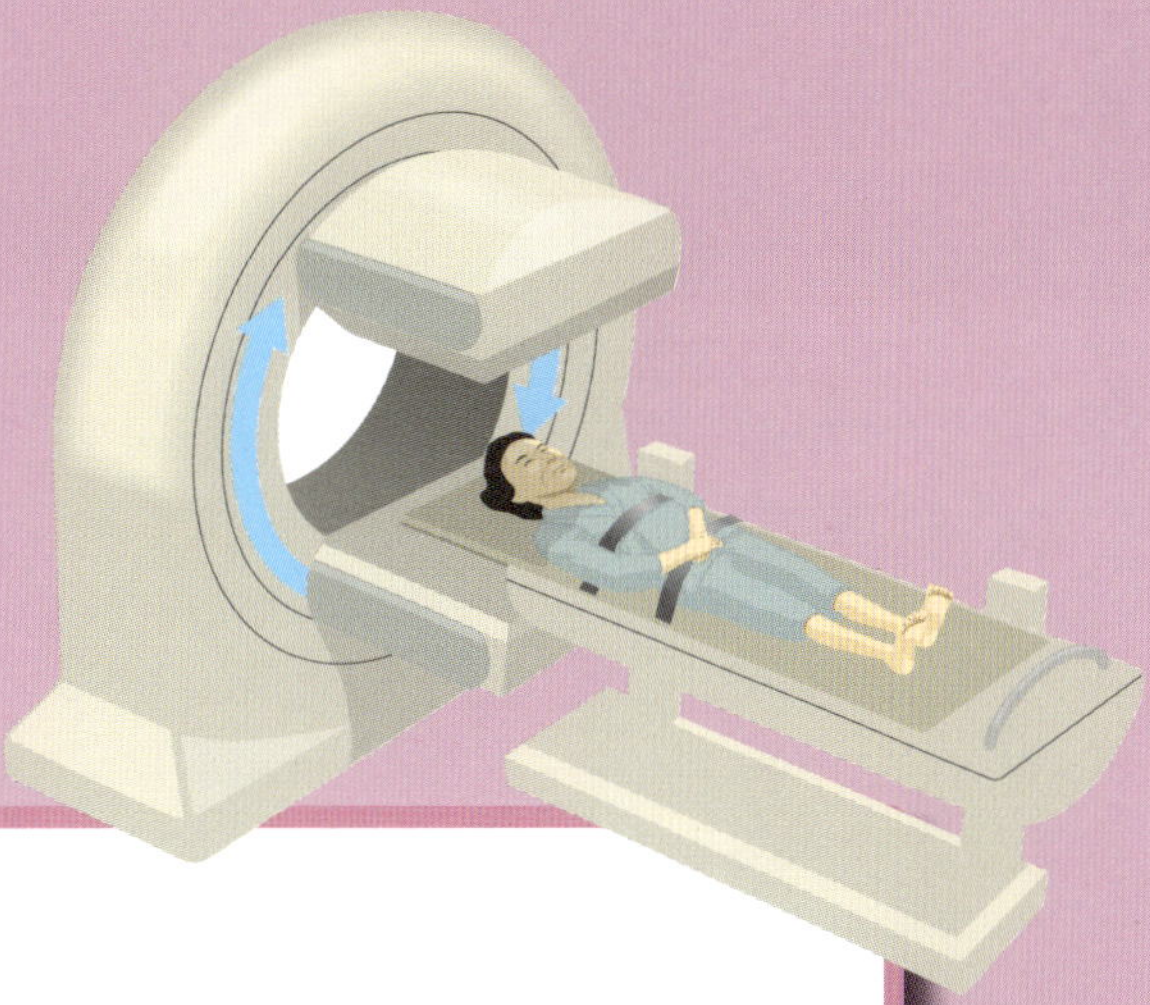

認知症の検査と診断

最新の検査機器をもってしても、
脳の変性を的確にとらえることはむずかしい。
詳細な問診と、神経心理学的検査の結果をベースに
検査画像を読み取り、総合的に診断することが求められる。

認知症以外の疾患を除外後、認知症のタイプを診断

記憶障害が目立たなくても認知症を疑って診察する

認知症の診断基準は、米国精神医学会の**DSM**《ディーエスエム》（**精神障害の診断・統計マニュアル**）や世界保健機構の**ICD**《アイシーディー》（**国際疾病**《しっぺい》**分類**）が広く用いられている（下表参照）。

認知症といえば**記憶障害**と考えられがちだが、2013年のDSM‐5では、従来、認知症診断の必須項目だった記憶障害が外されている。認知症の症状は多彩で、記憶障害が目立たないことも少なくない。記憶障害の程度にかかわらず、認知機能の低下があれば、認知症を疑う必要がある。

診療は、左図の流れで進めていく。まずはうつ病や身体疾患など、認知症以外の疾患を除外し、その後、認知症のタイプを特定する。**問診や診察**、**神経心理学的検査**に加え、**画像検査**、**血液検査**が必須とされる。

診察では、まず認知症か否かの判断が必要とされる。認知症と判断できれば、問診や検査によって、病型を特定する。

DSM-5による認知症診断基準（要約）

米国精神医学会が作成している「DSM（精神障害の診断・統計マニュアル）の第5版。A、B、C、Dの4つの内容に当てはまる場合、認知症と診断できる。さらに原因によって、12の下位分類がある。

A. 1つ以上の認知領域（複雑性注意、実行機能、学習および記憶、言語、知覚 - 運動、社会的認知）において、以前の行動水準から有意な認知の低下があるという根拠が以下に基づいている：

（1）本人、本人をよく知る情報提供者、または臨床家による、有意な認知機能の低下があったという懸念、および

（2）可能であれば模範化された神経心理学的検査に記録された、それがなければ他の定量化された臨床的評価によって実証された認知行為の障害

B. 毎日の活動において、認知欠損が自立を阻害する（すなわち、最低限、請求書を支払う、内服薬を管理するなどの、複雑な手段的日常生活動作に援助を必要とする）

C. その認知欠損は、せん妄《もう》の状況でのみ起こるものではない

D. その認知欠損は、他の精神疾患によってうまく説明されない
（例：うつ病、統合失調症）

DSM-5による認知症の下位分類

- アルツハイマー病による認知症
- 前頭側頭型《ぜんとうそくとうがた》認知症
- レビー小体《しょうたい》病を伴う認知症（レビー小体型《しょうたいがた》認知症）
- 血管性認知症
- 外傷性脳損傷による認知症
- 物質・医薬品誘発性認知症
- HIV感染による認知症
- プリオン病による認知症
- パーキンソン病による認知症
- ハンチントン病による認知症
- 他の医学的疾患による認知症
- 複数の病因による認知症

（『DSM-5 精神疾患の診断・統計マニュアル』American Psychiatric Association 日本精神神経学会日本語版用語監修、髙橋三郎・大野 裕監訳、2014 より引用）

認知症診断のフローチャート

認知症（広義）の疑い

→ 除外 → **MCI《エムシーアイ》（軽度認知障害）**

→ 除外 →
- 正常範囲内、加齢にもとづくもの
- アルコール多飲《たいん》、薬物、健忘症候群
- 急性発症、軽度の意識障害（せん妄）
- 機能性：うつ病（偽性《ぎせい》認知症）や妄想性障害

→ 治療可能な認知症 →
- 身体疾患：
  代謝性疾患、内分泌疾患、感染症などの疾患
- 脳外科的疾患：正常圧水頭症《せいじょうあつすいとうしょう》、硬膜下血腫《こうまくかけっしゅ》

認知症（狭義）の疑い

→
- CT《シーティー》、MRI《エムアールアイ》で脳血管障害の存在
- 脳血管障害の部位に合致した神経症状
- 段階的進行

→ **VaD《ヴィーエーディー》（脳血管性認知症）**

局所神経症状（認知機能障害および精神症状以外）

あり

CJD《シージェイディー》（クロイツフェルト・ヤコブ病）
DLB《ディーエルビー》（レビー小体型《しょうたいがた》認知症）
CBD《シービーディー》（大脳皮質基底核変性症《だいのうひしつきていかくへんせいしょう》）
HD《エイチディー》（ハンチントン病）
PSP《ピーエスピー》（進行性核上性麻痺《しんこうせいかくじょうせいまひ》）など

CJD
- 進行が早く、速やかに増悪してくる
- ミオクローヌス※1などの神経症候
- 特徴的脳波所見

DLB
- 症状が動揺性を示す
- 幻覚（ときに幻聴）
- 錐体外路《すいたいがいろ》症状※2

他の神経変性性認知症（CBD、HD、PSP など）

なし

ATD《エーティーディー》（アルツハイマー型認知症）
FTLD《エフティーエルディー》（前頭側頭葉変性症《ぜんとうそくとうようへんせいしょう》）など

ATD
- 記銘《きめい》力障害
- 物盗られ妄想

FTLD
- 限局的脳萎縮《のういしゅく》（前頭《ぜんとう》・側頭葉《そくとうよう》）
- 性格変化や反道徳的行為
- 記憶障害は比較的軽度

認知症疾患治療ガイドラインで推奨されている、診断のフローチャート。まずは、軽度認知障害やうつ病、身体疾患、脳外科的疾患などと鑑別する。その後、脳血管性認知症、アルツハイマー型認知症など、認知症のタイプを診断する。

※1　ミオクローヌス…筋肉が不随意に収縮し、体がビクッと動く身体症状
※2　錐体外路症状…無意識的な動作、筋肉の動きを司る神経伝達経路「錐体外路」の異常によって起こる症状。ふらつきなどの歩行障害、手足の震えなど

（『認知症疾患治療ガイドライン 2010』日本神経学会監修、「認知症疾患治療ガイドライン」作成合同委員会編、2010 より作成）

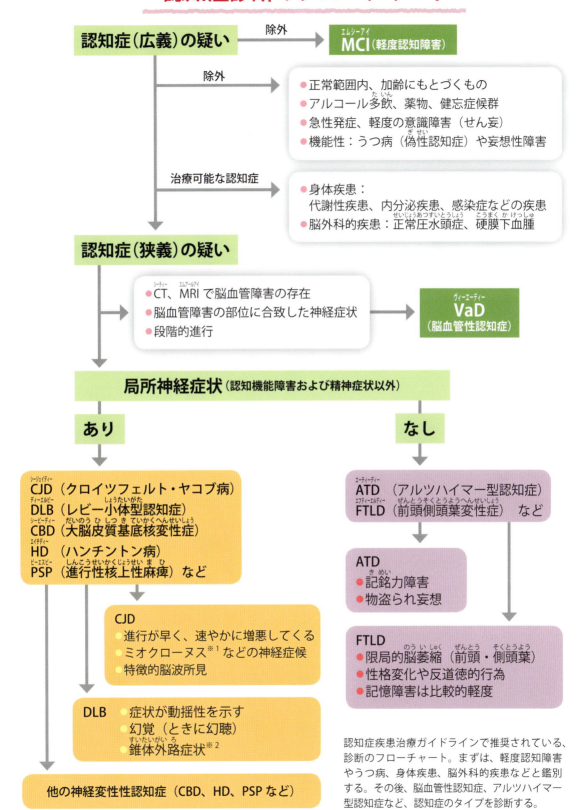

問診時の応答から認知症のタイプがわかる

診察室でのふるまい、受け答えのしかたには症状が端的に現れていることも多い。画像検査以上に、診断の重要な決め手となる。

歩行障害があれば、レビー小体型認知症を疑う

診察室への入室時、診察時の患者の様子は、画像診断以上に重要な意味をもつ。

たとえば、小刻みにゆっくり歩くようなら、**レビー小体型《しょうたいがた》認知症**（↓Ｐ28）や、**進《しん》行性核上性《こうせいかくじょうせい》麻痺《まひ》**（↓Ｐ63）などの皮質下性《ひしつかせい》認知症が疑われる。姿勢が左右どちらかに傾いているのも、レビー小体型の特徴だ。

前頭側頭型《ぜんとうそくとうがた》認知症（↓Ｐ40）の患者は、能面のような独特の表情、雰囲気がある。医師の前で腕や脚を組む人も多い。手や膝をさすり続ける、勝手に診察室を出る、おどけるなどの行動も、特徴的だ。

アルツハイマー型（↓Ｐ14）は、ニコニコと挨拶をし、普通の人にみえるのが特徴だ。そのほか、顔が腫れぼったいようなら、**甲状腺《こうじょうせん》機能低下症**（↓Ｐ68）が疑われる。

病識のなさはアルツハイマー型の特徴

問診では、本人および家族から、**主訴**、**家族歴**や**生活歴**、**発症時期と経過**を詳しく聞く。その際に、認知症のタイプを特定できるようなエピソードを確認しておく。

よく道に迷うならアルツハイマー型、盗癖があれば前頭側頭型認知症、幻視《げんし》（↓Ｐ120）や薬剤過敏性があればレビー小体型というように、症状からほぼ診断がつく。

病識の有無も、重要な手がかりとなる。家族が心配して受診させているのに、本人が「問題はない」というのは、アルツハイマー型の特徴だ。前頭側頭型認知症では、自分が患者であると理解できず、診察室に入っても、なかなか座らないことが多い。

身体症状では、肘を他動的に屈伸させ、**筋肉の固縮《こしゅく》**がないかを必ずチェックする。

診断の手がかりとなるチェックポイント

問診や診察は、認知症診断の基本。各タイプに特有の症状を見逃さないようにする。

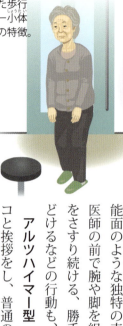

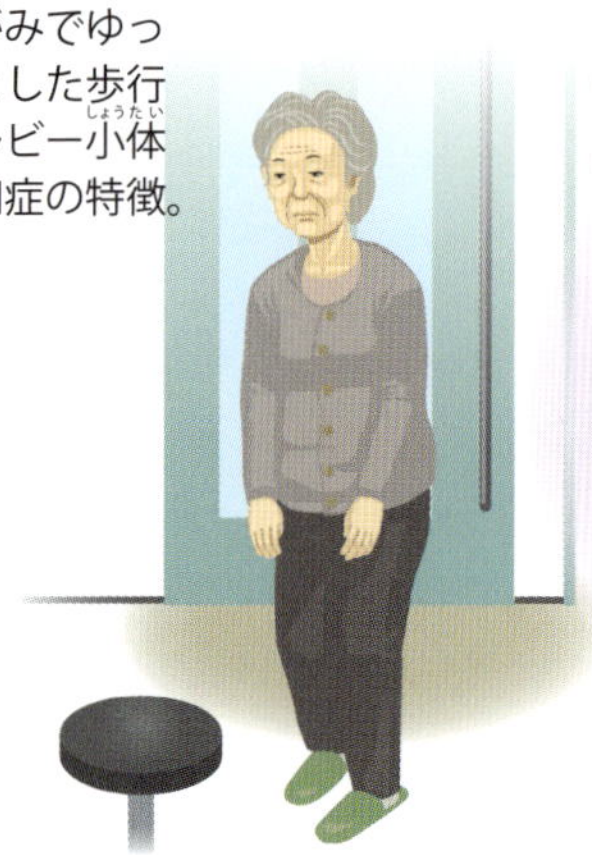

前かがみでゆっくりとした歩行は、レビー小体《しょうたい》型《がた》認知症の特徴。

1 容貌と態度をチェック

- 姿勢
- 歩行
- 動きの多寡《たか》
- 身だしなみ
- 表情
- 視線
- 顔貌《がんぼう》の腫れ

患者が診察室に入ったときから、上記のポイントをチェックすることで、多くの情報を得られる。ピック病では、無意識に目が大きく見開いている「びっくり眼《まなこ》」もよくみられる。

2 問診で症状をチェック

Ⅰ 主訴

- 記憶障害
- うつ
- アパシー（無気力）
- 不眠
- 幻覚・妄想
- 人格・行動の変化

など

認知症では一般に、新しいことを覚える記銘《きめい》力が低下する。本人に病識がないこともあるため、家族への問診も重要である。記憶障害以外が主訴の場合も多い。

Ⅱ 背景

- 家族歴
- 生活歴
- 既往歴　など

うつ病や認知症の家族歴、生活習慣病や頭部打《とうぶだ》撲《ぼく》、飲酒習慣、胃全摘《いぜんてき》手術などの既往を聞く。炊事、買い物、着衣などの日常生活動作ができるかも確認する。

Ⅲ 経過

- 異常に気づいた時期、きっかけ
- 今日までの経過、日ごとの変動
- 記憶障害や妄想、人格・行動変化の詳細
- 生活上とくに問題となる行動の変化

など

急激に発症したなら脳血管性認知症（→ P48）、徐々に進行しているならアルツハイマー型、症状が変動しやすいならレビー小体型が疑われる。

Ⅳ 認知機能、神経学的徴候

- 失認《しつにん》
- 失行《しっこう》
- 失語《しつご》
- 意識レベル
- 言葉の理解度
- 発話の流暢さ　など

発語がたどたどしい場合は、進行性非流暢性失《ひりゅうちょうせいしつ》語《ご》（→ P46）や脳血管性認知症が考えられる。質問の意味がわからず、オウム返しにするときは、意味性認知症（→ P44）が疑われる。

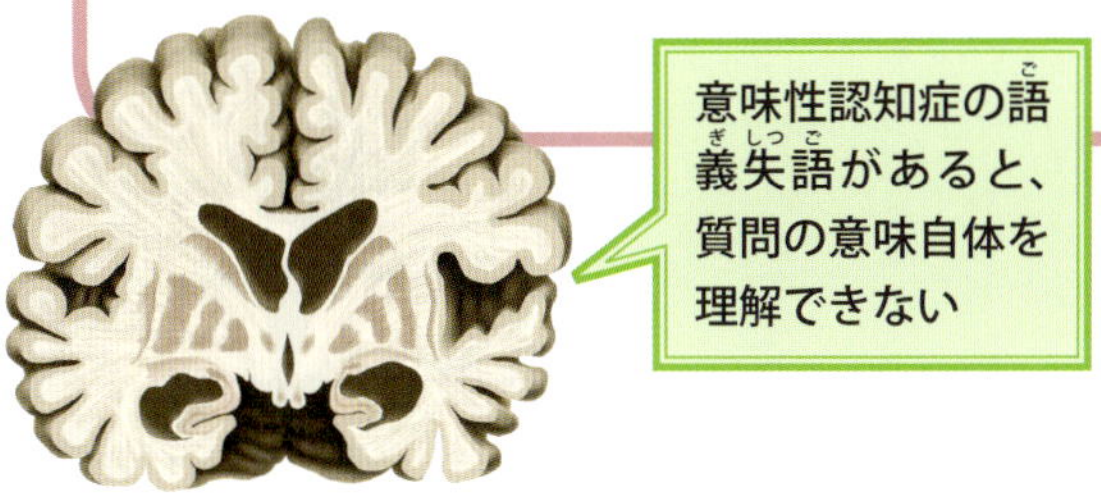
意味性認知症の語《ご》義失語《ぎしつご》があると、質問の意味自体を理解できない

3 身体症状をチェック

- 歯車様筋固縮《はぐるまようきんこしゅく》
- applause sign《アプローズサイン》
- 手指の構成課題の失敗
- 強制把握（差し出されたものを反射的に強く握る）　など

歯車様筋固縮のチェック（下図）により、パーキンソニズムの有無を調べる。applaus sign は検査者が 2 回拍手をし、被験者に真似してもらうもので、皮質下性《ひしつかせい》認知症の診断に役立つ。手指の形を模倣する構成課題は、アルツハイマー型やレビー小体型の診断に有用。

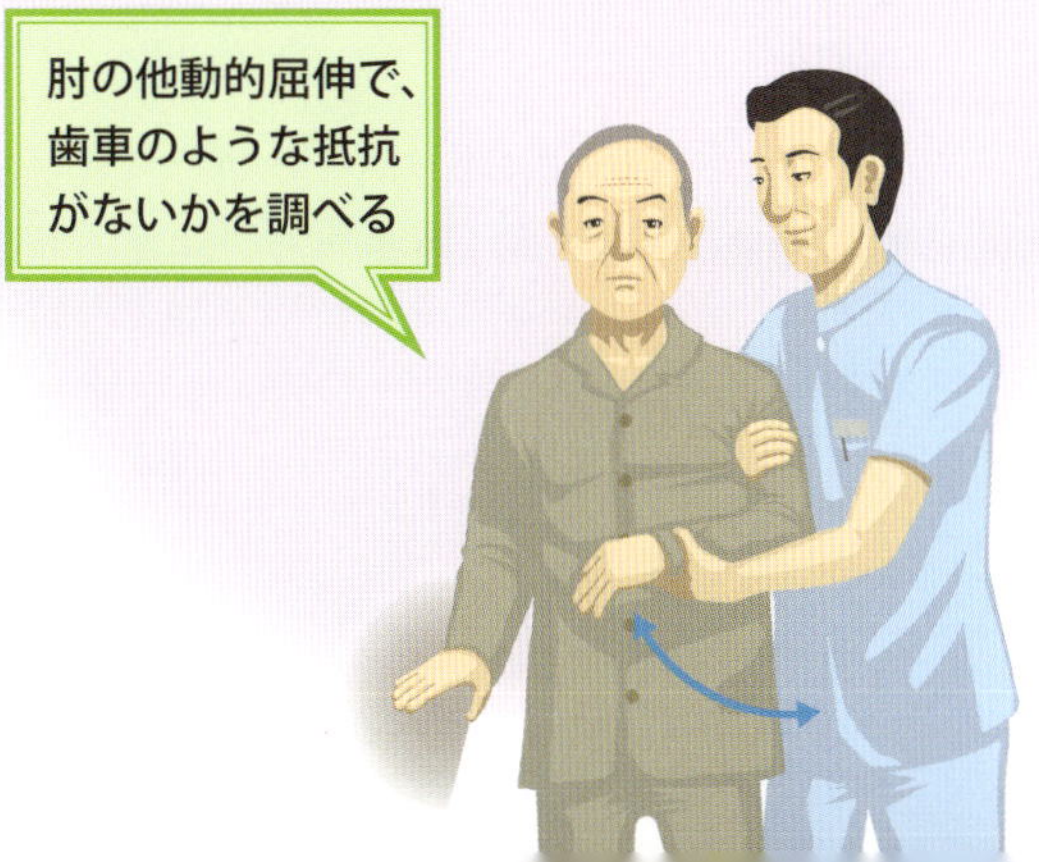
肘の他動的屈伸で、歯車のような抵抗がないかを調べる

神経心理学的検査 → P74 ～ 81

画像検査 → P82 ～ 93

血液・髄液《ずいえき》検査 → P94 ～ 95

問診後は、HDS《エイチディーエス》 - R《アール》（→ P74）などの神経心理学的検査、CT《シーティー》などの画像検査を実施。血液検査では、甲状腺《こうじょうせん》機能とビタミン欠乏（→ P68）をチェックする。

HDS-Rで認知機能の低下、偏りを評価

認知機能がどのくらい下がっているかは、神経心理学的検査で確認できる。HDS-Rは信頼性が高く、実施しやすい検査の代表である。

HDS-Rは臨床での汎用性がもっとも高い

認知機能を客観的に評価する神経心理学的検査法には、さまざまなものがある。

日本で広く用いられているのが、**HDS《エイチディーエス》-R《アール》（改訂長谷川式簡易知能評価スケール）**である。1974年に長谷川和夫らが開発し、91年に改訂されたもので、高齢者の認知機能障害の発見を目的とする。介護保険認定での主治医意見書でも、HDS-Rの点数記載が推奨されている。

検査は、口頭の質問に対し、口頭で答える形式でおこなう。動作をともなう質問がなく、5～10分と短時間ですむため、被験者の心理的負担が比較的少ない。

国際的に広く用いられている**MMSE《エムエムエスイー》**と比べても相関性が高く、被検者のプライドを傷つけにくいとされている。

20点以下は認知症。ただし得点の推移にも注意

HDS-Rをおこなうときは、検査前にきちんと説明し、納得してもらったうえで実施するのが望ましい。30点満点で、20点以下なら認知症が疑われる。

得意な質問、不得意な質問から、認知症のタイプを推測することもできる。たとえば、**遅延再生**を調べる第4問は、**アルツハイマー型認知症**（↓P14）の人は苦手である。逆に、第5問の計算問題、第6問の数字の逆唱ができないのに、遅延再生が得意な場合は、**レビー小体型《しょうたいがた》**（↓P28）を疑う。

なお、認知症の場合、認知機能は徐々に低下するため、1年に1～2回は実施して経過をみる。病状が悪化したときや薬剤投与後におこない、前回の点数と比較することで、病状を客観的に把握できる。

代表的な神経心理学的検査

認知機能を調べる神経心理学的検査には、おもに以下のものがある。
前頭葉《ぜんとうよう》、頭頂葉《とうちょうよう》に特有の機能を調べるテストもある。

評価対象	検査名
全般的認知機能	●HDS《エイチディーエス》-R《アール》（改訂長谷川式簡易知能評価スケール） ●MMSE《エムエムエスイー》（Mini-Mental State Examination）
おもに前頭葉機能	●かなひろいテスト ●Trail Making Test ●FAB《エフエービー》（Frontal Assessment Battery） ●Stroop テスト
おもに頭頂葉機能	●時《と》計《けい》描《びょう》画《が》検査（CDT → P76） ●立方体模写 ●山口式キツネ・ハト模倣テスト
記憶	●WMS《ダブリューエムエス》-R《アール》（ウェクスラー記憶検査改訂版） ●リバーミード行動記憶検査 ●パソコン視空間テスト ●竹田式三色組合せテスト

HDS-R（改訂長谷川式簡易知能評価スケール）

30点満点で、20点以下は認知症の疑いがあるとされる。点数による重症度の分類はおこなわない。

1	お歳はおいくつですか？（2年までの誤差は正解として1点）		0　1
2	今日は何年の何月何日ですか？　何曜日ですか？ （年月日、曜日が正解でそれぞれ1点ずつ）	年 月 日 曜日	0　1 0　1 0　1 0　1
3	私たちがいまいるところはどこですか？ （自発的にでれば2点、5秒おいて家ですか？　病院ですか？ 施設ですか？　のなかから正しい選択をすれば1点）		0　1　2
4	これから言う3つの言葉を言ってみてください。あとでまた聞きますのでよく覚えておいてください。 （以下の系列のいずれか1つで、採用した系列に○印をつけておく） 1：a）桜　b）猫　c）電車　　2：a）梅　b）犬　c）自動車		0　1 0　1 0　1
5	100から7を順番に引いてください。 （100－7は？、それからまた7を引くと？、と質問する。 最初の答が不正解の場合、打ち切る）		0　1 0　1
6	私がこれから言う数字を逆から言ってください。 （6－8－2、3－5－2－9を逆に言ってもらう、 3桁逆唱に失敗したら打ち切る）		0　1 0　1
7	先ほど覚えてもらった言葉をもう一度言ってみてください。 （自発的に回答があれば各2点、もし回答がない場合は以下のヒントを与え正解であれば1点　a）植物　b）動物　c）乗り物）		a：0　1　2 b：0　1　2 c：0　1　2
8	これから5つの品物を見せます。それを隠しますのでなにがあったか言ってください。（腕時計、鍵、鉛筆、スプーン、歯ブラシなど必ず相互に無関係なもの）		0　1　2 3　4　5
9	知っている野菜の名前をできるだけ多く言ってください。 （答えた野菜の名前を右欄に記入する。途中で詰まり、 約10秒間待っても答えない場合にはそこで打ち切る） 0～5＝0点、6＝1点、7＝2点、 8＝3点、9＝4点、10＝5点		0　1　2 3　4　5
		合計得点	

（「改訂長谷川式簡易知能評価スケール（HDS‐R）の作成」加藤伸司ほか、1991より引用、一部改変）

※設問8で、腕時計、鍵、鉛筆、スプーン、歯ブラシを用いるのは、河野和彦の方法。
原書では、「腕時計、鍵、タバコ、ペン、硬貨」が例としてあげられている

コウノメソッドの臨床テクニック

設問7　遅延再生テスト

「桜」「猫」「電車」

↓　保続

設問9　言語の流暢性《りゅうちょうせい》テスト

「にんじん」「きゅうり」「かぼちゃ」「猫」

設問8、9を入れ替えると「保続」症状の有無がわかる

アルツハイマー型認知症の特徴のひとつに、「保《ほ》続《ぞく》」という症状がある。これは、次の課題に移っても、意識をうまく移動させることができず、前の刺激が混じる状態をいう。

保続の有無は、HDS‐Rの設問8と9を入れ替えて実施するとわかりやすい。設問9の野菜の名前に、設問7で答えた植物、動物、乗り物の名前が混入してきたら、保続があるとわかる。

アルツハイマー型の診断には時計描画検査が有効

アルツハイマー型認知症が疑われる場合にとりわけ有効なのが、時計描画検査である。難聴などで、HDS－Rが困難なときにも役立つ。

時計描画検査（CDT《シーディーティー》）の実施法

A～Cの3種類の紙（B5判）を用意する（A～C）。Aは白紙のままでよく、Bには直径8㎝の円を、Cには直径8㎝の文字盤を記入しておく。

A

「時計の絵を描いてください」

Aの白紙を渡し、時計の絵を描くよう指示。「1～12の数字」などとはいわない。

B

「円のなかに時計の数字を描いてください」

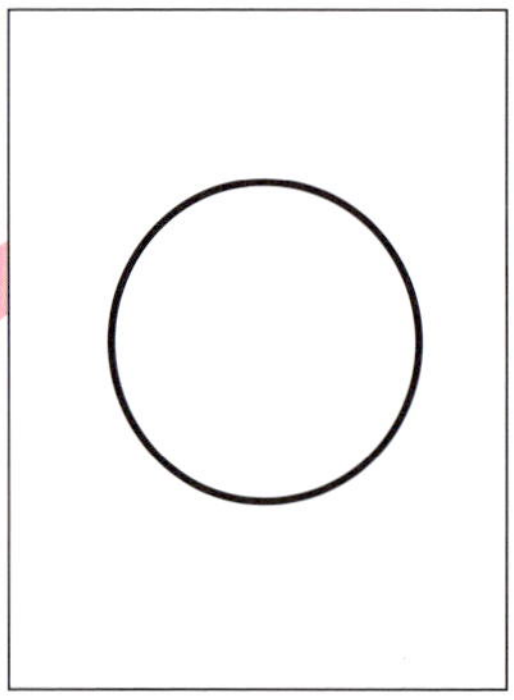

Bの紙を渡し、文字盤の数字だけを描くよう指示する。

C

「10時10分の針を描いてください」

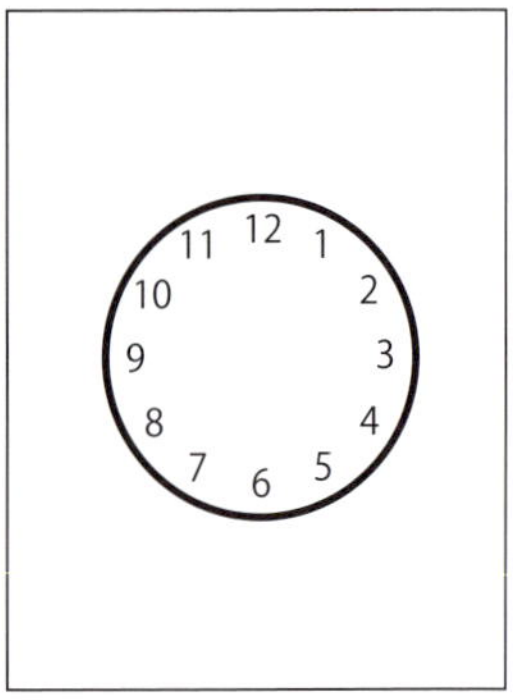

Cの紙を渡して、10時10分の針を描くよう指示する。「2本の針」などのヒントはいわない。

Point

部屋の時計は隠さなくてよい

部屋の時計や腕時計を盗み見て描こうとするのは、アルツハイマー型認知症のサイン。診断の一助となるので、あえて時計を隠しておく必要はない。

3枚の用紙を使い円、数字、針の描きかたを評価

時計の絵を描いてもらう**時計《とけい》描画《びょうが》検査**（CDT《シーディーティー》）は、**前頭葉《ぜんとうよう》機能**を反映し、とくにアルツハイマー型認知症（↓P14）の発見に有用である。文化圏によらず実施でき、教育年数に左右されない。被験者に拒否されにくいのも利点である。

時計は円、数字、針で構成されるが、アルツハイマー型は、早期から**数字の異常**が現れやすい。数字をまったく描かない、数字を縦2列に並べる、数字を円の右半分に描く、逆回転に描くなどのパターンがある。

同じ数字を描き続ける**滞続書字《たいぞくしょじ》**は、前頭《ぜんとう》側頭型《そくとうがた》認知症（↓P40）の可能性を示す。また、レビー小体型《しょうたいがた》（↓P28）では筆圧が弱い傾向がみられる。脳血管性認知症（↓P48）の場合は、検査で異常が出にくい。

時計描画検査の採点法

円、数字、針の各項目を採点し、異常があれば0.5点ずつ減点する。ただし、得点に値しないものは減点しないのが原則。

書式A

円の異常

a. 大きさの異常

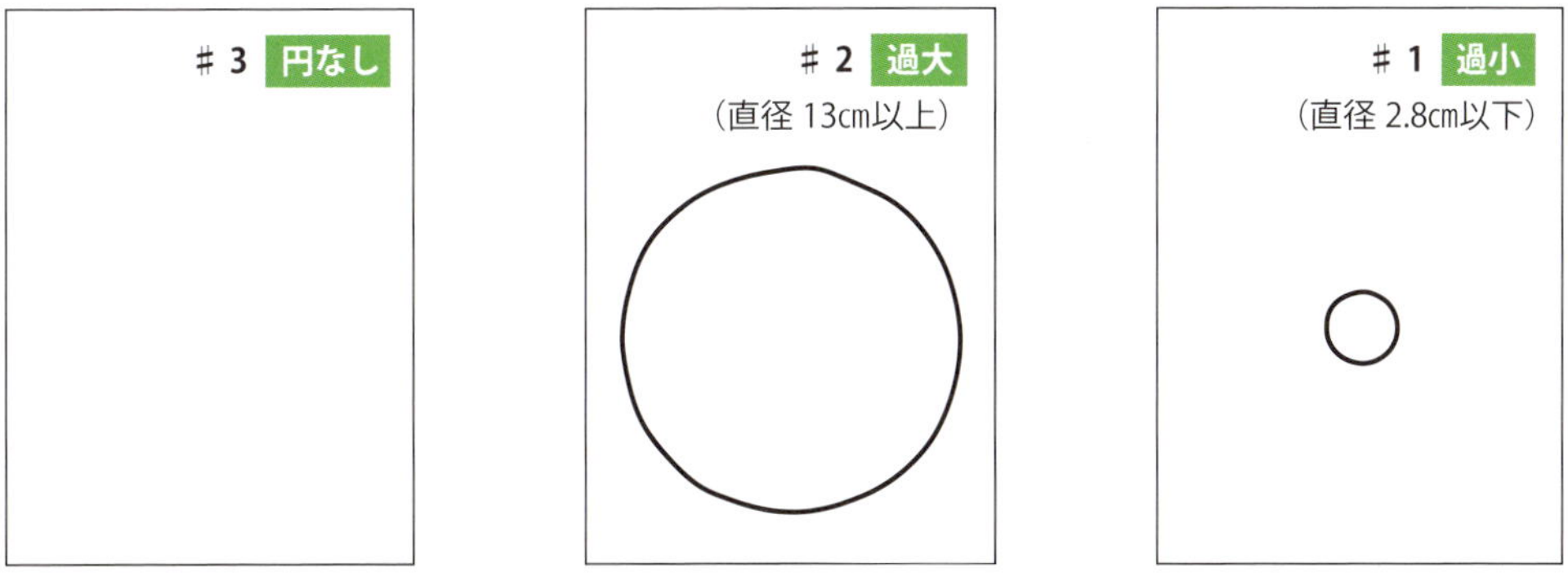
＃3 円なし
＃2 過大
（直径 13cm以上）
＃1 過小
（直径 2.8cm以下）

ひとつの異常につき
0.5点減点

／1 点

書式Aを採点。円を描けなければ0点。円を描けたら1点とし、ひとつの異常につき0.5点減点する。＃1、＃2、＃3……の表記は、記入の異常例をまとめ、ナンバリングしたもので、河野の採点法では共通の番号として使用する。

b. 形の異常

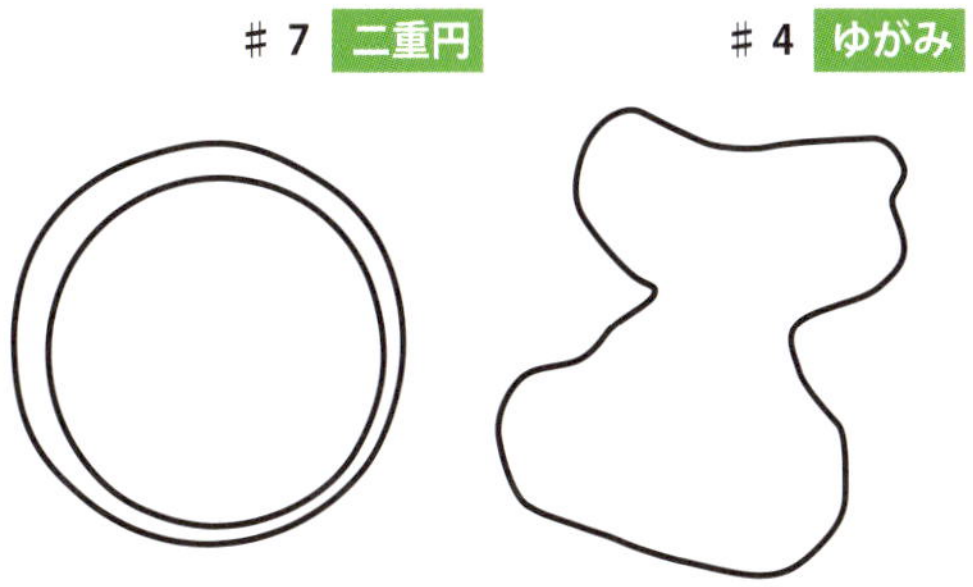
＃7 二重円
＃4 ゆがみ

P76へ

正常老人にも多いミスは1か所まで許容とする

時計描画検査はすぐれた検査だが、実施法、採点法は統一されていない。時計の絵を模写する方法や円に数字を描き込む方法、白紙に時計を描く方法などがある。

このうち前頭葉機能をもっとも反映するのは、白紙に時計を描く方法だ。採点法もフリードマン法など各種あるが、ここでは、河野和彦の実施法と採点法を紹介する。

まず、白紙（書式A）、円だけを描いた紙（書式B）、文字盤を描いた紙（書式C）の3種類で、時計描画を実施する。評価は定量評価と定性《ていせい》評価のふたつでおこなう。

定量評価は、円、数字、針の採点をそれぞれおこない、異常があれば0・5点ずつ減点する。各項目で複数の異常があっても、減点は0・5点までとする。合計8点以下なら、ほぼ認知症と考えてよい。

定性評価では、被検者の描いた異常な絵のナンバー（→P79）を記載する。ただし、正常老人でも描くようなミス（＃1〜3、＃23、＃31、＃33、＃81、＃91、＃93）が1か所だけなら、認知症とは判定しない。

書式B

数字の異常

a. 数字の消失

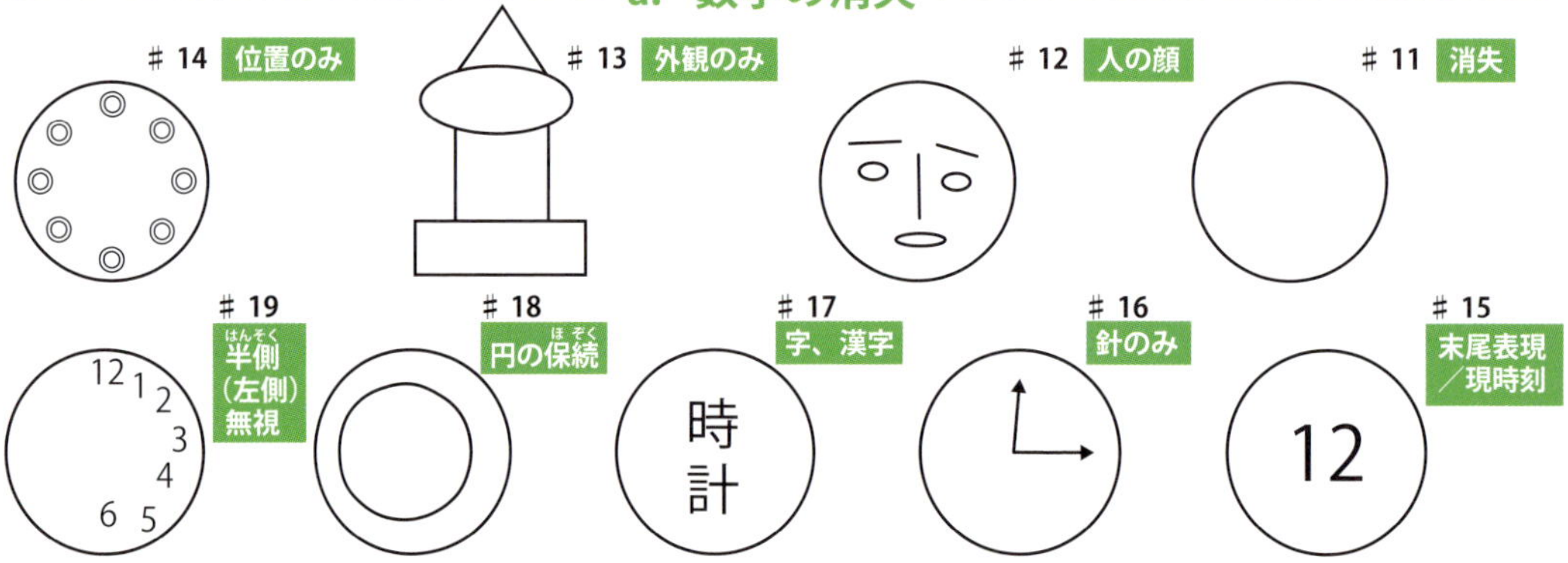

b. 数の異常

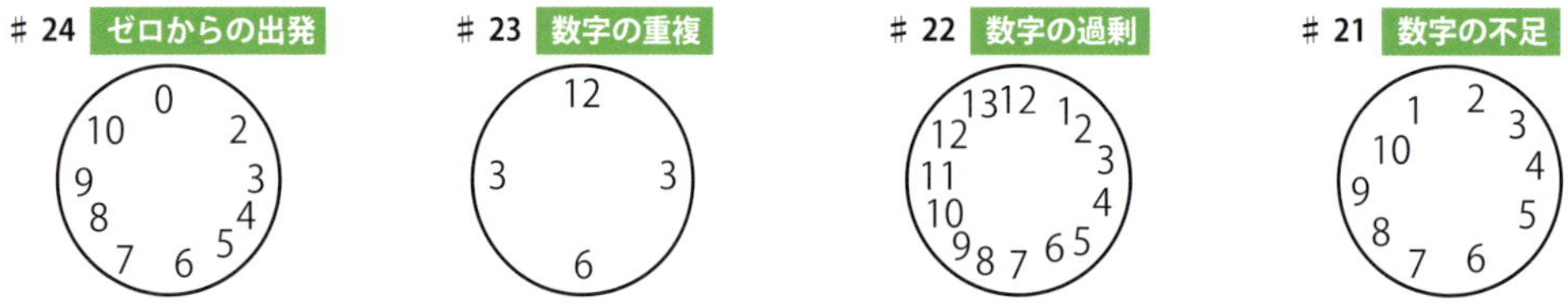

c. 位置の異常

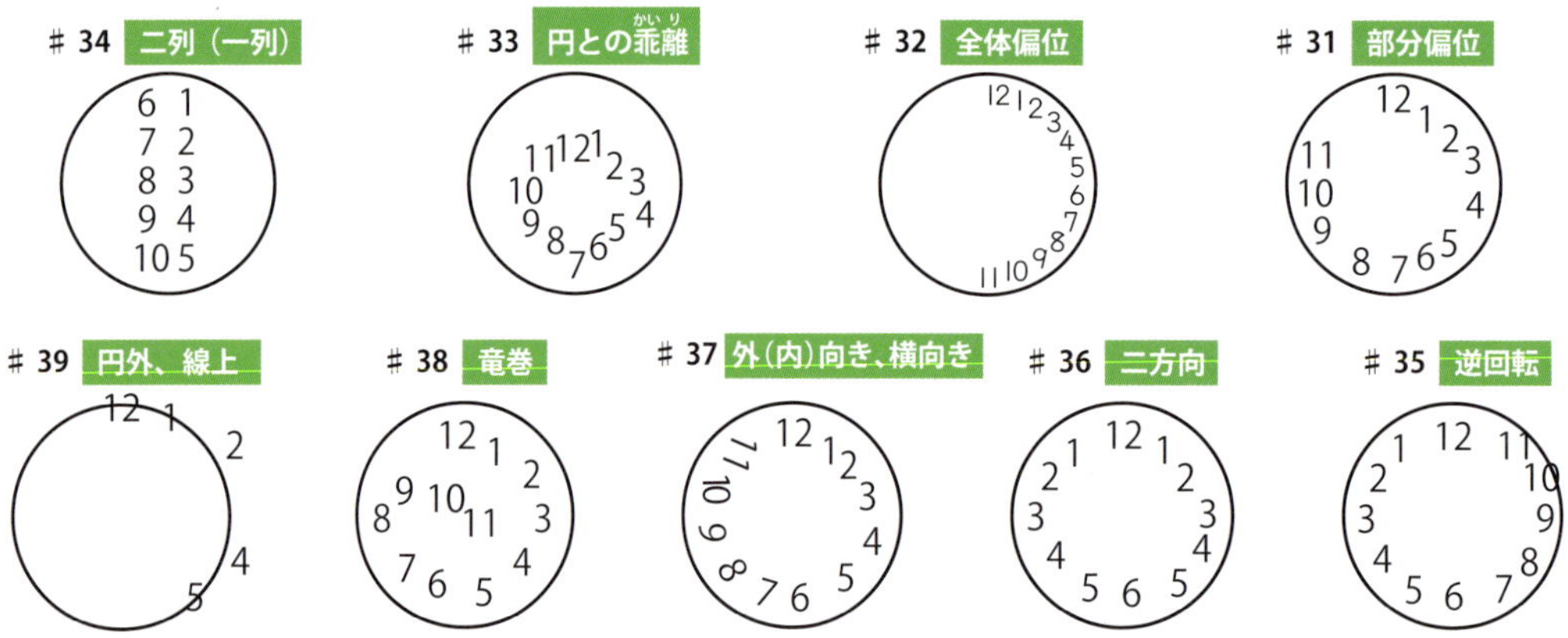

d. 表示法の異常

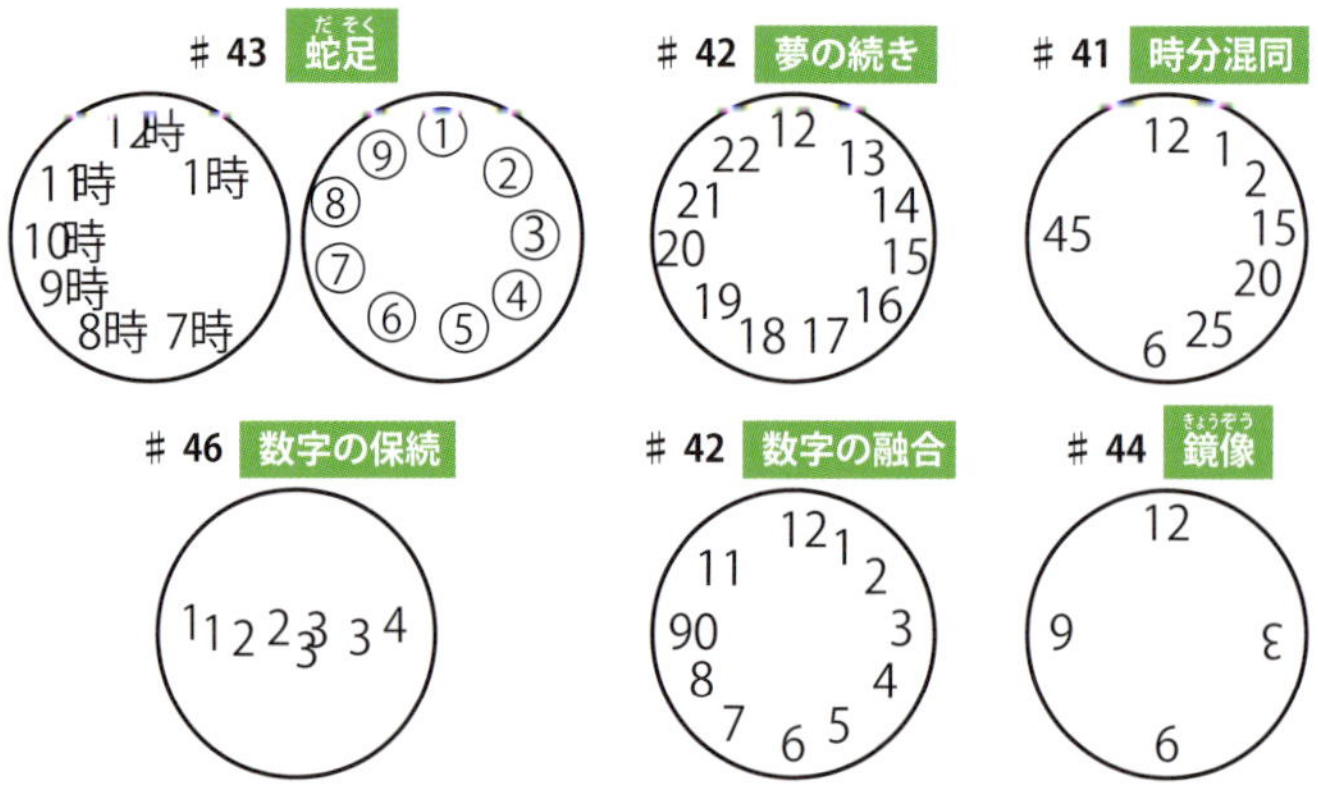

a～d、それぞれひとつの異常につき 0.5 点減点

↓

／6 点

書式Bを採点。完璧に描けなくても、1～12の数字を2個連続で描けたら1点とする。＃42は、1～12の連続した数字がないので0点。アルツハイマー型（→P14）では、＃11、＃34、＃32が多い。

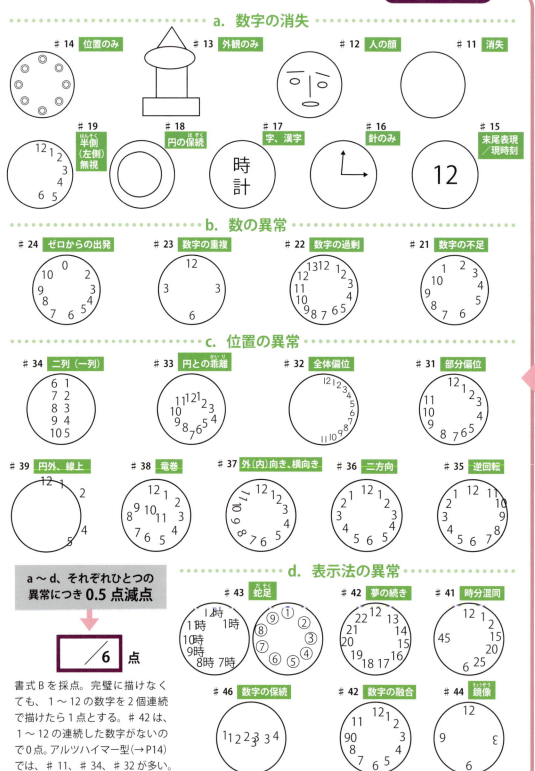

書式C 針の異常

a～eそれぞれひとつの異常につき0.5点減点

□／2 点

書式Cを採点する。正しい針が1本描けたら1点とし、ひとつの異常につき0.5点減点。＃81、＃82、＃84、＃91～95は2－0.5＝1.5となる。認知症では＃61が多い。

a. 大きさの異常

＃53 針先マーキング　＃52 数字マーキング　＃51 デジタル表示

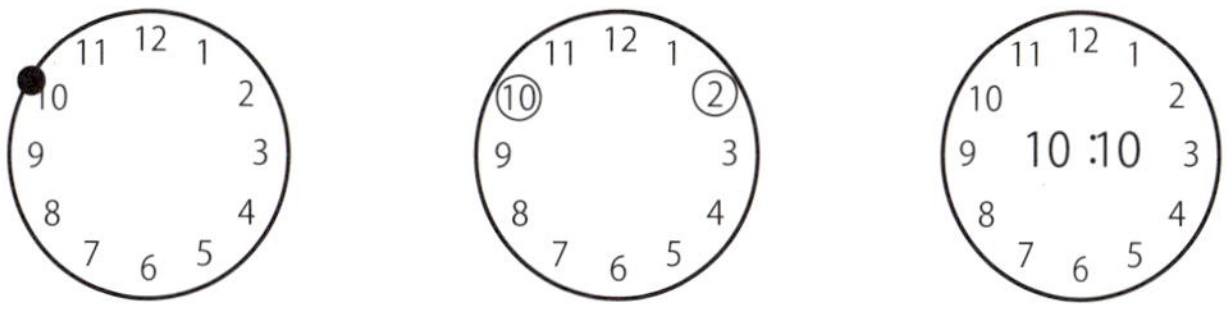

b. 分概念の忘却

＃62 とりあえず12時　＃61 10時50分現象

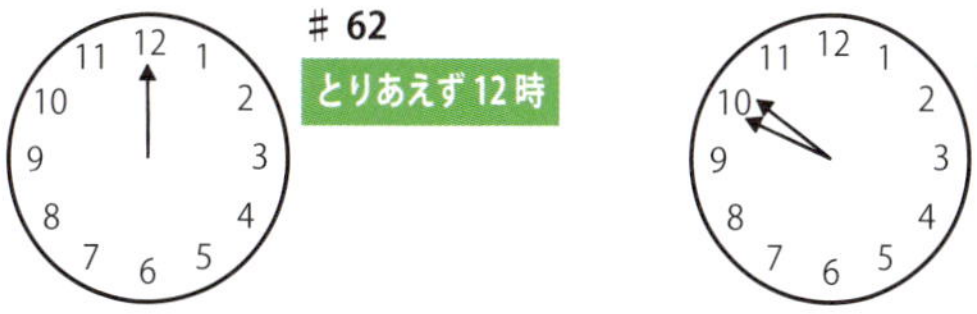

c. 本数の異常

＃76 分割　＃72 放射線　＃71 3本針

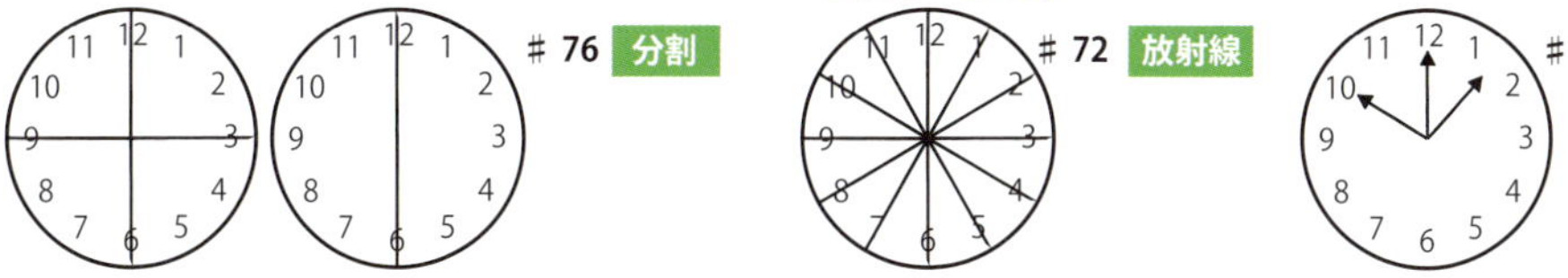

d. 位置の異常

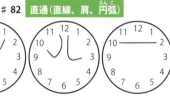

＃84 不正確　＃82 直通（直線、肩、円弧《えんこ》）　＃81 中心不通

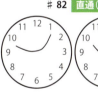

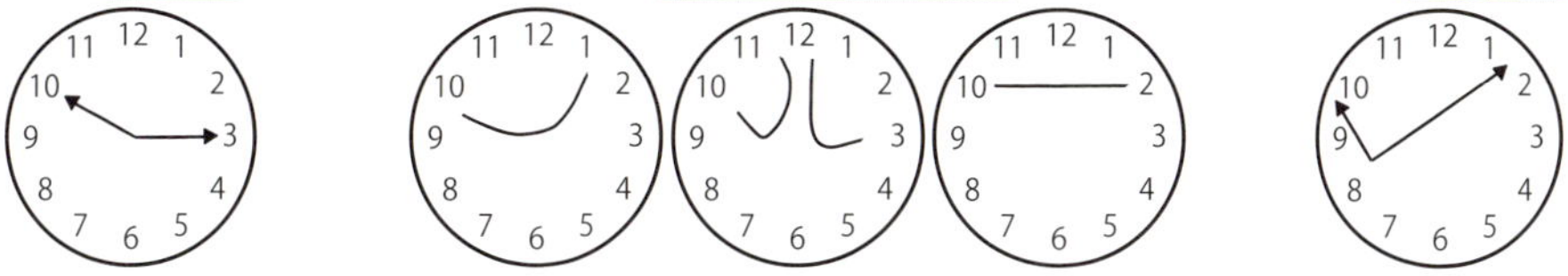

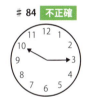

e. 針の異常

＃96 メリーゴーランド　＃95 一方通行　＃94 逆方向　＃93 長短曖昧　＃91 寸足らず

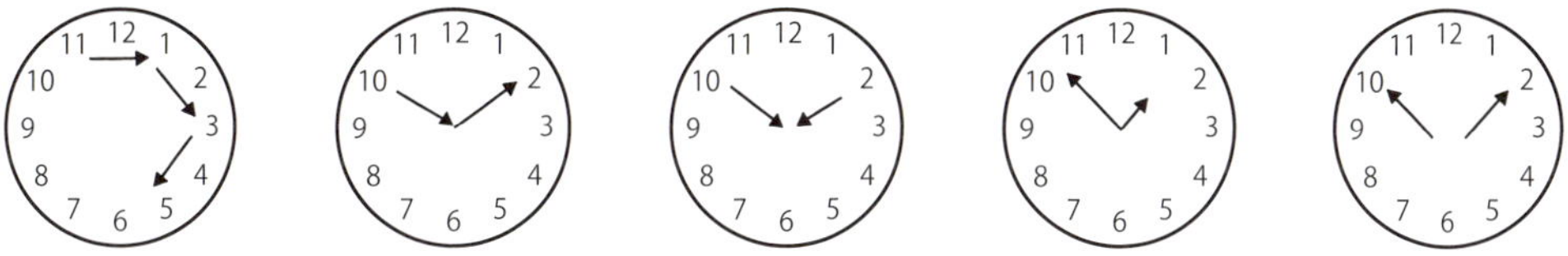

例

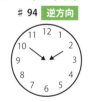

結果の評価・記入

	カテゴリー	満点	スコア	異常項目
CDT《シーディーティー》	書式A	1	0.5	＃1 過小
	書式B	6	5.5	＃31 部分偏位
	書式C	2	0	＃51 デジタル表示
	合計	9	6	

定性《ていせい》評価は、円、数字、針の各項目にかかわらず、異常な絵があれば、そのナンバーを記載する。アルツハイマー型は、合計点数が高くても、異常項目が多い傾向がある。

（『認知症ハンドブック①　認知症の診断〈改訂版〉　アルツハイマライゼーションと時計描画検査』河野和彦、2010より作成）

うつ病、せん妄と鑑別。合併症の可能性もある

他疾患との鑑別は、認知症診断には欠かせない。とくに問題となるうつ病は、必要に応じて神経心理学的検査も活用し、鑑別診断をする。

認知症にともなううつは食欲、睡眠の障害が特徴

認知症の疑いで受診する人のなかには、**うつ病**が隠れていることもある。うつ病による認知機能低下を**仮性認知症**といい、認知症との鑑別が重要である（↓P32）。

表情が暗く、**不眠**や**疲労倦怠感**《ひろうけんたいかん》、**頭痛**、**食欲低下**を訴える場合は、うつ病を疑う。朝に調子が悪く、夕方は元気になるのも、うつ病の特徴だ。さらに、HDS《エイチディーエス》-R《アール》（↓P74）や時計描画《とけいびょうが》検査（↓P76）の点数が高く、CT《シーティー》検査（↓P82）で異常がなければ、うつ病の可能性は高まる。診断には、**GDS**《ジーディーエス》**-S-J**なども有用だ（下表参照）。

ただし、うつ病には**定型うつ病**と**非定型うつ病**があり、非定型うつ病はよく眠れて食欲もあり、夕方に調子が悪い。治療方針が異なるため、鑑別が必要である。

高齢者のうつ病評価尺度（GDS-S-J）

高齢者のうつ病に用いられる評価尺度「GDS《ジーディーエス》」の日本版である。

1.	あなたは、あなたの人生に、ほぼ満足していますか？	はい・いいえ
2.	これまでやってきたことや、興味があったことの多くを止めてしまいましたか？	はい・いいえ
3.	あなたは、あなたの人生は空しいと感じていますか？	はい・いいえ
4.	しばしば、退屈になりますか？	はい・いいえ
5.	あなたは、たいてい、機嫌がよいですか？	はい・いいえ
6.	あなたに、何か悪いことが起ころうとしているのではないかと、心配ですか？	はい・いいえ
7.	たいてい、幸せだと感じていますか？	はい・いいえ
8.	あなたは、しばしば無力であると感じていますか？	はい・いいえ
9.	外出して新しいことをするよりも、自宅にいるほうが良いと思いますか？	はい・いいえ
10.	たいていの人よりも、記憶が低下していると思いますか？	はい・いいえ
11.	現在、生きていることは、素晴らしいことだと思いますか？	はい・いいえ
12.	あなたは、現在のありのままのあなたを、かなり価値がないと感じますか？	はい・いいえ
13.	あなたは、元気一杯ですか？	はい・いいえ
14.	あなたの状況は絶望的だと、思いますか？	はい・いいえ
15.	たいていの人は、あなたより良い暮らしをしていると思いますか？	はい・いいえ

合計 ［　　　］ 点

結果

0～4点	**うつ症状なし**
5～10点	**軽度のうつ病**
11～15点	**重度のうつ病**

設問2～4、6、8～10、12、14～15で「はい」と答えたものを1点、設問1、5、7、11、13で「いいえ」と答えたものを1点とし、合計点を算出する。

（「Geriatric Depression Scale（GDS）. Recent evidence and development of a shorter version.」Sheikh JI, Yesavage JA. 1986／「高齢者用うつ尺度短縮版－日本版（Geriatric Depression Scale － Short Version-Japanese，GDS-S-J）の作成について」杉下守弘・朝田 隆、2009より引用）

せん妄と認知症の鑑別の要点

せん妄と認知症は、右表のような違いがある。治療可能なせん妄を見逃さないことが、重要である。

	せん妄《もう》	認知症
発症	急激	緩徐
初発症状	錯覚、幻覚、妄想、興奮	記憶力低下
日内変動	夜間や夕刻に悪化	変化に乏しい
持続	数日～数週間	永続的
身体疾患	合併していることが多い	時にあり
薬剤の関与	しばしばあり	なし
環境の関与	関与することが多い	なし

（『認知症疾患治療ガイドライン 2010』日本神経学会監修、「認知症疾患治療ガイドライン」作成合同委員会編、2010 より引用）

症状の変動が激しければせん妄の可能性が高い

うつ病とともに高齢者に多いのが、**せん妄《もう》**である。急激に発症する**軽度の意識障害**で、落ち着きがなく、怒りっぽくなったり、暴言、幻覚などが現れる。

認知症があると、せん妄を発症しやすく、とくに**脳血管性認知症**（→P48）との合併が多い。

鑑別のポイントのひとつが、**症状の変動**である。一般に、認知症はゆっくりと発症し、症状の変動は少ない。一方、せん妄は数時間～数日間で急に発症し、夕方や夜間に悪化するのが特徴である。また、薬剤や身体疾患などをきっかけに発症することが多い。

逆に、認知症の患者で、病状が急激に変動したり、日常生活動作が低下した場合は、せん妄の合併が疑われる。

認知症のタイプ別・合併のせん妄率

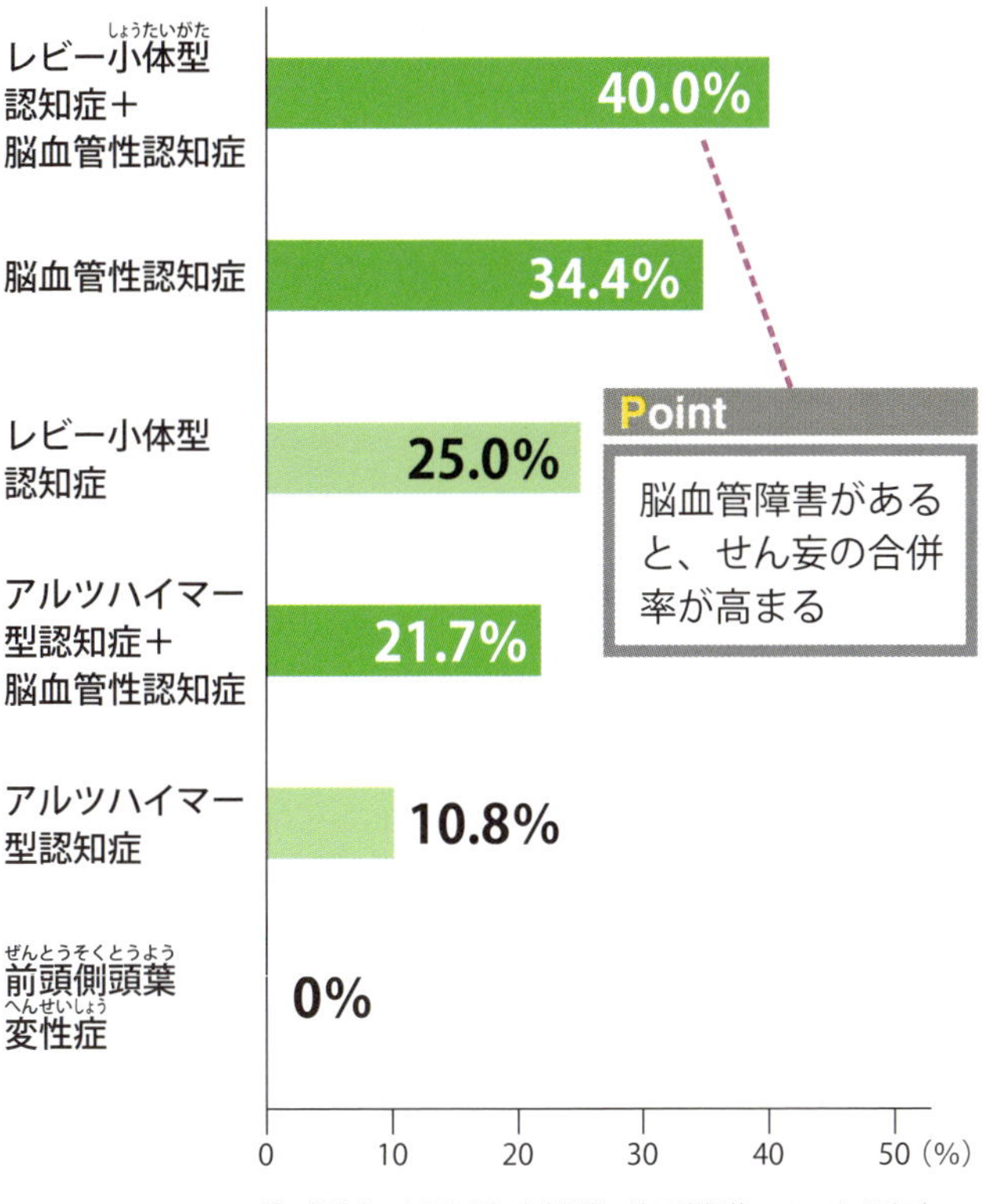
レビー小体型《しょうたいがた》認知症＋脳血管性認知症
40.0%
脳血管性認知症
34.4%
レビー小体型認知症
25.0%
アルツハイマー型認知症＋脳血管性認知症
21.7%
アルツハイマー型認知症
10.8%
前頭側頭葉《ぜんとうそくとうよう》変性症《へんせいしょう》
0%
0
10
20
30
40
50（%）
Point
脳血管障害があると、せん妄の合併率が高まる

（『日常診療に必要な認知症症候学』池田 学編著、2014 より引用）

認知症の単独のタイプ別でみると、脳血管性認知症とせん妄の合併率がもっとも高い。また、ほかの脳変性疾患に脳血管障害が加わると、せん妄の合併率が高まる。

画像検査

CT画像を撮影して脳の形状、萎縮度を調べる

画像診断の主流は、CTからMRIに移行しつつある。しかしCTは基本的かつ簡便な検査で、認知症の重要な診断材料である。

エックス線で頭部を撮影。もっとも簡便な画像検査

CT《シーティー》検査は認知症の画像検査のなかでもっともよくおこなわれているもので、正式には**コンピュータ断層撮影法**という。

体に**エックス線**を照射し、各組織のエックス線の吸収量をコンピュータで処理して画像化するもので、脳を輪切りにした断面図を得ることができる。

CTでは、エックス線をたくさん吸収する骨は白くみえる。空気は、エックス線をほとんど吸収しないため、黒くみえる。脳はその中間で灰色の濃淡でみえ、水分や髄《ずい》液《えき》は黒く写る。

CTの検査時間は30秒～5分程度と短いので、被検者の身体的負担が少なくてすむ。また、画像検査のなかではコストが低いのもメリットである。

CT 検査の原理と実施法

台に横になって装置内に入ると、装置が回転して、エックス線を照射する。各組織のエックス線の吸収量をコンピュータで処理し、画像化する。

最近は、16 枚、32 枚、64 枚などと複数の断面を撮影できる、マルチスライス CT を使用する医療機関が多い。

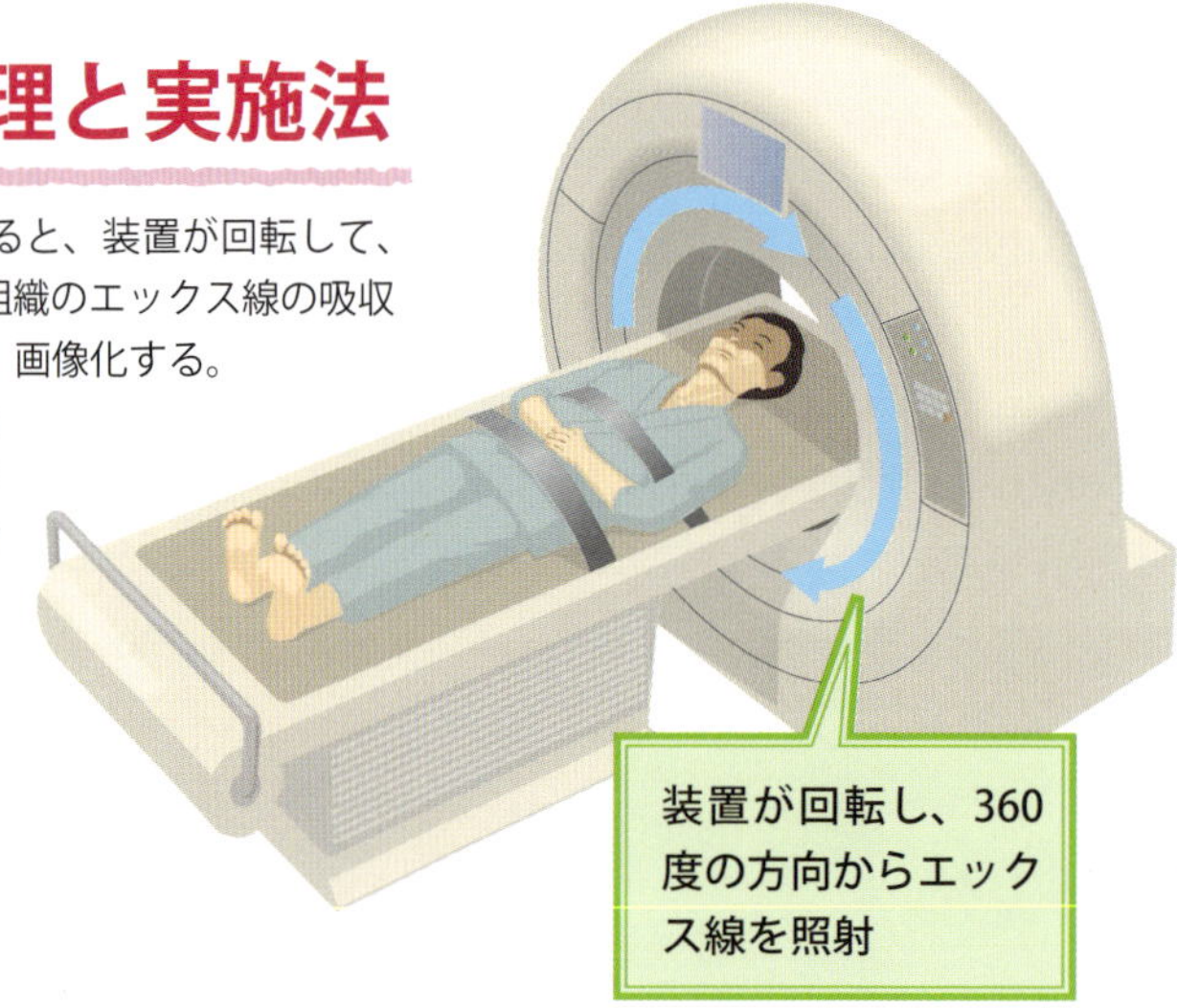

OM ラインでみる脳水平断

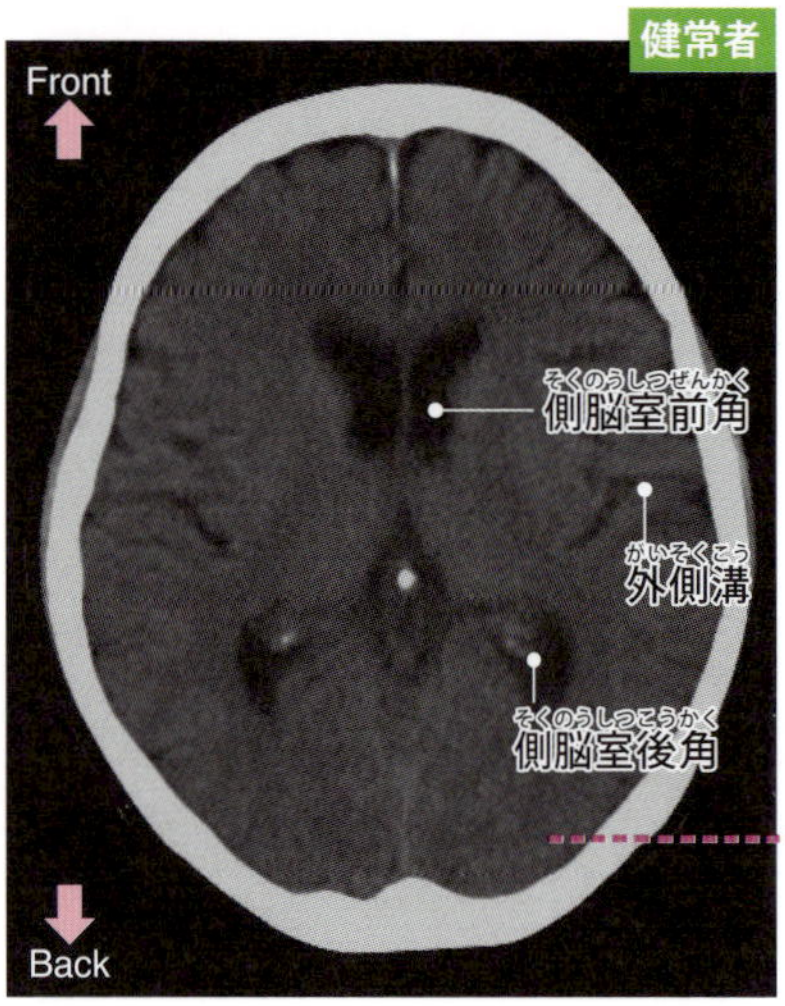

眼窩《がんか》の中心と耳孔《じこう》の中心を結ぶ線をOM《オーエム》ライン、眼窩の下縁と耳孔の上縁を結ぶ線をRB《アールビー》ラインという。認知症の診断には、OM ラインの脳水平断《すいへいだん》画像が適する（本書の脳水平断画像は、すべて OM ライン）。画像では、脳は灰色の濃淡として写る。

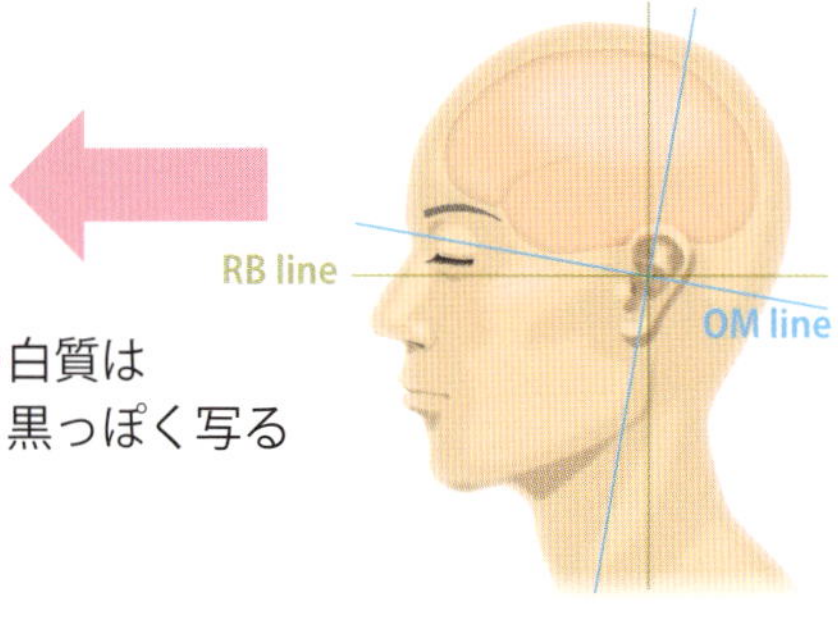

画像提供／［P82 ～ 87］河野和彦

アルツハイマー型認知症のCT画像（水平断）

下図のA～Dの4つの切断面のCT《シーティー》画像で、アルツハイマー型の特徴的な所見を示した。

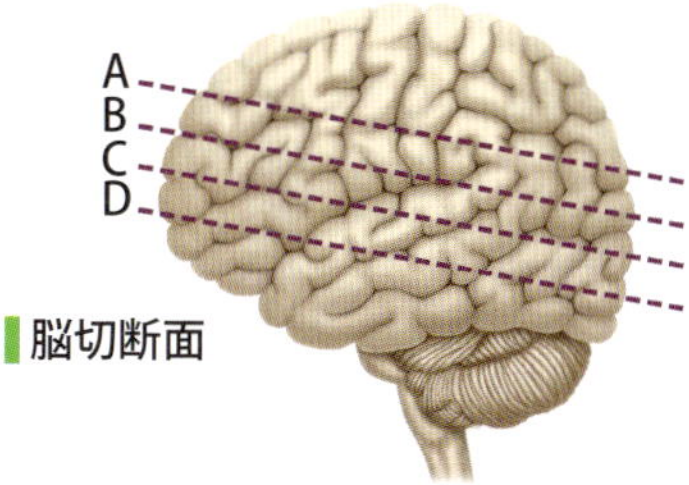

A. 頭頂部《とうちょうぶ》断面

脳溝《のうこう》（脳のシワ）が、ほぼ均等に深く長く切り込んでいる。

アルツハイマー型認知症

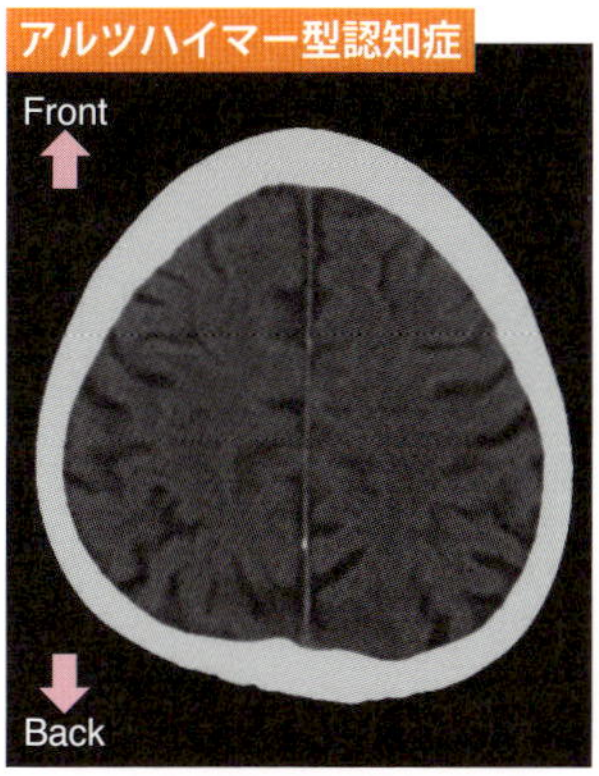

健常者

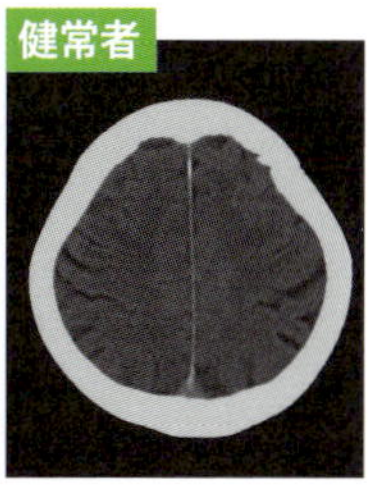

B. 側脳室《そくのうしつ》断面

脳全体の脳溝が深く切れ込み、クルミのようにみえる。側脳室《そくのうしつ》は拡大し、タラコのような形になる。

健常者

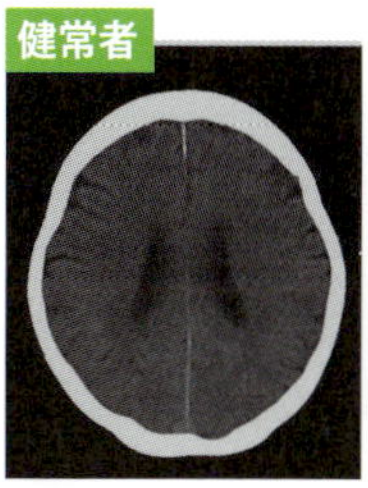

アルツハイマー型認知症

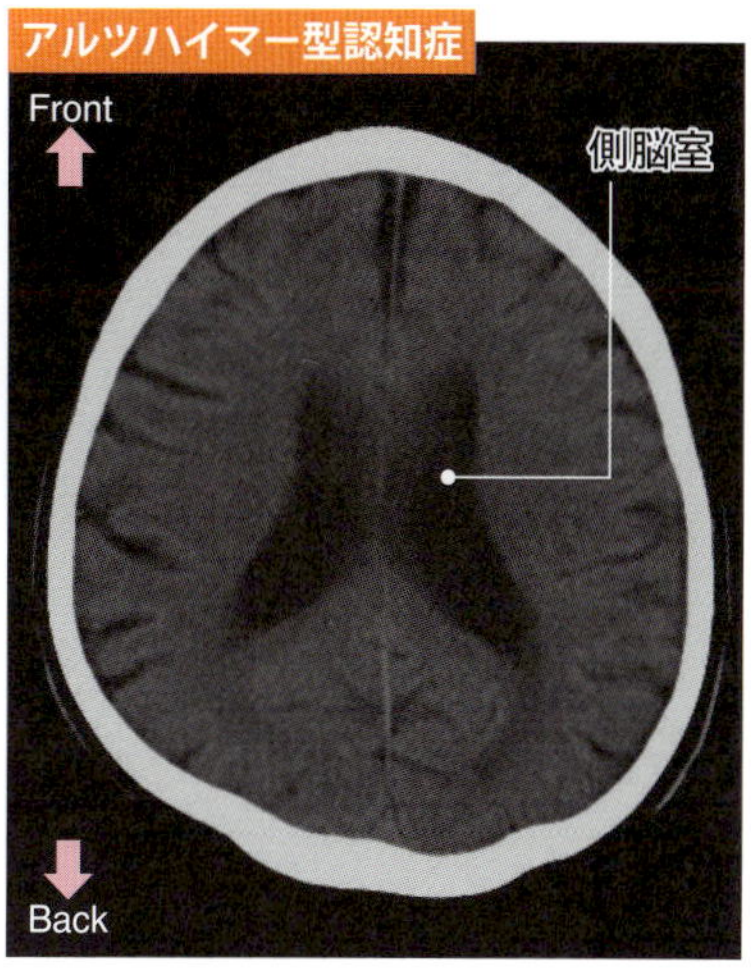

C. 第三脳室《だいさんのうしつ》断面

アルツハイマー型認知症

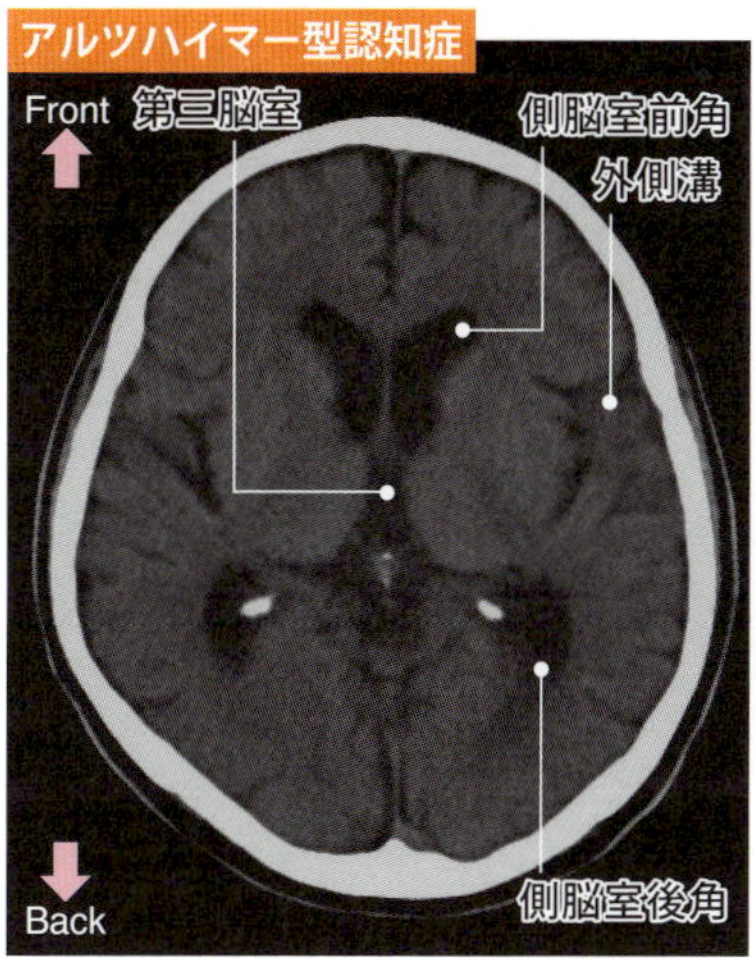

健常者

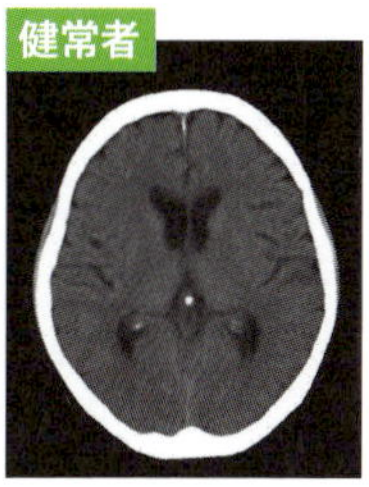

アルツハイマー型認知症の脳では側頭葉が萎縮《いしゅく》し、外側溝が大きく開いている。

D. 海馬《かいば》を通る断面

海馬の高度な萎縮がみられる。ただし、海馬の萎縮が顕著ではない症例もある。

健常者

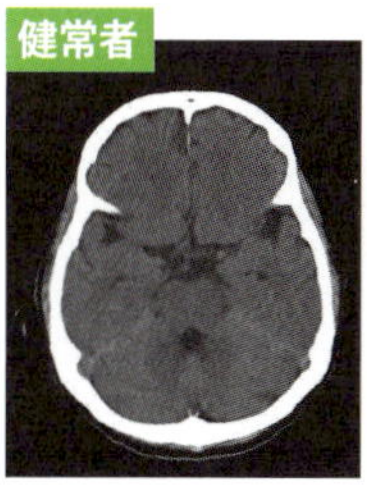

アルツハイマー型認知症

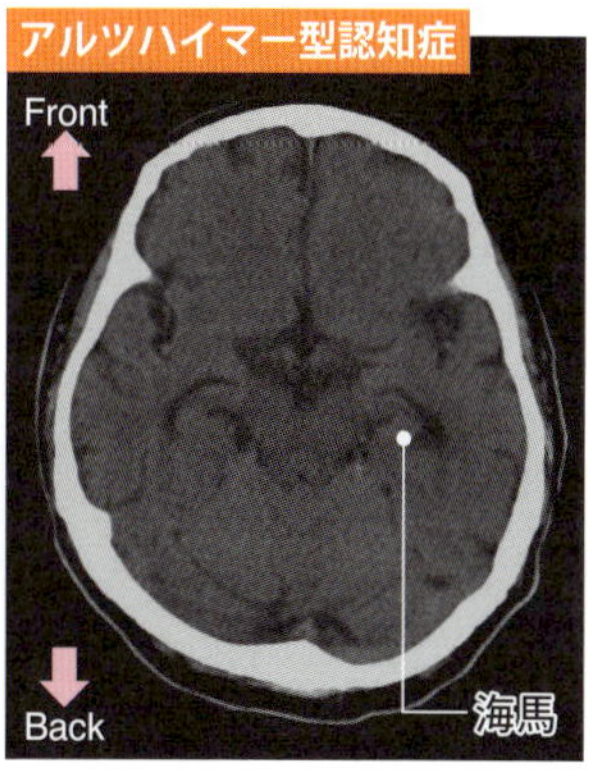

外側溝、側脳室の開大度合いを調べる

CT検査では、まず**神経変性性の認知症**と、慢性硬膜下血腫《まんせいこうまくかけっしゅ》、脳腫瘍《のうしゅよう》（↓P67）、正常圧水頭症《せいじょうあつすいとうしょう》（↓P66）などの**脳外科的疾患**との鑑別をおこなう。次に、脳梗塞《のうこうそく》などの**脳血管障害**の有無を確認する。そして、症状から推測される疾患を念頭に置きながら、**脳の形や萎縮《いしゅく》の度合い**をみていく。

アルツハイマー型認知症（↓P14）の特徴のひとつが、**外側溝《がいそくこう》**と**側脳室《そくのうしつ》**の開大である。これは水平断《すいへいだん》で確認できる。

冠状断でみる海馬萎縮度

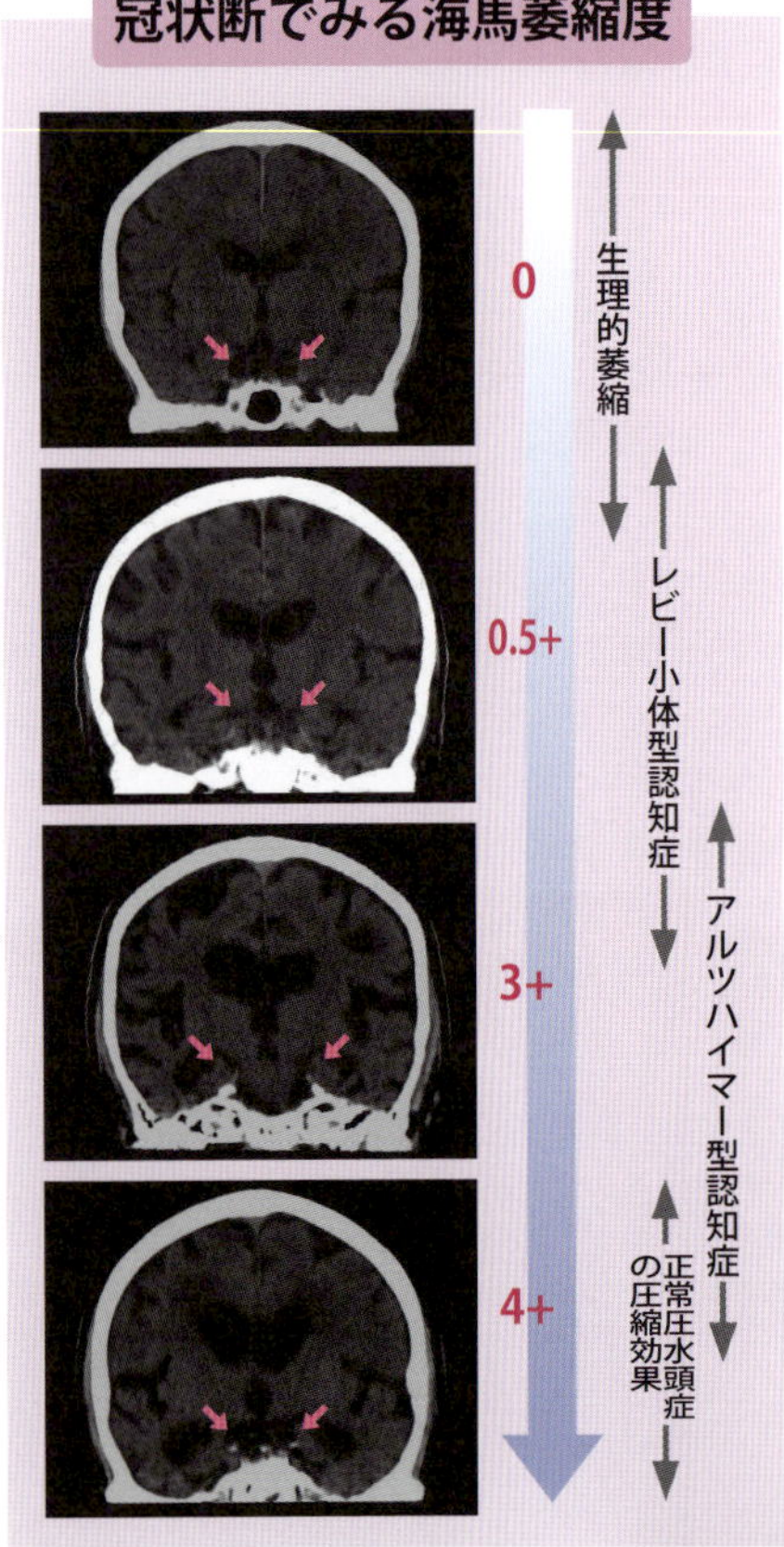

冠状断《かんじょうだん》で、頭頂葉と海馬の強い萎縮がみられる。萎縮の程度は、生理的萎縮から、レビー小《しょう》体型《たいがた》、アルツハイマー型の順に強くなる。アルツハイマー型に正常圧水頭症《せいじょうあつすいとうしょう》を合併すると、さらに萎縮の度合いが強まる。

アルツハイマー型認知症の CT 画像（冠状断／矢状断）

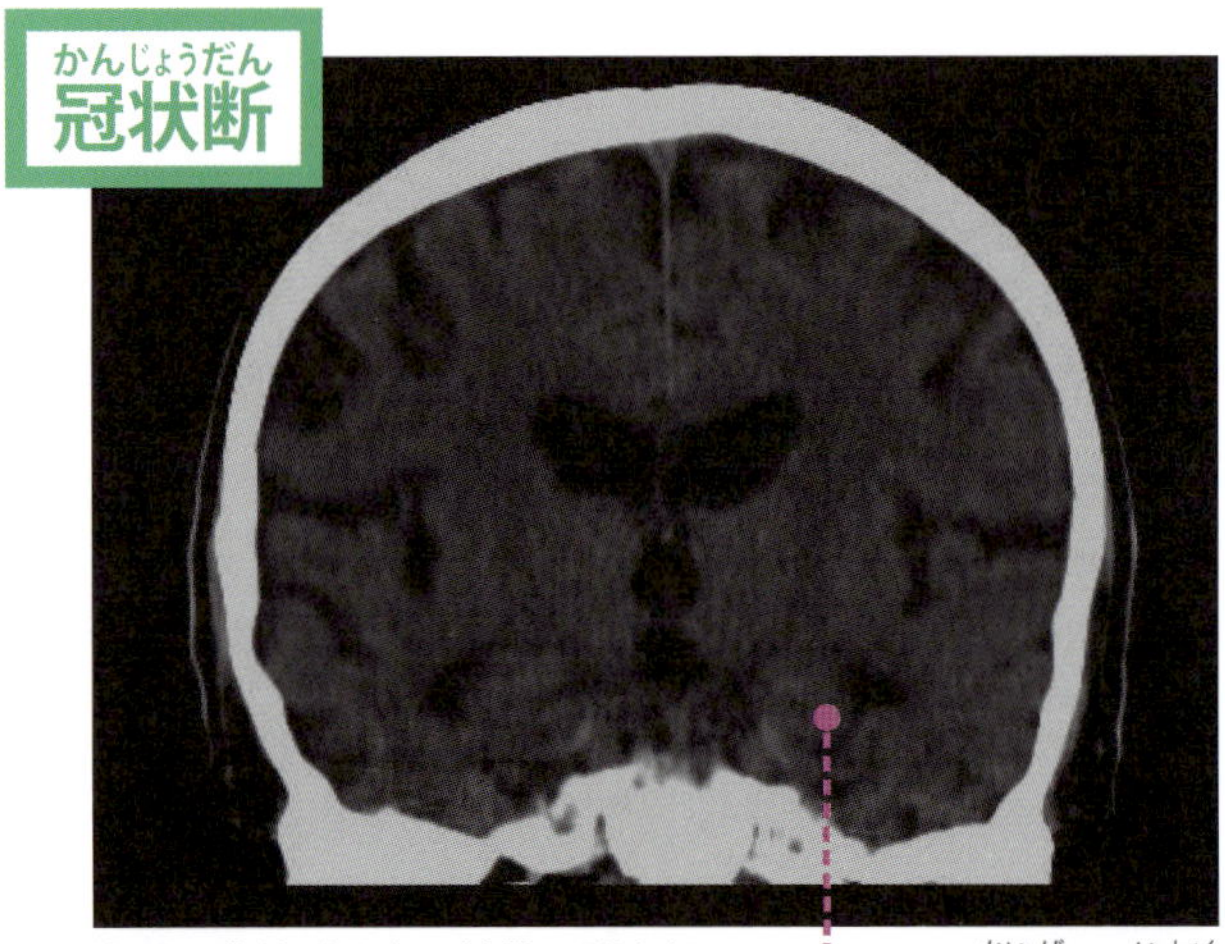

海馬の萎縮が最大の特徴。脳上部の頭頂葉《とうちょうよう》も強く萎縮し、脳溝《のうこう》が深くなっている。

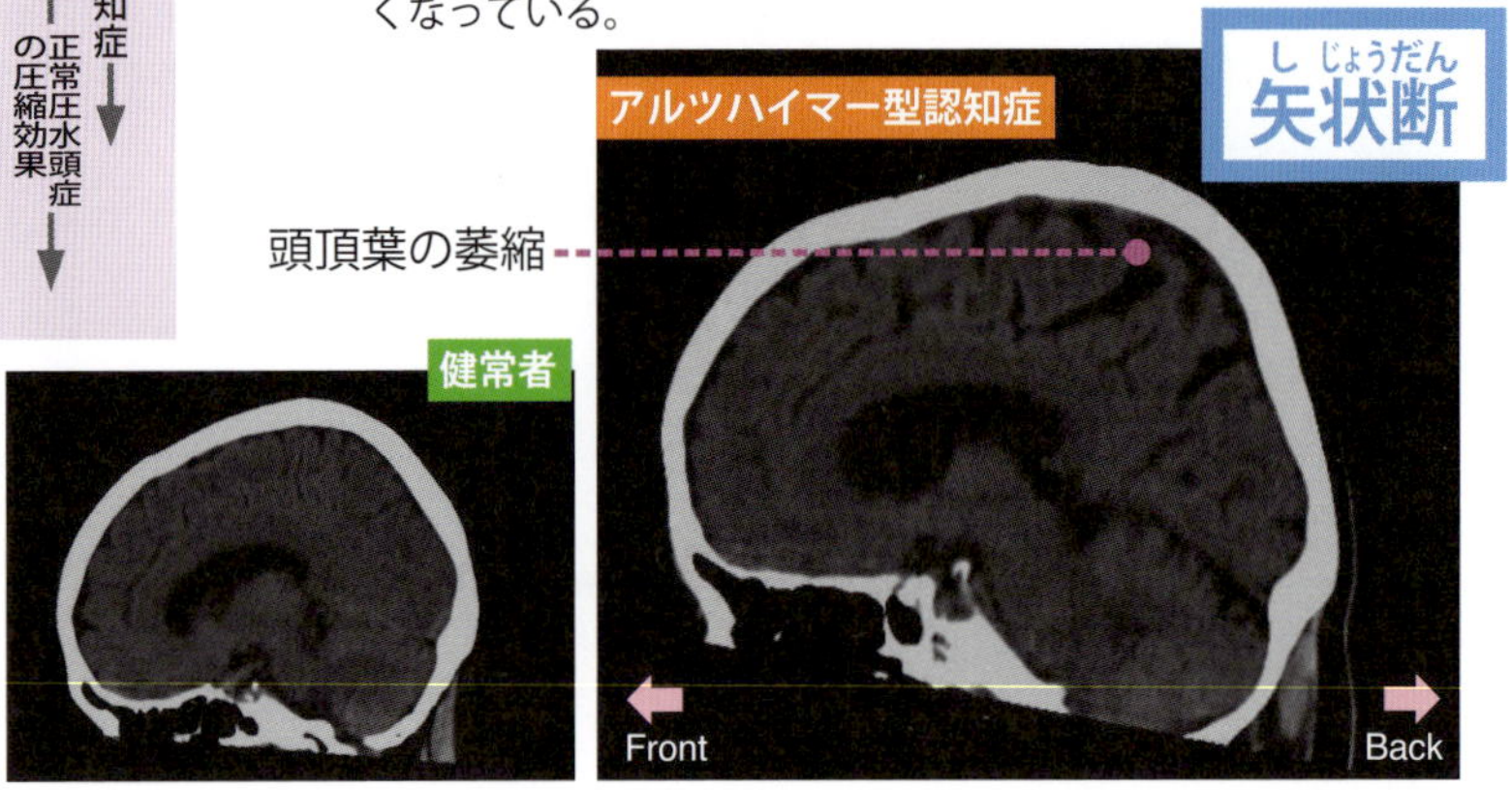

海馬の萎縮度は冠状断でよくみえる

アルツハイマー型認知症（↓P14）では大脳皮質《だいのうひしつ》が全体的に萎縮《いしゅく》して脳溝《のうこう》が深くなる。とくに**頭頂葉**《とうちょうよう》の萎縮は初期からもみられる。脳溝はほぼ均等な深さで、切れ込むようにみえる。２㎝以上の長さの脳溝が、脳の水平断《すいへいだん》最上段の切断画像と、その１㎝下の切断画像で10本以上あれば、アルツハイマー型の可能性が高い。

海馬《かいば》の萎縮もアルツハイマー型の大きな特徴で、これは冠状断《かんじょうだん》でわかりやすい。ただし、海馬の萎縮は必要条件ではない。海馬の萎縮の少ないアルツハイマー型もあり、あくまでも、症状と神経学的検査を基本に診断することが重要である。

頭頂部《とうちょうぶ》に脳溝が寄り集まって広がった脳溝のシワ寄せがある場合は、**正常圧水頭症**《せいじょうあつすいとうしょう》（↓P66）が疑われる。特発性正常圧水頭症の約半数で、変性性認知症が先行していたという報告もあり、アルツハイマー型などとの合併に注意すべきである。**硬膜下血腫**《こうまくかけっしゅ》（↓P67）の後に、水頭症を起こすケースもある。

前頭側頭葉変性症の CT 画像

（ピック病）

冠状断

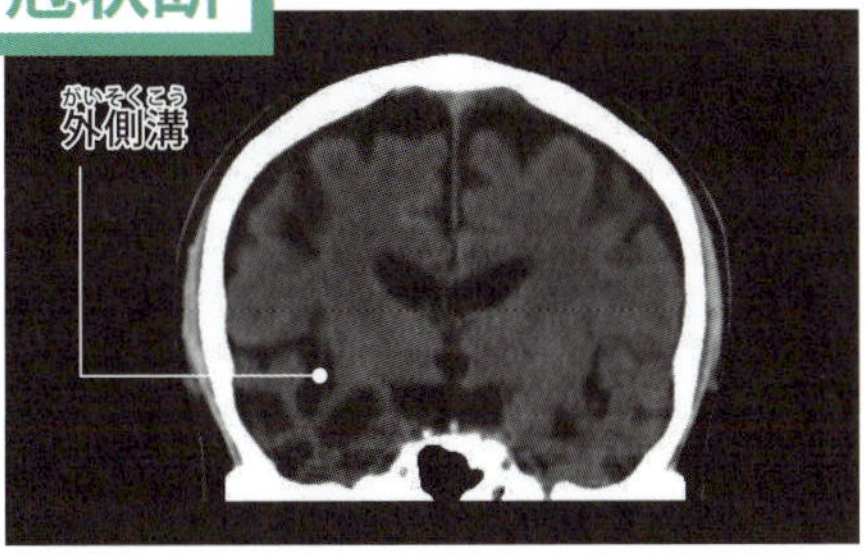

外側溝付近を中心に、側頭葉の強い萎縮がみられる。

矢状断

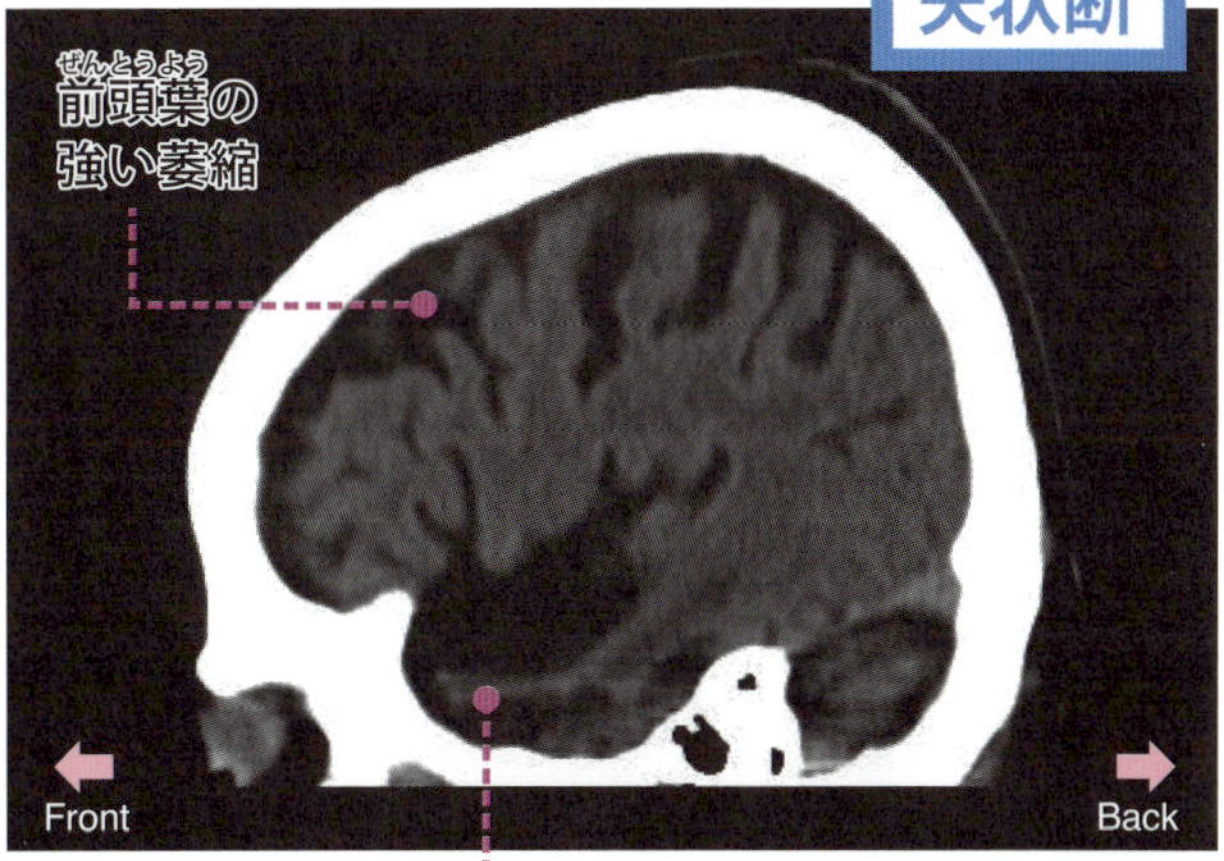

ナイフの
刃状萎縮

前頭葉が強く萎縮し、側頭葉先端（側頭極《そくとうきょく》）が細くとがっている。脳《のう》室《しつ》の拡大は、脳の内側の萎縮を示す。

水平断《すいへいだん》

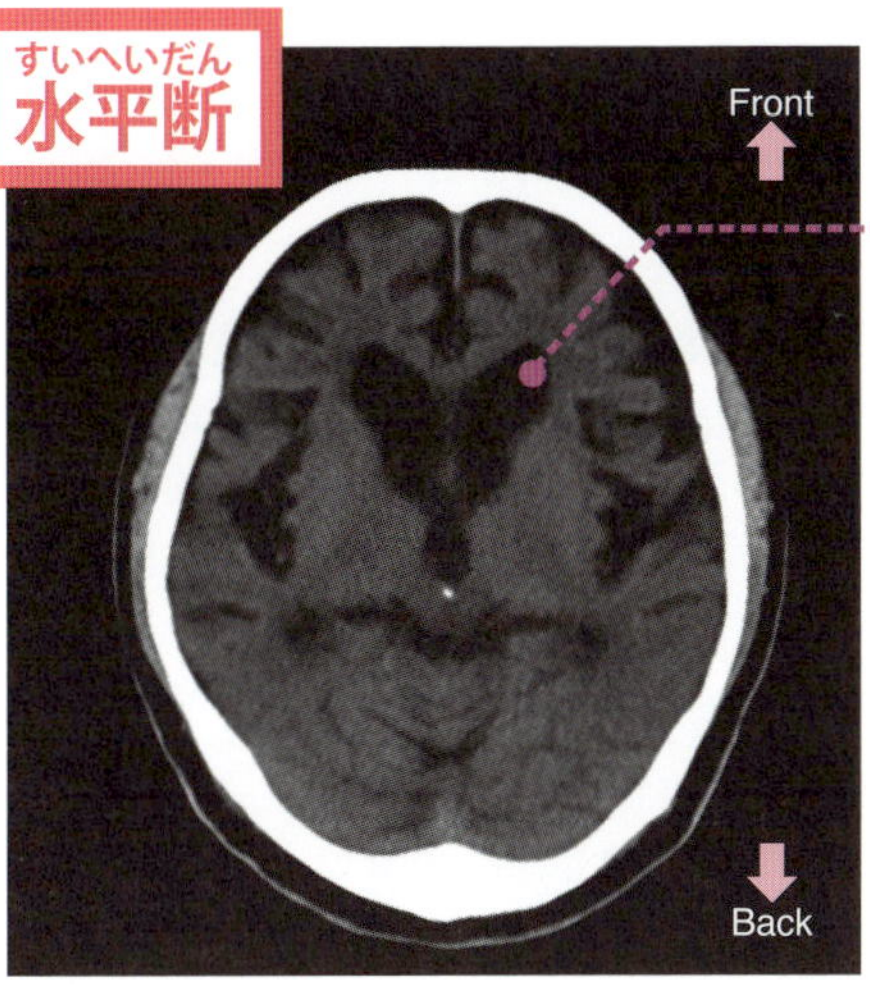

側脳室前角《そくのうしつぜんかく》が丸く拡大（ねずみの耳のような形）

前頭葉の萎縮がもっとも特徴的で、外側の頭蓋《とうがい》骨《こつ》とのあいだに隙間がある。萎縮の程度に左右差が認められることもある。

レビー小体型認知症のCT画像

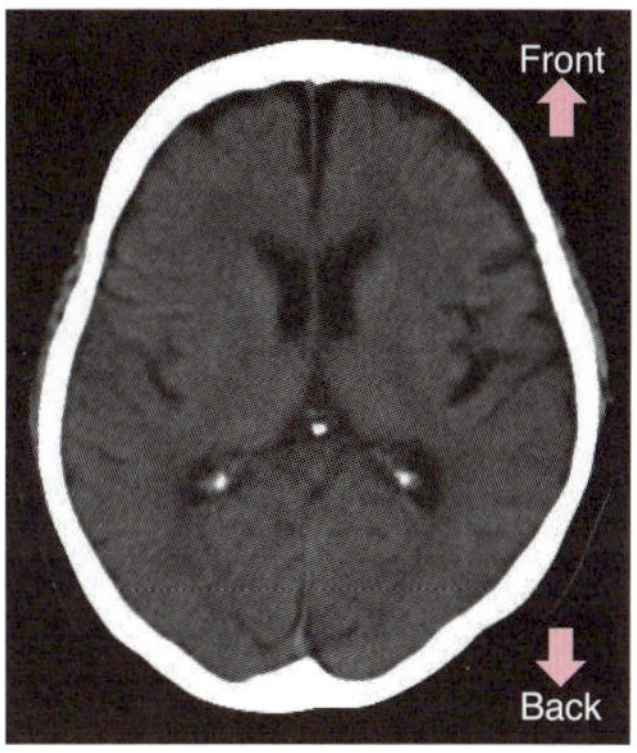

脳の萎縮はあまりなく、健常老人程度。萎縮があっても、健常老人とアルツハイマー型の中間程度に過ぎない。

FTLDの特徴は前頭葉の萎縮と左右差

前頭側頭葉変性症《ぜんとうそくとうようへんせいしょう》（↓P38）では、**前頭《ぜんとう》葉《よう》**や**側頭葉《そくとうよう》**が傷害されるが、全領域が同じように萎縮するわけではない。**前頭側頭型認知症**（**ピック病**↓P40）の場合、前頭葉の外側《がいそく》、内側《ないそく》、下側《かそく》（眼窩面《がんかめん》）、そして側頭葉の、4つの萎縮タイプがある。

外側が萎縮すると、前頭葉《ぜんとうよう》皮質《ひしつ》の脳回《のうかい》が細かく萎縮し、内側の萎縮では側脳室前角《そくのうしつぜんかく》が丸く開大する。側頭葉も萎縮し、先端がナイフの刃のように細くなる。また、萎縮に左右差がみられるのも大きな特徴である。

レビー小体型《しょうたいがた》認知症（↓P28）の画像は、健常な高齢者とあまり変わらず、海馬の萎縮も目立たない。高度の海馬萎縮があれば、レビー小体型の可能性は低い。ただ、レビー小体型で前頭葉が強く萎縮していることもあり、河野和彦はこのようなタイプを**フロンタルレビー**（↓P37）とよんでいる。

なお、**進行性非流暢性失語《しんこうせいひりゅうちょうせいしつご》**（↓P46）と**意味性認知症**（↓P44）は臨床診断名なので、脳外科的疾患が除外できれば、症状から確定診断をおこなう。

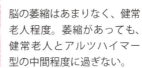

脳血管性認知症のCT画像

脳血管性認知症をきたす脳梗塞《のうこうそく》には、さまざまなタイプがあり、なかでも、ビンスワンガー病とラクナ梗塞《こうそく》が多い。右はビンスワンガー病の画像。梗塞による虚血が広がっていることがわかる。

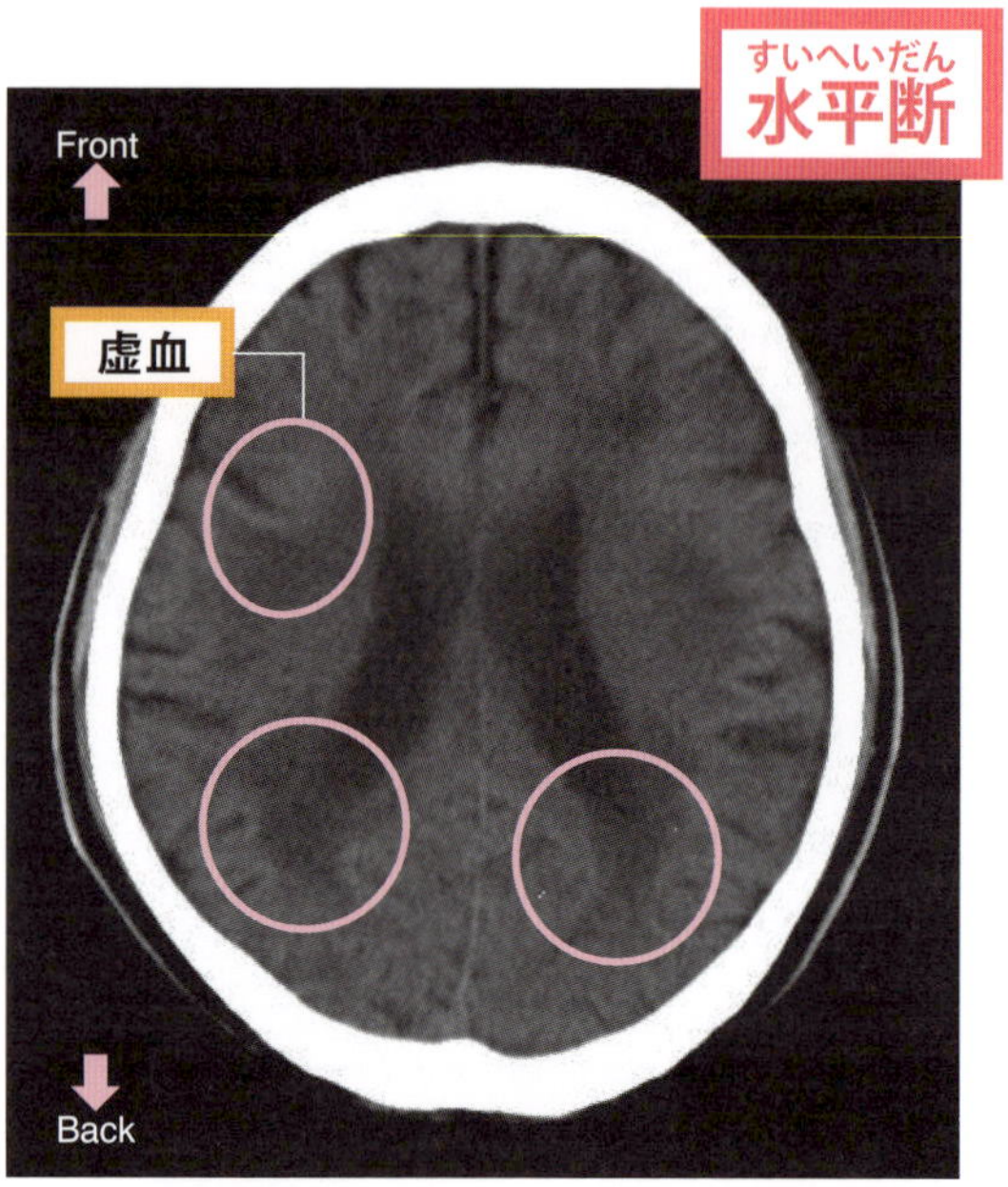

その他の脳梗塞の画像所見

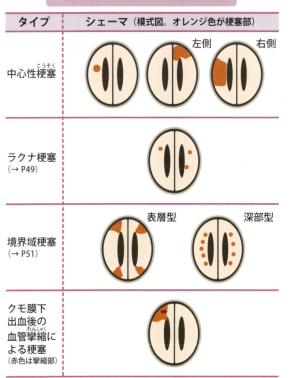

タイプ	シェーマ（模式図。オレンジ色が梗塞部）
中心性梗塞《こうそく》	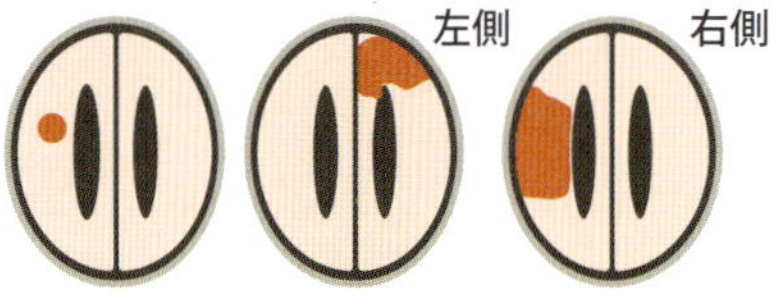
ラクナ梗塞（→ P49）	
境界域梗塞（→ P51）	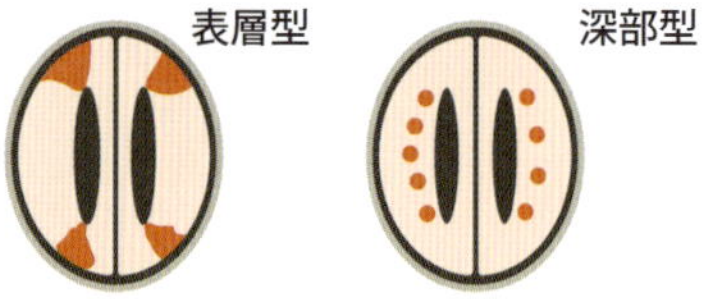
クモ膜下出血後の血管攣縮《れんしゅく》による梗塞（赤色は攣縮部）	

混合型

（脳血管性＋アルツハイマー型）

アルツハイマー型による脳の萎縮《いしゅく》と、梗塞《こうそく》病変がみられる。両者の同等の合併を混合型認知症という。

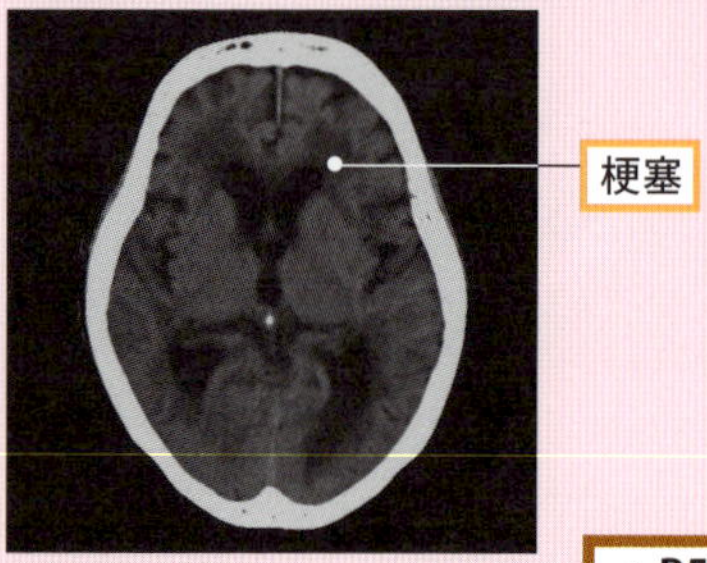

→ P51

原因は梗塞か、それ以外か。症状とあわせて判断

脳血管性認知症は、**脳梗塞《のうこうそく》**が原因で起こるものが圧倒的に多い。なかでも多いのが、広範囲に虚血が生じる**ビンスワンガー病**（↓P49）と、細い動脈が詰まる**ラクナ梗塞《こうそく》**だ。

診断にはCT《シーティー》、またはMRI《エムアールアイ》（↓P88）が有効で、**梗塞**は黒く、**出血**は白くみえる。

ただし、脳血管障害があったからといって、脳血管性認知症とは限らない。認知症の原因となる規模の障害かを、症状とあわせて判断する。認知症の症状に、アルツハイマー型（↓P14）と脳血管障害が同程度に関与しているなら、**混合型認知症**だ。そうでなければ、**脳血管障害を伴うアルツハイマー型認知症**と診断する。

脳血管障害は、認知症をきたすほどのものでなくても、変性性認知症の病状を悪化させたり、進行を促進させる。また、**せん妄《もう》**や**うつ**、**問題行動**を起こしやすくする。

したがって、認知症のタイプが診断できていても、CTでの脳血管障害の確認と、その対策は重要である。MRI検査（↓P88）をおこなえれば、より理想的だ。

その他の認知症のCT画像

頻度の低い変性疾患、腫瘍《しゅよう》、血腫《けっしゅ》なども、CT《シーティー》で発見、鑑別できるものが多い。

石灰化《せっかいか》を伴うびまん性神経原線《しんけいげんせん》維《い》変化病

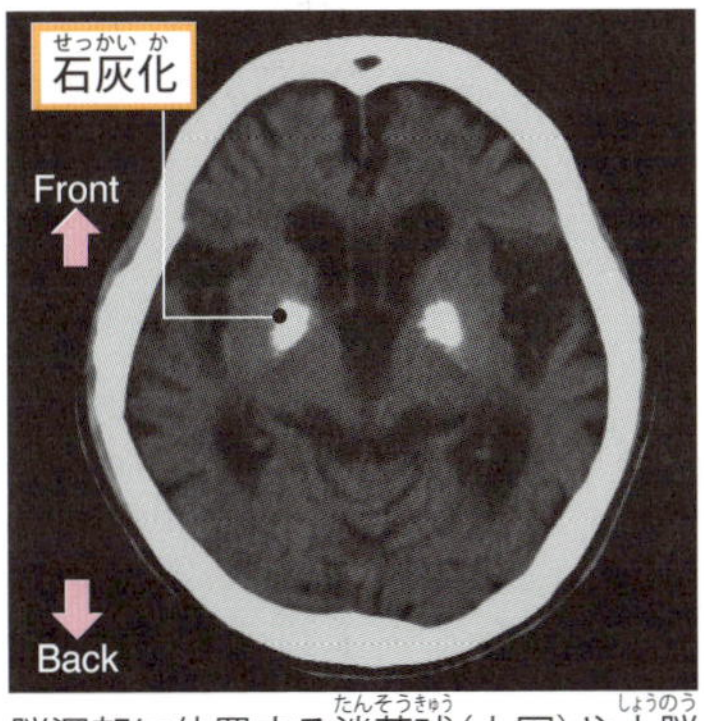

脳深部に位置する淡蒼球《たんそうきゅう》（上図）や小脳《しょうのう》の一部が石灰化する。 → P65

大脳《だいのう》皮《ひ》質《しつ》基《き》底核変性症《ていかくへんせいしょう》

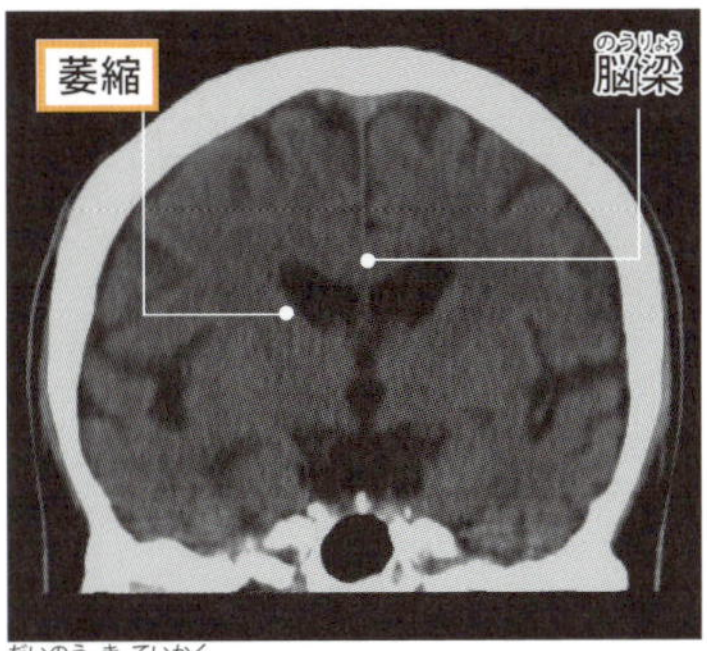

大脳《だいのう》基《き》底核《ていかく》の一部である尾状核が強く萎縮し、側脳室前角が丸く開大する。脳梁は薄くなる（菲薄化《ひはくか》）。 → P62

意味性認知症

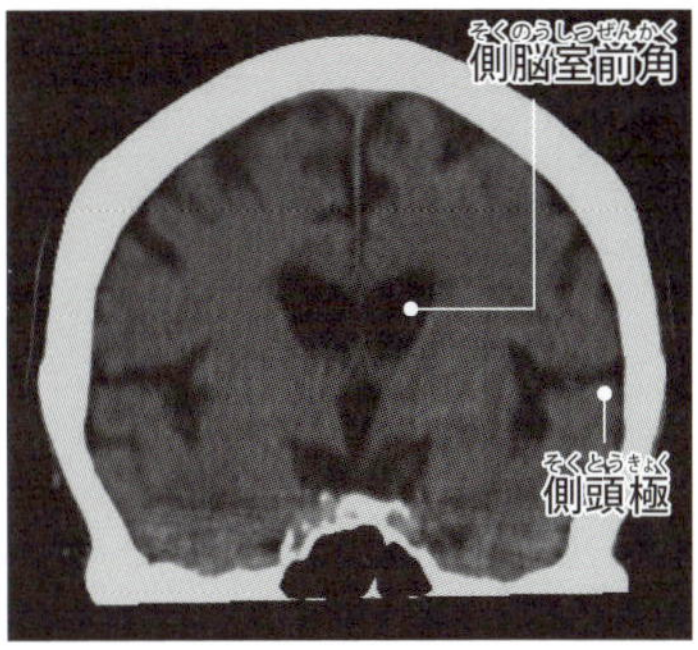

ピック病（→ P40）と同様、側脳室前角が丸く開大。側頭極の萎縮も認められ、萎縮度に左右差がある。 → P44

脳腫瘍《のうしゅよう》

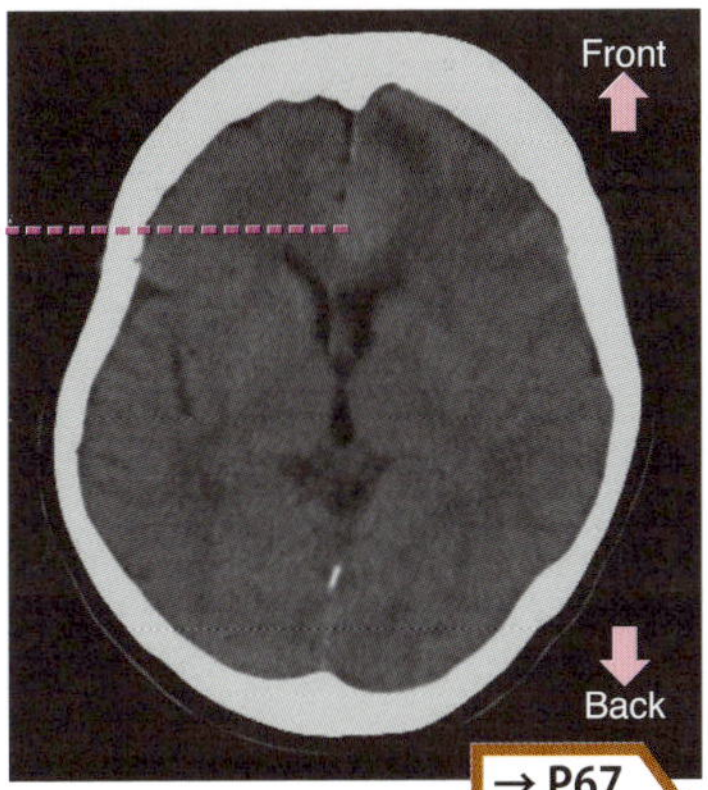

転移性腫瘍を疑うときは、造影CTを実施

肝臓や肺などからの転《てん》移性脳腫瘍《いせいのうしゅよう》が疑われる場合は、造影《ぞうえい》CTをおこなう。 → P67

慢性硬膜《まんせいこうまく》下《か》血腫《けっしゅ》

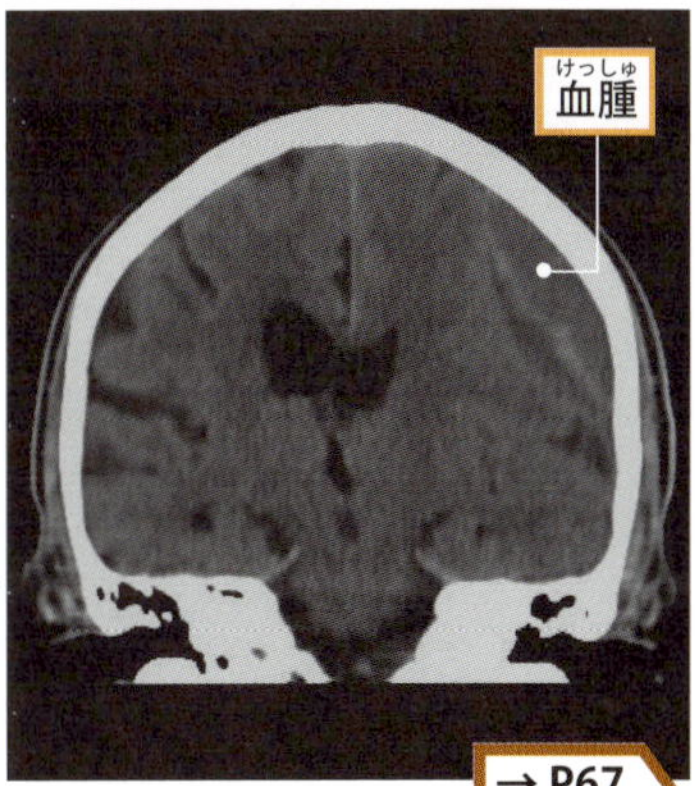

脳と硬膜《こうまく》のあいだの血腫により、脳が圧迫されて正中線《せいちゅうせん》が偏っている。 → P67

脳腫瘍の検査には造影CTが有効

CT検査は、**脳腫瘍《のうしゅよう》**の診断に有効である。転《てん》移《い》性《せい》が疑われる場合は、静脈《じょうみゃく》から**造影剤《ぞうえいざい》**（**ヨード剤**）を入れて撮影する造影CTのほうが、小さな腫瘍もみつけやすい。

慢性硬膜《まんせいこうまく》下《か》血腫《けっしゅ》や、**石灰化を伴うびまん性神経原線維《しんけいげんせんい》変化病**、**ハンチントン病**（↓P64）の診断にも、CT検査が有用だ。慢性硬膜下血腫では、血腫《けっしゅ》により脳が圧迫され、偏ってみえる。血腫の多くは片側のみにできるが、ときに両側性《りょうそくせい》のこともある。

石灰化《せっかいか》を伴うびまん性神経原線維変化病では、初期から、淡蒼球《たんそうきゅう》や歯状核《しじょうかく》の**石灰化**がみられる。前頭側頭型《ぜんとうそくとうがた》認知症（↓P40）とは異なり、**海馬萎縮《かいばいしゅく》**も初期から認められるのが特徴だ。

ハンチントン病の特徴は、脳の中心部にある尾状核《びじょうかく》の萎縮である。それにともない、側脳室《そくのうしつ》の前角《ぜんかく》（前頭葉《ぜんとうよう》内部にある脳室《のうしつ》）が拡大する。

大脳《だいのう》皮《ひ》質《しつ》基《き》底核変性症《ていかくへんせいしょう》でも、**尾状核の萎縮**と**側脳室前角**の拡大がみられる。脳梁《のうりょう》の菲薄化《ひはくか》も特徴的な所見である。

画像検査

ＭＲＩ検査では形態学的変化が明瞭にみえる

ＭＲＩは、脳の形態を鮮やかに写し出す検査法で専門的医療機関では広く活用されている。わずかな変化も写るため、早期診断に役立つ。

画像のデータ処理で異常を視覚化、数値化できる

ＭＲＩ《エムアールアイ》（**磁気共鳴画像診断法**《じききょうめいがぞうしんだんほう》）は、人体を強い磁場《じば》のなかに置き、特定の**電磁波**《でんじは》を当てたときに生じる微弱な電気信号を、画像化する方法である。ＣＴ《シーティー》よりも**形態学的変化**が鮮明に写り、さまざまな角度の断面が得られる。**慢性硬膜下血腫**《まんせいこうまくかけっしゅ》（↓Ｐ67）や**正常圧水頭症**《せいじょうあつすいとうしょう》（↓Ｐ66）との鑑別、**クロイツフェルト・ヤコブ病**（↓Ｐ68）や**嗜銀顆**《しぎんか》**粒性**《りゅうせい》**認知症**（↓Ｐ65）などの診断にも有効だ。エックス線を使用しないため、被曝《ひばく》の心配がないのも利点である。

近年は、**ＶＳＲＡＤ**《ヴィーエスラド》などの解析ソフトによる画像処理も普及しつつある。健常者の平均的な脳の形と比較して、脳の萎縮《いしゅく》部位やその程度を数値化・視覚化するものだ。とくに早期診断に役立つと考えられている。

MRI のおもな画像処理法

撮像条件を変えることで、以下の４タイプの画像が得られる。また、MRI《エムアールアイ》装置を用いて血管だけを画像化するMRA《エムアールエー》（MR《エムアール》アンギオグラフィ）という方法もある。

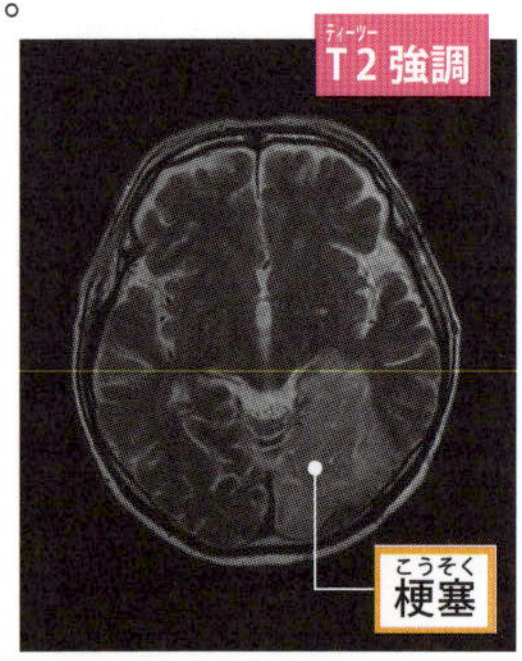

脳梗塞の病変がよくみえる

コントラストがはっきりつき、脳梗塞《のうこうそく》や脳出血などの病変、髄液が白く写る。血管周囲腔《くう》の拡大も白く写る。

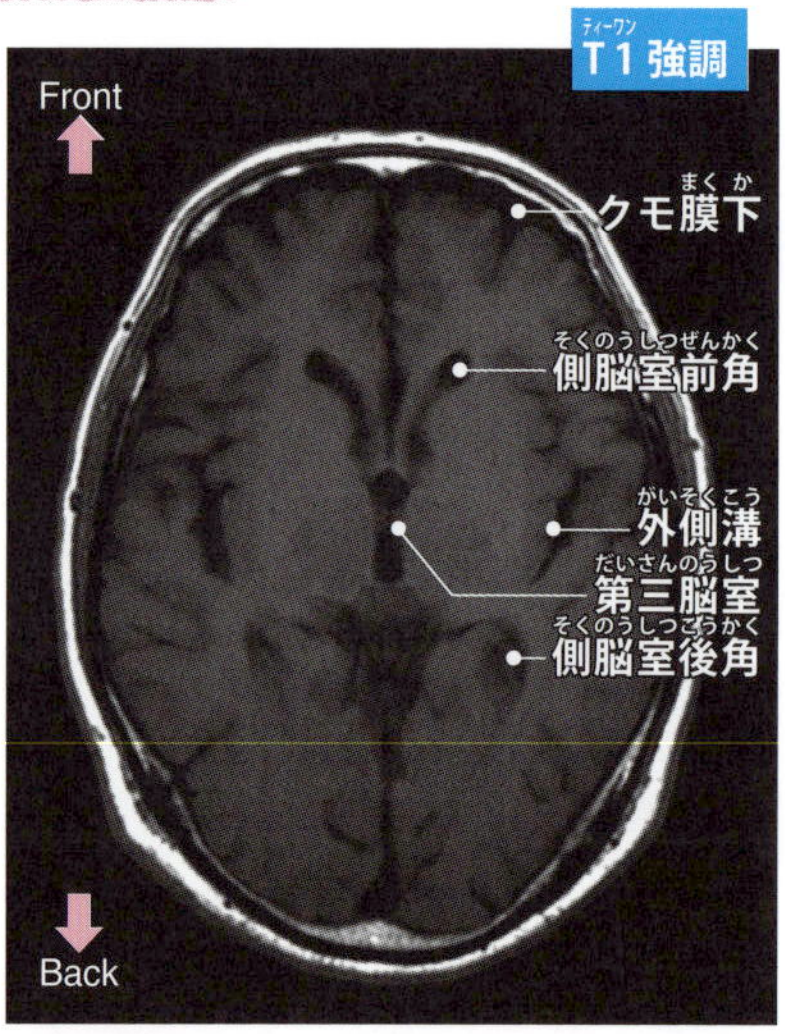

萎縮部のチェックに有用

髄液《ずいえき》で満たされた部位（脳室《のうしつ》、クモ膜下）が黒く写る。脳全体の萎縮《いしゅく》を調べるのに適している。

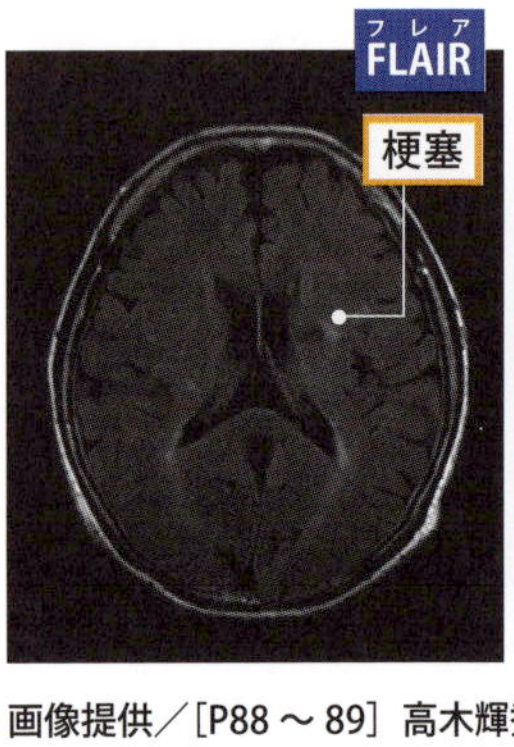

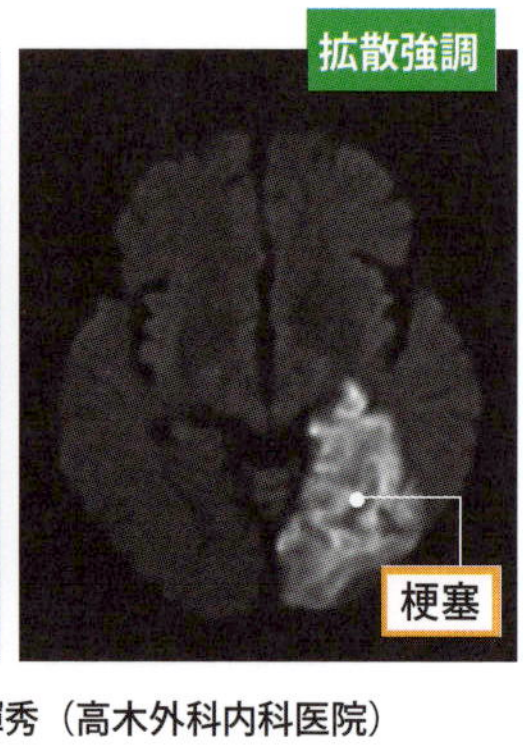

急性期の脳梗塞、小梗塞の発見に役立つ

脳梗塞や小さな虚血性病変の検出に向く。とくに拡散強調は、急性期の脳梗塞診断に有効。

画像提供／［P88 ～ 89］高木輝秀（高木外科内科医院）
［P89 進行性核上性麻痺］平山貴久（厚地脳神経外科病院）

アルツハイマー型認知症の MRI 画像

画像解析シート（VSRAD《ヴィーエスラド》の場合）

MRI 用の画像解析ソフト「VSRAD」で画像を解析すると、萎縮の部位やその程度が数値化・視覚化される。健常脳との比較により客観的な評価ができ、アルツハイマー型認知症の正診率は 80%とされる。

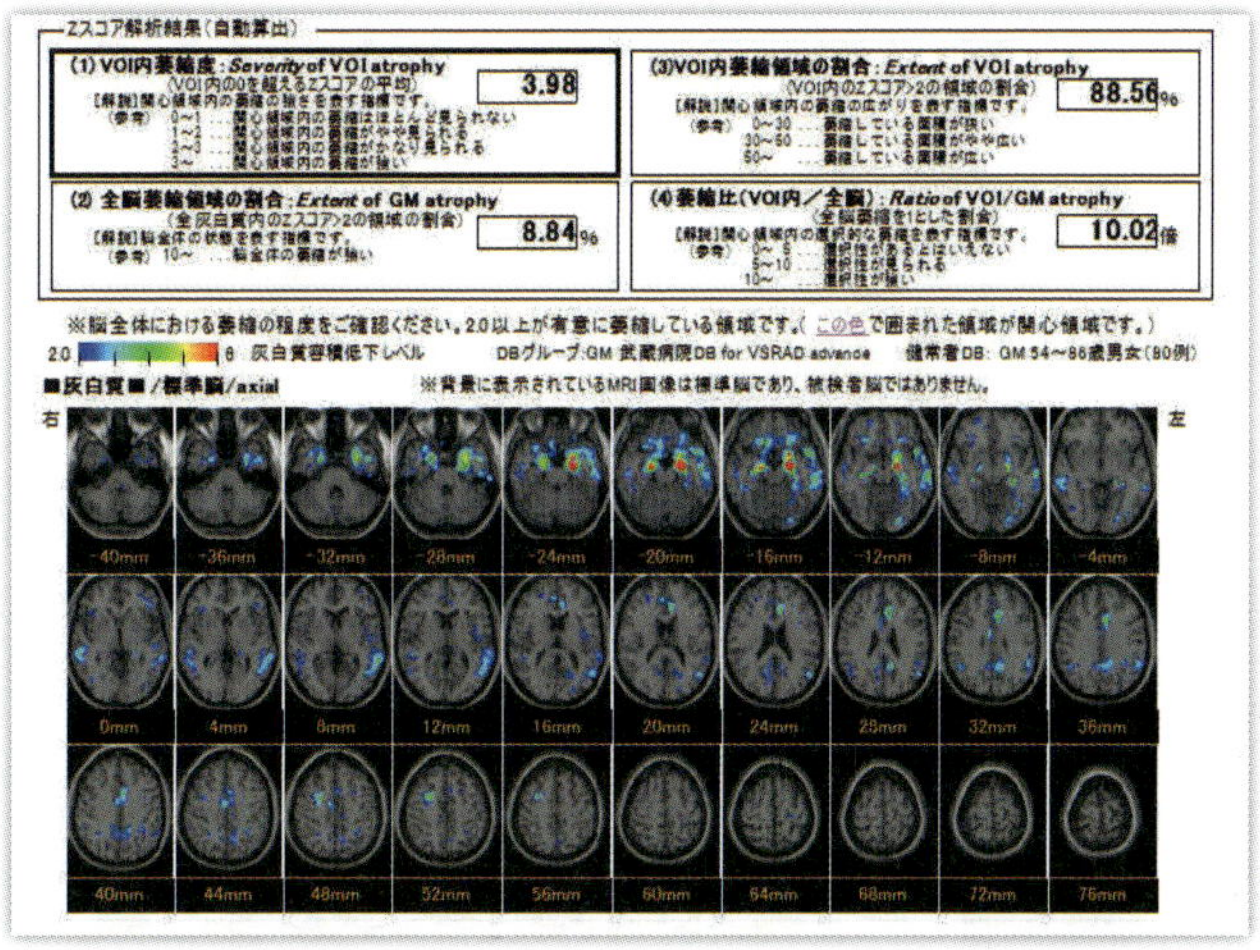

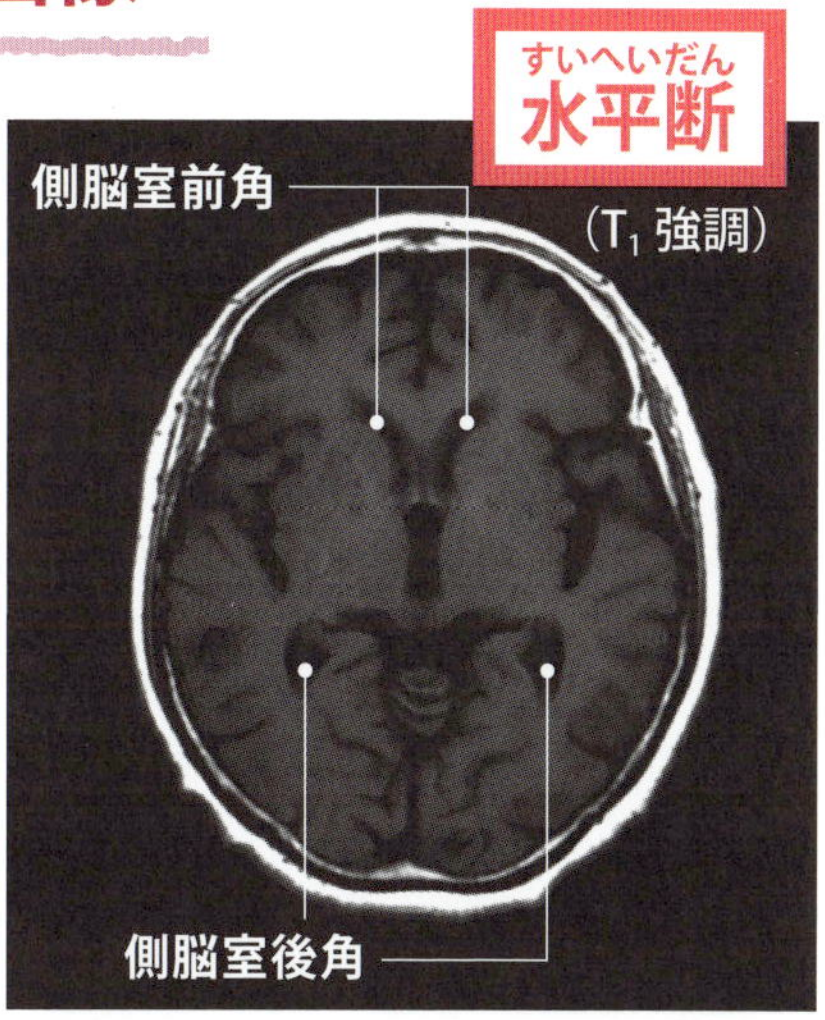

側脳室前角よりも、側脳室後角がはっきりと開大しているのが特徴（海馬の萎縮が原因）。

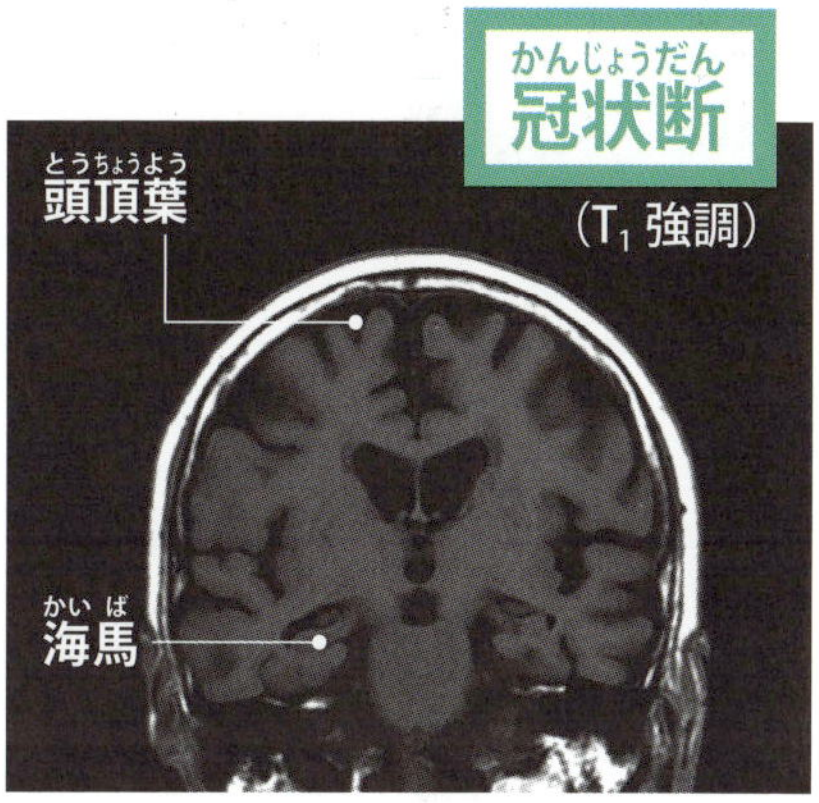

形態が鮮明に写る分、頭頂葉などの大脳皮質以上に、海馬が萎縮しているとわかる。

その他の認知症の MRI 画像

進行性核上性麻痺《しんこうせいかくじょうせいまひ》

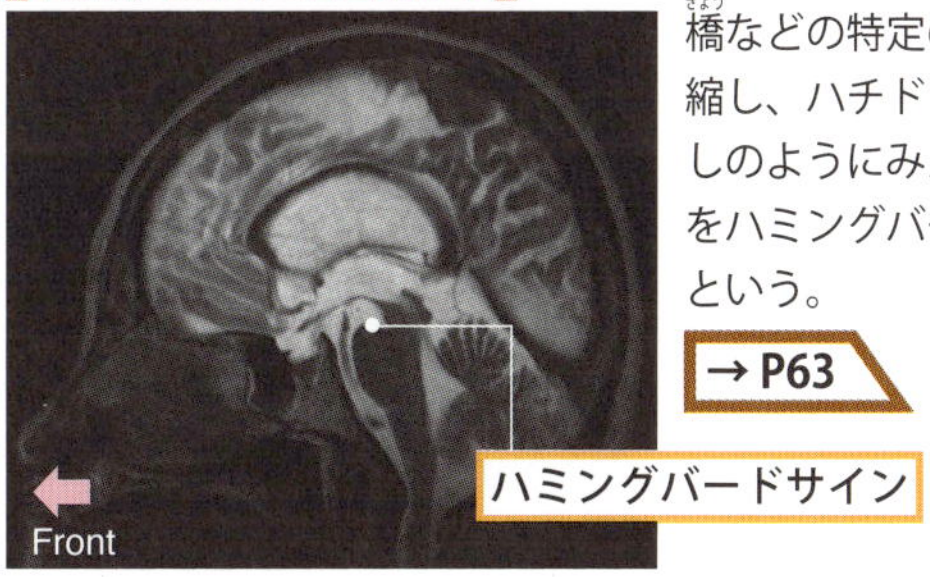

橋《きょう》などの特定の部位が萎縮し、ハチドリのくちばしのようにみえる。これをハミングバードサインという。

→ P63

正常圧水頭症《せいじょうあつすいとうしょう》

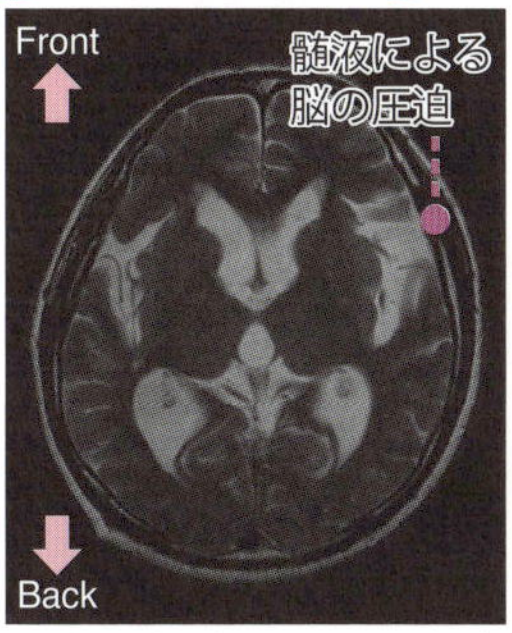

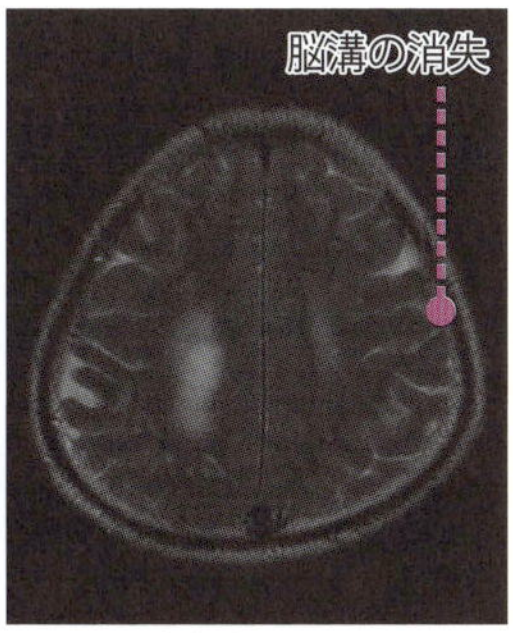

髄液の貯留部である脳室が拡大。脳が髄液に圧迫され、頭頂部の脳溝が消失している（写真右）。一方で外側溝の隙間が目立つ（写真左）。

→ P66

身体的負担を考慮しておこなう

MRIの検査時間は30分から1時間ほどと長く、装置が発する音も大きいため、被検者の負担は少なくない。とくに前頭側頭《ぜんとうそくとう》型《がた》認知症（↓P40）のように、じっとしていられない患者には不向きである。また、入れ歯やペースメーカーなど、体内に金属のある人は受けることができない。

また、画像が鮮明な分、病的変化ではないものまで写し出すこともある。

画像検査

SPECT検査で脳血流の低下部位を調べる

脳の萎縮は、認知症の明らかなサインである。脳が萎縮する前に、早期に認知症を発見するには脳血流量をみるSPECT検査が有効だ。

SPECT検査による脳血流量の視覚化

（軽度アルツハイマー型認知症の場合）

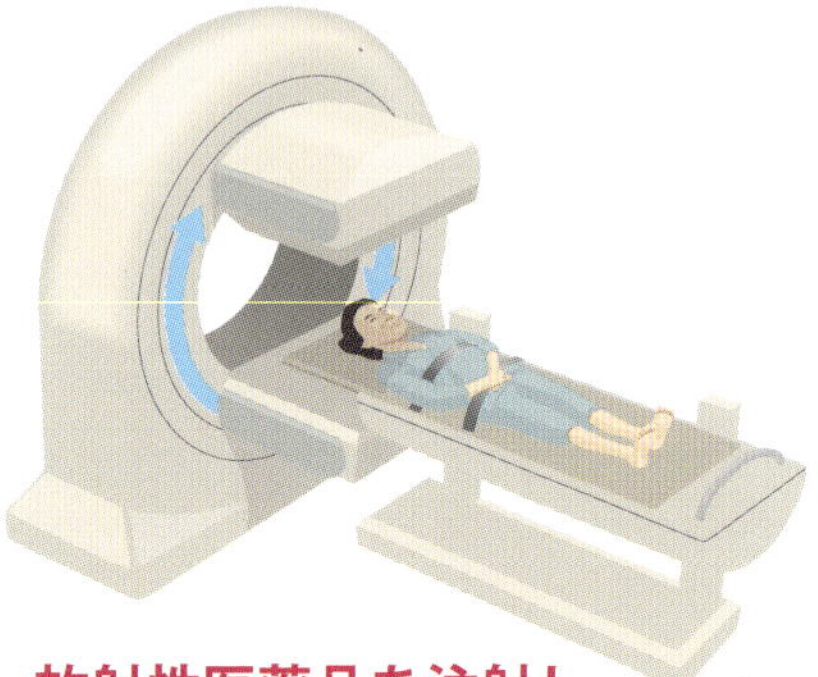

放射性医薬品を注射し、ガンマカメラで撮影

ガンマ線を放出する特殊な放射性医薬品を、静脈《じょうみゃく》注射で投与する。その後、回転型のガンマカメラで撮影。

血流量の多い箇所は赤く、少ない箇所は青く写る

血流量の多い部位に集まる放射性医薬品の性質を利用し、血流量の多い部分と少ない部分とを色分けして表示する。

SPECT画像

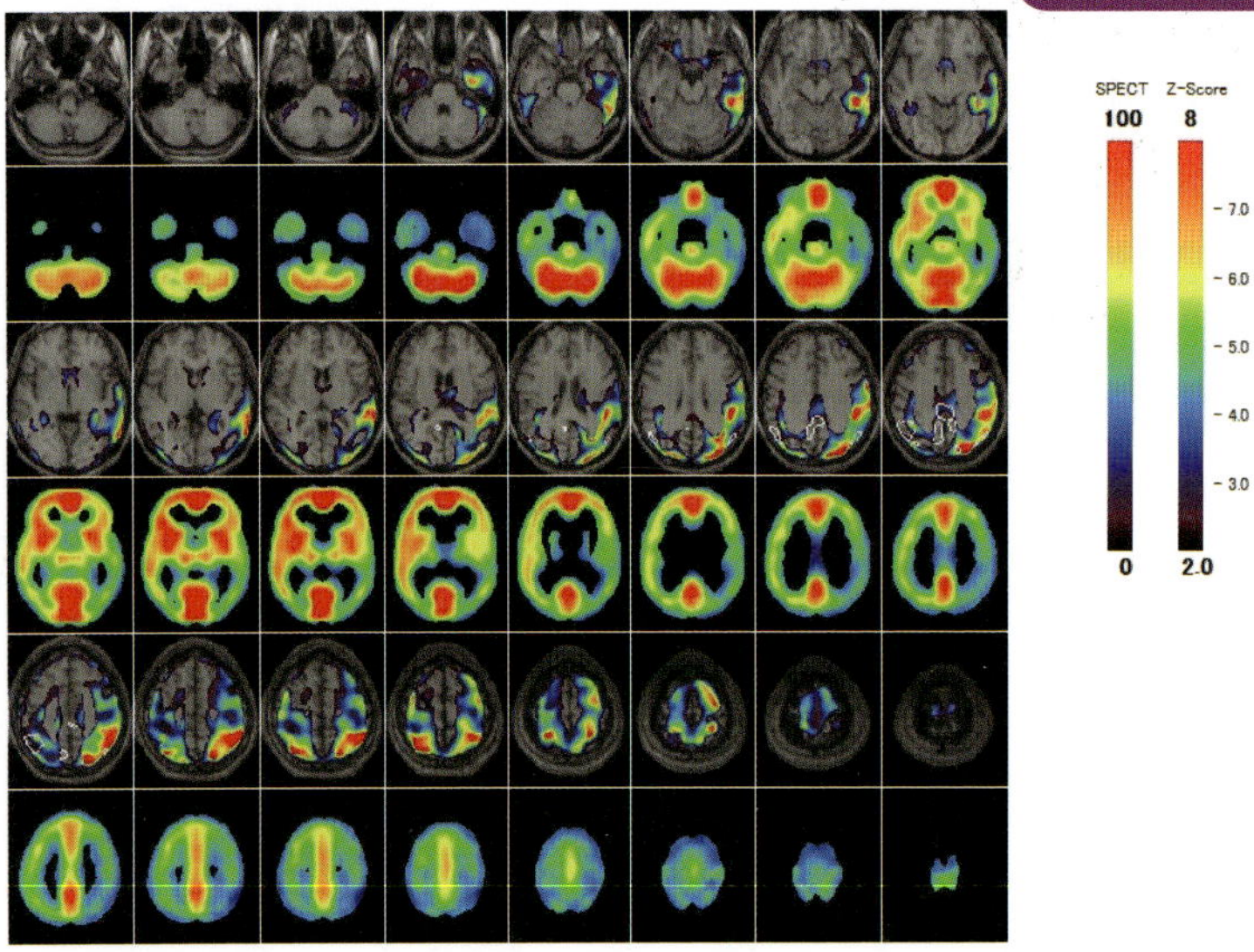

萎縮未満の脳機能低下を発見できる

CT《シーティー》やMRI《エムアールアイ》検査が脳の形態学的変化をとらえるのに対して、**SPECT《スペクト》検査**は脳の機能的変化を調べる検査である。

正式には**単一光子放射断層撮影《たんいつこうしほうしゃだんそうさつえい》**といい、特殊な放射性医薬品を用いて、**脳の血流状態**を画像化するものだ。3D《スリーディー》-SSP《エスエスピー》やe《イー》ZIS《ジス》などの画像解析ソフトを用いることで、脳の血流が低下した部位を立体的に表示できる。PET《ペット》検査（↓P92）よりも実施施設が多く、健康保険も適用されている。

アルツハイマー型認知症（↓P14）ではMCI《エムシーアイ》（軽度認知障害）の段階から、特定部位の血流低下がみられ、早期診断に役立つ。その他のタイプの認知症でも、脳が萎《い》縮《しゅく》する前に特徴的な血流低下が現れることが多く、鑑別に有効だと考えられる。

脳形態の個人差をなくして、血流低下部をみる

SPECT《スペクト》画像を、eZIS というソフトで解析したもの。各個人の脳を、平均的な脳の形態に変換したうえで、統計学的に脳血流量を数値化・視覚化する。

解剖学的標準化（eZIS《イージス》の場合）

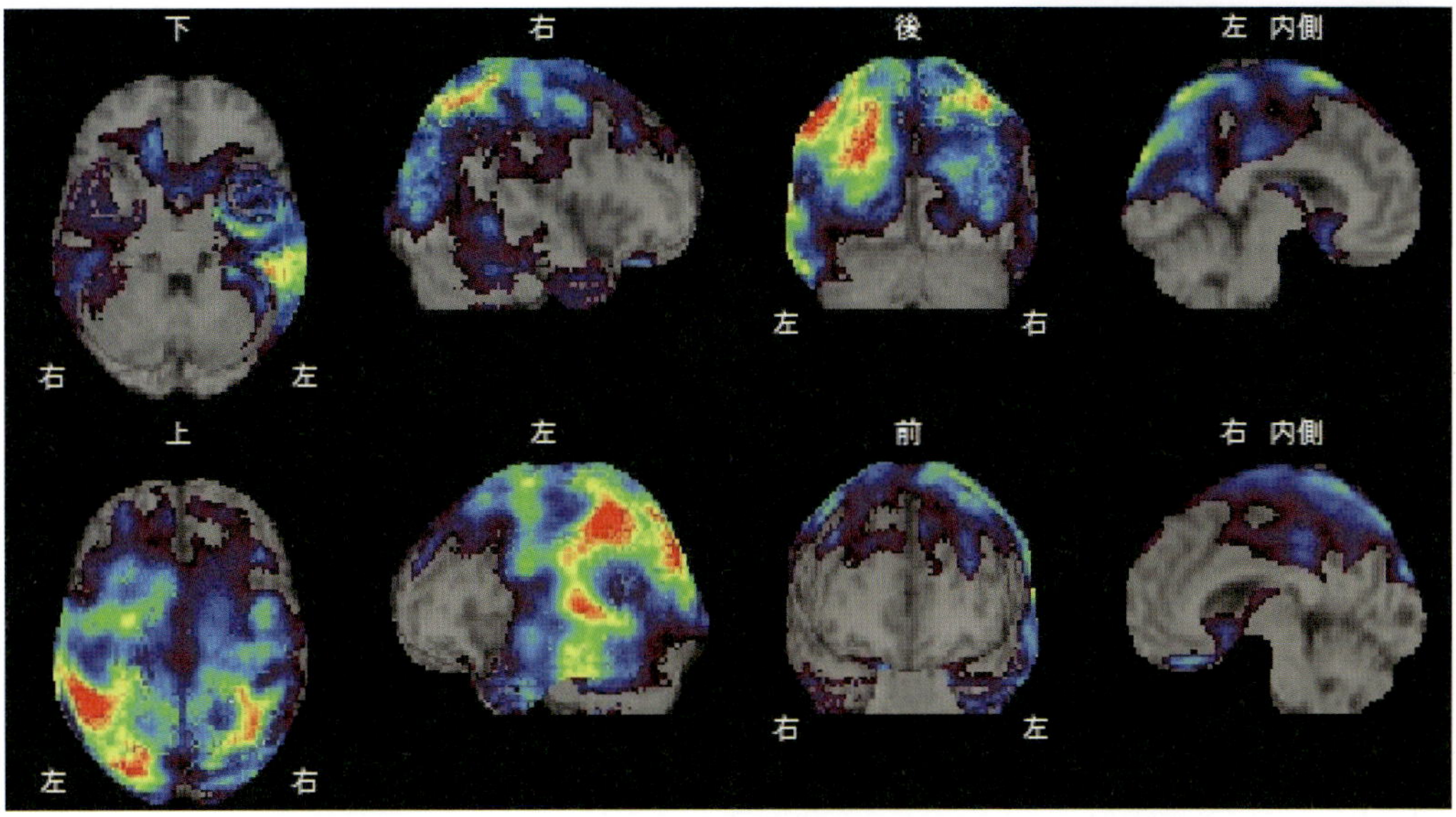

Zスコア解析結果(自動算出)

(1)疾患特異領域内の血流低下の程度(Severity)
[解説]疾患特異領域における血流低下の程度を表す指標 **3.07**

松田らの健常者40例とアルツハイマー型認知症40例のMCI時期での99mTc-ECD SPECTによる検討では、閾値1.19とした時に両群の識別能の正診率は85%でした。

(参考)
0〜1：疾患特異領域内の血流低下はほとんどみられない
1〜2：疾患特異領域内の血流低下がややみられる
2〜3：疾患特異領域内の血流低下がかなりみられる
3〜 ：疾患特異領域内の血流低下が大きい

(2)疾患特異領域内の血流低下領域の割合(Extent)
(Zスコア2.0を超えるボクセルの割合)
[解説]疾患特異領域における血流低下の広がりを表す指標 **54.82** %

松田らの健常者40例とアルツハイマー型認知症40例のMCI時期での99mTc-ECD SPECTによる検討では、閾値14.2%とした時に両群の識別能の正診率は86%でした。

(3)疾患特異領域内と脳全体の血流低下領域の割合の比較(Ratio)
(脳全体の血流低下を1とした割合)
[解説]疾患特異領域における選択的な血流低下を表す指標 **1.62** 倍

松田らの健常者40例とアルツハイマー型認知症40例のMCI時期での99mTc-ECD SPECTによる検討では、閾値2.22倍とした時に両群の識別能の正診率は80%でした。

SPECT装置を活用した、MIBG検査

MIBG《エムアイビージー》という検査用薬剤を投与し、心臓を SPECT 装置で撮影する方法。画像右下の心筋《しんきん》（Heart）と画像左上の上縦隔《じょうじゅうかく》（Mediastinum）にそれぞれどれだけの薬剤が集積したかを表す、H/M 比を求める。交感神経《こうかんしんけい》が障害されるレビー小体《しょうたい》型《がた》認知症では、心筋に薬剤が取り込まれず、H/M 比が 1.6 以下まで低下する。

レビー小体型認知症患者の心筋

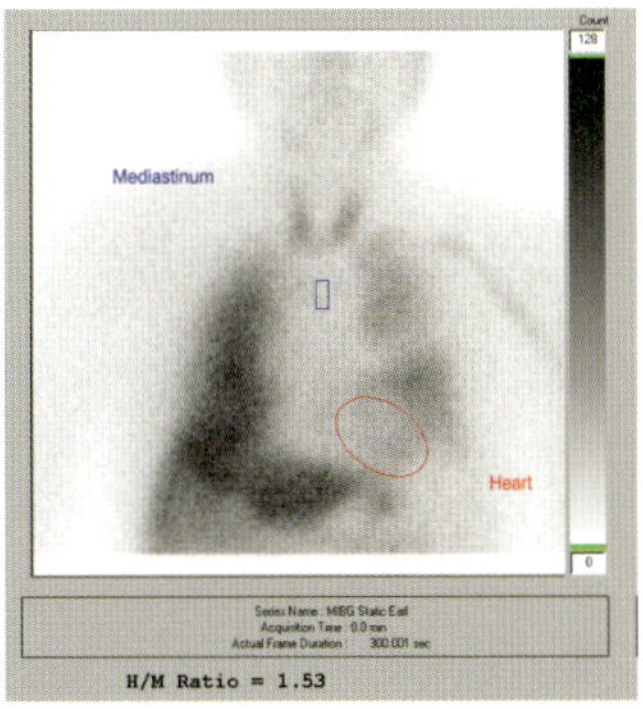

健常者の心筋患者の心筋

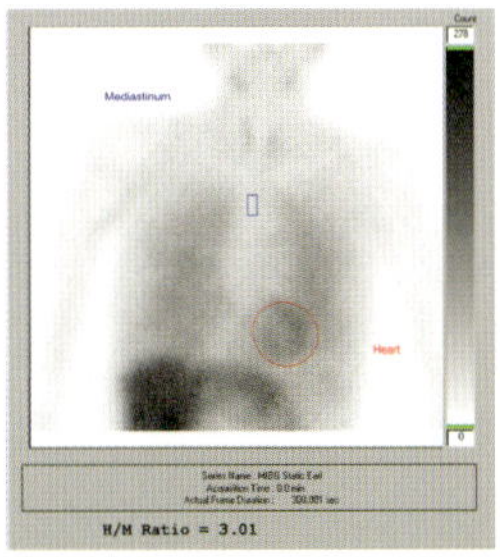

H/M 比の正常比
2.0 〜 3.7

また、**レビー小体型《しょうたいがた》認知症**（→P28）では、SPECTを利用した**MIBG《エムアイビージー》心筋《しんきん》シンチグラフィ**という検査もおこなわれる。レビー小体型で生じる**交感神経障害**の有無を調べるもので、８割の確率で確定診断ができる。ただ、健康保険適用外のため、診断が困難な場合に用いられることが多い。

画像提供／［P90 〜 91］小野塚 聡（川崎市立井田病院）

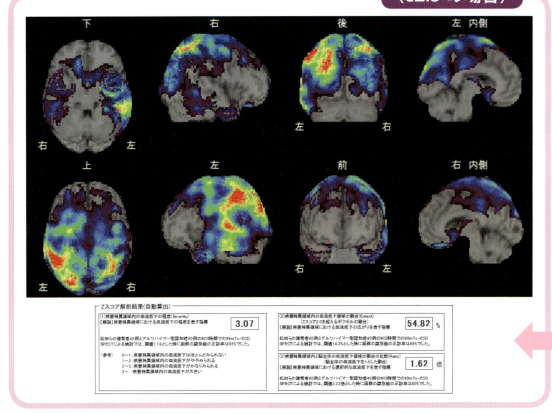

画像検査

アミロイドイメージングはMCIの診断に役立つ

PET検査は、脳機能の変化を正確にとらえる。アルツハイマー型認知症の早期発見に役立つ「アミロイドイメージング」も注目されている。

代表的な認知症のFDG-PET画像

PET《ペット》検査の手法としてもっとも一般的な、FDG《エフディージー》-PET検査の画像。ブドウ糖に似た構造のFDGという薬に放射性同位元素《どういげんそ》を加え、静脈に注射したのち、PET画像を撮影する。赤い部分ほど糖代謝《とうたいしゃ》が高い。青に近づくほど糖代謝が低く、脳機能が低下していることを示す。

アルツハイマー型認知症

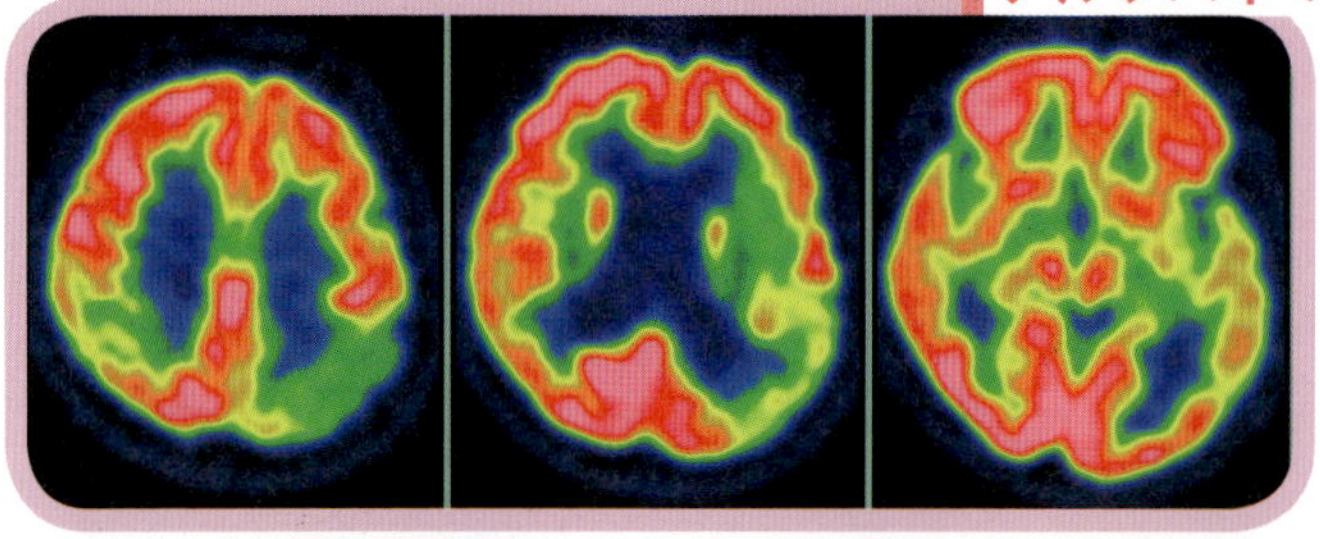

側頭頭頂葉《そくとうとうちょうよう》の機能が低下

レビー小体型認知症

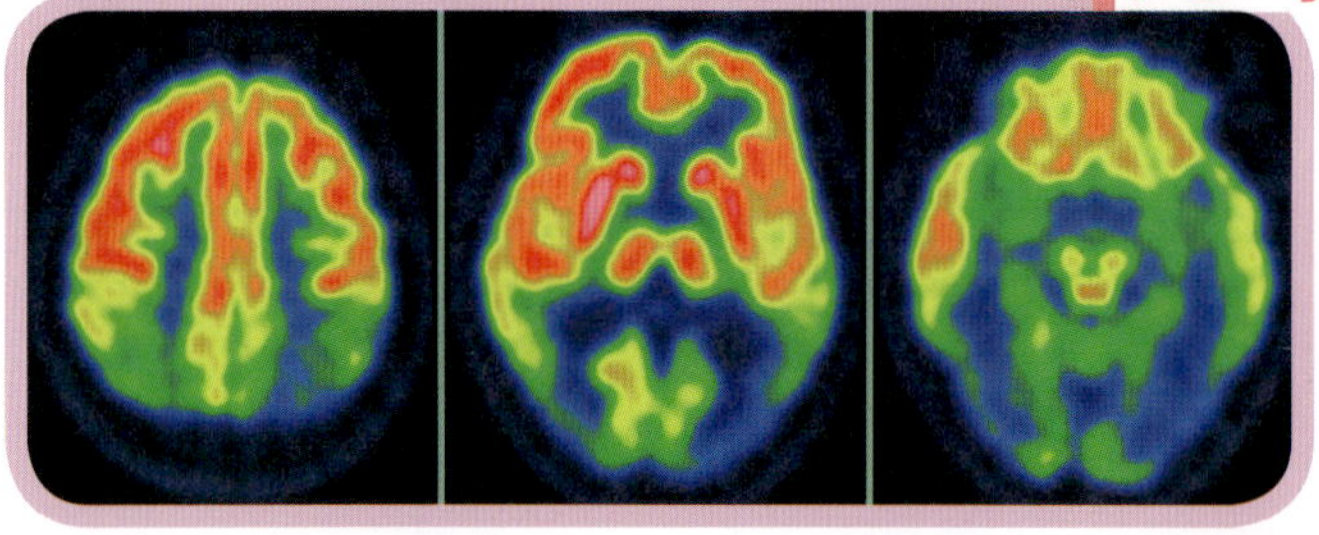

後頭葉《こうとうよう》と、側頭頭頂葉の機能が低下

前頭側頭葉《ぜんとうそくとうよう》変性症

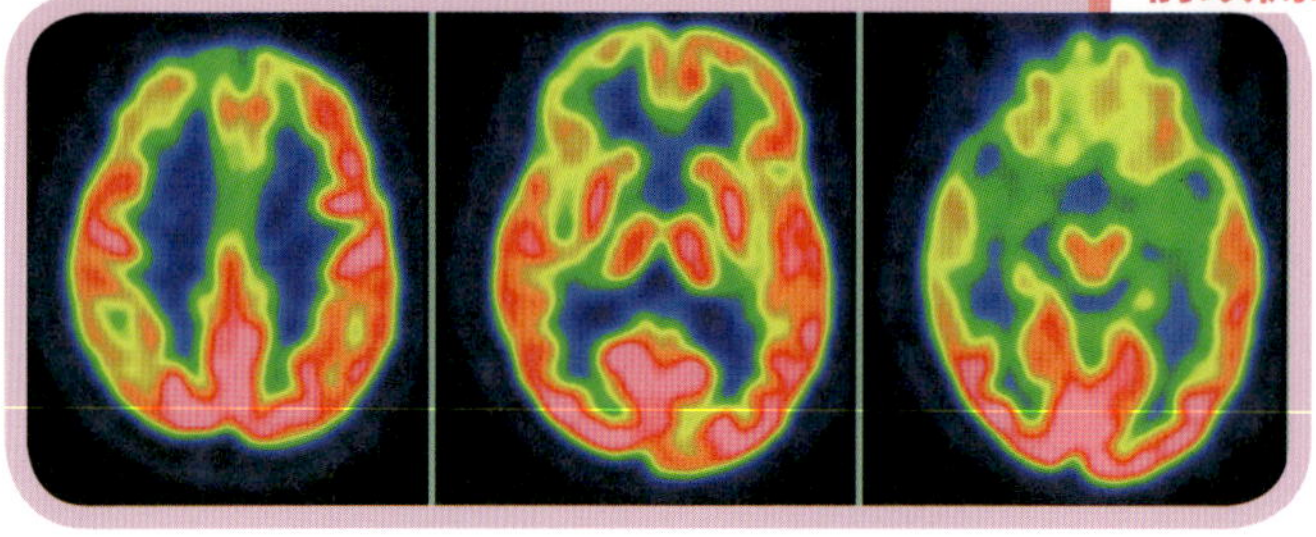

前頭側頭葉の機能が低下

PET検査のひとつにアミロイドイメージングがある

PET《ペット》検査は細胞の代謝を調べる検査で、正式名称は**陽電子《ようでんし》放射断層法《ほうしゃだんそうほう》**という。放射性物質を含む特殊な薬剤を体内に投与し、細胞から放出された陽電子を画像化する方法だ。

PET検査で**脳の糖代謝《とうたいしゃ》**を調べることで、活動性が低下している部位がわかり、認知症の早期診断やタイプ判定に役立つ。欧米では広く普及しているが、日本では、健康保険適用外なうえ、機器が高額で、実施施設は限られている。

アミロイドイメージング（アミロイドPET）もそのひとつで、従来、死後剖検《ぼうけん》でしかわからなかった、アミロイドβ《ベータ》の沈着状態を画像化するものだ。現在は臨床試験の段階だが、**アルツハイマー型認知症**（↓

画像提供／［P92］陣之内正史（厚地記念クリニック・PET画像診断センター）
［P93］石井賢二（東京都健康長寿医療センター研究所）

アミロイドβ沈着と認知症の関係

アミロイドβ《ベータ》沈着の有無と、認知症との関係を示した。赤みの強い箇所ほど、アミロイドβ沈着量が多い。なお病型間の矢印は、移行の可能性があることを表す。

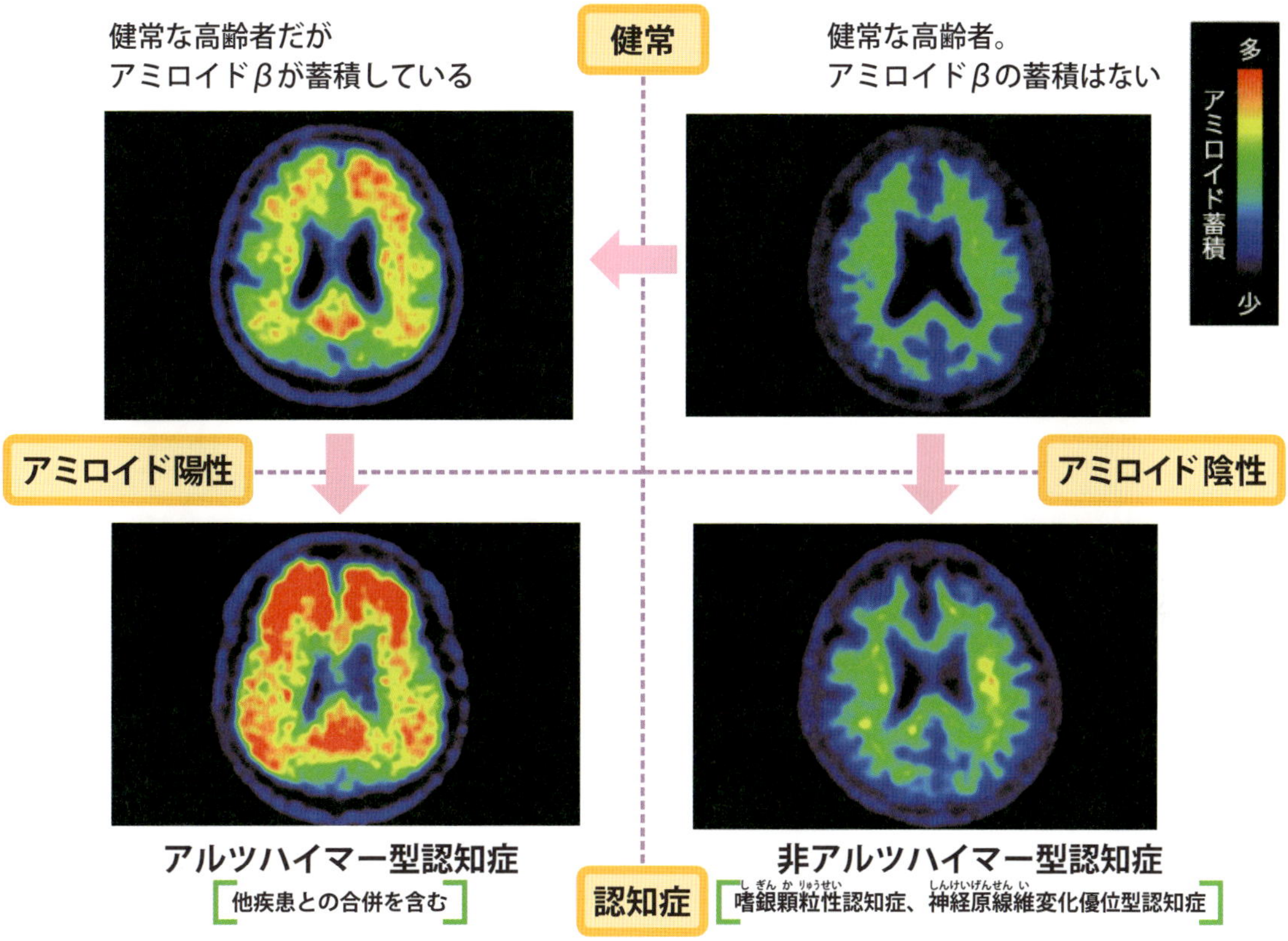
健常
健常な高齢者だが
アミロイドβが蓄積している
健常な高齢者。
アミロイドβの蓄積はない
多
アミロイド蓄積
少
アミロイド陽性
アミロイド陰性
アルツハイマー型認知症
他疾患との合併を含む
認知症
非アルツハイマー型認知症
嗜《し》銀《ぎん》顆《か》粒《りゅう》性《せい》認知症、神経原線《しんけいげんせん》維《い》変化優位型認知症

ApoE遺伝子多型とアミロイドβ沈着率

アルツハイマー型の危険因子である、アポリポタンパクE（ApoE《アポイー》→P22）をもつ人は、アミロイドβ沈着陽性率が高い。すでに軽度認知障害（MCI《エムシーアイ》）を発症しているか、今後発症する可能性があることを示す。ただしApoE陰性者でも、加齢にともなってアミロイドβ沈着陽性率が高まっていることに注意する。

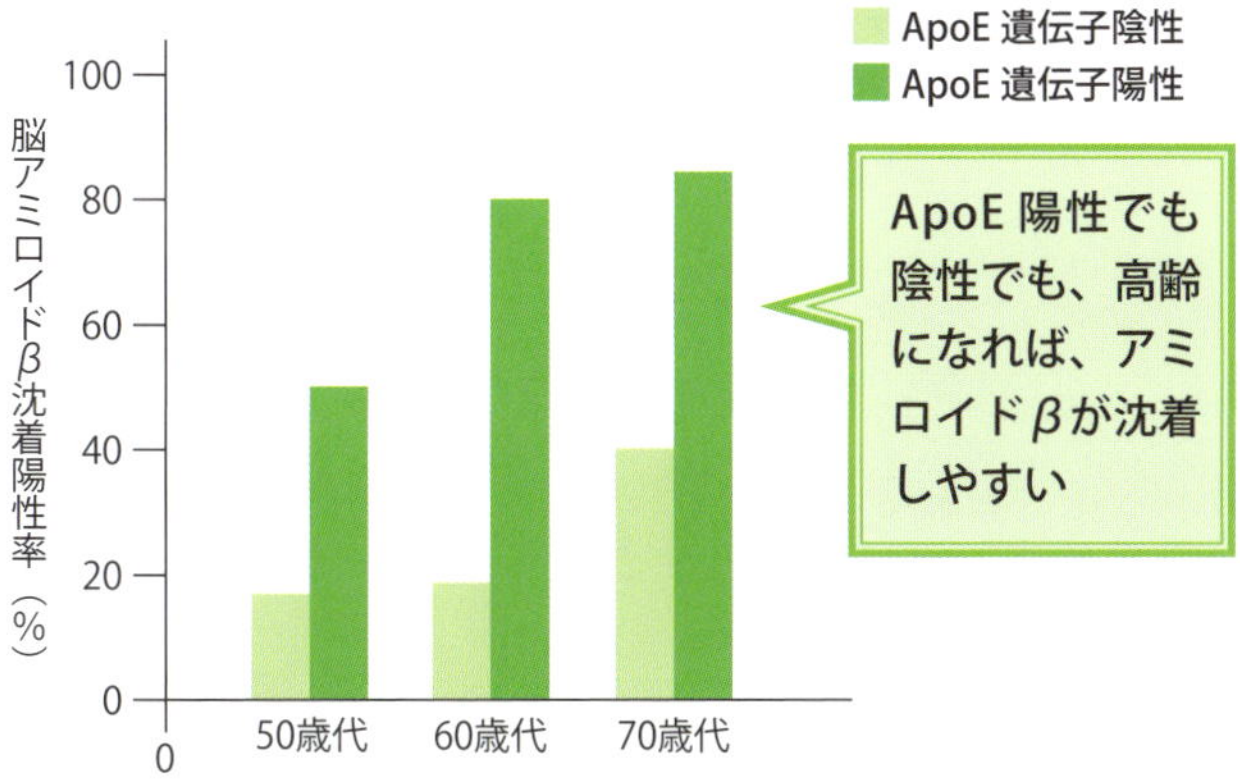
ApoE遺伝子陰性
ApoE遺伝子陽性
100
80
60
40
20
0
0
脳アミロイドβ沈着陽性率（%）
50歳代
60歳代
70歳代
ApoE陽性でも陰性でも、高齢になれば、アミロイドβが沈着しやすい

（『認知症の正しい理解と包括的医療・ケアのポイント　第2版　快一徹！　脳活性化リハビリテーションで進行を防ごう』山口晴保編著、2010より作成）

P14）の早期診断や、アルツハイマー型との鑑別診断に有効だと期待されている。**軽度認知障害**（→P58）でアミロイドPET陽性の人のうち、82％がアルツハイマー型に進行したと報告されている。

ただし、アミロイドPET陽性が、必ずしもアルツハイマー型発症に結びつくものではない。健常者でもアミロイドPET陽性は20～30％といわれ、追跡研究が待たれている。

甲状腺機能、血中ビタミン濃度を調べる

身体的な疾患が原因で、認知機能が低下することもある。念のため血液検査をおこなうことで、診断がより正確になる。

アルツハイマー型の疑いでも血液検査は必ずおこなう

認知症のなかには、5%ながら**〝完治しうる認知症〟**がある。原因疾患は、**甲状腺《こうじょうせん》機能低下症**、**ビタミン欠乏症**（→P68）、**正常圧水頭症《せいじょうあつすいとうしょう》**（→P66）などで、変性性認知症に合併しているケースも多い。

このような身体的疾患を見逃さないためには、**血液検査**をおこなうべきである。

調べるのは、おもに下表の項目で、数値は正常基準値を表す。とくに重要なのが、**甲状腺機能低下とビタミンB_1・B_{12}欠乏**である。甲状腺機能低下症は女性に多いが、むくみなどの身体症状が目立たないこともある。また、**大量飲酒**の習慣がある人はビタミンB_1欠乏に、**貧血**や**胃全摘《いぜんてき》手術**の既往がある人、極端な菜食主義の人は、ビタミンB_{12}欠乏になりやすい。

認知症診療で調べる血液検査の項目

コレステロール値	
総コレステロール（TC）	142～248mg/dL
HDL-コレステロール（HDL-C）	男性 38～90mg/dL 女性 48～103mg/dL
中性脂肪	男性 40～234mg/dL 女性 30～117mg/dL

肝機能	
総蛋白（TP）	6.6～8.1g/dL
アルブミン（ALB）	4.1～5.1g/dL
グロブリン（GLB）	2.2～3.4g/dL
アルブミン、グロブリン比（A/G）	1.32～2.23
総ビリルビン（TB）	0.4～1.5mg/dL
AST	13～30U/L
ALT	男性 10～42U/L 女性 7～23U/L
γ-GT	男性 13～64U/L 女性 9～32U/L
アルカリホスファターゼ（ALP）	106～322U/L
乳酸脱水素酵素（LD）	124～222U/L
コリンエステラーゼ（ChE）	男性 240～486U/L 女性 201～421U/L
アミラーゼ（AMY）	44～132U/L

腎機能	
尿酸（UA）	男性 3.7～7.8mg/dL 女性 2.6～5.5mg/dL
尿素窒素（UN）	8～20mg/dL
クレアチニン（CRE）	男性 0.65～1.07mg/dL 女性 0.46～0.79mg/dL

甲状腺機能	
FT3	2.1～3.8pg/mL
FT4	0.82～1.63ng/dL
甲状腺刺激ホルモン（TSH）	0.38～4.31μU/mL

鉄・ビタミン	
鉄（Fe）	40～188μg/dL
ビタミンB_1	26～58ng/mL
ビタミンB_{12}	233～914pg/mL
葉酸	3.6～12.9ng/mL

電解質	
ナトリウム（Nl）	138～145mmol/L
カリウム（K）	3.6～4.8mmol/L
クロール（Cl）	101～108mmol/L
カルシウム（Ca）	8.8～10.1mg/dL

血液一般検査	
赤血球数（RBC）	男性 4.35～5.55 10^6/μL 女性 3.86～4.92 10^6/μL
ヘモグロビン（Hb）	男性 13.7～16.8g/dL 女性 11.6～14.8g/dL
ヘマトクリット（Ht）	男性 40.7～50.1% 女性 35.1～44.4%
平均赤血球容積（MCV）	83.6～98.2fL
平均赤血球色素量（MCH）	27.5～33.2pg
平均赤血球色素濃度（MCHC）	31.7～35.3g/dL
白血球数（WBC）	3.3～8.6 10^3/μL
血小板数（PLT）	158～348 10^3/μL

血糖値	
グルコース（GLU）	73～109mg/dL
ヘモグロビンA1c（Hb1c）	4.9～6.0%

＊基準値はおもに、日本臨床検査標準化協議会（JCCLS）の数値を採用。実際には医療機関ごとに異なることが多い

髄液検査の実施法

被験者は側臥位《そくがい》で背中を丸める姿勢をとる。背骨を構成する椎体のうち、腰椎《ようつい》の第４番付近に針を刺して、脊髄《せきずい》から髄液《ずいえき》を採取する。

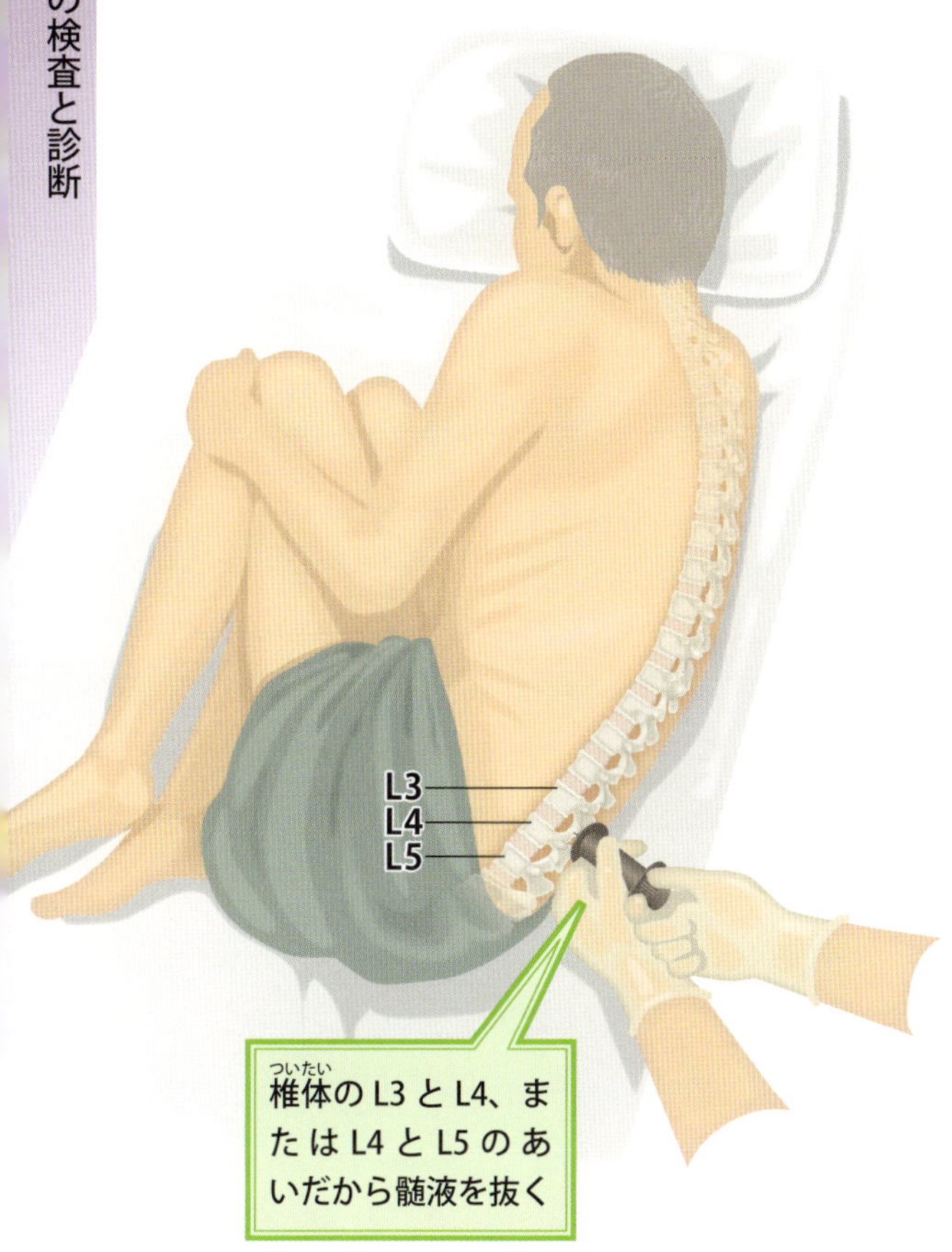
L3
L4
L5
椎体《ついたい》のL3とL4、またはL4とL5のあいだから髄液を抜く

正常圧水頭症はタップテストで確定診断する

血液検査のほか、**尿検査**も必須である。高齢者は肝臓や腎臓の疾患をともなうことが多く、その有無を確認しておく。

タップテストは、**正常圧水頭症**《せいじょうあつすいとうしょう》が疑われる際におこなわれる髄液《ずいえき》検査である。正常圧水頭症では、脳室《のうしつ》内の**髄液**が過剰になって脳を圧迫し、歩行障害、認知症、尿失禁の症状などを引き起こす。そこで、少量の髄液を採取して、症状が改善するかどうかを観察するものだ。

髄液検査の手順は、まず被検者に横向きで背中を丸める姿勢をとってもらう。次に、腰椎《ようつい》の３番目と４番目、または４番目と５番目のあいだに腰椎穿刺針《ようついせんしばり》を刺し、髄液を採取する。通常の髄液検査では、２〜３ml採取するが、タップテストでは連続２日間に30ml程度採取するのが一般的である。

髄液所見に炎症反応などの異常がなく、症状が一時的に改善すれば、正常圧水頭症の確定診断がつく。その場合、髄液の排泄を促す**「シャント手術」**でよくなる。

Column

アルツハイマー型認知症のおもなバイオマーカー

バイオマーカー	感度	特異度
総タウ	87 〜 90%	80.4 〜 100%
リン酸化タウ	87%	73.9%
アミロイド β《ベータ》	69.6 〜 83%	89.1 〜 100%

（『認知症疾患治療ガイドライン 2010』日本神経学会監修、「認知症疾患治療ガイドライン」作成合同委員会編、2010 より作成）

髄液検査でアルツハイマーの補助診断ができる

髄液のなかの総タウ、リン酸化タウ、アミロイド β《ベータ》を、バイオマーカーとして利用する研究が進められている。これらが異常値を示す場合は、脳の病理変化が進んでいると考えられる。左表のとおり、感度、特異度ともに高く、アルツハイマー型認知症（→ P14）補助診断や、軽度認知障害（MCI《エムシーアイ》 → P58）からアルツハイマー型認知症への移行予測がより正確にできると考えられる。ただし今のところ、健康保険適用外である。

検査結果の総合評価

コウノメソッド

検査結果を数値化し、臨床診断基準とする

問診、神経心理学的検査、画像診断の結果を総合的に判断するために、検査結果を数値化し、スコアで評価する方法が提唱されている。

アルツハイマースコア

アルツハイマー型認知症に多い所見を点数化したもの。基準点はなく、レビースコアとあわせて総合的に判断する（左ページ下図）。なお、点数と重症度は比例しない。

		調査項目	フルポイント	スコア
問診（→P72）		慣れた道での迷子、運転ミスの既往	1	
		着衣失行（パンツをかぶるなど）	1	
		病識欠如（「歳のせい」と答えたら1点、そうでないなら2点）	1～2	
診察	HDS《エイチディーエス》-R《アール》（　　）点（→P74）	【7】遅延再生：得点が3/6以下	1	
		【8】野菜10個※：保続《ほぞく》（桜などが混入）／同じ野菜をくり返す（2種以上で）	1	
		【9】5つの物品※：保続（野菜などの混入）	1	
	CDT《シーディーティー》（　　）点（→P74）	【A】円のみ	1	
		【B】字、過剰、全体偏位、二列、逆回転	1～5	
画像（→P84）		海馬萎縮度《かいばいしゅくど》：2＋／4＋以上	1～2	
合計			16	

（※ HDS-Rは設問8と9を入れ替えて実施。 →P75）（『コウノメソッドでみる認知症診療』河野和彦、2012より作成）

コウノメソッドの臨床テクニック

- 問診の3項目のうち、上の2項目は家族に聞く
- HDS - Rは、総得点ではなく失点項目に注目（とくに遅延再生。レビー小体型《しょうたいがた》との鑑別に有用）
- 左ページのレビースコアが3点以上の場合は、アルツハイマー型の可能性を除外

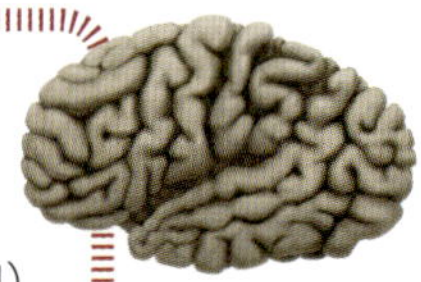

アルツハイマーらしさ、レビーらしさを総合的に判断

本人、家族への**問診**、**神経心理学的検査**、**画像検査**、**血液検査**をおこなったら、最終的に病名の**診断**をする。

認知症は原因疾患が多岐にわたるうえ、症状と画像検査結果が合致しないケースもしばしばある。正確な確定診断は、死後の病理検査までできないといってもいい。それでもできるだけ早期に治療を開始し、生活上の困難を取り除くことが求められる。

そこで河野和彦は、専門医以外の医師でも容易に認知症の診断ができるよう、3つのスコア法を考案している。

アルツハイマースコアは〝アルツハイマーらしさ〟を検出するもので、**問診**、**HDS《エイチディーエス》-R《アール》**、**時《と》計《けい》描《びょう》画《が》検査**（CDT）、**画像検査**の4つで構成されている。**レビース**

レビースコア

アルツハイマー型とレビー小体型を鑑別するためのスコア。アルツハイマースコアの点数が高くても、レビースコアで3点以上なら、レビー小体型の可能性がある。

	調査項目	フルポイント	スコア
問診（→P72）	薬剤過敏性（かぜ薬などが効きすぎる）	2	
	幻視（2点）、妄想（人がいるような気がする：1点）	1～2	
	意識消失発作（明らかなてんかんは除く）	1	
	夜間の寝言（1点）、叫び（2点）	1～2	
	嚥下障害《えんげしょうがい》（食事中にむせるか）	1	
	趣味もない病的な真面目さ	1	
問診 診察（→P72）	日中の嗜眠《しみん》、1時間以上の昼寝	1～2	
	安静時振戦《しんせん》	1	
診察（→P72）	歯車《はぐるま》現象（2点）、ファーストリジッド※（1点）	1～2	
	体が傾斜する（2点、軽度なら1点）	1～2	
	合計	16	

※肘を屈伸させて筋固縮《きんこしゅく》を調べるときに、1回目だけ、歯車様筋固縮《はぐるまようきんこしゅく》（→P73）が起こること

アルツハイマー型、レビー小体型の分布図

レビー小体型認知症（DLB《ディーエルビー》）は、アルツハイマー型認知症（ATD《エーティーディー》）とパーキンソン病（PD《ピーディー》 → P31）を両極とする一連の流れのなかに位置づけられる。

アルツハイマースコアとレビースコアを採点することで、その流れのどこに位置するのかが判断できる。

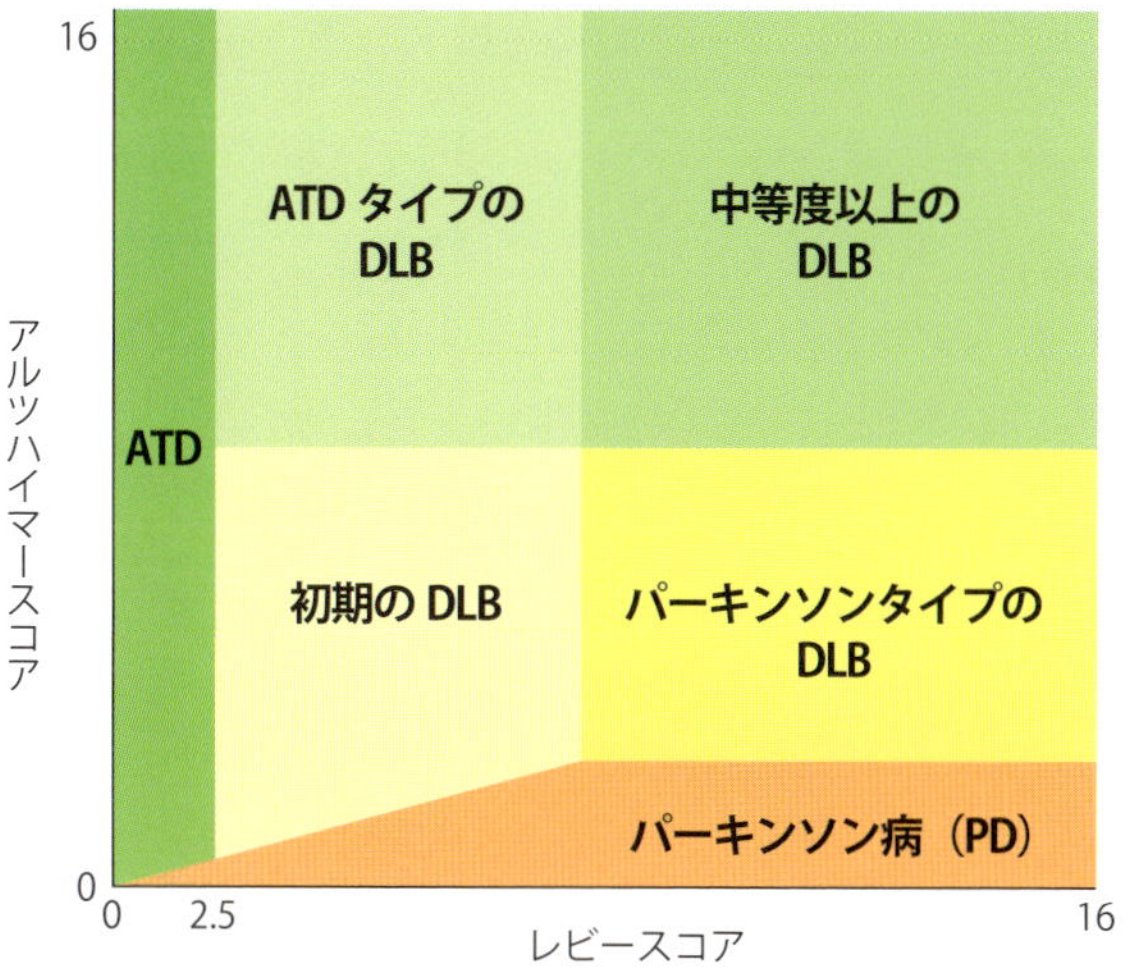

（『完全図解 新しい認知症ケア 医療編』河野和彦、2012より引用、改変）

コウノメソッドの臨床テクニック

- 問診はすべて家族におこなう
- 幻視と妄想の区別がつかないときは1.5点とする
- 質問時に体の震えをチェック。徐々に震えが強くなれば安静時振戦

コアは**問診**と**診察**で構成され、画像検査なしで評価する。

アルツハイマースコアの基準点は決められておらず、レビースコアが3点以上なら、アルツハイマー型認知症（→P14）は除外とする。また、レビースコアが4点以上なら、ほぼ、レビー小体型《しょうたいがた》認知症（→P28）と推定できる。

なお、ふたつのスコアの結果から、レビー小体型の病理変化が、どの段階にあるのかも判断できるという（左表）。

ピックスコア

前頭側頭葉変性症《ぜんとうそくとうようへんせいしょう》（FTLD）を確定するためのスコア。反社会的行動や食行動異常などの有無は家族に確認する。4点以上なら、前頭側頭葉変性症の可能性が高い。

場面	分類	状況	ポイント	スコア	備考
態度（→P72）	機嫌	診察拒否傾向、不機嫌、採血を異常に怖がる	1		
	横柄さ	医師の前で腕や足を組む、二度童《にどわらべ》（子どものようなしぐさ）、ガムを噛む	1		
	集中力	なかなか座らない、立ち上がる、座る場所が違う、勝手に部屋を出ていく	1		眼が悪いなら 0.5
診察（→P72）	語義失語《ごぎしつご》	FTLD《エフティーエルディー》検出セット： ①「利き腕はどちら？」 ②「左手で右肩をたたいて」 ③「『猿も木から落ちる』の意味は？」 ④「『弘法《こうぼう》も筆の』に続く言葉は？」	2		できるものの遅い場合は1
	語義失語、反復	知能検査中に「どういう意味？」と聞く、相手の言葉をオウム返しする	2		
	被刺激性亢進	勝手にカルテを触る、口唇《こうしん》傾向（吸引、口鳴らし、鼻歌）、人ごみで興奮する	2		
	失語	ADL《エーディーエル》（日常生活動作）がよいのにHDS《エイチディーエス》-R《アール》7点以下	1		
問診（→P72）	反社会的行動	盗癖、盗食、無銭飲食（これら1回の既往のみでも陽性）	1		
	食性行動異常	病的に甘い物が好き、過食、異食、かき込み、性欲亢進	1		もともとのことなら 0.5
	衝動性	スイッチが入ったように怒る、急にケロッとする	1		いつも易怒《いど》なら 0.5
	依存性	シャドーイング（家族の後ろをついてくる）、ひとりにされると逆上する	1		ひとりを怖がるなら 0.5
画像（→P85）	左右差	大脳萎縮度《だいのういしゅくど》に明らかな左右差がある（側頭葉《そくとうよう》や海馬《かいば》）	1		微妙なら 0.5
	前頭側頭葉萎縮	ナイフの刃状萎縮または著しい前頭葉《ぜんとうよう》萎縮	1		微妙なら 0.5
		合計	16		

（『コウノメソッド流 臨床認知症学』河野和彦、2015 より引用）

コウノメソッドの臨床テクニック

- FTLD検出セットで2項目以上できなければ、意味性認知症（→ P44）。ピックスコアが高いなら、語義失語のあるピック病（→ P40）の可能性が高い
- 重度の場合、病型にかかわらず答えられないため、進行前の病状を家族に聞く

万引きなどの既往があれば まずピックスコアを採点

医師の前でも腕や脚を組んだり、**万引きの既往**や**食行動異常**がある場合は、**前頭側《ぜんとうそく》頭葉変性症《とうようへんせいしょう》**（↓P38）が疑われる。HDS《エイチディーエス》-R《アール》（↓P74）の途中で「どういう意味ですか」と尋ねる患者も同様で、まず**ピックスコア**をつけることが推奨される。

ピックスコアは**態度**、**診察**、**問診**、**画像検査**の4項目から成る。本人への問診はむずかしいので、家族におこなうとよい。4点以上なら、90％の確率で前頭側頭葉変性症だと判定できる。

さらに、語義失語《ごぎしつご》を調べるFTLD《エフティーエルディー》検出セット（上表参照）で、2項目以上できなければ**意味性認知症**、3項目以上できれば、**語義失語のあるピック病**、言葉の復唱ができなければ、**進《しん》行性《こうせい》非流暢性失語《ひりゅうちょうせいしつご》**（↓P46）の可能性が高い。

3

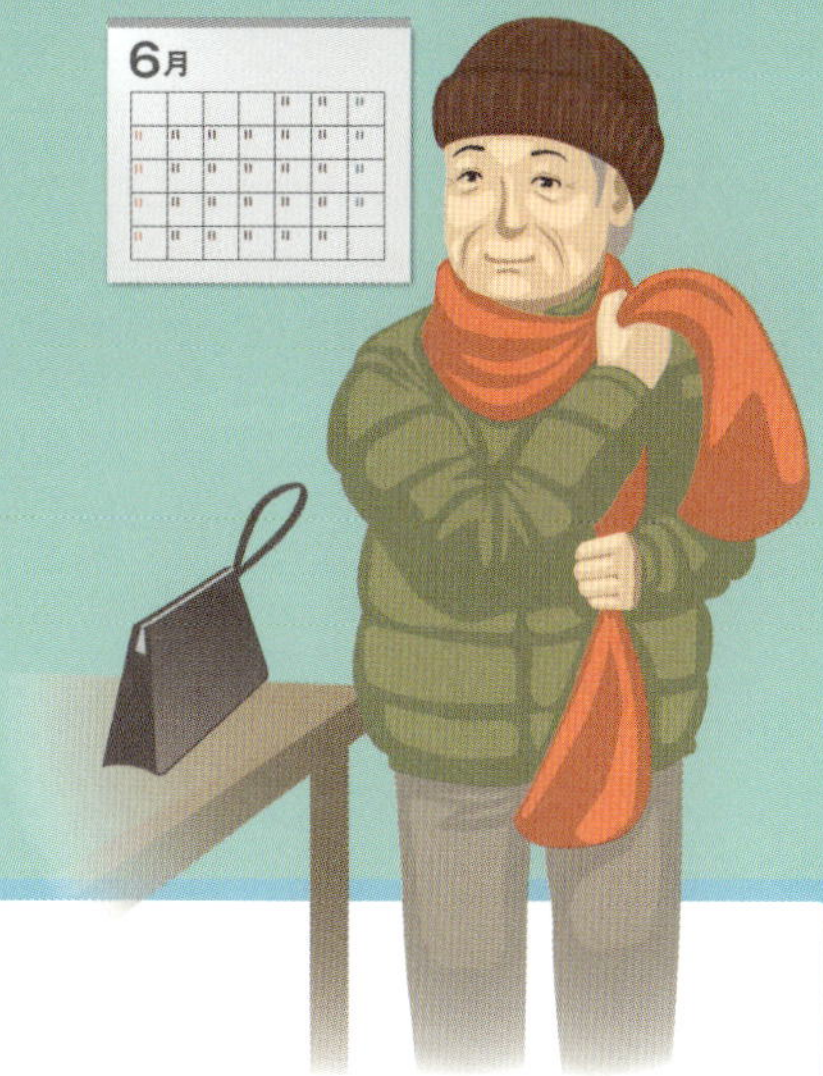

認知症の中核症状、周辺症状

認知症の症状は、記憶障害ばかりではない。
実行機能障害、判断力の低下などの中核症状に加え、
うつや不安、興奮などの心理症状、
徘徊、暴言・暴力などの行動症状をともなうことがほとんどだ。

認知機能に関わる中核症状と、その他の周辺症状がある

認知症といえば、記憶が失われる病気と考えられがちだ。しかし実際には多彩な症状をともない、心理・行動面の変化も顕著である。

記憶障害ばかりが認知症状ではない

認知症の症状は、**中核症状**と**周辺症状**のふたつに大別される。

中核症状とは、脳の器質的な障害によって現れる症状で、認知症患者には必ずいずれかの症状がみられる。ただし、軽度で目立たない場合や周辺症状の前景化により気づきにくいこともある。

代表的な中核症状は、できごとや経験を忘れる**記憶障害**である。アルツハイマー型認知症（→P14）ではほぼすべての患者に認められ、進行にともない悪化していく。

ほかにも、日時や場所を把握する能力が失われる「**見当識障害**《けんとうしきしょうがい》」、物事を計画的に実行できなくなる「**実行機能障害**」などがあり、病型によって症状が異なる（左図参照）。

代表的な中核症状と周辺症状

中核症状とは、記憶や見当識、理解、判断など、ヒトならではの高次脳機能に関わる障害。周辺症状は、中核症状に付随する行動・心理症状。周辺症状のうち、精神的な興奮が強く出る「陽性症状」は赤で、気力の低下が目立つ「陰性症状」は青で示す。

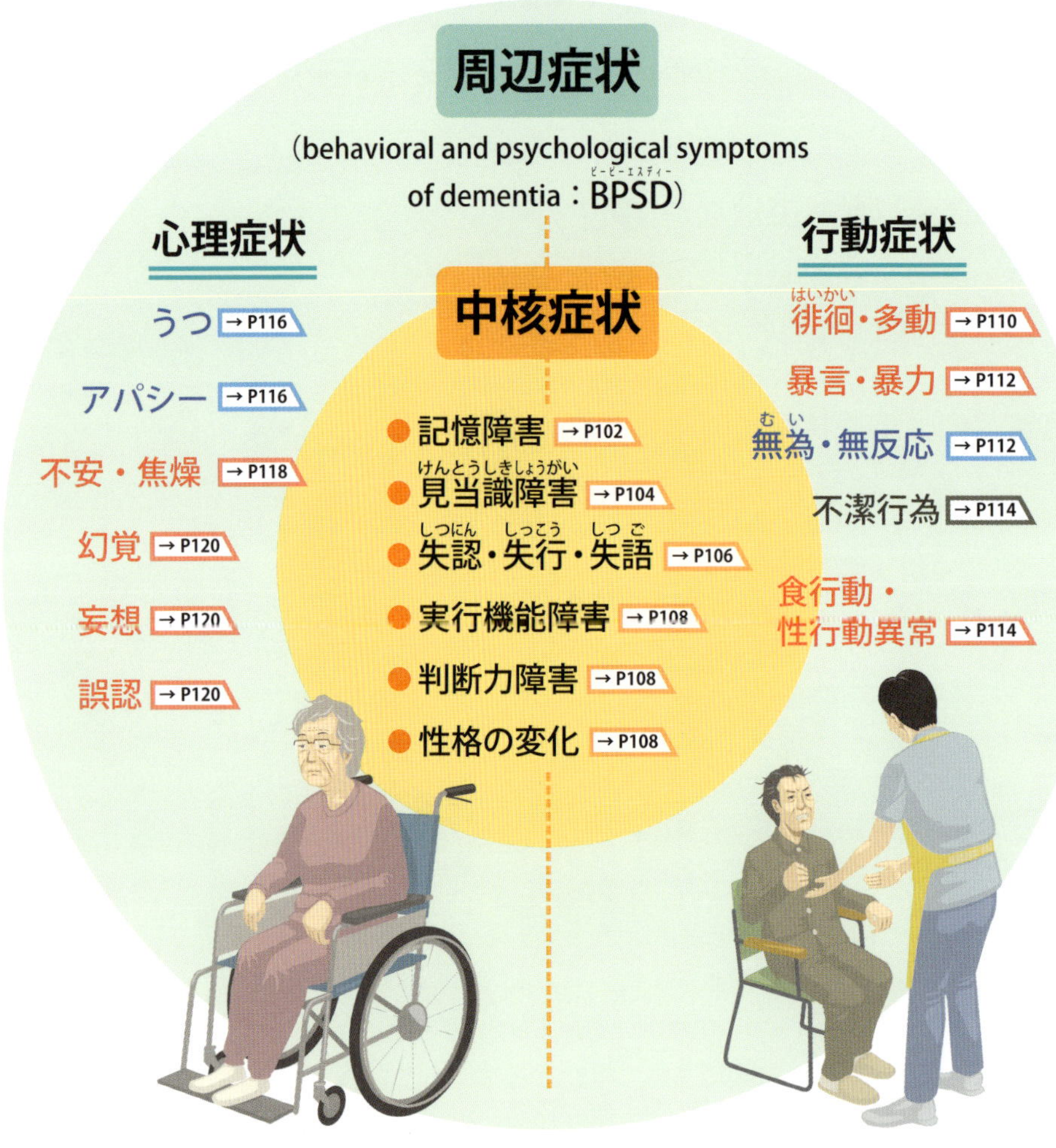

周辺症状
(behavioral and psychological symptoms of dementia：BPSD《ビーピーエスディー》)
心理症状
うつ →P116
アパシー →P116
不安・焦燥 →P118
幻覚 →P120
妄想 →P120
誤認 →P120
行動症状
徘徊《はいかい》・多動 →P110
暴言・暴力 →P112
無為《むい》・無反応 →P112
不潔行為 →P114
食行動・性行動異常 →P114
中核症状
記憶障害 →P102
見当識障害《けんとうしきしょうがい》 →P104
失認《しつにん》・失行《しっこう》・失語《しつご》 →P106
実行機能障害 →P108
判断力障害 →P108
性格の変化 →P108

おもな認知症の中核症状、周辺症状

中核症状と周辺症状は、病型によって、前景化するものが異なる。とくに顕著にみられる症状を下記にあげているが、個人差があり、典型例ばかりではないことに注意したい。

レビー小体型《しょうたいがた》認知症 (DLB《ディーエルビー》)

→ P28

中核症状

- 判断力の障害
- 実行機能障害
- 失認

BPSD(行動症状)

- 無為《むい》・無反応

BPSD(心理症状)

- 幻覚(とくに幻視《げんし》)
- 妄想
- うつ

幻覚は特徴的な症状のひとつ。脳の視覚野《しかくや》の障害による幻視が起こり、存在しないはずの人や動物、物などがみえる。

アルツハイマー型認知症 (ATD《エーティーディー》)

→ P12

中核症状

- 記憶障害
- 見当識障害

このほかに特徴的な症状は、質問に返答できないときにごまかそうとする「取り繕《つくろ》い反応」、相手を判別できず、型どおりの薄っぺらな対応しかできなくなる「人格の形骸化《けいがいか》」などである。

BPSD(行動症状)

- 徘徊
- 不潔行為

BPSD(心理症状)

- うつ
- 不安・焦燥
- アパシー
- 妄想　など

脳血管性認知症 (VaD《ヴィーエーディー》)

→ P48

中核症状

- 実行機能障害
- 失認・失行・失語

BPSD(行動症状)

- 無為・無反応

BPSD(心理症状)

- アパシー
- うつ

記銘力《きめいりょく》や実行機能は低下するが、判断力は保たれるなど、症状にムラがある。また、血管障害部位に対応した機能のみが、限局的に低下する〝まだら認知症〟が特徴的。

前頭側頭葉変性症《ぜんとうそくとうようへんせいしょう》 (FTLD《エフティーエルディー》)

→ P38

中核症状

- 性格の変化
- 判断力の障害
- 実行機能障害
- 失認・失行・失語

BPSD(行動症状)

- 暴言・暴力
- 食行動・性行動異常

ピック病では、暴言・暴力、食行動の異常などの陽性症状が顕著。あるとき突然、万引きなどの衝動的、反社会的な行動を起こすこともある。

BPSD(心理症状)

- アパシー
- 不安・焦燥　など

中核症状より周辺症状が生活の支障となることも

行動・心理面の周辺症状とは、中核症状に付随して起こる二次的な症状をさす。うつ、アパシー、徘徊《はいかい》などがあり、これらは行動・心理症状、あるいは「BPSD《ビーピーエスディー》(behavioral and psychological symptoms of dementia)」ともよばれている。

中核症状と違い、周辺症状は必ずしも出現するとは限らない。しかし症状によっては、患者のみならず介護者にとっても、強いストレスとなる。

前頭側頭型《ぜんとうそくとうがた》認知症(↓P40)で起こる**暴言**や**暴力**は、その代表例だ。神経伝達物質の異常などにより、エネルギー過多、過活動になることで起きる(↓P112)。またアルツハイマー型認知症では、**徘徊**や**迷子**(↓P110)のほか、自分でしまったものを誰かに盗まれたと思い込む**「物盗られ妄想」**も多い(↓P121)。

このような症状は、患者本人の生活の自立を著しく妨げるうえ、介護者との関係悪化につながりやすい。中核症状以上に、早急に治療を要するケースが多いといえる。

中核症状❶ 記憶障害

過去のできごとに関するエピソード記憶が障害される

記憶障害がもっとも強く出るのはアルツハイマー型認知症である。とくに、新しい記憶が損なわれるのが特徴だ。

エピソード記憶、意味記憶、手続き記憶の3つがある

記憶障害は、もっとも基本的であり、代表的な中核症状である。

そもそも記憶とは、ものごとを覚える「**記銘**《きめい》」、それをとどめる「**保持**《ほじ》」、必要時に引き出す「**想起**《そうき》」という3つの脳内過程をさす。記憶障害とは、この過程のいずれかが障害されることである。

記憶の分類は、内容と時間軸で決まる。

内容による分類には、過去の体験などを言語やイメージによって表現できる「**陳述**《ちんじゅつ》**記憶**」と、逆に言葉などでは表せない「**非**《ひ》**陳述**《ちんじゅつ》**記憶**」がある。陳述記憶はさらに、**意味記憶**と**エピソード記憶**に分類される。

時間軸による分類では、記憶の保持時間の長短によって**即時記憶**、**近時**《きんじ》**記憶**、**遠隔記憶**などに分類される。

内容にもとづく記憶の分類

内容を基準とした記憶の分類は、下図のとおり。アルツハイマー型認知症では、陳述《ちんじゅつ》記憶のエピソード記憶がとくに障害される。

記憶

- 陳述《ちんじゅつ》記憶
  - **エピソード記憶**
    「いつ・どこで・何をした」というような個人的な体験や社会的なできごとにもとづく記憶。感情をともなうものが多い。
    ▼
    アルツハイマー型で障害されやすい
  - **意味記憶**
    言葉の意味や一般知識など、学習して得た知識。意味記憶が障害されると「あれ」「それ」といった表現が増える。
    ▼
    意味性認知症で障害されやすい
- 非陳述《ひちんじゅつ》記憶
  - **手続き記憶**
    自転車に乗る、泳ぐといった体で覚える運動技術や、反復によって意識しなくても習熟する認知技能のこと。
    ▼
    認知症では障害されにくい

時間軸にもとづく記憶の分類

遠隔記憶や近時記憶、長期記憶、短期記憶という分類は、現時点を起点としたもの。逆向記憶と前向記憶は、記憶障害の発症時を起点に分類したものである。

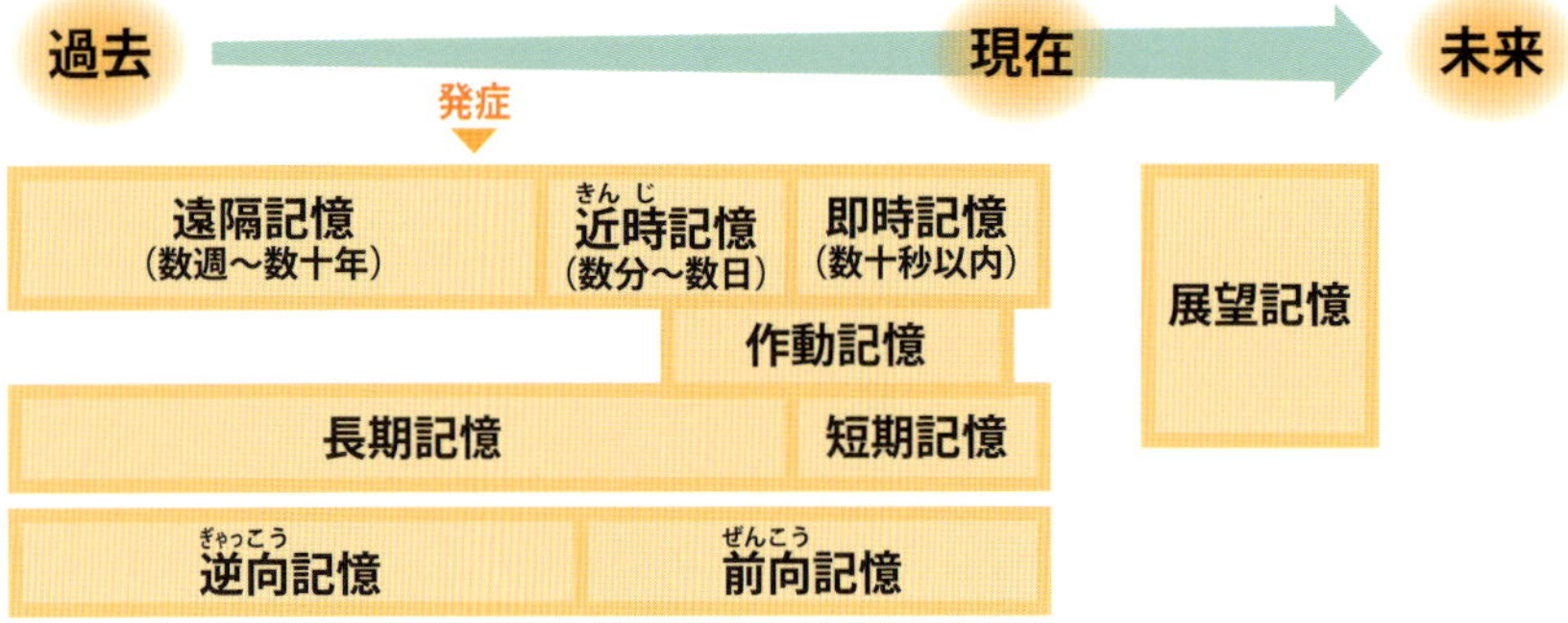

過去
現在
未来
発症
遠隔記憶（数週～数十年）
近時《きんじ》記憶（数分～数日）
即時記憶（数十秒以内）
作動記憶
長期記憶
短期記憶
逆向《ぎゃっこう》記憶
前向《ぜんこう》記憶
展望記憶

（『CLINICAL REHABILITATION 別冊　高次脳機能障害のリハビリテーション Ver.2』江藤文夫・武田克彦・原 寛美ほか編、2004 より作成）

記憶に関わる脳の部位と、記憶障害の症状

体性感覚野や一次視覚野でキャッチした感覚情報は、海馬へ送られる。海馬ではその情報を記銘《きめい》・一時保存した後、側頭葉《そくとうよう》に送り、長期記憶として固定。前頭連合野では、大脳辺縁系などと連携し、短期記憶を担う。このうちいずれかの部位が傷害されると、記憶障害が起こる。

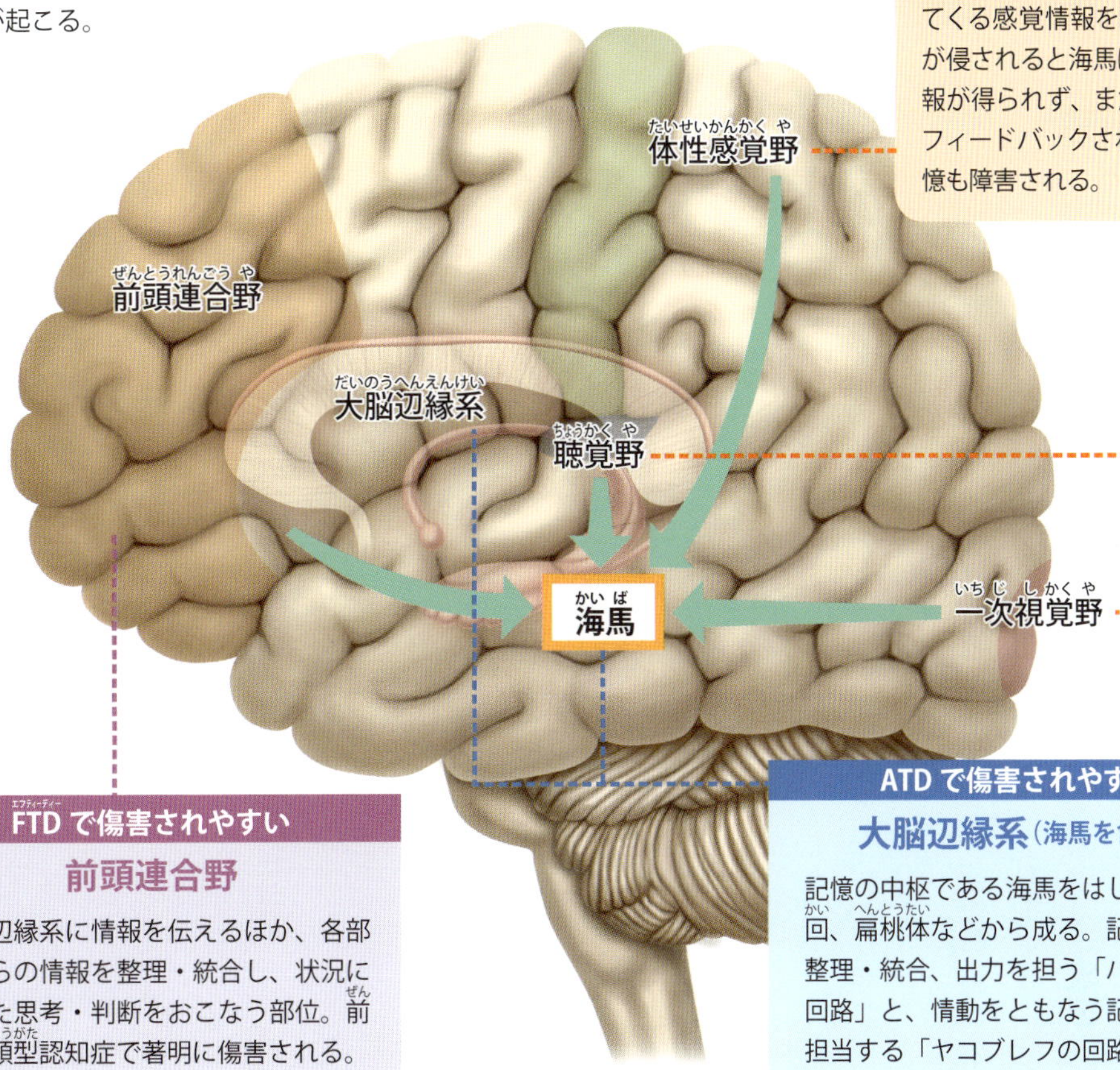

ATD《エーティーディー》、DLB《ディーエルビー》で傷害されやすい

感覚野

目・耳・皮膚などから送られてくる感覚情報を認知。ここが侵されると海馬は正確な情報が得られず、また海馬からフィードバックされた長期記憶も障害される。

FTD《エフティーディー》で傷害されやすい

前頭連合野

大脳辺縁系に情報を伝えるほか、各部位からの情報を整理・統合し、状況に適した思考・判断をおこなう部位。前頭側頭型《ぜんとうそくとうがた》認知症で著明に傷害される。

ATD で傷害されやすい

大脳辺縁系（海馬を含む）

記憶の中枢である海馬をはじめ、帯状回《たいじょうかい》、扁桃体《へんとうたい》などから成る。記憶の保存、整理・統合、出力を担う「パペッツの回路」と、情動をともなう記憶情報を担当する「ヤコブレフの回路」がある。

近時記憶は損なわれるが遠隔記憶は保たれやすい

アルツハイマー型認知症（ATD→P14）では**エピソード記憶**が障害され、**意味記憶**も徐々に低下していく。エピソード記憶ではとくに、**近時記憶**が損なわれる。

これは、記銘に関わる**海馬**《かいば》領域の神経細胞が傷害されやすいことが原因である。そのため古い記憶は保持されているが、新しく記憶することが困難になる。さらに進行すると、エピソード記憶を固定する**側頭葉**《そくとうよう》も侵され、古い記憶も徐々に失われる。

脳血管性認知症（VaD→P48）では、脳深部の**視床**《ししょう》や**後大動脈**《こうだいどうみゃく》**領域**、**角回**《かくかい》が傷害されると、記憶障害が出やすい。記銘や想起には時間がかかるが、保持は比較的良好で、エピソード記憶も保たれることが多い。

レビー小体型《しょうたいがた》**認知症**（DLB→P28）では、一次視覚野《いちじしかくや》の障害により、**視覚情報**に関連する記銘力が低下したり、記憶検査の成績が低下することがある。

前頭側頭型《ぜんとうそくとうがた》**認知症**（FTD《エフティーディー》→P40）では、記憶より行動の障害が強い。この点は、アルツハイマー型との鑑別に有用である。

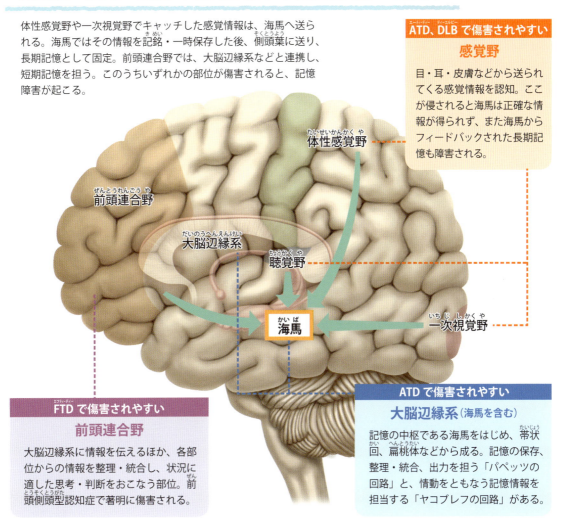

中核症状❷ 見当識障害

時間、場所、人についての見当識が低下する

認知症の人はしばしば、状況に合わない行動をとる。これは「見当識障害」といって、状況を把握する力が低下するためである。

自分が置かれた状況が理解できない

見当識障害《けんとうしきしょうがい》（**失見当《しつけんとう》**）とは、時間や空間、周囲の人物を認識する能力が低下した状態をいう。認知症の症状としては、**時間的見《けん》当識《とうしき》の障害**、場所や空間に対する**地誌的《ちしてき》見当識障害**、**人物に対する見当識障害**がある。

見当識障害があると、今がいつで、どこにいるのか、相手が誰なのかがわからなくなる。なじみの場所でも道に迷う、家族や親しい友人なのに誰なのかがわからなくなるといった症状が現れる。

見当識障害の発症には、**記憶障害**（→P102）や**判断力障害**（→P108）などが背景にある。また、下図の**注意障害**の影響もみられる。脳に入る情報を選択したり、集中力を持続したりしにくくなるため、見当識障害につながりやすい。

1 時間的見当識《けんとうしき》の障害

今現在の年・月・日、あるいは時間や季節がわからない。また、経験やできごとの前後の時間軸がわからなくなる。神経心理学的検査のMMSE《エムエムエスイー》では、「今年は何年か？」などの質問に答えることができない。

症状

- 今日が何年何月何日なのかわからない
- 朝食をとったかどうかわからない
- できごとの記憶があっても、いつのことかわからない
- 季節に合わない服装をする　など

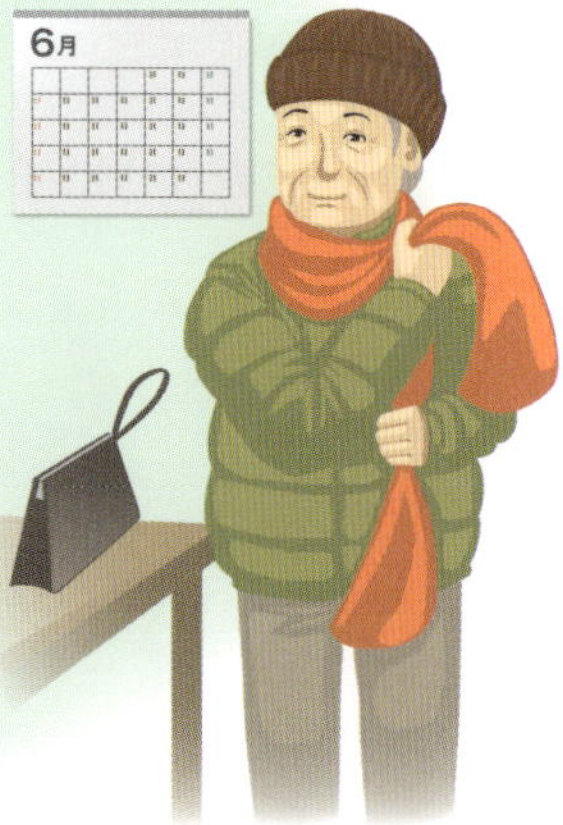

認知症における注意機能の障害

注意障害とは、選択性、分配性、持続性、方向性といった注意能力の障害で、対象に適切に注意を向けることができない状態をいう。

注意障害

- **全般性注意の障害**
  - **選択性注意の障害**：注意すべき対象を正しく選ぶことができない
  - **分配性注意の障害**：複数の対象に、一度に注意を向けることができない
  - **持続性注意の障害**：必要に応じて注意を持続させることができない
- **方向性注意の障害**
  - **半側空間無視《はんそく》**：脳の損傷部位の反対側に位置する物・空間を認識できない

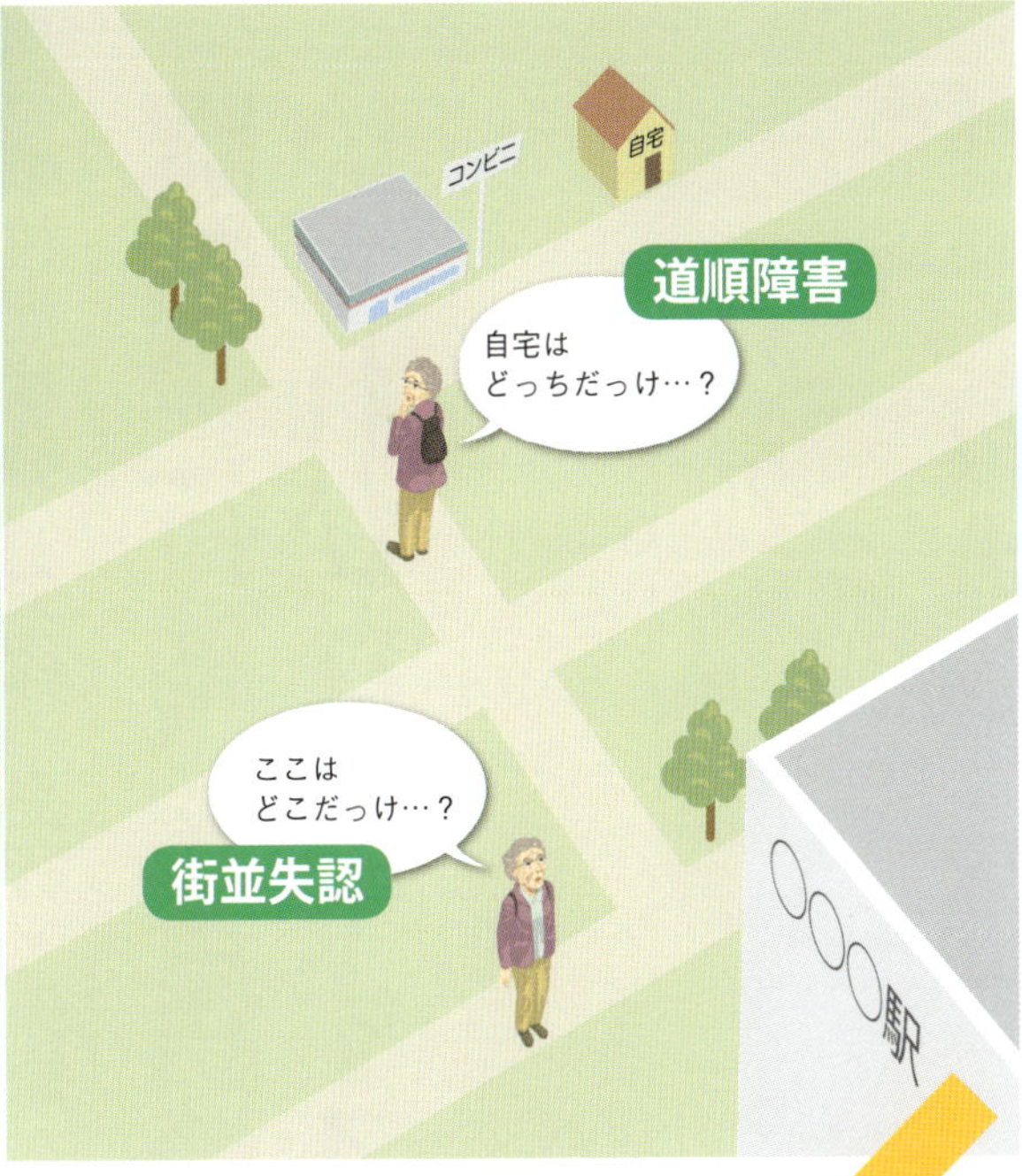
自宅
コンビニ
道順障害
自宅は
どっちだっけ…？
ここは
どこだっけ…？
街並失認
○○○駅

2 地誌的《ちしてき》見当識の障害

街並失認《まちなみしつにん》と道順障害がある。
街並失認では、建物・風景を識別できなくなり、道に迷う。道順障害では、自分のいる場所や目印の建物などは認識できるが、目的地との位置関係がわからず、進むべき方向を見失う。下表のように、旧知の場所かはじめての場所かによっても症状の出かたが異なる。

街並失認と道順障害の検査所見

		街並失認	道順障害
1）建物、風景の認知	旧知	×	○
	新規	×	○
2）建物・風景の記憶表象	旧知	○または×	○
	新規	×	○
3）地図・見取図の描画《びょうが》・定位	旧知	○	×
	新規	△	×
4）道順、方向の口述	旧知	○または×	○
	新規	×	○

○…能力が保たれている　△…ときに障害される　×…障害される
（「街並失認と道順障害」高橋伸佳、2011 より作成）

3 人物に対する見当識障害《けんとうしきしょうがい》

家族や親しい人物を認識できなくなること。自分に対する見当識（自己見当識）が損なわれることもある。鏡徴候などの人物誤認もある（右記参照）。アルツハイマー型、レビー小体型《しょうたいがた》で顕著である。

人物誤認の代表的な症状

鏡徴候
鏡に映った人物像を自分だと認識できず、話しかけたりすること。テレビに映る人物に反応する場合は「テレビ徴候」という。

幻の同居人症候群
誰かが自分の家の押し入れに隠れているなどと、その存在を信じ込む。幻《げん》視《し》によるものと、妄想性の誤認（→P120）によるものがある。

カプグラ症候群
身近な人物が、赤の他人にすり替わっていると主張する。反対に、自分がよく知る人物が別人になりすましていると主張するものを「フレゴリ症候群」という。

時間、場所、人の順に理解力、判断力が低下する

見当識障害は、軽度認知障害（MCI《エムシーアイ》→P58）にはみられない。その有無は、アルツハイマー型認知症（→P14）の初期診断において、重要な指標となる。

アルツハイマー型認知症では、まず**時間的見当識の障害**が現れ、次いで**地誌的見当識障害**が出現する。人物に対する見当識は、進行にともない現れ、悪化する。

また、頭頂葉《とうちょうよう》と側頭葉《そくとうよう》がとくに侵されやすいため、場所・空間内で自分の位置を把握する能力が損なわれる。初期の段階から、地誌的見当識障害の症状が顕著にみられ、見知った場所でもたびたび**迷子**になるのはこのためである。予想以上に遠方まで**徘徊《はいかい》**（→P110）し、保護されるケースもしばしばある。

レビー小体型《しょうたいがた》認知症（→P28）では、見当識障害は比較的軽度だ。ただし幻覚や失《しっ》認《にん》が原因となって生じることがある。

脳血管性認知症（→P48）では、空間の右または左半分に注意が向かない「**半側《はんそく》空間無視**」により、見当識障害が生じやすい。

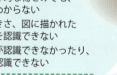

認知、行動、言語機能のいずれかが低下する

失認・失行・失語は、高次脳機能障害の一種。交通事故や脳卒中による損傷のほか、認知症で脳が変性した場合にも認められる。

高次脳機能障害の代表的な症状

認知症により脳の関連部位が侵されると、その巣《そう》症状として失認《しつにん》や失行《しっこう》、失語《しつご》といった**高次脳機能障害**が出現する。**行為**や**行動**、**注意**、**言語**、**思考**などが広範囲にわたって阻害されるため、自立した生活を送るのが困難になる。

失認は、視覚や聴覚、触覚といった感覚機能に異常がないにもかかわらず、対象を正しく認識できなくなる状態である。傷害される脳の部位によって**視覚失認**《しかくしつにん》や**相貌失認**《そうぼうしつにん》、**地誌的失見当**《ちしてきしつけんとう》などに分類される。

視覚失認はアルツハイマー型認知症（↓P14）に多いが、レビー小体型《しょうたいがた》認知症（↓P28）、脳血管性認知症（↓P48）でもみられる。相貌失認は、後頭葉《こうとうよう》から側頭葉《そくとうよう》の、顔認知の関連領域が傷害されると出現する。

失認のおもな種類と特徴

認知症では、視覚を介する視覚失認や相貌失認、地誌的失見当が多い。

Ⅰ 視覚失認《しかくしつにん》

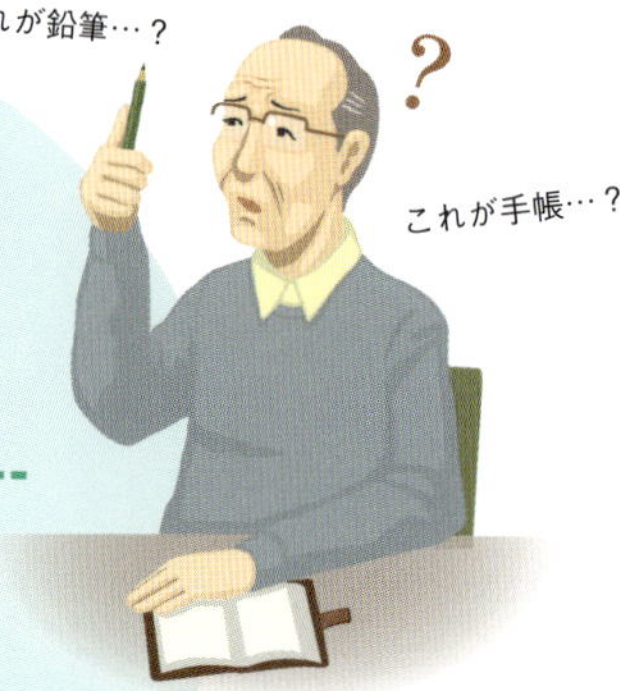

これが鉛筆…？
これが手帳…？

視力や視野には障害がなく、対象をはっきりみることができるにもかかわらず、それを正しく認識できない状態。呈示された物品が何かがわからない、形や大きさを識別できないなどの症状がある。

症状

物品の認知の障害	筆などの具体的な物をみても、それが何かわからない
形態の知覚の障害	物の形や大きさ、図に描かれたものが何かを認識できない
視野、色の障害	視野の一部が認識できなかったり、色を正しく認識できない

Ⅱ 相貌失認《そうぼうしつにん》

人の顔をみても、それが誰かを識別できない。顔認知に関わる紡錘状回顔領域や後頭葉顔領域、上側頭回後部などが侵されることが原因。視覚性の認知障害なので、相手の声を聞けば誰なのかわかる。

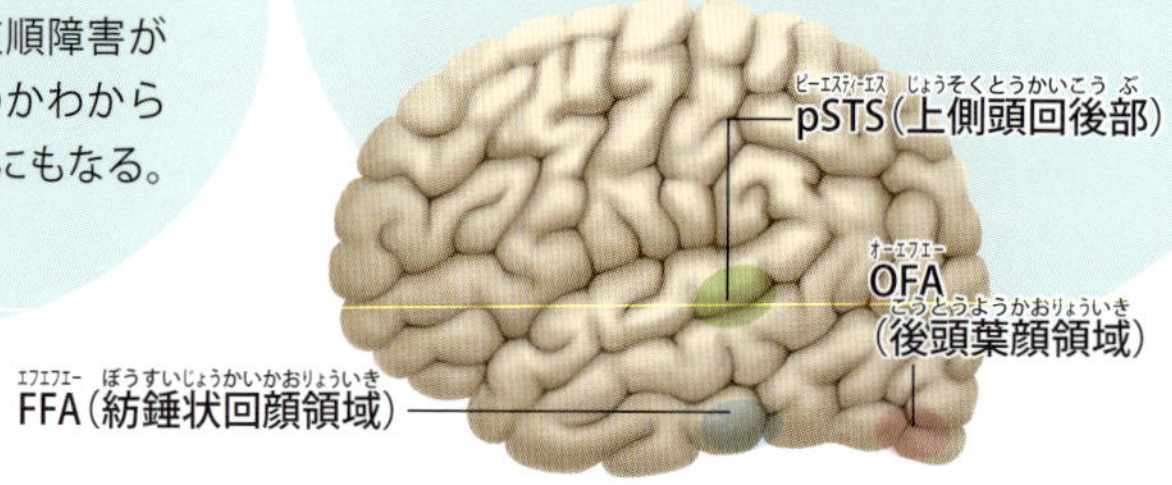

pSTS《ピーエスティーエス》（上側頭回後部《じょうそくとうかいこうぶ》）
OFA《オーエフエー》
（後頭葉顔領域《こうとうようかおりょういき》）
FFA《エフエフエー》（紡錘状回顔領域《ぼうすいじょうかいかおりょういき》）

Ⅲ 地誌的失見当《ちしてきしつけんとう》

P105の地誌的見当識障害と同じもので、街並失認や道順障害が起き、今どこにいるのかわからなくなる。迷子の原因にもなる。

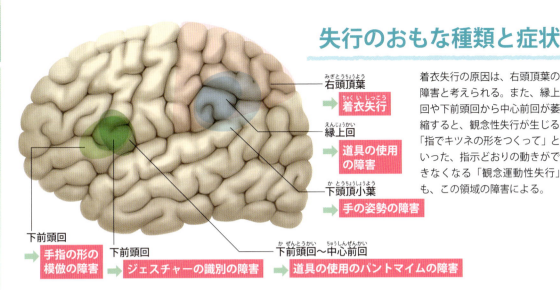

失行のおもな種類と症状

着衣失行の原因は、右頭頂葉の障害と考えられる。また、縁上回や下前頭回から中心前回が萎縮すると、観念性失行が生じる。「指でキツネの形をつくって」といった、指示どおりの動きができなくなる「観念運動性失行」も、この領域の障害による。

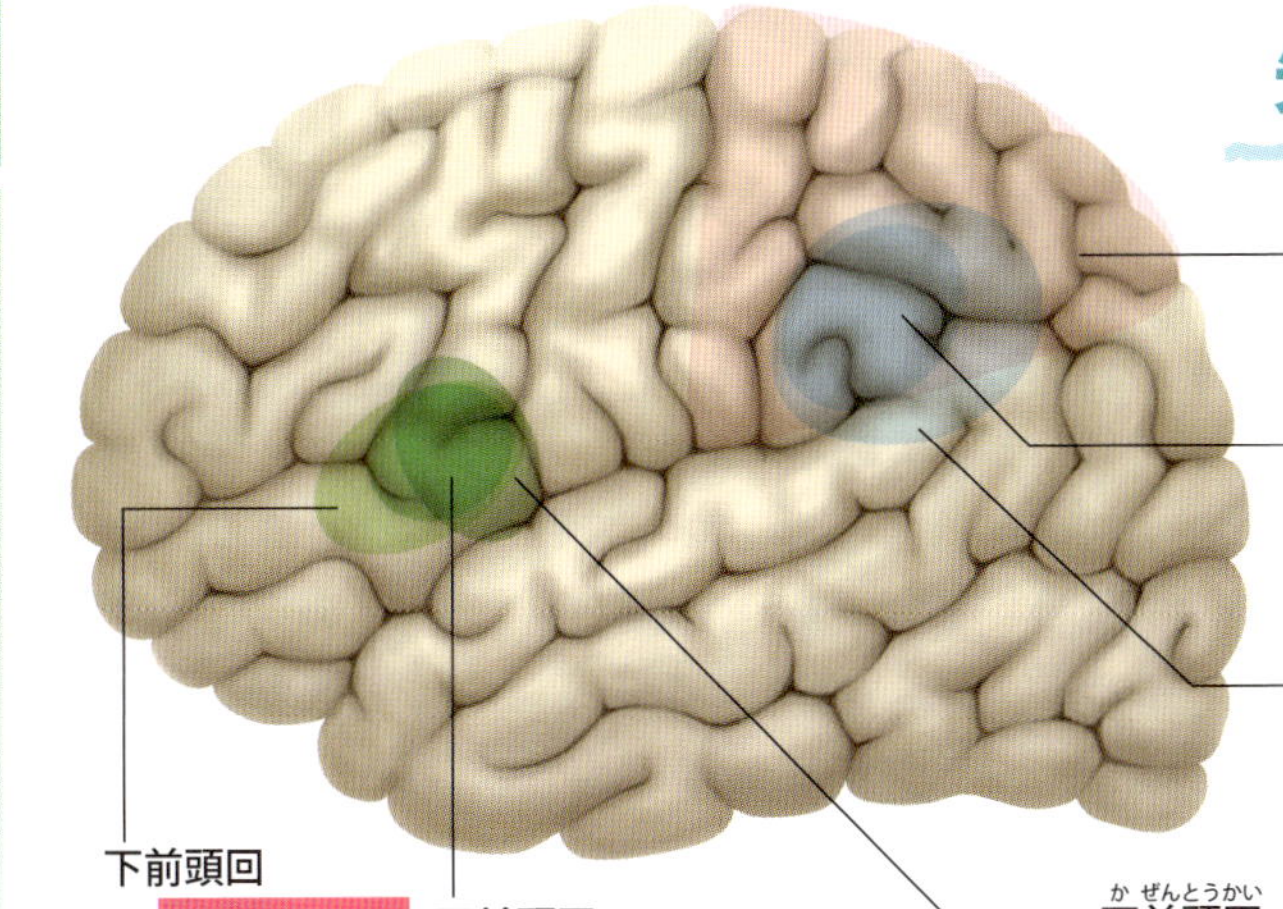
右頭頂葉《みぎとうちょうよう》
→着衣失行《ちゃくいしっこう》
縁上回《えんじょうかい》
→道具の使用の障害
下頭頂小葉《かとうちょうしょうよう》
→手の姿勢の障害
下前頭回
→手指の形の模倣の障害
下前頭回
→ジェスチャーの識別の障害
下前頭回《かぜんとうかい》〜中心前回《ちゅうしんぜんかい》
→道具の使用のパントマイムの障害

着衣失行や言語理解の障害が自立した生活を妨げる

失行とは、手足の麻痺《まひ》などがないにもかかわらず、簡単な日常動作ができなくなる障害である。脳のどの部位が侵されるかで、いくつかのタイプに分類される。

アルツハイマー型では頭頂葉《とうちょうよう》も広く侵されるため、**着衣失行**《ちゃくいしっこう》や**構成失行**が顕著だ。着衣失行とはその名のとおり、衣服の着脱ができなくなる症状だ。構成失行では、簡単な図形の模写や積み木を積むといった構成課題ができなくなる。

ほかにも、指先でのこまかい動作ができない「**肢節**《しせつ》**運動失行**」、「歯を磨いて」など、口頭での指示どおりの行為ができない「**観念運動性失行**」、使い慣れた道具の使用法、手順がわからない「**観念性失行**」がある。

失語もまた障害される脳の部位により、**運動性失語**、**語義失語**《ごぎしつご》などに分けられる。

失語のおもな種類と症状

認知症の失語《しつご》には、大きく分けて、発話の障害と理解の障害がある。おもに、以下の部位の障害による。

運動性失語

ブローカ失語ともいう。語彙《ごい》が少なくなり、意味のある言葉を話せなくなる。脳血管性認知症に多い。

超皮質性感覚性失語《ちょうひしつせいかんかくせいしつご》

他人の言葉・発言をくり返す反響言語が特徴。発話は流暢《りゅうちょう》だが、内容に乏しい。前頭側頭型《ぜんとうそくとうがた》認知症（→ P40）で顕著にみられる。

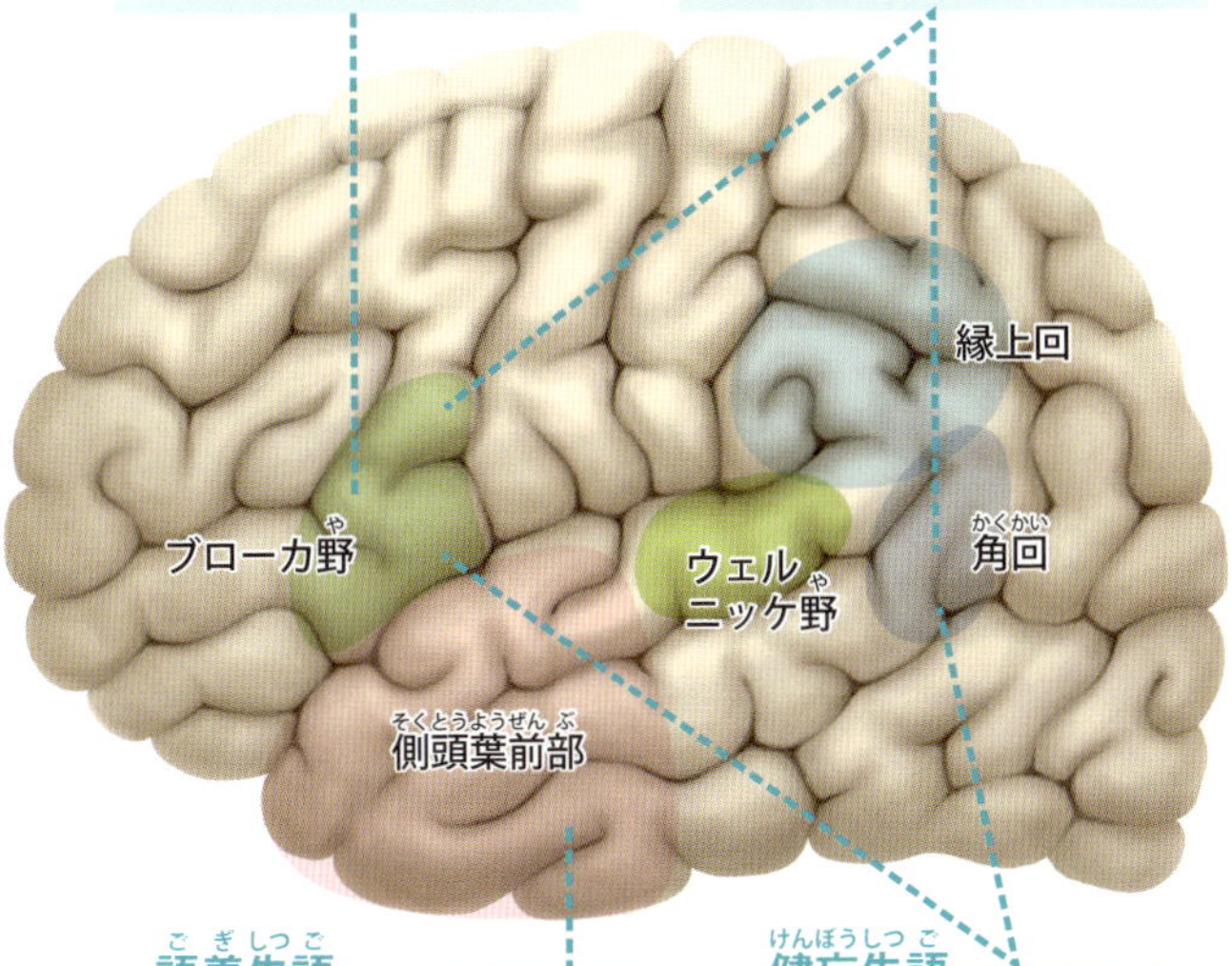
縁上回
ブローカ野《や》
ウェルニッケ野《や》
角回《かくかい》
側頭葉前部《そくとうようぜんぶ》

語義失語《ごぎしつご》

「利き手はどっち？」と聞くと「利き手って何？」と答えるなど、言葉の意味を理解できない。意味性認知症（→ P44）に多い。

健忘失語《けんぼうしつご》

単語や言葉が出てこない喚語障害《かんごしょうがい》や語想起障害《ごそうきしょうがい》がみられるが、発語《はつご》、言語理解は良好。アルツハイマー型認知症に多い。

中核症状④　実行機能障害

日常生活に必要な計画立案、判断ができなくなる

前頭葉の機能が低下すると、計画立てて物事を遂行することができなくなる。このような症状を、実行機能障害という。

前頭葉が障害されると柔軟に行動できない

人は日常生活において、無意識のうちに行動計画を立て、実行している。このとき必要となる、**計画**、**推理・推論**、**判断**、**意思決定**などの脳の働きを、**実行機能**という。

実行機能には左図の4段階があり、これに深く関わっているのが**前頭連合野**《ぜんとうれんごうや》である。意思決定に必要な記憶や学習、判断、推理などの複雑な情報を処理しており、ここが侵されると**実行機能障害**が起こる。

これまで難なくできた仕事や家事でミスを連発するといった症状は、実行機能障害によるものだ。**アルツハイマー型認知症**（→Ｐ14）の初期をはじめ、**脳血管性認知症**（→Ｐ48）や**前頭側頭型**《ぜんとうそくとうがた》**認知症**（→Ｐ40）でも早期からみられる。

実行機能の4つのプロセス

人は行動するとき、無意識に❶～❹の段階を踏んで物事を実行する。行動の評価は、次の計画にフィードバックされる。

❶ **目標の設定**
goal formation
何をどうしたいかの構想を立て、具体的なゴールを設定

❷ **計画の立案**
planning
手順を考えて評価し、よいと思われる選択肢を選ぶ

❸ **計画の実行**
carrying out goal-directed plan
ゴールに向かって作業を進め、経過に応じて柔軟に修正

❹ **効果的な行為**
effective performance
今の到達度を推し量りながら、より効果的な手順で進める

柔軟さが失われ、性格が変わったようにみえる

判断力障害も、よくみられる症状のひとつである。たとえば、いつも購入している商品が売り切れのとき、別のもので代替するという判断ができないなど、急な変更に柔軟に対応できなくなる。

その背景には、前頭連合野の障害に加え、記憶障害や実行機能障害が関与している。記憶が曖昧なうえ、情報処理能力も低下し、総合的な判断が困難になるのである。

さらに、中核症状のひとつである**性格の変化**にも、前頭葉《ぜんとうよう》の障害が関与している。

とくに**前頭側頭型認知症**では、穏やかだった人が怒りっぽくなる、子どものようになるなど、性格の変化が早期からみられる。アルツハイマー型とレビー小体型《しょうたいがた》（→Ｐ28）でも、末期には人格変化が現れる。

生活能力を評価する、IADL 尺度

実行機能障害は、生活能力の低下を招く。それをチェックするのが以下のIADL《アイエーディーエル》尺度（手段的日常生活活動尺度）で、要介護度の判断にも有用だ。男性は5点満点、女性は8点満点で、得点が低いほど、支援が必要となる。

項目	採点（男性）	（女性）
A. 電話を使用する能力		
1. 自分から電話をかける（電話帳を調べたり、ダイアル番号を回すなど）	1(点)	1(点)
2. 2、3のよく知っている番号にかける	1(点)	1(点)
3. 電話に出るが自分からかけることはない	1(点)	1(点)
4. 全く電話を使用しない	0(点)	0(点)
B. 買い物		
1. 全ての買い物は自分で行う	1(点)	1(点)
2. 少額の買い物は自分で行える	0(点)	0(点)
3. 買い物に行くときはいつも付き添いが必要	0(点)	0(点)
4. 全く買い物ができない	0(点)	0(点)
C. 食事の準備		
1. 適切な食事を自分で計画し準備し給仕する		1(点)
2. 材料が供与されれば適切な食事を準備する		0(点)
3. 準備された食事を温めて給仕する、 あるいは食事を準備するが適切な食事内容を維持しない		1(点) 0(点)
4. 食事の準備と給仕をしてもらう必要がある		
D. 家事		
1. 家事を一人でこなす、あるいはときに手助けを要する（例：重労働など）		1(点)
2. 皿洗いやベッドの支度などの日常的仕事はできる		1(点)
3. 簡単な日常的仕事はできるが、妥当な清潔さの基準を保てない		1(点)
4. 全ての家事に手助けを必要とする		1(点)
5. 全ての家事にかかわらない		0(点)
E. 洗濯		
1. 自分の洗濯は完全に行う		1(点)
2. 靴下のすすぎなど簡単な洗濯をする		1(点)
3. 全て他人にしてもらわなければいけない		0(点)
F. 移送の形式		
1. 自分で公共機関を利用して旅行したり自家用車を運転する	1(点)	1(点)
2. タクシーを利用して旅行するが、その他の公的輸送機関は利用しない	1(点)	1(点)
3. 付き添いがいたり皆と一緒なら公的輸送機関で旅行する	1(点)	1(点)
4. 付き添いか皆と一緒で、タクシーか自家用車に限り旅行する	0(点)	0(点)
5. 全く旅行しない	0(点)	0(点)
G. 自分の服薬管理		
1. 正しいときに正しい量の薬を飲むことに責任がもてる	1(点)	1(点)
2. あらかじめ薬が分けて準備されていれば飲むことができる	0(点)	0(点)
3. 自分の薬を管理できない	0(点)	0(点)
H. 財産取り扱い能力		
1. 経済的問題を自分で管理して（予算、小切手書き、掛金支払い、銀行へ行く） 一連の収入を得て、維持する	1(点)	1(点)
2. 日々の小銭は管理するが、預金や大金などでは手助けを必要とする	1(点)	1(点)
3. 金銭の取り扱いができない	0(点)	0(点)
	合計得点	点

（「Assessment of older people：self-maintaining and instrumental activities of daily living」
Lawton,M.P & Brody,E.M.　1969より作成）

行動症状❶ 徘徊／多動

見当識障害や不安が原因で徘徊をくり返す

数ある行動症状のなかでも、徘徊は、介護者に大きな不安と負担を強いる。アルツハイマー型認知症ではとくに注意を要する。

徘徊

不安や焦燥も徘徊の原因となる

徘徊《はいかい》とは、どこともなく歩き回る状態だが、認知症の場合は途中で目的を忘れる、道がわからなくなるなどして**迷子**になりやすい。安全面での心配に加え、行動を見守る介護者に多大な負担がかかる。

アルツハイマー型認知症（→P14）では初期から徘徊が出現し、中期以降に顕著になる。**脳血管性認知症**（→P48）では、**夜間せん妄《もう》**による夜中の徘徊が多くみられる。**レビー小体型《しょうたいがた》認知症**（→P28）ではいわゆる徘徊とは異なるが、せん妄や幻視《げんし》（→P120）が誘因となって家中を歩き回ったり、**レム睡眠時行動障害**（RBD《アールビーディー》→P113）により睡眠中に大声を上げる、ベッドの上で踊るなどの行動がみられる。

認知症のタイプ別、徘徊の原因と症状

判断力障害（→ P108）、見当識障害（→ P104）、常同行動などの症状に、不安や焦燥が加わることで起こる。

前頭側頭葉変性症《ぜんとうそくとうようへんせいしょう》（とくに前頭側頭型《ぜんとうそくとうがた》認知症）
レビー小体型《しょうたいがた》認知症
アルツハイマー型認知症
脳血管性認知症

常同《じょうどう》・強迫行動
せん妄《もう》
見当識《けんとうしき》障害《しょうがい》
判断力の障害

脱抑制《だつよくせい》（衝動性の亢進）
不安・焦燥

周徊《しゅうかい》

毎日、同じルートを早足で何度もくり返し、ひたすら歩き続ける。病気が進行するまで、道に迷うことはあまりない。

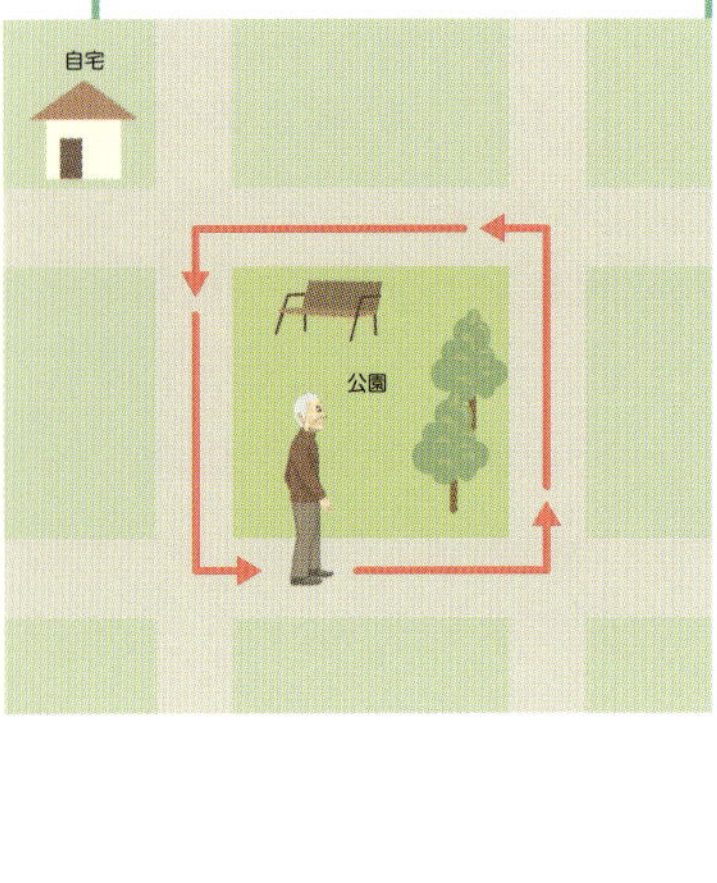

徘徊《はいかい》、迷子

道順障害をはじめ、なじみのない場所にいることで生じる見当識障害、それにともなう不安や焦燥、せん妄による注意力の低下、夕暮れ症候群などが原因となる。

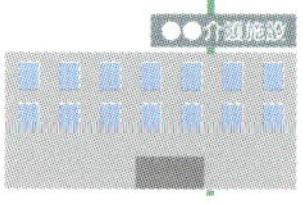

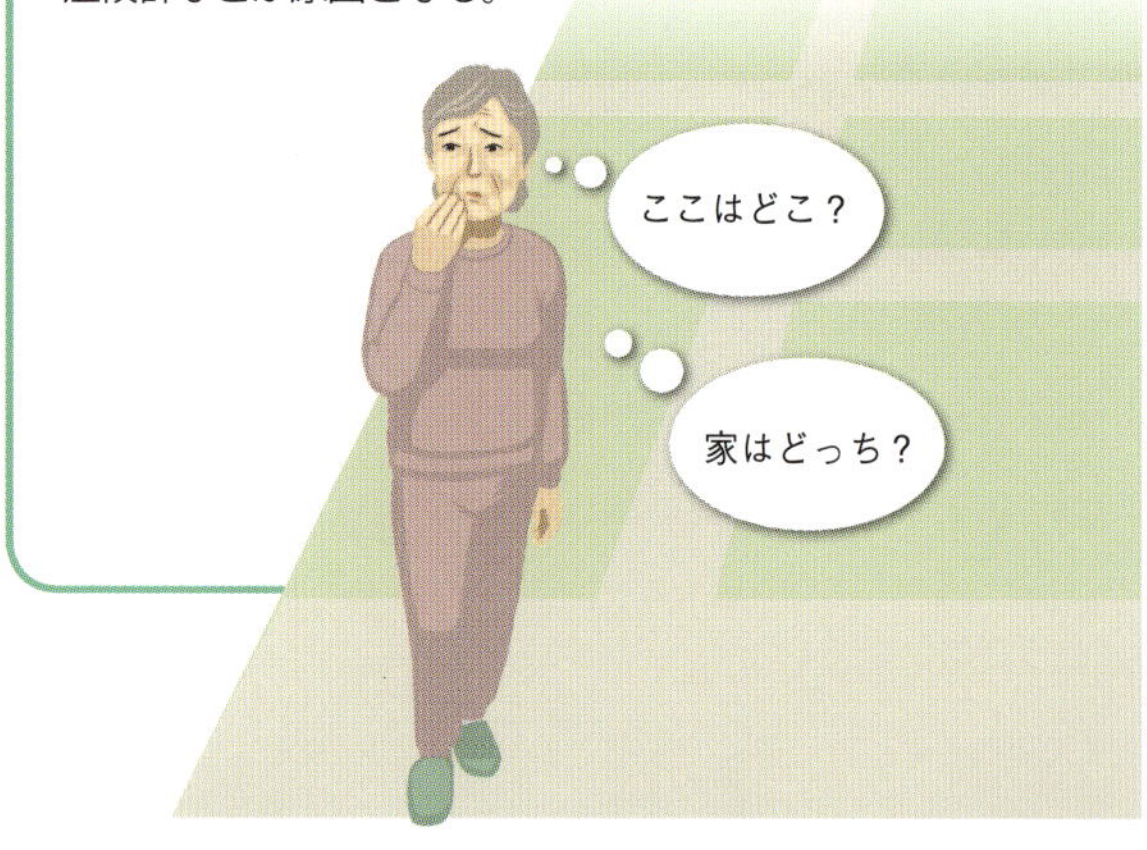

多動の原因となるピック病の症状

前頭側頭型認知症では、下記の症状から、周徊をはじめ、多動、落ち着きのなさが認められる。

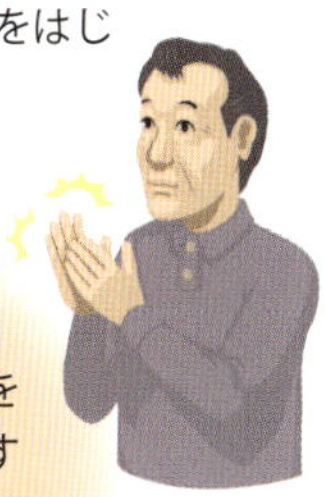

1 反復行動、保持的行動

同じ行動をくり返し、儀式的に同じ手順を厳守する。周徊のほか、日に何度も入浴する、同じものばかり食べるなどの強迫行動も目立つ。手を叩く、口をすぼめる、膝をこするなど、単純動作の反復も多い。

2 転導性《てんどうせい》の亢進

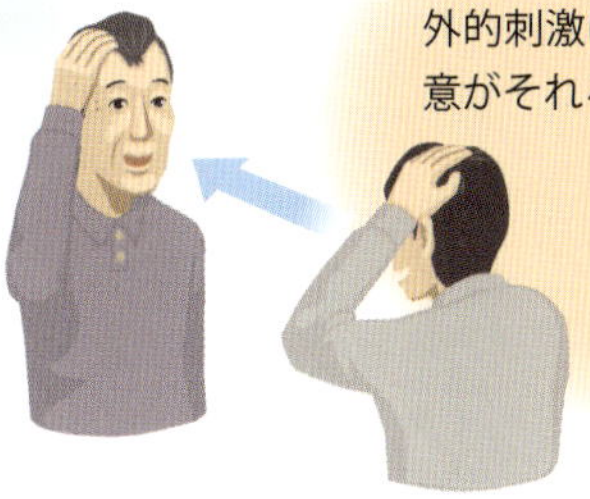

外的刺激に容易に反応するため、すぐに注意がそれること。診察中に急に退室する「立ち去り行動」のほか、目についたものの名称、相手の動作などをいちいち口に出す「強迫的言語応答」などがある。

3 時刻表的生活

8：00　家を出る
8：15　喫茶店のいつもの席でモーニングAを注文
8：50　公園のベンチに座る
9：30　帰宅

前頭側頭型認知症の初期症状。時刻表のように決まった時間に、決まった行動をする。周囲が制止しても、耳を貸すことはない。

多動

ピック病では同じルートを規則的に回る

前頭側頭型《ぜんとうそくとうがた》認知症をはじめとする**前頭側《ぜんとうそく》頭葉変性症《とうようへんせいしょう》**（→P38）では、多動の原因になる特徴的な症状がある。

常同《じょうどう》行動や**強迫行動**によるもので、そのひとつが**周徊《しゅうかい》（または周遊）**である。1日に何回も同じコースを歩き続けるが、アルツハイマー型認知症と違い、道に迷うことはほとんどない。

問題は、前頭連合野《ぜんとうれんごうや》の障害で**脱抑制《だつよくせい》**（→P41）があり、歩行中の信号無視や、他人を押しのけても意に介さないなどの行動を起こすことだ。車で高速道路を逆走するような危険行為におよぶこともある。

そのほか、決まった時間に決まった行動をとる**時刻表的生活**、同じものばかり食べる**常同的食行動異常**、**反復行動**や**転導性《てんどうせい》（被影響性）の亢進**などがみられ、**多動**による落ち着きのなさが顕著となる。

Column

環境要因
・施設入所
・閉じこもりによる受光量低下

心理要因
不安・焦燥

病理的要因
視交叉上核の神経細胞が減少

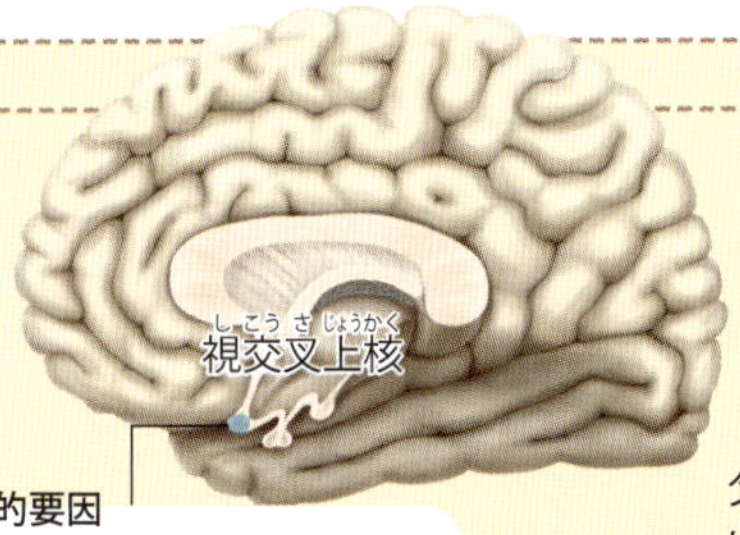

概日《がいじつ》リズムの乱れ

夕暮れ症候群

「夕暮れ症候群」で夕方に徘徊が悪化する

徘徊をはじめとする行動・心理症状は、夕方〜夜間に悪化しやすい。最大の原因は、体内時計に乱れが生じる「概日リズム障害」である。認知症患者では、概日リズムを司る、視交叉上核の神経細胞が減少する。これに左図のような環境要因、心理要因が加わると、概日リズムはより乱れる。

行動症状を悪化させないためには、まず昼夜逆転の生活を改善することが重要だ。

攻撃性が高まる場合と活動性が失われる場合がある

暴言・暴力は、介護者との関係を悪化させ、介護疲れを招く。その反対の無為・無反応は、寝たきりの原因となりやすい。

認知症における"怒り"感情のメカニズム

前頭葉《ぜんとうよう》の前部帯状回や前頭眼窩部、脳深部の島が傷害されると、怒りを抑える神経伝達物質が減り、攻撃性を高めるドパミンなどが増える。すると、ささいな刺激でも怒りが高まる。前頭側《ぜんとうそく》頭型《とうがた》認知症ではこの傾向が顕著である。

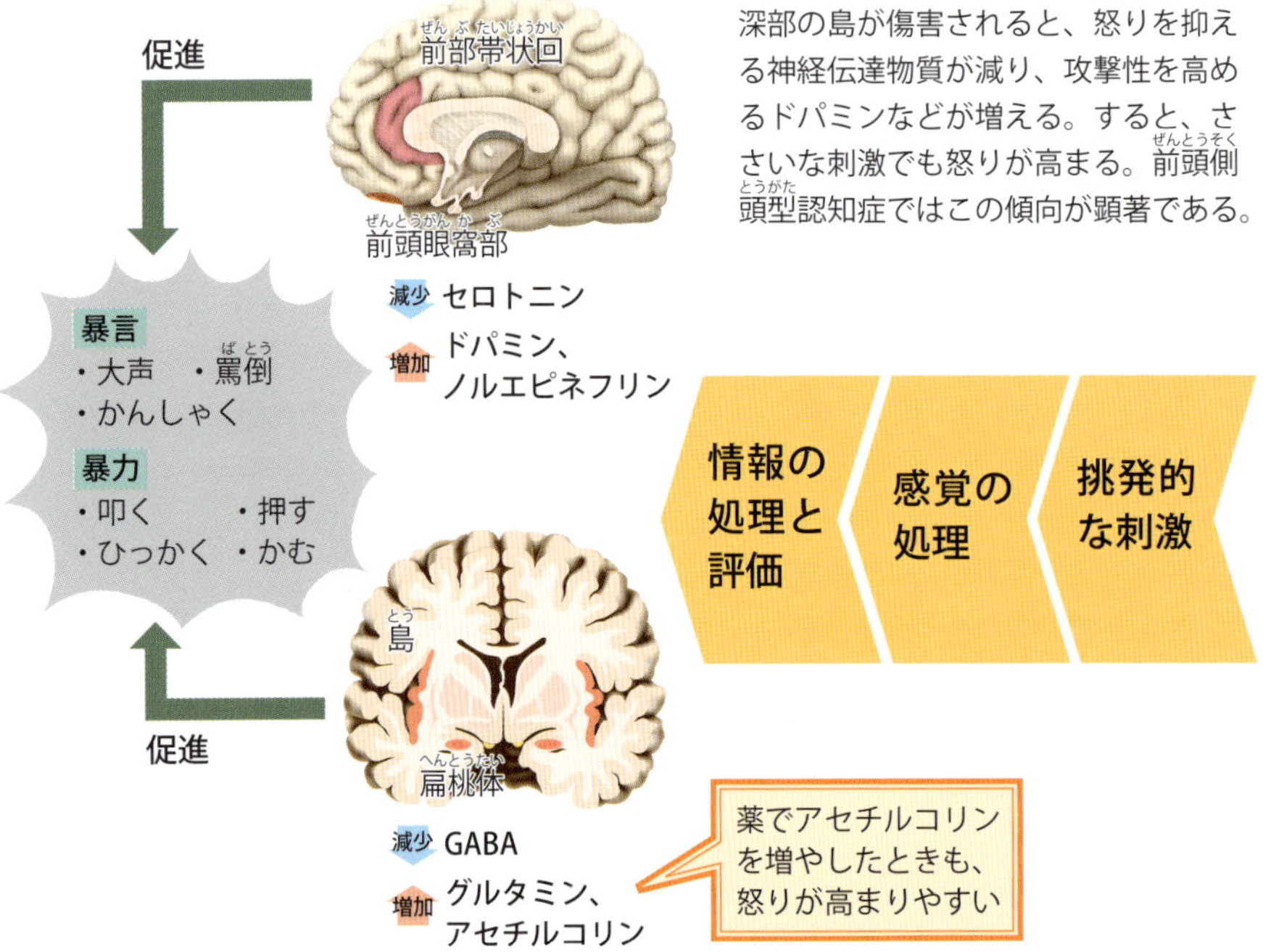
促進
前部帯状回《ぜんぶたいじょうかい》
前頭眼窩部《ぜんとうがんかぶ》
減少 セロトニン
増加 ドパミン、ノルエピネフリン
暴言
・大声 ・罵倒《ばとう》
・かんしゃく
暴力
・叩く ・押す
・ひっかく ・かむ
情報の処理と評価
感覚の処理
挑発的な刺激
島《とう》
扁桃体《へんとうたい》
促進
減少 GABA
増加 グルタミン、アセチルコリン
薬でアセチルコリンを増やしたときも、怒りが高まりやすい

認知症患者と健常者の易怒性の比較

アルツハイマー型認知症患者では、健常者の10倍近くに易怒《いど》性が認められる。軽度認知障害（→P 58）の時点でも、健常者より高率で易怒性がある。

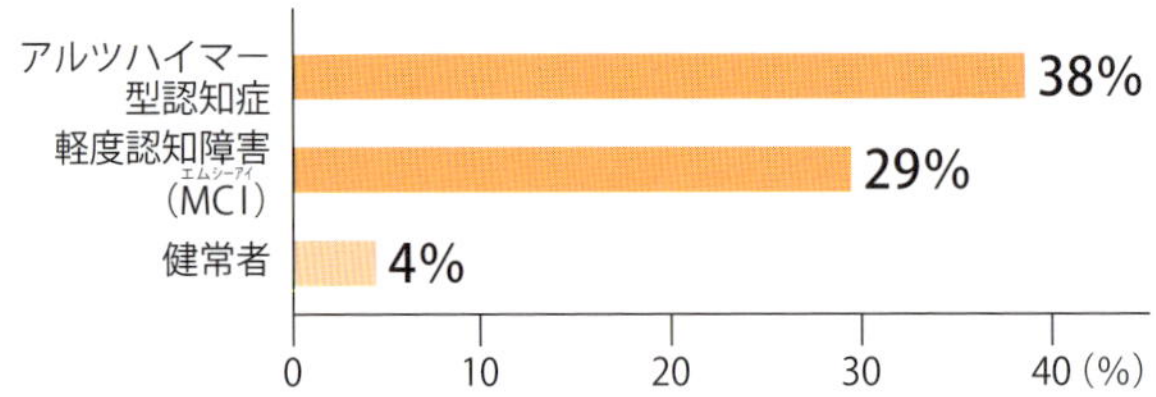
アルツハイマー型認知症
38%
軽度認知障害（MCI《エムシーアイ》）
29%
健常者
4%
0
10
20
30
40（%）

（「Mild cognitive impairment is associated with characteristic neuropsychiatric symptoms.」Hwang TJ, Masterman DL, Ortiz F, Fairbanks LA, et al. 2004 より作成）

暴言・暴力

前頭葉が障害されると怒りっぽく、攻撃的になる

家族や介護者に対する**暴言・暴力**はしばしばみられ、ケアするうえで問題となる。原因のひとつは、**神経伝達物質**の増減などで怒りのメカニズムが亢進されやすいことだ。さらに障害を受け入れられない自分への苛立ち、被害妄想的な要因、身体接触を含むケアの不快感、周囲の不当な扱いなど、さまざまな要因が影響している。

とくに**前頭側頭型認知症**《ぜんとうそくとうがた》（→P 40）では、**脱抑制**《だつよくせい》（→P 41）といって、情動系への抑制が外れる。そのため他の病型より、**易怒**《いど》（怒りっぽくなる）や**興奮**などの陽性症状が著しい。ただし**アルツハイマー型認知症**（→P 14）や**脳血管性認知症**（→P 48）でも、暴言・暴力は生じうる。

夜間の暴言・暴力は睡眠障害やせん妄が原因

レビー小体型認知症《しょうたいがた》（↓P28）では、**レム睡眠時行動障害（RBD）**《アールビーディー》による暴言・暴力が認められる。脳幹網様体《のうかんもうようたい》の機能低下により、睡眠中も筋活動が抑制されず、夢に呼応する暴言・暴力が生じるのである。

また、**脳血管性認知症**では、**せん妄**《もう》が原因の暴言・暴力がみられる。せん妄とは、意識混濁《いしきこんだく》に幻覚や興奮、不安などの精神症状をともなう状態だ。夜になると大声でわめいたり、暴れたりする場合は、夜間せん妄の可能性が高い。

3 レム睡眠時行動障害による攻撃的な言動

夢の内容に関連して叫んだり怒鳴ったり、殴る蹴るの暴力をふるったりする。パートナーにケガをさせたり、自分が大ケガを負うこともあり、適切な治療が必要とされる。

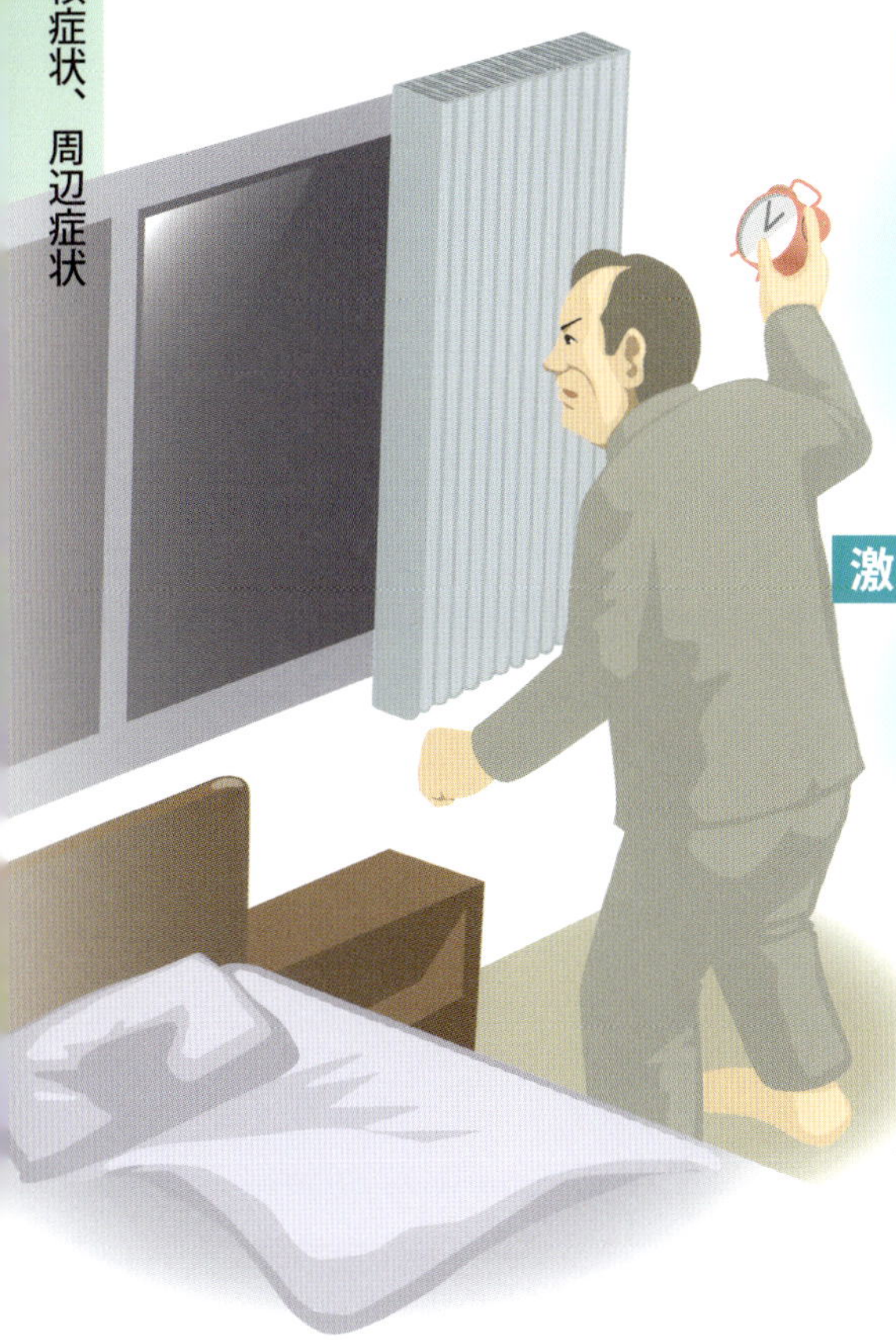

レム睡眠中の筋肉の緊張

↓

夢の行動化

- 何かをつかもうとして、手を上に伸ばす
- 配偶者を殴る、蹴る
- 寝室のものを投げる
- 室内を歩き回る
- 窓に向かって突進する　など

激しい寝言・暴言

- 怒鳴り声を出す
- 「助けてくれ」などと叫ぶ
- 人を罵倒するようなことをいう　など

↓

3割以上の人が出血・裂傷《れっしょう》などのケガを経験

無為・無反応

意識障害やアパシーで活動量が極端に減る

暴言・暴力とは真逆の症状として、**無為**《むい》**・無反応**が現れることもある。

レビー小体型認知症では、**意識障害**によって覚醒レベルが低下する。ぼんやりとして自主性がなくなり、問いかけへの反応も鈍くなる。転倒事故などを招きやすく、意識を覚醒させる治療が不可欠である。薬剤性の活動低下も起こりやすい。認知機能改善薬のドネペジル（↓P124）が原因と考えられる場合もあり、注意を要する。

アパシー（↓P116）によって、無為・無反応が引き起こされることもある。アパシーとは自発性低下のことで、**アルツハイマー型認知症**では初期から後期まで高頻度でみられ、**脳血管性認知症**にも多い。意欲が低下し、何事にも関心を示さなくなり、自分が好きだったことにも興味を失う。

本人に、落ち込みや暗い表情はみられない。しかしながら、認知症では、高頻度で**うつ状態**が混在するため、無為・無反応がみられる場合はその鑑別が必須である。

排泄の失敗、食行動の変化は脳の変性による症状

便を手でさわるなどの不潔行為はただの異常行動ではない。その背景には必ず、認知機能低下、身体症状などの理由がある。

不潔行為の原因と、代表的な症状

おもな不潔行為は、下記のとおり。このほかに介護者の叱責、ケアに対する不満、認知機能低下による退行現象が原因のこともある。

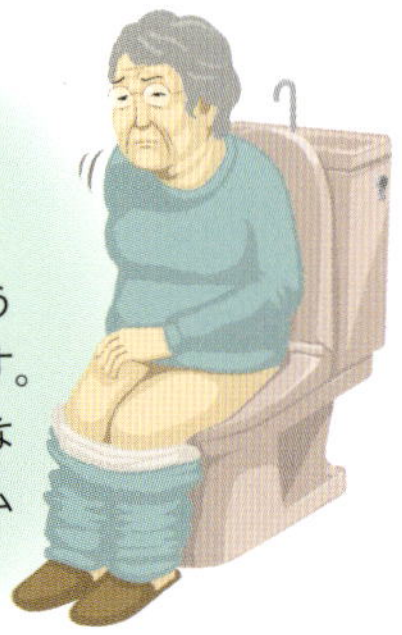

1 残便感《ざんべん》、便秘

▼

便を手で出そうとする

残便、残尿《ざんにょう》による不快感を解消しようとして手でふれ、衣服やトイレを汚す。認知症では薬剤性や機能性の便秘になりやすく、その不快感から下着やオムツに手を入れてしまうことがある。

2 オムツの不快感

▼

かゆみのためにおしりをさわり、手が汚れる

ムレや皮膚のかぶれなどでかゆみが起こり、手でかこうとして、オムツのなかの便にふれてしまう。下着に便をもらした場合にも起こる。

3 見当識障害《けんとうしきしょうがい》、実行機能障害

▼

トイレ以外で排泄し、失敗を隠すために手でさわる

トイレの場所がわからず、洗面所やゴミ箱などで排泄し、片づけようとして手でふれる。トイレまでたどり着けても、失敗して便器や床を汚したり、流しかたがわからずに汚すことがある。

見当識障害がある場合は、トイレに大きな標識を

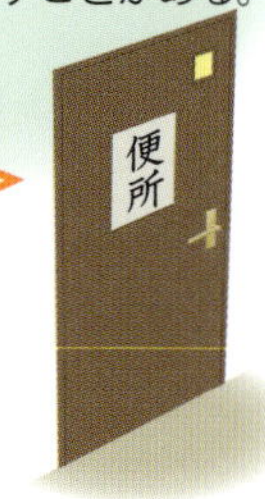

4 動作の緩慢、排尿障害

▼

トイレまで間に合わずもらしてしまう

脳血管性認知症に多い症状。運動障害によって素早く動けず、間に合わない。レビー小体型《しょうたいがた》では、過活動膀胱で頻繁に尿意が起こる。

不潔行為

排泄物にさわるのは感覚の鈍化のせいではない

排泄物をもてあそぶ弄便《ろうべん》や、尿をまき散らすなどの行動を、**不潔行為**という。洗顔や入浴をせず、不衛生なまま平気で過ごすものも含まれる。認知症の進行にともなって現れる症状だが、おもに排泄の失敗から起こりやすい。オムツの不快感のほか、**見《けん》当識障害《とうしきしょうがい》**（→P108）や**実行機能障害**（→P104）などが根底にあることも多い。

排尿障害に起因するケースもある。

とくに**レビー小体型《しょうたいがた》認知症**（→P28）では、膀胱《ぼうこう》自律神経《じりつしんけい》障害によって排尿筋《はいにょうきん》過活《かかつ》動《どう》が起こり、その影響で膀胱が過剰に収縮して、昼夜を問わず**頻尿《ひんにょう》**がみられる。そのため排尿の失敗が増え、不潔行為につながりやすい。

認知症のタイプ別・食行動異常の頻度

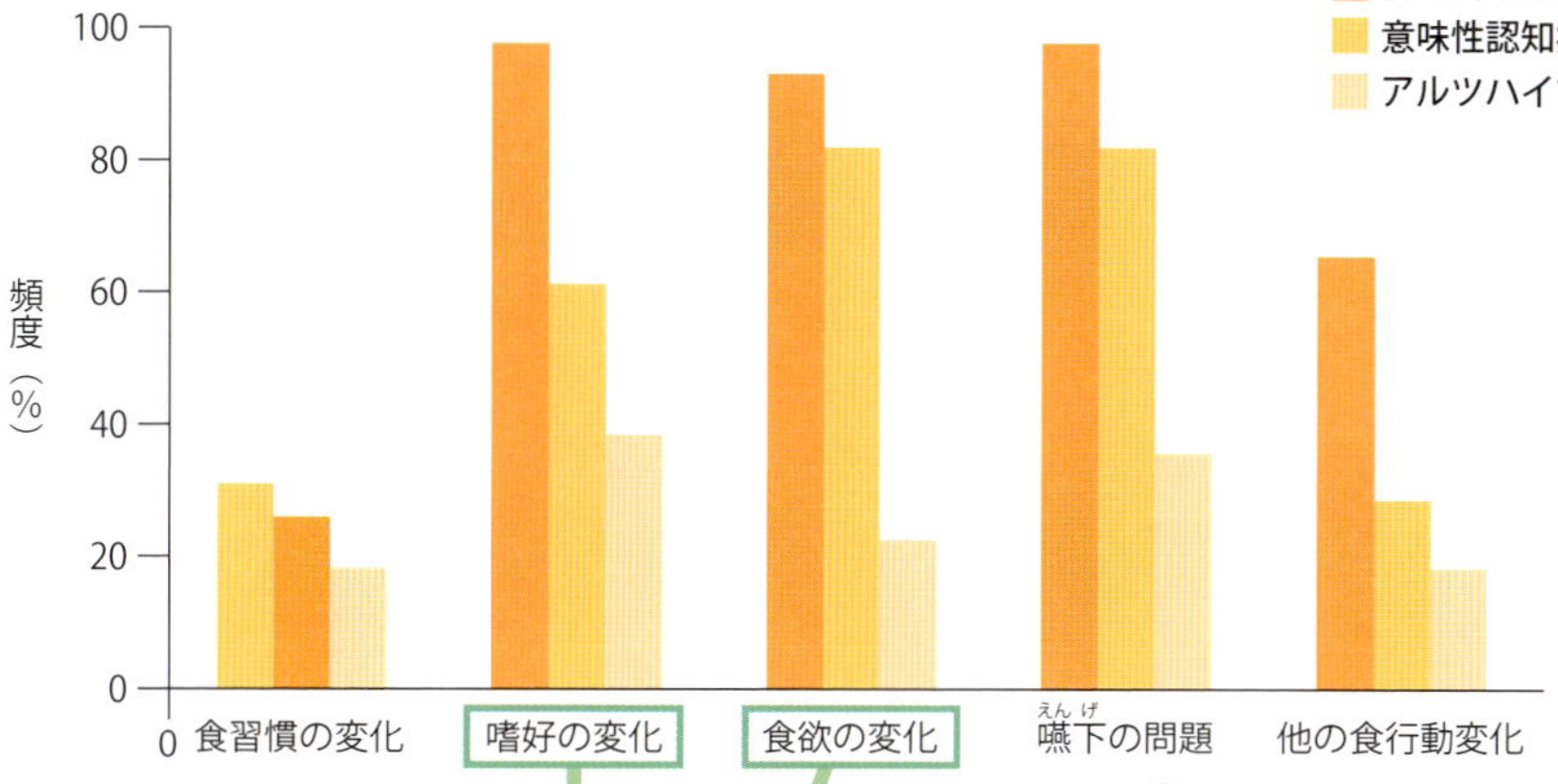
前頭側頭型認知症《ぜんとうそくとうがた》（FTD《エフティーディー》）
意味性認知症（SD《エスディー》）
アルツハイマー型認知症（ATD《エーティーディー》）
100
80
60
40
20
0
頻度（%）
0
食習慣の変化
嗜好の変化
食欲の変化
嚥下《えんげ》の問題
他の食行動変化

前頭側頭型認知症、意味性認知症などの前頭側頭葉変性症《ぜんとうそくとうようへんせいしょう》（→ P38）は、すべての項目で変化がみられる。食行動に関連する前頭葉《ぜんとうよう》、側頭葉《そくとうよう》が傷害されるためと考えられる。

（「Changes in appetite, food preference, and eating habits in frontotemporal dementia and Alzheimer's disease.」Ikeda M, et al.　2002 より作成）

嗜好、食欲の変化のメカニズム

前頭側頭型認知症では、摂食中枢を担う前頭眼窩部と、島の腹側部が傷害され、その調整役である線条体もダメージを受ける。そのため病的な甘党になり、過食症状も起きやすい。

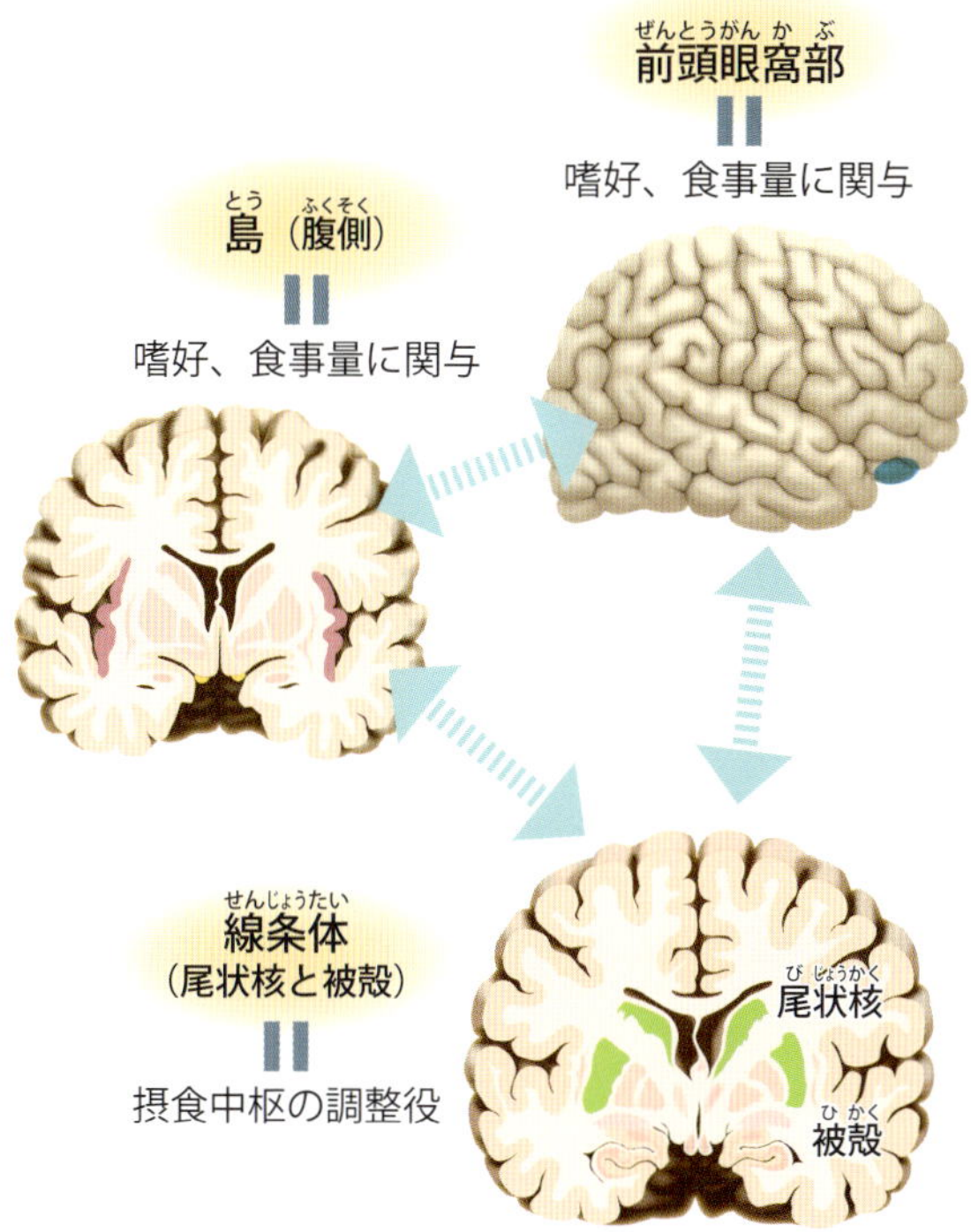
前頭眼窩部《ぜんとうがんかぶ》
嗜好、食事量に関与
島《とう》（腹側《ふくそく》）
嗜好、食事量に関与
線条体《せんじょうたい》
（尾状核と被殻）
摂食中枢の調整役
尾状核《びじょうかく》
被殻《ひかく》

食行動異常

食の嗜好や習慣の変化、嚥下障害が起こる

アルツハイマー型認知症（↓P14）では、嗅覚《きゅうかく》障害による**食欲不振**が起こりやすい。**記憶障害**で何度も食事を要求したり、**視覚《しかく》失認《しつにん》**で食事をうまく口に運べなくなることもある。後期には**嚥下《えんげ》障害**が目立つ。

脳血管性認知症（↓P48）では、**運動麻痺《まひ》**のために食事に時間がかかる。よだれが増え、食事中にむせることも多い。**前頭側頭型認知症《ぜんとうそくとうがた》**（↓P40）では、**食の嗜好の変化**や、**過食**などの異常が顕著である。

性行動異常

前頭葉が障害されると不適切な性的言動が増える

男性の認知症患者では、**性行動の抑制**がきかなくなることもある。配偶者だけでなく、介護施設の職員などに対し、不適切な発言、接触をくり返してしまう。

前頭側頭型認知症の場合は、前頭葉《ぜんとうよう》の障害で**脱抑制《だつよくせい》**が起こり、不適切な言動におよぶ例が多い。その他の認知症の場合は、地誌的見当識障害《ちしてきけんとうしきしょうがい》（↓P105）や着衣失行《ちゃくいしっこう》（↓P107）、陰部の皮膚疾患や泌尿器疾患などが背景にあると考えられる。

心理症状❶ アパシー／うつ

意欲や自発性が低下。うつ状態に陥ることも多い

無気力、無関心、落ち込みなどの症状はどの認知症でも起こりうる。脳の変性に加え、病気による自尊心の低下も、その引き金となる。

アパシー

心理症状としてもっとも多い 意欲と自発性の障害

アパシーとは、**自発性**や**意欲**が著しく低下し、自ら積極的に何かをすることがなくなり、閉じこもりがちになることである。

どのタイプの認知症でも起こりうるが、**アルツハイマー型認知症**（→P14）では初期〜後期まで、長期にわたり出現する。前《ぜん》頭葉背外側部《とうようはいがいそくぶ》の障害で起こりやすいことから、**前頭側頭型《ぜんとうそくとうがた》認知症**（→P40）でも顕著だ。前頭側頭型認知症では進行にともない、ものぐさな態度が強くなり、質問にいいかげんに答えるなどの症状がみられる。

脳血管性認知症（→P48）では、**大脳基底《だいのうきてい》核《かく》**周辺の虚血が原因で起こりやすい。**レビー小体型《しょうたいがた》認知症**（→P28）では**うつ病**の合併が多く、アパシーとの鑑別が重要だ。

アパシーとうつの病態の違い

重複する症状もあるが、アパシーでは意欲の低下が目立ち、うつ病では抑うつと悲壮感が顕著である。脳の障害部位も異なる。

アパシーの症状

- 動機づけの欠如
- 持続力の欠如
- 感情的無関心、感情応答性の低下
- 社会的関係性の低下 など

- 興味・喜びの喪失
- 精神運動遅滞《ちたい》（思考に時間がかかるなど）
- 易疲労《いひろう》（疲れやすい）
- 洞察力の低下

うつの症状

- 抑うつ気分
- 罪悪感、自責感
- 希死念慮《きしねんりょ》（死にたいと考える）
- 悲観、絶望感
- 食欲低下
- 睡眠障害 など

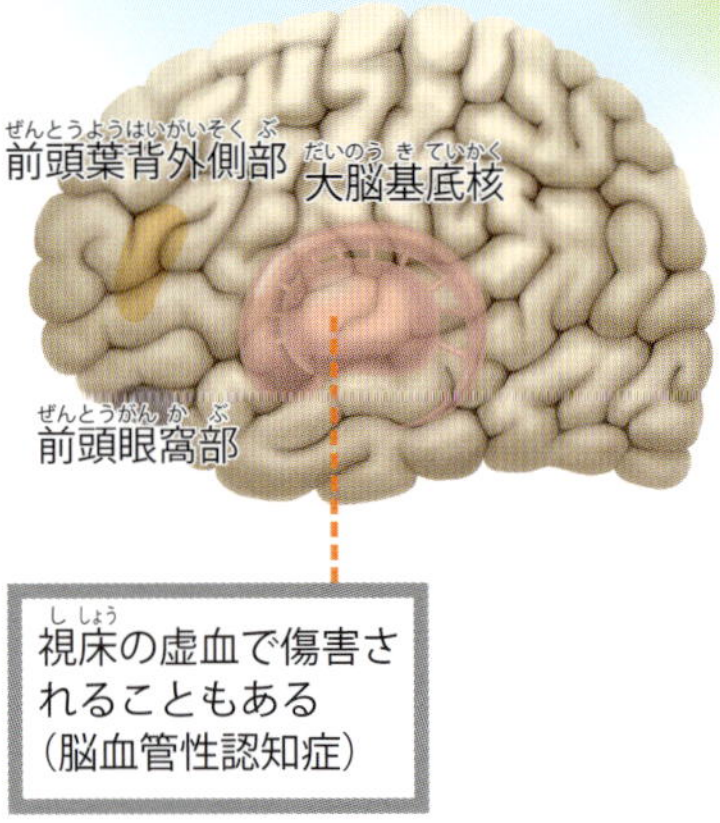

前頭葉背外側部《ぜんとうようはいがいそくぶ》
大脳基底核《だいのうきていかく》
前頭眼窩部《ぜんとうがんかぶ》
視床《ししょう》の虚血で傷害されることもある（脳血管性認知症）

自発性に関わる前頭葉背外側部が傷害されると、アパシーが起こりやすい。大脳基底核周辺の血流低下も原因となる。

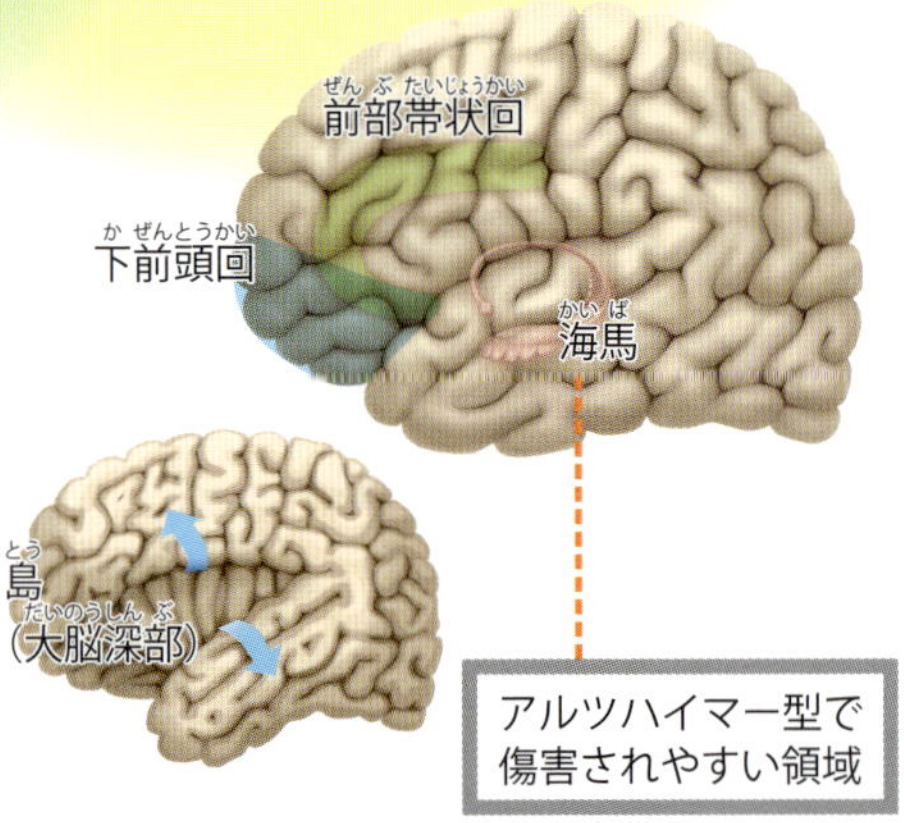

前部帯状回《ぜんぶたいじょうかい》
下前頭回《かぜんとうかい》
海馬《かいば》
島《とう》（大脳深部《だいのうしんぶ》）
アルツハイマー型で傷害されやすい領域

認知機能低下をともなううつ症状には、前部帯状回、海馬、下前頭回、島の活動低下が影響している。

アパシーとうつ症状のチェック法

うつやアパシーを疑うときは、スクリーニングテストを活用。脳血管性認知症におけるアパシーの評価には「やる気スコア」、認知障害をともなううつ症状の評価には「CSDD《シーエスディーディー》」が適している。

アパシーの評価尺度

（Apathy Scale：邦題「やる気スコア」）

1.	新しいことを学びたいと思いますか？	全くない	少し	かなり	おおいに
2.	何か興味を持っていることがありますか？	全くない	少し	かなり	おおいに
3.	健康状態に関心がありますか？	全くない	少し	かなり	おおいに
4.	物事に打ち込めますか？	全くない	少し	かなり	おおいに
5.	いつも何かしたいと思っていますか？	全くない	少し	かなり	おおいに
6.	将来のことについての計画や目標を持ってますか？	全くない	少し	かなり	おおいに
7.	何かをやろうとする意欲はありますか？	全くない	少し	かなり	おおいに
8.	毎日張り切って過ごしていますか？	全くない	少し	かなり	おおいに
9.	毎日何をしたらいいか誰かに言ってもらわなければなりませんか？	全く違う	少し	かなり	まさに
10.	何事にも無関心ですか？	全く違う	少し	かなり	まさに
11.	関心を惹かれるものなど何もないですか？	全く違う	少し	かなり	まさに
12.	誰かに言われないと何もしませんか？	全く違う	少し	かなり	まさに
13.	楽しくもなく、悲しくもなく、その中間くらいの気持ちですか？	全く違う	少し	かなり	まさに
14.	自分自身にやる気がないと思いますか？	全く違う	少し	かなり	まさに

合計得点　　点

採点法

設問 1 ～ 8
全くない：3 点　少し：2 点
かなり：1 点　おおいに：0 点

設問 9 ～ 14
全く違う：0 点　少し：1 点
かなり：2 点　まさに：3 点

16 点以上でアパシーと診断

うつ症状の評価尺度

（Cornell Scale for Depression in Dementia：CSDD）

気分の抑うつ

- 急に涙ぐむ □
- 「生きる価値がない」などと言う □
- 「自分のせいだ」と自分を責める □

身体症状

- 「頭が痛い」「体がだるい」「耳鳴りがする」「ドキドキする」と訴える □
- 食事の量が減った □
- 明らかに体重が減った □
- 夜間よく眠れない □

思考・精神運動停止

- これまでの趣味などに興味を示さない □
- 問いかけに適切な答えが戻ってこない □

不安・焦燥

- 落ち着きなく動き回る □
- 予定や約束について繰り返し聞く □

合計得点　　点

採点法

1 項目につき 1 点

高得点ほど抑うつ度が高い
（統計上の目安は、軽度：7.7 ± 2.5 点、中等度：12.6 ± 2.6 点、重度：21.8 ± 4.0 点）

うつ

脳血管性、レビー小体型でうつ病がとくに多い

脳萎縮《いしゅく》や血管障害、神経変性などの器質的障害はうつを招きやすく、認知症患者には、うつ症状がしばしば出現する。悲哀感《ひあいかん》や自己評価の低さよりも、**喜びの欠如**が著しいのが特徴だ。**慢性頭痛**、**不眠**などの**身体症状**を訴える患者も多い。

アルツハイマー型認知症の初期には、うつ症状が20～40％にみられる。初期は身体能力や記憶力の低下で喪失感を抱きやすく、見当識障害《けんとうしきしょうがい》（↓P104）による強い不安もある。自分が病気であるという理解（**病識**）があるため、失敗を指摘されることで落ち込み、悲観する。それがうつ症状を招いている面もある。

脳血管性認知症では、アルツハイマー型よりも高頻度でうつ状態に陥り、しかも進行しやすいという特徴がある。

レビー小体型でもうつ症状が多く、約半数の頻度で、**初発症状**として認められる。**難治性うつ病**と診断されたケースに、レビー小体型がみつかることも少なくない。

（〔上表 やる気スコア〕「Apathy following cerebrovascular lesions.」Starkstein SE, et al. 1993 ／「やる気スコアを用いた脳卒中後の意欲低下の評価」岡田和悟・小林祥泰・青木 耕・須山信夫・山口修平、1998 より引用　〔上表 CSDD〕「Cornell Scale for Depression in Dementia.」Alexopoulos GS, et al. 1988 ／「CSDD（Cornell Scale for Depression in Dementia）日本語改訂版の作成：アルツハイマー型認知症患者を対象にして」堤田梨沙・安達圭一郎、2011 より引用）

心理症状❷ 不安／焦燥

見当識障害、記憶障害が不安や焦燥を招く

不安や焦燥は、認知症による脳の変性に環境の変化などが加わって起こる。施設入所などをきっかけに強く出ることも多い。

不安・焦燥が起こるメカニズム

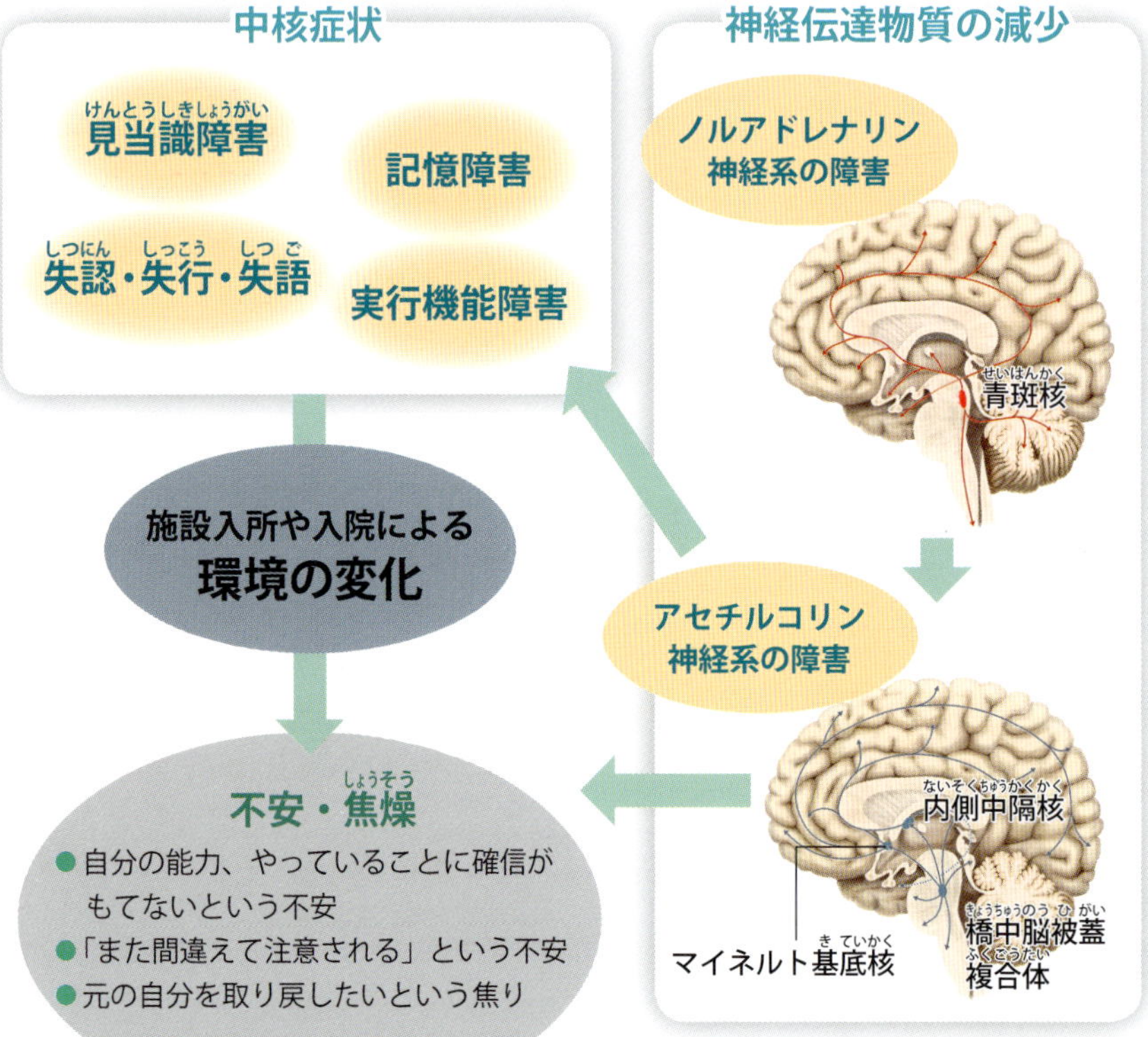

中核症状
見当識障害《けんとうしきしょうがい》
記憶障害
失認《しつにん》・失行《しっこう》・失語《しつご》
実行機能障害
神経伝達物質の減少
ノルアドレナリン神経系の障害
青斑核《せいはんかく》
アセチルコリン神経系の障害
内側中隔核《ないそくちゅうかくかく》
マイネルト基底核《きていかく》
橋中脳被蓋《きょうちゅうのうひがい》
複合体《ふくごうたい》
施設入所や入院による
環境の変化
不安・焦燥《しょうそう》
● 自分の能力、やっていることに確信がもてないという不安
●「また間違えて注意される」という不安
● 元の自分を取り戻したいという焦り

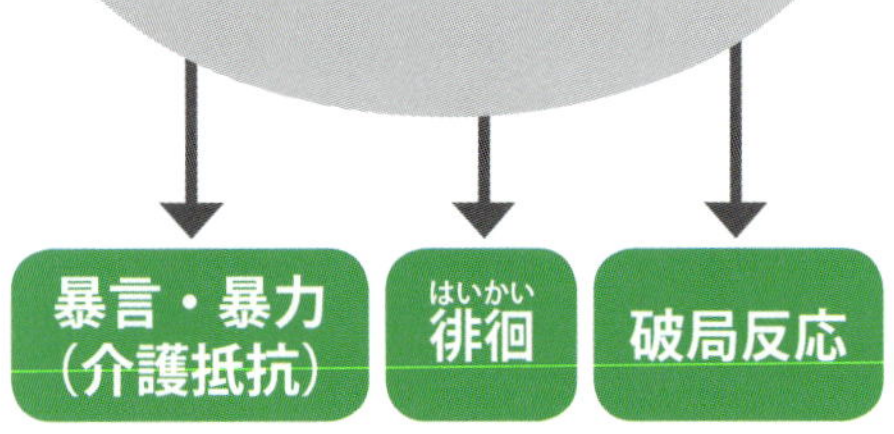

暴言・暴力（介護抵抗）
徘徊《はいかい》
破局反応

など

脳幹《のうかん》の青斑核を起始部とする、ノルアドレナリン神経系の障害が関係する。また、アセチルコリン神経系の障害は、大脳皮質《だいのうひしつ》の過活動を招く。これに環境の変化などのストレスが加わると、不安や焦燥が生じる。

不安

生活上の失敗、周囲の叱責で不安感が増大する

認知症では記憶障害や見当識障害《けんとうしきしょうがい》（→P104）などにより的確な状況判断ができないため、**不安**を覚えやすい。

初期には自身の認知機能の悪化を自覚しているところに、叱責や環境の変化といった強い**ストレス**が加わり、不安感がより強くなる。**暴言・暴力**、**徘徊《はいかい》**に結びつくこともある。また、中核症状が出現する前から、不安を感じはじめている例も多い。

不安の発現は、**アルツハイマー型認知症**（→P14）よりも**脳血管性認知症**（→P48）に高頻度でみられる。ひとりになるのを極端に怖がり、介護者につきまとったり、心配事をくり返し質問しては介護者を困惑させたりすることがある。

焦燥症状の４つのサブタイプ

焦燥の評価尺度には、CMAI《シーエムエーアイ》（コーエン - マンスフィールド焦燥感尺度）がよく用いられる。身体性 - 言語性、攻撃性を軸に、症状を４つのカテゴリーに分類する方法だ。このうち身体性・言語性の攻撃的行動は、適切なコミュニケーションがされていないときに強まりやすい。

身体性 ⇔ 言語性　／　非攻撃的 ⇔ 攻撃的

攻撃性のない行動

- 全般的な不穏《ふおん》／目的のない活動過多／身体の動きをくり返す
- 徘徊
- 探し回る
- 衒奇《げんき》行動（芝居がかった奇妙な行動）の反復
- 部屋のなかを行ったり来たりする
- 物を隠す
- 不適切な衣服の着脱

攻撃的行動

- 打つ
- 押す
- ひっかく
- 蹴る
- かむ
- つかむ

入浴介助などを目的とした身体接触時に起こりやすい

言語的攻撃性のない行動

- ひっきりなしに注意を促す
- いばった言葉づかいをする
- 不平や泣き言をいう
- 非現実的と思われる恐怖を示す
- 文、質問、言葉をくり返す
- 健康上の不平をくり返す
- 不安をともなう不平や懸念をくり返す

言語的攻撃性のある行動

- 大声で叫ぶ
- ののしる
- かんしゃくを起こす

指示的な対応、論理的説得で悪化しやすい

（『第２版　認知症の行動と心理症状　BPSD』International Psychogeriatric Association、日本老年精神医学会監訳、2013 より作成）

焦燥

焦燥による不適切な言動を〝焦燥性興奮〟という

認知症の心理症状としての焦燥《しょうそう》は、**焦燥性興奮**とよばれる。場にそぐわない**発言、発声**、**行動**などのうち、意識障害による欲求や錯乱、困惑に起因しないものをさす。

具体的には、不平や不満をぶちまける、大声をあげる、無視する、室内を意味もなくうろつくなどの言動で、ときには殴る蹴るなどの攻撃的行動に出ることもある。

焦燥性興奮の発現メカニズムは複雑で、認知症による神経生理学的変化に加え、心理的要因や社会的要因、環境要因、さらに患者個人の発病前の人格が相互に影響する。また、**易刺激性**《いしげきせい》（興奮しやすい）や**脱抑制**《だつよくせい》（↓Ｐ41）、**妄想**も強く関係している。

こうした焦燥性興奮は、中等度以上の認知症で現れやすい。

とくに異常行動は、脳血管性認知症よりも**アルツハイマー型認知症**に多く、重症度も高い。脳血管性認知症の場合は、小血管《しょうけっかん》よりも、大血管《だいけっかん》が梗塞した場合（↓Ｐ50）によくみられる。

心理症状❸　幻覚／妄想

人物や動物のリアルな幻視、物盗られ妄想が代表的

存在しないものがリアルにみえたり、被害妄想的になるのも、認知症状のひとつだ。精神疾患との誤診例が多いので、注意を要する。

幻覚

存在しないものがみえるのはレビー小体型の代表的症状

幻覚は、認知症の初期から中期にかけて出現する症状である。現実にないものがみえる**幻視《げんし》**と、聞こえないはずのものが聞こえる**幻聴《げんちょう》**があり、とくに多いのは幻視だ。

レビー小体型《しょうたいがた》認知症（↓Ｐ28）では、約8割に幻覚とその関連症状がみられる。

メカニズムとしては、**一次視覚野《いちじしかくや》**のある後頭葉《こうとうよう》が障害されやすいことが第一にある。さらに**ドパミン**、**アセチルコリン**などの神経伝達物質（↓Ｐ20）の不均衡、上行性網《じょうこうせいもう》様体賦活系《ようたいふかっけい》の障害など、**脳幹《のうかん》**を起源とする異常が関係している。

アルツハイマー型認知症（↓Ｐ14）では、幻覚が少なく妄想が多いが、中期以降には幻覚もやや増える。

脳血管性認知症（↓Ｐ48）の幻覚は、障害部位によるものと、脳機能の全般的低下によるものがある。前者には、視覚野《しかくや》を含む後頭葉の病変や、脳幹の病変による幻視がある。後者では、せん妄《もう》にともなう幻覚が認められる。

レビー小体型認知症の幻覚・誤認・妄想症状

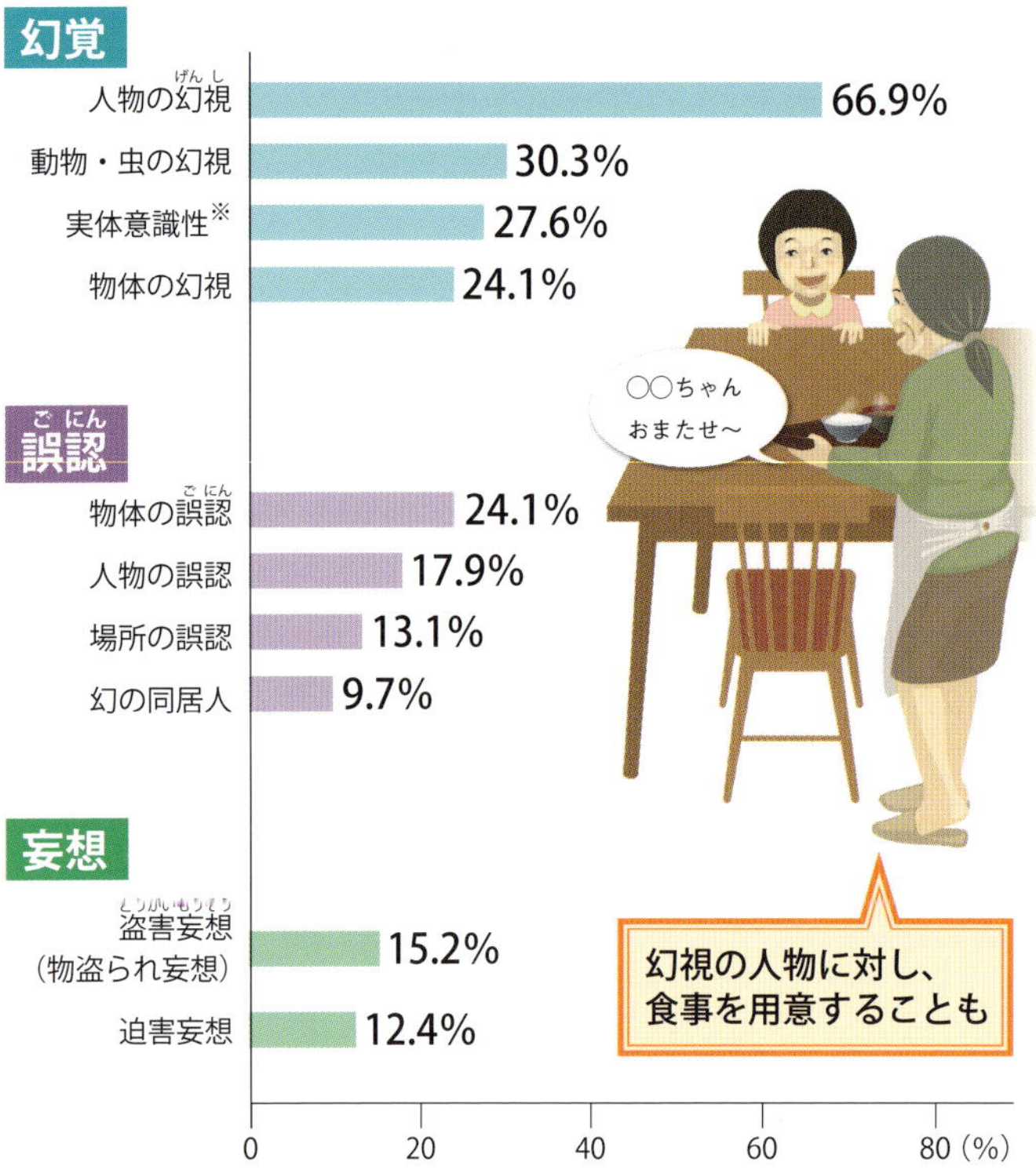
幻覚
人物の幻視《げんし》 66.9%
動物・虫の幻視 30.3%
実体意識性※ 27.6%
物体の幻視 24.1%
誤認《ごにん》
物体の誤認《ごにん》 24.1%
人物の誤認 17.9%
場所の誤認 13.1%
幻の同居人 9.7%
妄想
盗害妄想《とうがいもうそう》（物盗られ妄想） 15.2%
迫害妄想 12.4%
0
20
40
60
80（%）
○○ちゃん
おまたせ～
幻視の人物に対し、食事を用意することも

幻覚でもっとも多いのは人物で、「青い服の男の子と若い女の人がいる」など、リアルで具体的なのが特徴的。また、壁のシミが人の顔にみえるといった誤認も多い。
誤認は、外部刺激に対する知覚錯誤とそれにともなう妄想によるもので、知覚対象がある点で、幻覚とは異なる。

※実体意識性…存在しないはずの対象を、身体的実感をともなって感知すること
（『日常診療に必要な認知症症候学』池田 学編著、2014 より作成）

認知症に代表的な4タイプの妄想

もっとも多いのが物盗られ妄想で、次いで見捨てられ妄想も多い。嫉妬妄想と迫害妄想はレビー小体型《しょうたいがた》認知症でみられるが、他の病型では比較的少ない。

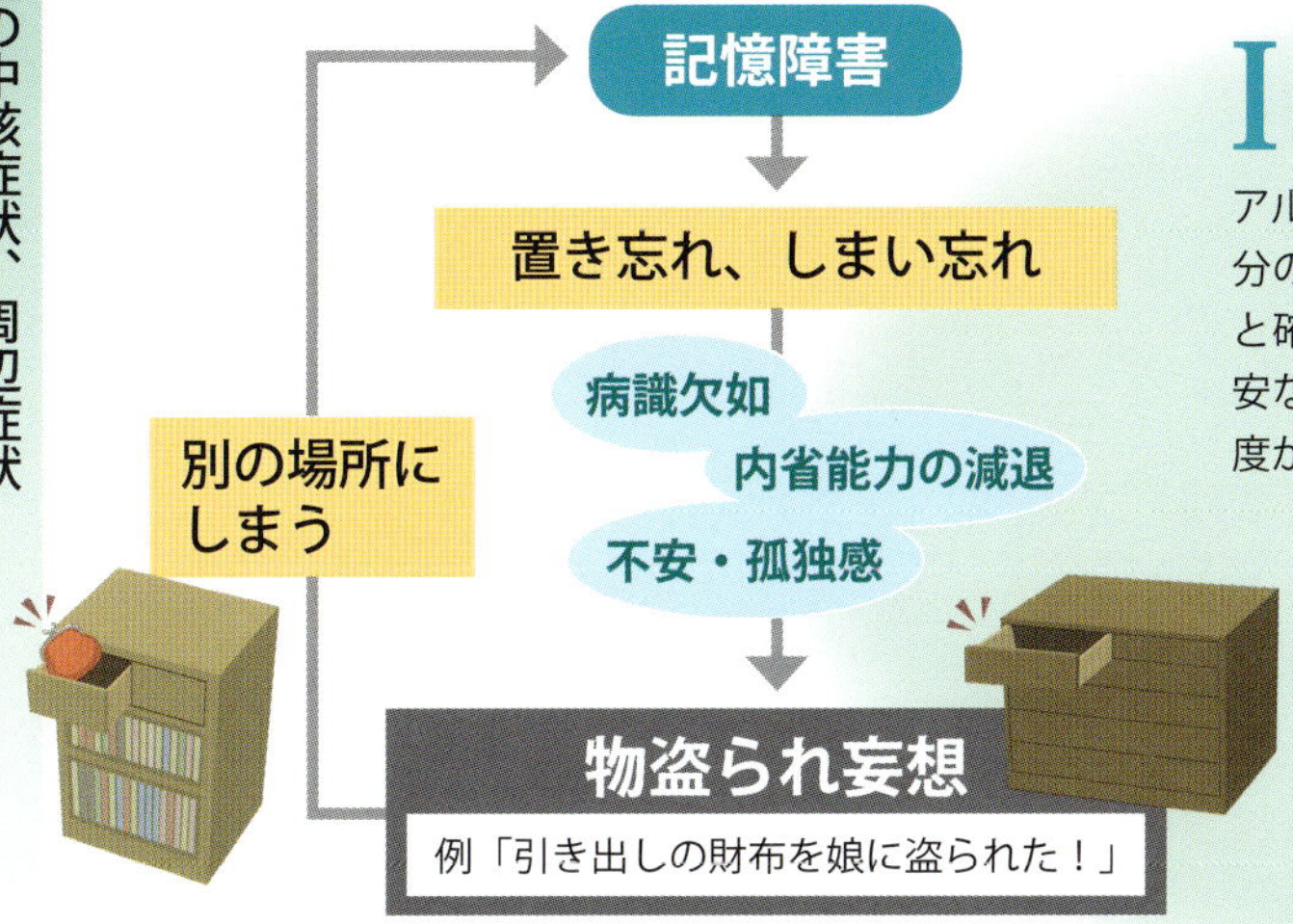

I 物盗られ妄想

アルツハイマー型に多く、初期～中期にみられる。自分の大切なもの、財布、通帳、印鑑などが盗まれたと確信する。記憶障害だけでなく、病識の欠如や不安など、複数の要素が関係する。とくに脳室の拡大度が低い人に多いという報告がある。

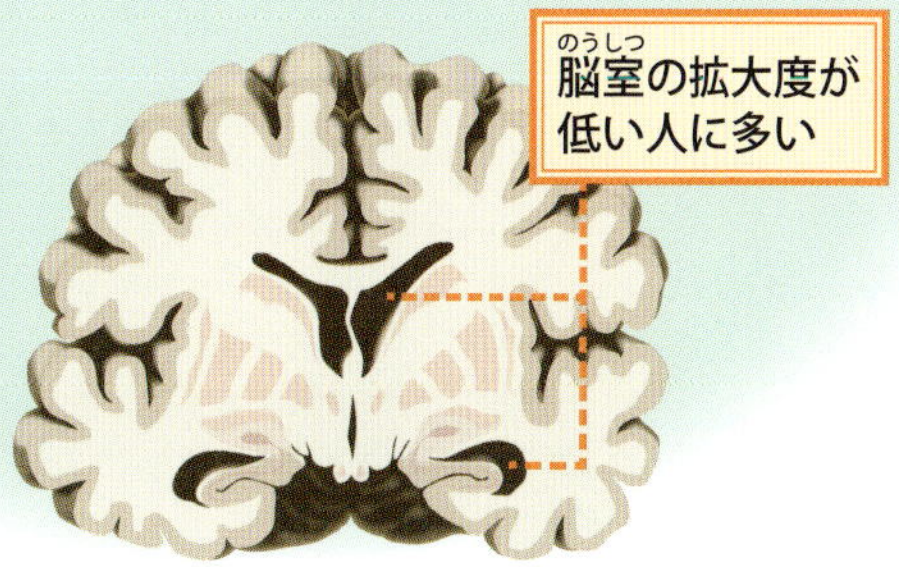

II 迫害妄想

例「このままでは嫁に殺される！」

自分と敵対する人物・組織から危害を加えられる、陥れられるという妄想。武装したり、警察に駆け込んだりする。毒を盛られるという妄想から、食事や薬を拒否することもある。

III 嫉妬妄想

例「夫の浮気現場をこの目でみた！」

配偶者の不貞を確信し、配偶者を責める。レビー小体型に特有の妄想性誤認《もうそうせいごにん》（妄想をともなう見当識障害《けんとうしきしょうがい》）から、不貞の現場をみたと思い込む。劣等感なども一因となる。

IV 見捨てられ妄想

例「施設に置き去りにされる」

「家族に見捨てられる」と確信するもの。自分の状況をある程度察することができるケースで認められる。家族の重荷になっているという認識がもとで生じ、介護者を責める。

妄想

自分でしまったことを忘れ、「盗られた」と思い込む

妄想には、一次妄想と二次妄想がある。**一次妄想**とは統合失調症などの**精神疾患**にみられ、動機も脈絡《みゃくらく》もない事柄を確信するタイプである。**二次妄想**とは、**記憶障害**によって財布の置き場所を忘れたことを「誰かに盗られた」というように、第三者からみて、妄想の発生や内容が理解できるものだ。認知症の妄想はこれにあたる。

また、認知症の妄想は、対象が家族や介護者など身近な人であることが多い。

妄想はアルツハイマー型やレビー小体型、脳血管性認知症でみられ、なかでもレビー小体型に多い。

アルツハイマー型で妄想が起こるのは、視覚情報などのインプットには問題ないが、その情報を処理する**連合野《れんごうや》**が強く障害されていること、またその処理に情報を付与する**扁桃体《へんとうたい》**や**海馬《かいば》**が障害され、情報が偏るためと考えられている。

レビー小体型の妄想には、**ドパミン神経系の異常**や**幻視**、**妄想性誤認《もうそうせいごにん》**が関与する。

Column

周辺症状をスコアで評価する（NPI《エヌピーアイ》‐Q《キュー》）

周辺症状の内容、重症度、介護負担を把握する方法として、「NPI‐Q（neuropsychiatric inventory日本語版）」が用いられることもある。おもな周辺症状10項目について、医師や介護者が評価。重症度は各0～3点で30点満点、介護負担は各0～5点で50点満点であり、点数が高いほど周辺症状が強い。

a）症状の重症度（本人にどれほど影響しているか）

0・・・全くなし
1・・・軽度　症状の存在は感じられるが、はっきりとした変化ではない
2・・・中等度　症状ははっきりと存在するが、劇的な変化ではない
3・・・重度　症状は非常に著明であり、劇的な変化を認める

b）この症状について介護者等が感じている負担度（介護者等にどれほど影響しているか）

0・・・全くなし
1・・・ごく軽度　ごく軽く負担には感じるが、処理するのに問題はない
2・・・軽度　それほど大きな負担ではなく、通常は大きな問題なく処理できる
3・・・中等度　かなり負担で、時に処理するのがむずかしい
4・・・重度　非常に負担で、処理するのがむずかしい
5・・・非常に重度あるいは極度　極度に負担で処理できない

	症状		a）症状の重症度	b）介護者等が感じている負担度
1	**妄想**	事実でないとわかっていることを信じ込んでいる。	□0 □1 □2 □3	□0 □1 □2 □3 □4 □5
2	**幻覚**	実際にないものが聞こえたり見えたりする。	□0 □1 □2 □3	□0 □1 □2 □3 □4 □5
3	**興奮**	介助を拒んだり、扱いにくくなるときがある。	□0 □1 □2 □3	□0 □1 □2 □3 □4 □5
4	**うつ**	悲しそうであったり、落ち込んでいるように見えたり、そのように言ったりする。	□0 □1 □2 □3	□0 □1 □2 □3 □4 □5
5	**不安**	落ち着かない、息苦しさやため息、リラックスできない、適度に緊張している等の神経質さを示す。	□0 □1 □2 □3	□0 □1 □2 □3 □4 □5
6	**多幸《たこう》**	過度に機嫌がよかったり、幸せそうであることがある。	□0 □1 □2 □3	□0 □1 □2 □3 □4 □5
7	**無関心**	自身の日常生活や、他人の活動や計画に関心がなくなってきているように見受けられる。	□0 □1 □2 □3	□0 □1 □2 □3 □4 □5
8	**脱抑制《だつよくせい》**	見ず知らずの人にあたかも知人のように話しかけたり、他人の感情を傷つけることを言ったりする。	□0 □1 □2 □3	□0 □1 □2 □3 □4 □5
9	**易怒性《いどせい》**	気難しく怒りっぽい。計画が遅れたり待たされたりすることが、我慢できなくなったりする。	□0 □1 □2 □3	□0 □1 □2 □3 □4 □5
10	**異常行動**	家の周囲を歩いたり、ボタンやひもを弄《もてあそ》んだりなど、同じ行動を繰り返すことがある。	□0 □1 □2 □3	□0 □1 □2 □3 □4 □5
	合計		（　　）／**30点**	（　　）／**50点**

周辺症状の程度（参考値）	a）症状の重症度	b）介護者等が感じている負担度
	□なし　0点	□なし　0点
	□軽度　1～5点	□軽度　1～9点
	□中等度　6～14点	□中等度　10～19点
	□重度　15～19点	□重度　20～29点
	□最重度　20～30点	□最重度　30～50点

Point

病型による差はあるが、うつと無関心（アパシー）は、どの病型でもよくみられる

（「日本語版NPI-DとNPI-Qの妥当性と信頼性の検討」松本直美ら、2006より引用）

4

認知症の最新治療

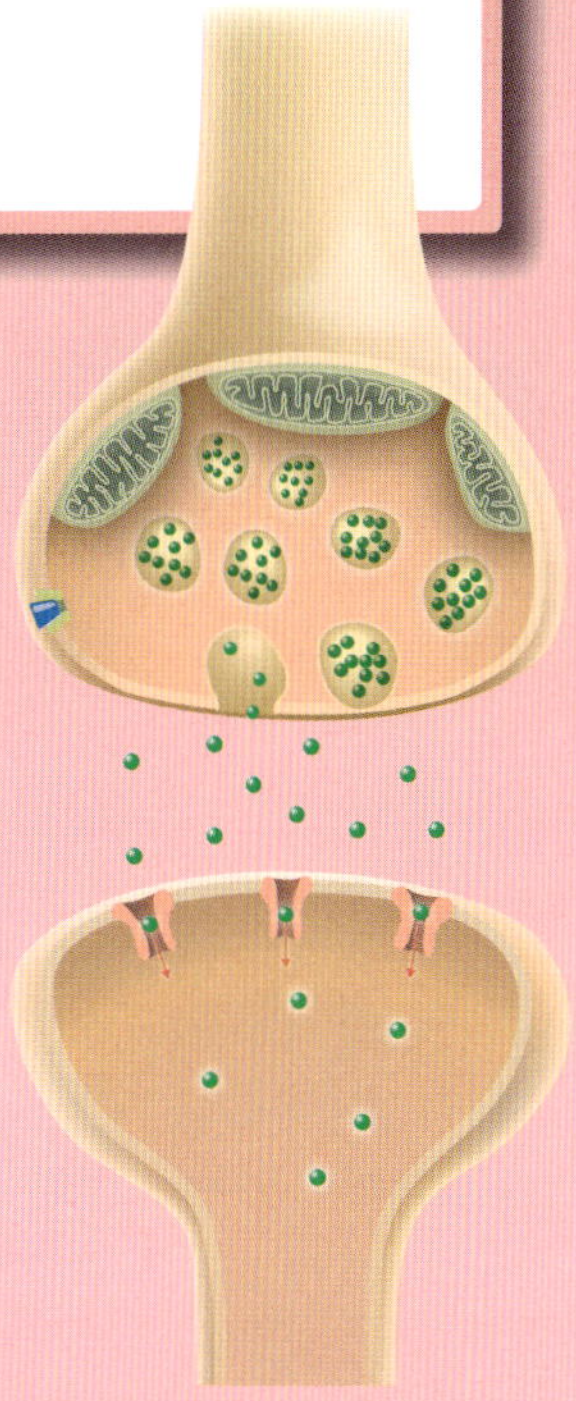

認知機能改善薬の登場にともない
認知症の治療法は日に日に進歩している。
ガイドラインで推奨されている一般的治療に加え、
症状の改善に高い効果をあげている
「コウノメソッド」をあわせて紹介する。

ガイドライン等で推奨されている一般的な治療法は 一般的な薬物治療 として、河野和彦が推奨する治療法は コウノメソッド として、見出しを色分けで示しています。

最新の認知機能改善薬

コリンエステラーゼ阻害薬、神経保護薬の4剤が主役

治療法がないとされていた認知症において、1999年にようやく新薬が登場した。以来、認知症治療は大きな進化を遂げている。

コリンエステラーゼ阻害薬の作用機序

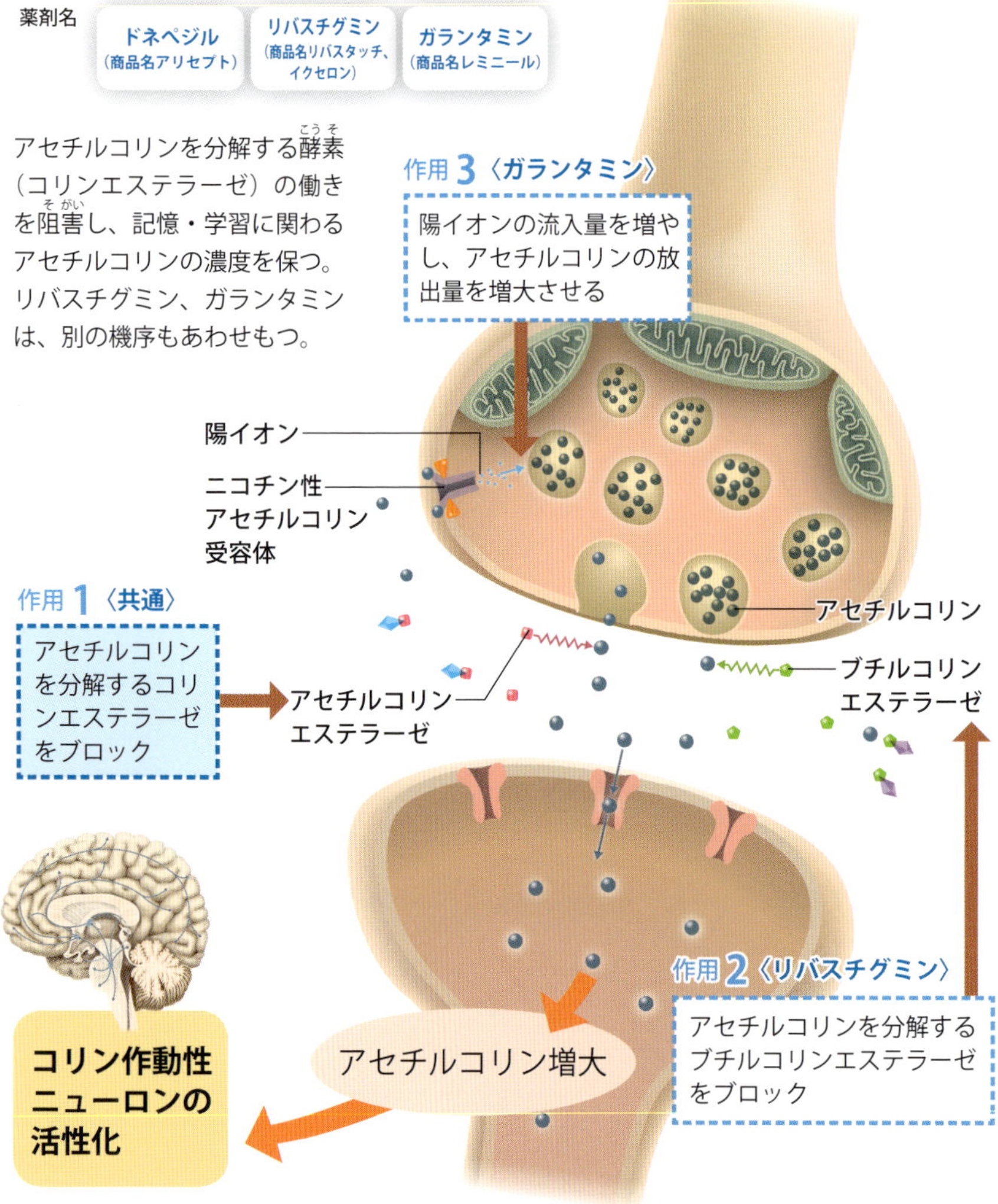

薬剤名
ドネペジル
（商品名アリセプト）
リバスチグミン
（商品名リバスタッチ、イクセロン）
ガランタミン
（商品名レミニール）
アセチルコリンを分解する酵素《こうそ》（コリンエステラーゼ）の働きを阻害《そがい》し、記憶・学習に関わるアセチルコリンの濃度を保つ。リバスチグミン、ガランタミンは、別の機序もあわせもつ。
作用3〈ガランタミン〉
陽イオンの流入量を増やし、アセチルコリンの放出量を増大させる
陽イオン
ニコチン性アセチルコリン受容体
作用1〈共通〉
アセチルコリンを分解するコリンエステラーゼをブロック
アセチルコリン
アセチルコリンエステラーゼ
ブチルコリンエステラーゼ
作用2〈リバスチグミン〉
アセチルコリンを分解するブチルコリンエステラーゼをブロック
アセチルコリン増大
コリン作動性ニューロンの活性化

認知機能改善薬の登場で〝治療〟の概念が生まれた

従来、認知症の進行を止める治療法はなく、徘徊《はいかい》や妄想などの周辺症状を、薬で抑えるしか手立てがなかった。〝どう治療するか〟よりも、〝どのように介護・ケアするか〟が重視されていたといえるだろう。

そんな状況のなかで、1999年に登場したのが、世界初の**認知機能改善薬「ドネペジル」**だ。日本で開発された薬で、**記憶障害**などの**中核症状**に作用し、認知症の進行を遅らせる効果がある。画期的な発明だったが、それ以降の12年間、日本で使える認知機能改善薬はこの1剤のみであった。

2011年、新たに3剤の認知機能改善薬と、**神経細胞を保護する薬剤**1剤が認可された。選択肢が格段に増え、認知症をどう治療するかという段階に進んだのである。

神経保護薬（NMDA 受容体拮抗薬）の作用機序

アルツハイマー型認知症の脳では、記憶・学習に関わるグルタミン酸神経系が過剰に活性化し、神経細胞を傷つけている。メマンチンは、通常時は NMDA 受容体に結合してグルタミン酸の過活動を抑え、神経細胞を保護。一方、図左のように記憶や学習に関わる情報が届いたときは、受容体から解離するため、適切に情報を取り込める。

薬剤名　メマンチン（商品名メマリー）

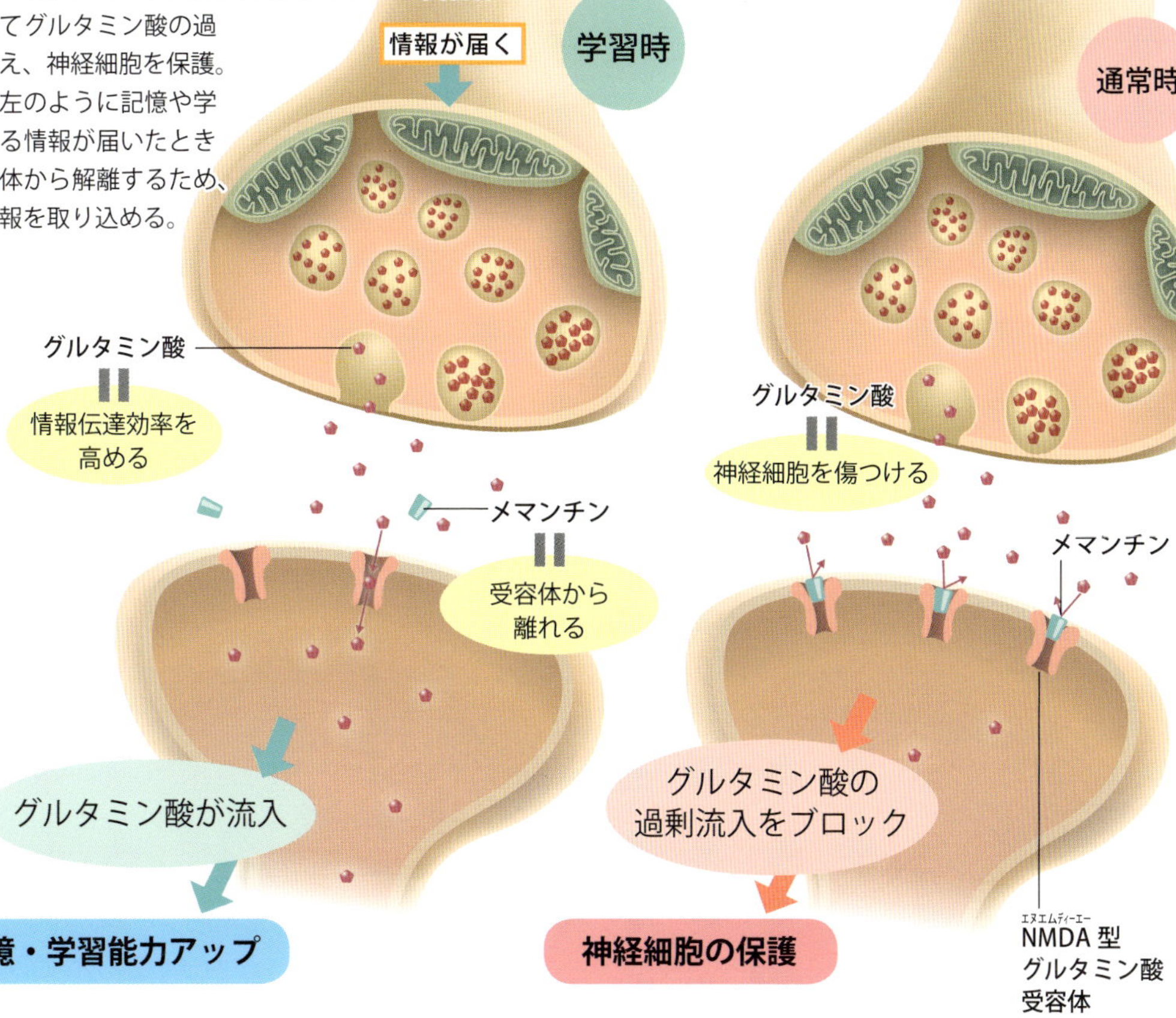

認知機能改善薬・4 剤の比較

一般名 （商品名）	ドネペジル （アリセプト）	リバスチグミン （リバスタッチ、イクセロン）	ガランタミン （レミニール）	メマンチン （メマリー）
作用機序	アセチルコリンエステラーゼ阻害	アセチルコリンエステラーゼおよびブチルコリンエステラーゼ阻害	アセチルコリンエステラーゼ阻害およびニコチン性アセチルコリン受容体への APL 作用	NMDA 受容体チャネル阻害
適応症	●軽度～高度のアルツハイマー型認知症 ●レビー小体型《しょうたいがた》認知症※	軽度および中等度のアルツハイマー型認知症	軽度および中等度のアルツハイマー型認知症	中等度および高度のアルツハイマー型認知症
剤型	●錠　●細粒 ●口腔内崩壊錠 ●内用ゼリー	●パッチ剤	●錠 ●口腔内崩壊錠 ●内用液	●錠
用法・用量	1日1回、3～10mg	1日1回、4.5～18mg	1日2回、8～24mg	1日1回、5～20mg
代謝	肝臓（CYP2A6、3A4）	非肝臓（腎排泄）	肝臓（CYP2D6）	非肝臓（腎排泄）
半減期	70～80時間	2～3時間	8～9時間	50～70時間

現在、日本で使用できる薬は4剤あり、適応や剤型、用法などが異なる。重症度や症状、肝臓や腎臓の機能、服薬管理の状況などに応じて、薬を選択する。

※レビー小体型認知症に適応が認められているのは先発品のアリセプトのみで、後発品（ジェネリック医薬品）は使用できない

（「新規抗認知症薬の効果と限界」服部英幸、2013 より引用、一部改変）

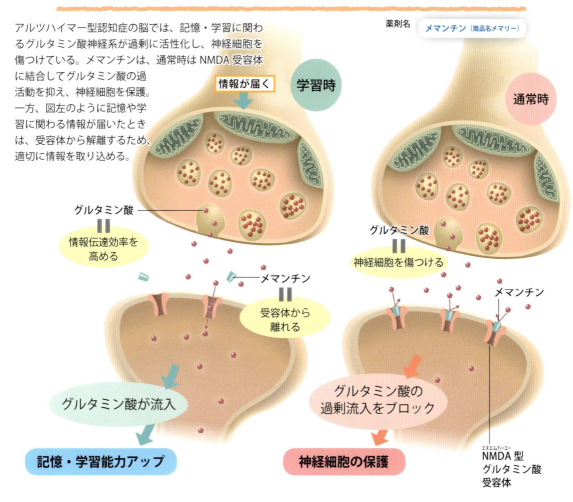

薬物治療の目的

中核症状だけでなく周辺症状の改善も重要

認知機能改善薬が効果を発揮するのは、記憶障害などの中核症状である。周辺症状には、別の薬物で対処する必要がある。

ガイドラインにおける基本の治療

『認知症治療ガイドライン 2010』などにもとづく一般的な治療法。記憶障害などの中核症状は、認知機能改善薬で進行を抑える。周辺症状には、中枢神経《ちゅうすうしんけい》に作用する「向精神薬」を用いる。比較的新しい抗精神病薬である「非定型抗精神病薬」などが中心。

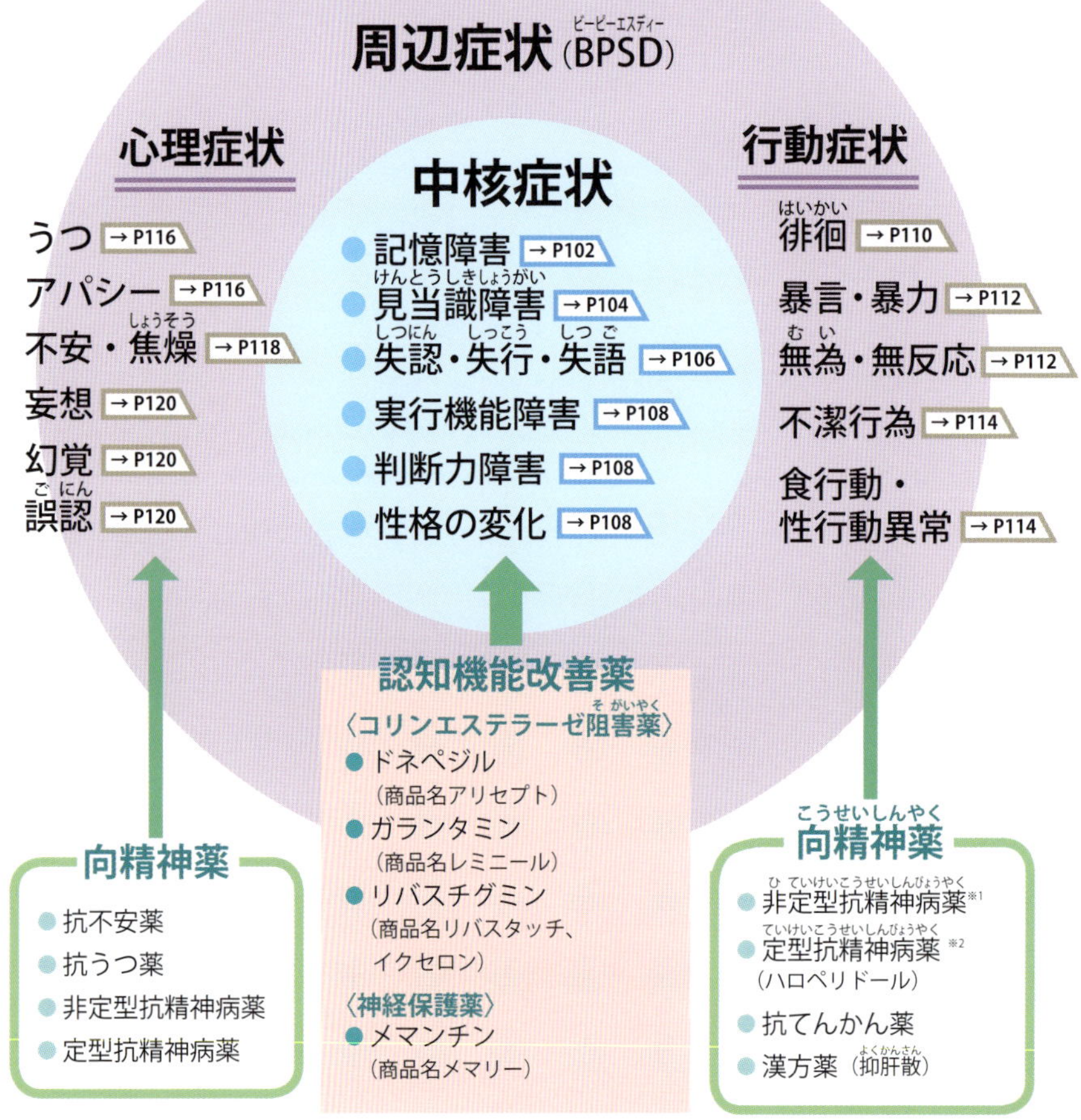

一般的な薬物治療

中核症状の進行抑制を治療の主目的とする

認知症の薬物治療では、認知機能低下の進行を抑える、**認知機能改善薬**（↓P124）が中心に用いられる。

現在、4剤の認知機能改善薬があり、**コリンエステラーゼ阻害薬《そがいやく》**と**神経保護薬**の2種に分けられる。併用すると、進行抑制の効果がより高まるという試験結果があり、両者を併用することもある。

一方、**周辺症状**には、**抑肝散《よくかんさん》**という**漢方薬**や、脳神経系に作用する**向精神薬《こうせいしんやく》**が用いられる。最近は、**非定型抗精神病薬《ひていけいこうせいしんびょうやく》**がよく用いられているが、認知症の保険適用外で、副作用の頻度も少なくない。米国では認知症患者の死亡率を高めるとの報告もあり、投与には十分な注意を要する。

※1　非定型抗精神病薬…統合失調症などの精神疾患に用いられる薬。セロトニン、ドパミン、アドレナリンなどの神経伝達物質を遮断する。定型抗精神病薬よりも新しく、副作用が少ないとされる

※2　定型抗精神病薬…統合失調症などの精神疾患に用いられる薬で、強い鎮静作用をもつ反面、用量が多いと、運動障害などの副作用が出る。1950 年代から長く使用されている薬

コウノメソッドにおける基本の治療

周辺症状を陽性と陰性に分けて、陽性症状には抑制系の薬剤、陰性症状には興奮系・覚醒系の薬剤で対処する。アセチルコリンを増やす認知機能改善薬は、興奮系の薬剤とみなす。長年にわたって使用され、安全性が確認されている薬を使うのも特徴だ。

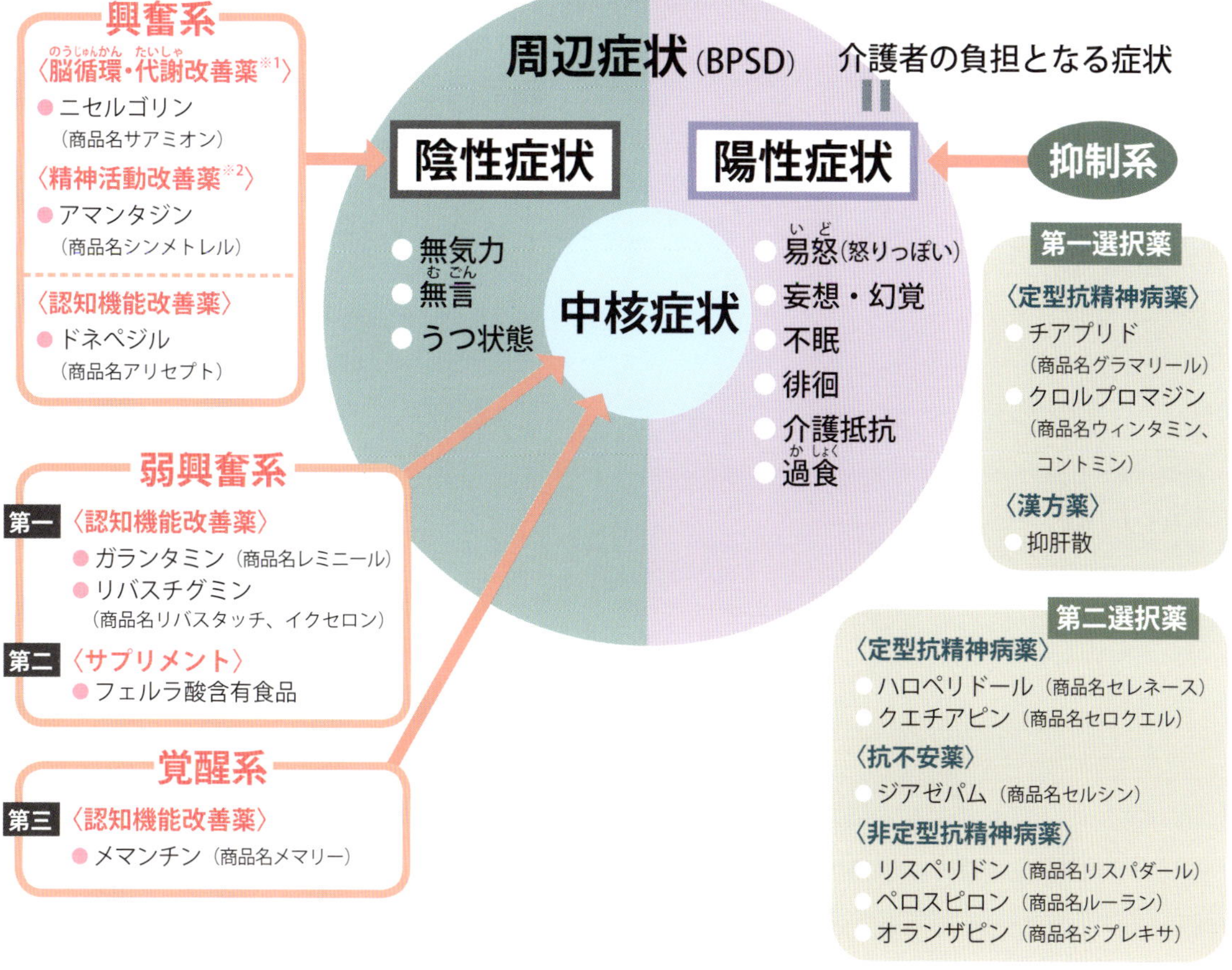
興奮系
〈脳循環《のうじゅんかん》・代謝《たいしゃ》改善薬※1〉
ニセルゴリン
（商品名サアミオン）
〈精神活動改善薬※2〉
アマンタジン
（商品名シンメトレル）
〈認知機能改善薬〉
ドネペジル
（商品名アリセプト）
弱興奮系
第一 〈認知機能改善薬〉
ガランタミン（商品名レミニール）
リバスチグミン
（商品名リバスタッチ、イクセロン）
第二 〈サプリメント〉
フェルラ酸含有食品
覚醒系
第三 〈認知機能改善薬〉
メマンチン（商品名メマリー）
周辺症状（BPSD）
介護者の負担となる症状
陰性症状
無気力
無言《むごん》
うつ状態
中核症状
陽性症状
易怒《いど》（怒りっぽい）
妄想・幻覚
不眠
徘徊
介護抵抗
過食《かしょく》
抑制系
第一選択薬
〈定型抗精神病薬〉
チアプリド
（商品名グラマリール）
クロルプロマジン
（商品名ウィンタミン、コントミン）
〈漢方薬〉
抑肝散
第二選択薬
〈定型抗精神病薬〉
ハロペリドール（商品名セレネース）
クエチアピン（商品名セロクエル）
〈抗不安薬〉
ジアゼパム（商品名セルシン）
〈非定型抗精神病薬〉
リスペリドン（商品名リスパダール）
ペロスピロン（商品名ルーラン）
オランザピン（商品名ジプレキサ）

コウノメソッド

陽性・陰性の症状分類で実生活の負担を軽減

河野和彦が提唱する**コウノメソッド**では、ごく少量の薬物を組み合わせたこまやかな処方で、患者や介護者の負担を減らし、生活の質を保つことを目的とする。

認知症の重症度を決めるのは中核症状だが、その進行抑制を意識しすぎると、周辺症状を悪化させてしまうことがある。認知機能改善薬の多くは、中枢神経を刺激し、興奮させるからだ。

興奮や徘徊《はいかい》、暴力などの周辺症状が悪化すれば、家庭での介護は困難になり、〝共倒れ〟の悲劇を招きかねない。

そこで河野は、**周辺症状**を陽性と陰性に分け、**陽性症状**のある患者には、まず興奮を鎮める**抑制系薬剤**を使う。それから、あるいは同時に、認知機能改善薬を用いて、中核症状に対処していく。

陰性症状のある患者には、認知機能改善薬などの**興奮系の薬剤**を用いる。経過とともに周辺症状は変化するが、陽性と陰性のバランスがとれるように、処方を調整する。

※1　脳循環・代謝改善薬…脳血流をよくし、脳細胞のエネルギー代謝を改善する作用がある。脳梗塞（→ P48）の後遺症に対して効果が認められている
※2　精神活動改善薬（シンメトレル）…神経伝達物質（→ P20）のひとつであるドパミンの放出量を増やし、運動機能や気分を高める作用をもつ。おもにパーキンソニズム（→ P35）の改善のために使われる

薬物治療の注意点

認知機能を下げる薬、介護抵抗を招く薬に注意する

高齢者の脳は薬に対して敏感である。薬の代謝・排泄に関わる内臓の機能も低く、薬剤選択にも用量にも、十分な注意を要する。

一般的な薬物治療

抗コリン作用をもつ向精神薬はなるべく避ける

高齢者は、薬物の**代謝機能**が低下しているうえに、多剤併用も多いため、**副作用**を起こしやすい。薬の効きかたは個人差が大きく、規定の投与量でも副作用が現れることもある。

したがって、高齢者の薬物治療は少量からはじめ、ゆっくり増量するのが基本である。短期間で薬効を評価し、十分な効果がなければ、中止や変更を検討する。

なかでも注意が必要なのが、認知機能の低下を招く薬剤である。よく知られているのが、**抗コリン作用**※をもつ**抗精神病薬**《こうせいしんびょうやく》だ。記銘《きめい》力や注意力の低下や、せん妄《もう》を引き起こすほか、転倒や日常生活動作の低下、便秘や口渇《こうかつ》などの副作用もよくみられる。

高齢者の薬物療法の基本「3S」

高齢者では、薬の過剰反応や副作用が生じやすい。そのため、薬物治療は少量から、簡易な服薬方法で投与し、短期間で薬効を評価するのが基本である。これを「3S《スリーエス》」とよぶ。

Small
高齢者は薬への過敏性が高い。有害事象を抑えるため、少量を使用する

Simple
薬物管理能力の低下を考慮し、服薬方法をシンプルに

Short
薬効を短期間で評価。有害事象もこまかくチェック

認知機能を低下させやすい薬剤群

中枢神経《ちゅうすうしんけい》に作用する向精神薬《こうせいしんやく》以外にも、さまざまな薬が認知機能の低下を引き起こす。

向精神薬	向精神薬以外の薬剤
● 抗精神病薬《こうせいしんびょうやく》 ● 催眠薬《さいみんやく》、鎮静薬 ● 抗うつ薬	● パーキンソン症候群治療薬 ● 抗てんかん薬 ● 循環器病薬《じゅんかんきびょうやく》（降圧薬、抗不安薬、利尿薬《りにょうやく》、ジギタリス） ● 鎮痛薬（オピオイド、NSAIDs《エヌセイズ》） ● 副腎皮質《ふくじんひしつ》ステロイド ● 抗菌薬、抗ウイルス薬 ● 抗腫瘍薬《こうしゅようやく》 ● 泌尿器病薬《ひにょうきびょうやく》（過活動膀胱治療薬《かかつどうぼうこうちりょうやく》） ● 消化器病薬（H_2《エイチツー》受容体拮抗薬《じゅようたいきっこうやく》、抗コリン薬） ● 抗ぜんそく薬 ● 抗アレルギー薬、総合感冒薬（抗ヒスタミン薬）

※抗コリン作用…神経伝達物質のアセチルコリンの働きを低下させる作用。口渇、排尿障害、便秘、認知機能低下など、望ましくない作用も同時に起こりやすい

（『認知症疾患治療ガイドライン 2010』日本神経学会監修、「認知症疾患治療ガイドライン」作成合同委員会編、2010 より作成）

効果・副作用のバランスシート

（dementia balance check：DBC《ディービーシー》シート）

服薬前と服薬開始 1 週間、3 週間後に、陽性症状と陰性症状、体幹《たいかん》のバランスを、4 段階で評価。2 点以上の変化をチェックし、評価ランクが A・B 以外なら、用量を変更する。

1 陽性症状

	陽性症状項目	服薬 1 週間	服薬 3 週間
1	いらだち、怒り、大声、暴力	0 1 2 3	0 1 2 3
2	介護抵抗、入浴拒否	0 1 2 3	0 1 2 3
3	帰宅願望、外出企図《きと》	0 1 2 3	0 1 2 3
4	不眠	0 1 2 3	0 1 2 3
5	徘徊《はいかい》（一日中、日中、夜間）	0 1 2 3	0 1 2 3
6	自己顕示《じこけんじ》、家族呼び出し頻回	0 1 2 3	0 1 2 3
7	焦り	0 1 2 3	0 1 2 3
8	妄想、幻覚、独語《どくご》（ひとり言）	0 1 2 3	0 1 2 3
9	神経質、強迫症状	0 1 2 3	0 1 2 3
10	盗み、盗食《とうしょく》、過食《かしょく》、異食《いしょく》	0 1 2 3	0 1 2 3

2 陰性症状

	陰性症状項目	服薬 1 週間	服薬 3 週間
1	食欲低下	0 1 2 3	0 1 2 3
2	あまり動かない（活力低下）	0 1 2 3	0 1 2 3
3	昼寝、傾眠《けいみん》、発語減少、無表情	0 1 2 3	0 1 2 3
4	うつ状態（悲観的発言、自殺企図）	0 1 2 3	0 1 2 3
5	無関心（リハビリテーション不参加）	0 1 2 3	0 1 2 3

3 体幹バランス

	体幹バランス項目	服薬 1 週間	服薬 3 週間
1	体幹傾斜《たいかんけいしゃ》（体が前後左右どれかに傾く）	0 1 2 3	0 1 2 3
2	易転倒性《いてんとうせい》（転びやすい）	0 1 2 3	0 1 2 3
3	小刻み歩行、すり足歩行	0 1 2 3	0 1 2 3
4	嚥下不良《えんげふりょう》（嚥下遅延《えんげちえん》）、むせ	0 1 2 3	0 1 2 3
5	突進または振戦《しんせん》（手足の震え）	0 1 2 3	0 1 2 3

2 点以上の変化をチェック

1 の変化	2、3 の変化	評価ランク
↓	↓	A　**非常によい**
↓	→	B　**よい**
→	↓	A、B　**よい方向**
↓	↑	B、C　**過鎮静《かちんせい》**
→	→	C　**不変**
↑	→	D　**鎮静不足**
↑	↑	E　**管理困難**

コウノメソッド

添付文書の用量が患者に合うとは限らない

認知機能改善薬の添付文書には、一定の試行期間ののちに、増量処方するという規定がある。しかし、高齢の認知症患者は薬効の個人差が大きく、規定どおりの処方では、周辺症状が悪化することも少なくない。

コウノメソッドでは、規定用量にとらわれず、**症状に合わせた処方**をおこなう。

そこで役立つのが、左の**DBC《ディービーシー》シート**だ。介護者が**陽性症状**と**陰性症状**のバランスをチェックし、診察時に医師に渡す。医師はその経過から、薬を調節していく。

さらに安全性を高めるために、医師の了解と指示のもとで、介護者が薬剤の量を調整する。河野はこれを「**家庭天秤法《かていてんびんほう》**」とよんでいる。その患者にとって最適な薬の量や種類を見極めるには、介護者の理解と協力が欠かせない。

ただし、介護者も認知機能が低下しているなど、状況によっては、家庭天秤法を適用できないケースもある。

認知機能改善薬で中核症状の進行を遅らせる

アルツハイマー型認知症には4つの認知機能改善薬が使用できる。これが、一般的な薬物治療の中心となる。

一般的な薬物治療

認知機能の低下を遅らせるために薬を使う

アルツハイマー型認知症（↓P14）では、神経伝達物質（↓P20）のひとつ、**アセチルコリンの減少**が認知機能の低下をもたらすと考えられている。

そのため薬物治療は、アセチルコリン濃度を保つ、**コリンエステラーゼ阻害薬**《そがいやく》（↓P124）が中心となる。3種の薬のうち、**ドネペジル**は、軽度、中等度、高度のすべてに適応となる。**ガランタミン**と**リバスチグミン**は、軽度から中等度のアルツハイマー型に適応となっている。

コリンエステラーゼ阻害薬同士の併用はできないが、**神経保護薬**（↓P125）の**メマンチン**との併用は可能で、その効果が期待されている。

ATDの発症機序と、薬物療法の役割

アルツハイマー型の根本的な原因は、アミロイドβ（→P16）の蓄積と考えられているが、それに対する有効な薬剤はない。神経細胞死を抑えるメマンチンと、アセチルコリン減少を抑えるコリンエステラーゼ阻害薬《そがいやく》で、進行を遅らせることが目的となる。

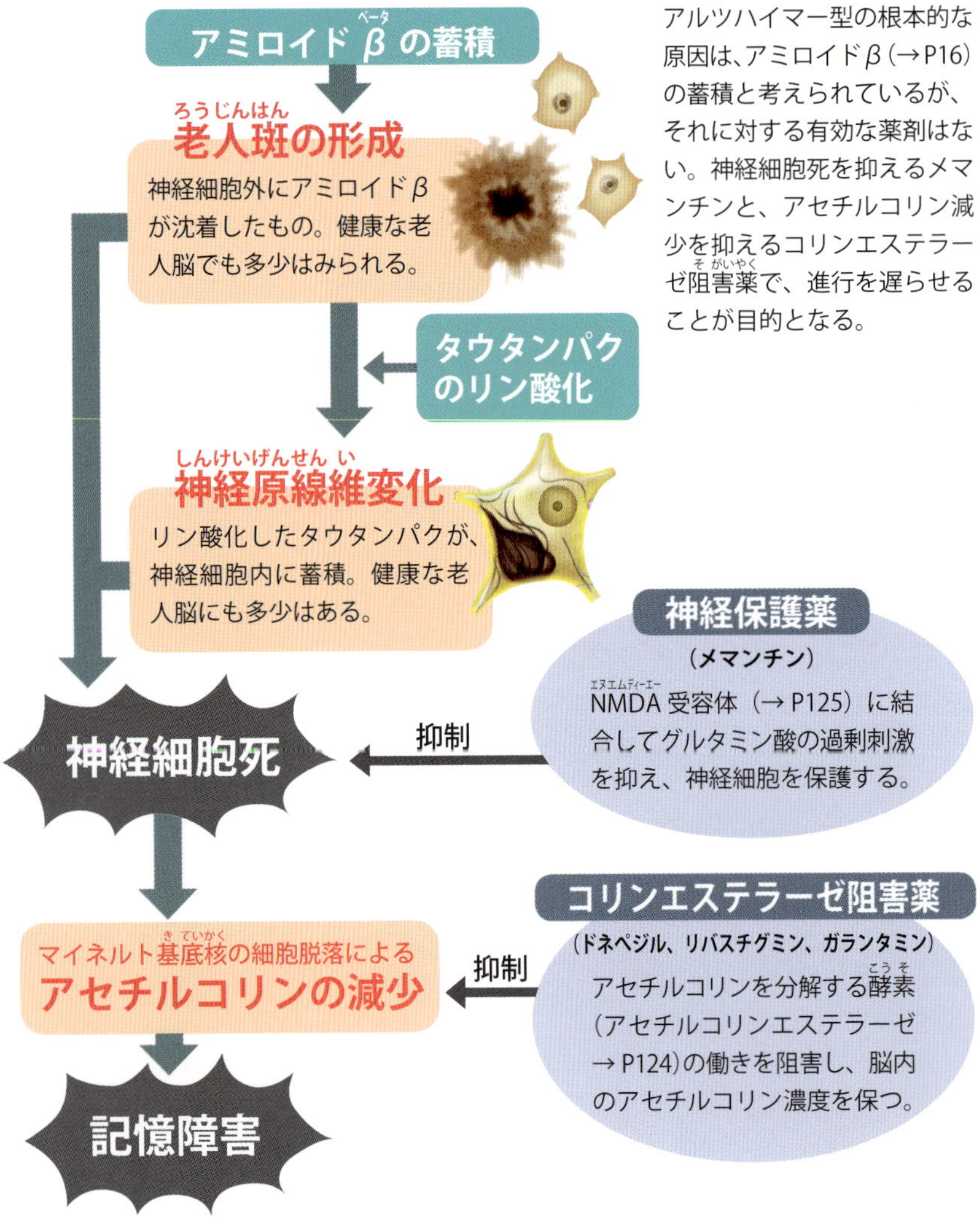
アミロイドβ《ベータ》の蓄積
老人斑《ろうじんはん》の形成
神経細胞外にアミロイドβが沈着したもの。健康な老人脳でも多少はみられる。
タウタンパクのリン酸化
神経原線維《しんけいげんせんい》変化
リン酸化したタウタンパクが、神経細胞内に蓄積。健康な老人脳にも多少はある。
神経保護薬
（メマンチン）
NMDA《エヌエムディーエー》受容体（→P125）に結合してグルタミン酸の過剰刺激を抑え、神経細胞を保護する。
抑制
神経細胞死
コリンエステラーゼ阻害薬
（ドネペジル、リバスチグミン、ガランタミン）
アセチルコリンを分解する酵素《こうそ》（アセチルコリンエステラーゼ→P124）の働きを阻害し、脳内のアセチルコリン濃度を保つ。
抑制
マイネルト基底核《きていかく》の細胞脱落による
アセチルコリンの減少
記憶障害

認知機能改善薬の中核症状、周辺症状への効果

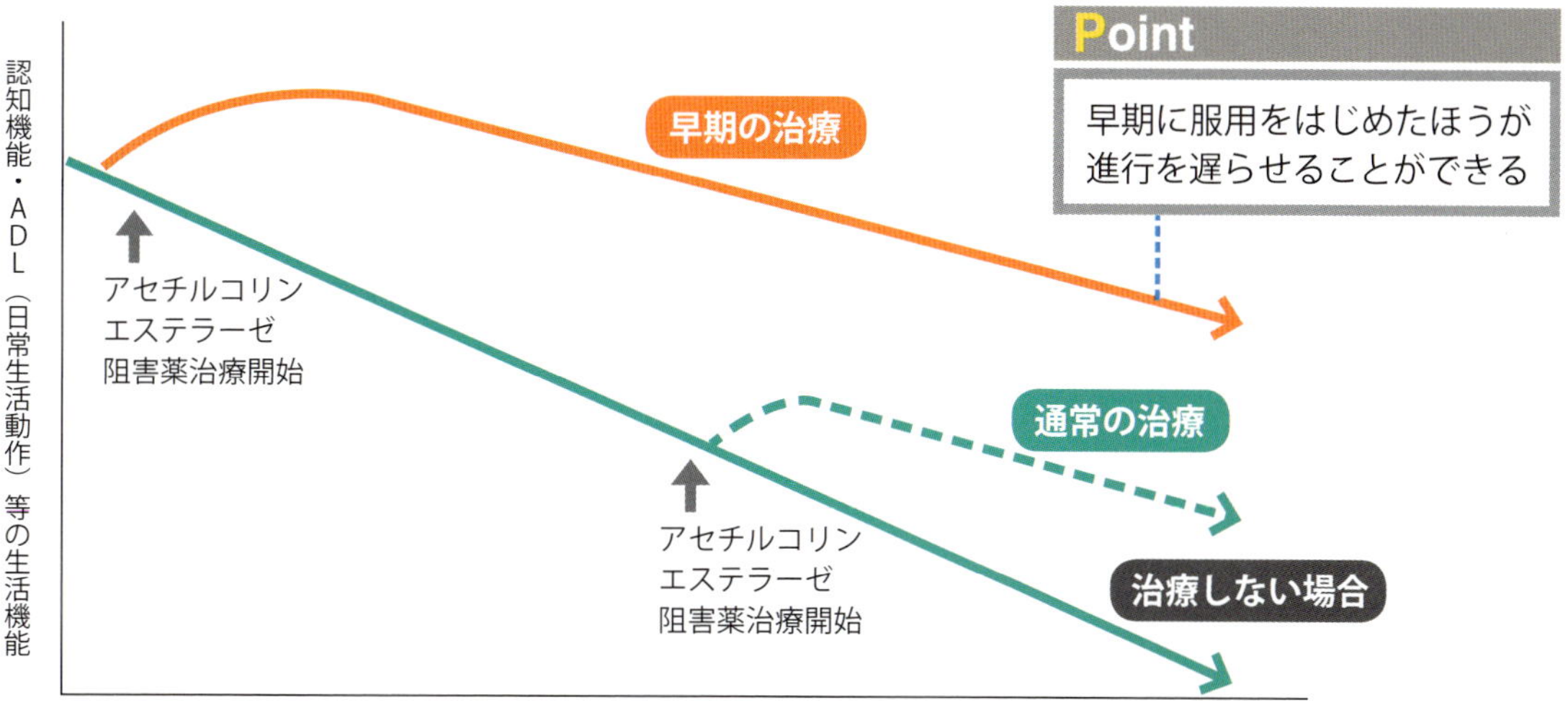

認知機能改善薬全般の効果を表した図。服薬を早くはじめるほど、認知機能の低下を遅らせることができる。周辺症状の改善にもつながり、介護者の負担が減るのはもちろん、医療経済のメリットも大きいと考えられる。

薬剤別に期待される作用

ドネペジル
無気力、無反応を改善（反面、焦燥《しょうそう》や攻撃性が悪化することも）

リバスチグミン
入浴、買いものなど、日常生活における機能の低下、不具合を改善

ガランタミン
不安、妄想、脱抑《だつよく》制《せい》（理性の低下）、攻撃性などの情緒不安定を改善

メマンチン
攻撃性、易《い》刺《し》激性《げきせい》（興奮しやすい）、夜間の行動異常などの興奮症状を改善

（上図グラフ：「AchE‐I による治療はどこまで進歩したのか」中村 祐、2005 より引用）

周辺症状への影響、副作用を考慮した選択を

日本では長いあいだ、ドネペジルが唯一の認知機能改善薬だったこともあり、〝認知症ならドネペジル〟と、短絡的に処方される傾向があった。しかし、高齢の認知症患者は個人差が大きく、薬の選択肢も増えたことから、近年は、周辺症状や副作用に応じた使い分けが重視されつつある。

3つのコリンエステラーゼ阻害薬は、認知機能改善効果に大きな差はないとされるが、**周辺症状**に対する作用が異なる。**ドネペジル**は脳を興奮させる作用が強く、**抑うつ**や**無気力**に効果がある。**ガランタミン**は、**不安**、**脱抑制《だつよくせい》**（→P41）、**妄想**などの改善が報告されている。**リバスチグミン**では、入浴や買い物などの**日常生活動作の改善**が認められている。貼り薬なので、経《けい》口《こう》投与のむずかしい患者にも向く。

また、神経保護薬の**メマンチン**は、抑制系の薬剤なので、**興奮**を鎮める効果が期待できる。ただし、めまいやふらつき、傾眠《けいみん》などの副作用が報告されており、転倒につながるリスクがあるので、注意を要する。

陽性症状に配慮して少量の認知機能改善薬を使う

コウノメソッドにおける薬物治療の特色は認知機能改善薬だけに頼らない点である。抗精神病薬などとの組み合わせが、鍵となる。

コウノメソッド

中核・陽性・陰性。どの症状が強いかで薬を選択

コウノメソッドでは、**中核症状**、**陽性症状**、**陰性症状**（↓P127）のなかで、どれが主体なのかを見極め、それに合わせた処方をおこなう。介護者には、**徘徊《はいかい》**や**怒りっぽさ**、**不眠**などの陽性症状の有無を、必ず確認しておく。

アルツハイマー型認知症（↓P14）の場合は、**中核症状が主体で周辺症状のないタイプ**（As《エーエス》）、**陽性症状が強いタイプ**（A《エー》p《ピー》）、**陰性症状が強いタイプ**（An《エーエヌ》）の3つに分け、左図の処方を基本とする。

Apタイプに最初から認知機能改善薬を用いると、陽性症状が悪化して**介護困難**に陥る。まずはチアプリド（↓P127）など抑制系の**向精神薬《こうせいしんやく》**で、陽性症状を抑える。

ドネペジルは3mgの低用量で処方する

ドネペジル（↓P124）の使用量は、1日5mgまたは10mgと定められている。しかし河野によれば、高齢者が安全に服用でき、症状が安定する平均用量は**3・6mg**だという。コウノメソッドでは、個々の適量を見極めて処方する。

メマンチン（↓P125）との併用も効果的だが、歩けなくなるなどの副作用が出やすく、注意が必要だ。陽性症状が強い場合は、興奮作用の弱い**ガランタミン**や**リバスチグミン**（↓P124）が向く。

なお、アルツハイマー型では中期に入ると、怒りっぽくなる場合が多い。これは中核症状の進行ではなく、**陽性症状の出現**と考え、認知機能改善薬をいったん減量（または中止）し、抑制系薬剤を一時投与する。

進行にともなう症状の変化と、推奨薬剤

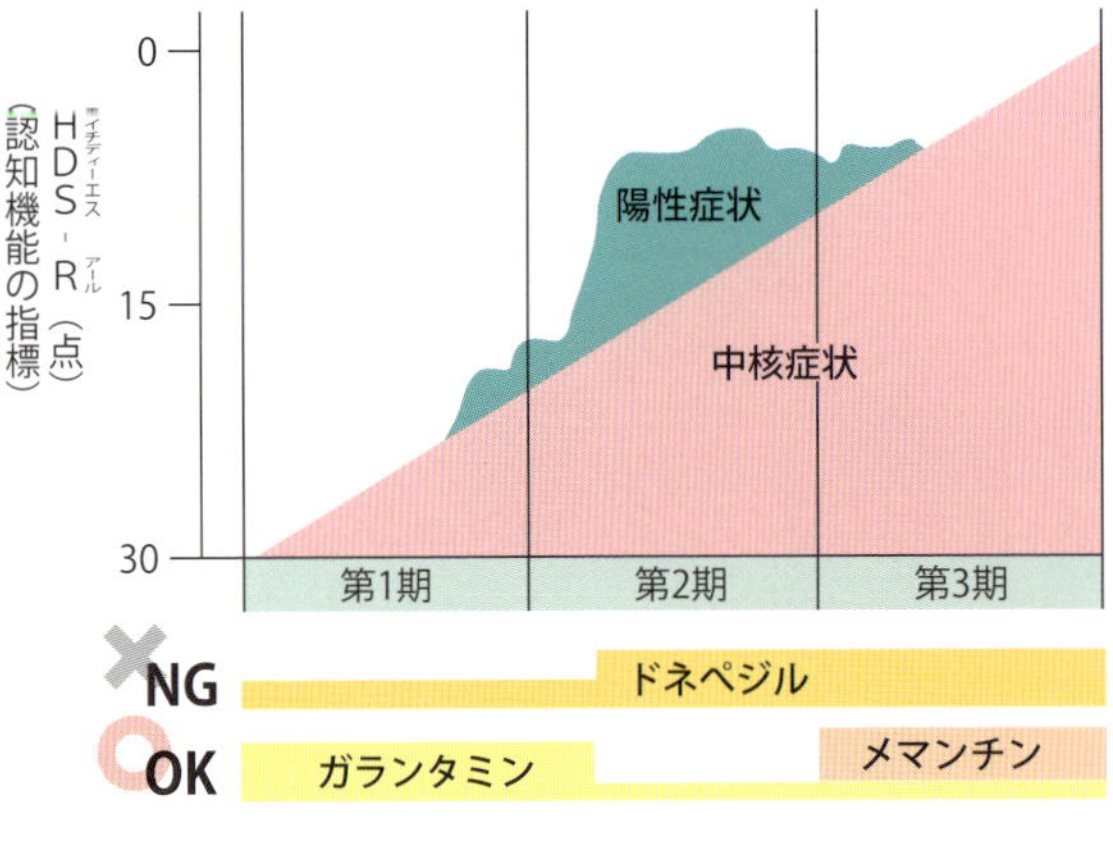

アルツハイマー型認知症は、中期から陽性症状が現れることが多いが、ドネペジルを増量するのは逆効果だ。興奮症状が出はじめたら、ドネペジル以外の薬に切り替える。

タイプ別・アルツハイマー型の処方分類

アルツハイマー型認知症（ATD）を、症状から 3 つに分類し、基本処方を示した。

なお、表内の「3mg ＋ 5mg」は「朝 3mg 投与＋夜 5mg 投与」を表す。

As《エーエス》 タイプ
（ATD simple）

中核症状	＋＋（症状が強い）
陽性症状	－（症状なし）
陰性症状	－（症状なし）

周辺症状のないタイプは、ドネペジル 3mg から投与。効果不十分ならメマンチンを併用、それでも効果がなければ、ガランタミンに切り替える。

初回投与	ドネペジル（認知機能改善薬）	メマンチン（認知機能改善薬）	ガランタミン（認知機能改善薬）	（フェルラ酸含有食品）（サプリメント）
1	3mg			
2	5mg			
3	3mg ＋ 5mg			
4	3mg ＋ 5mg	5mg ～ 20mg		
5		10mg ～ 20mg	4mg×2 ～ 12mg×2	
6		10mg	8mg ＋ 8mg	1包 ＋ 1包

Ap《エーピー》 タイプ
（ATD positive）

中核症状	＋（症状あり）
陽性症状	＋＋（症状が強い）
陰性症状	－（症状なし）

陽性症状が強いタイプは、まず向精神薬《こうせいしんやく》で陽性症状を抑える。その後、ドネペジルより興奮作用の弱いガランタミンを、少量から投与。

初回投与	ガランタミン（認知機能改善薬）	チアプリド（非定型抗精神病薬）	（フェルラ酸含有食品）（サプリメント）
1	禁止	25mg ～ 50mg	
2	禁止	75mg ～ 150mg	
3	4mg	25mg ＋ 25mg	
4	4mg ＋ 4mg	25mg ＋ 50mg	
5	8mg ＋ 8mg	25mg ＋ 50mg ＋ 50mg	1包 ＋ 1包
6	8mg ＋ 8mg	50mg ＋ 50mg ＋ 50mg	1包 ＋ 1包 ＋ 1包

まずは向精神薬で陽性症状を抑制

An《エーエヌ》 タイプ
（ATD negative）

中核症状	＋＋（症状が強い）
陽性症状	－（症状なし）
陰性症状	＋＋（症状が強い）

陰性症状が強いタイプは、ドネペジル 3mg から開始。効果が不十分なら、ニセルゴリンを併用。それでも効果がなければ、ガランタミンに変更する。

初回投与	ドネペジル / ガランタミン（認知機能改善薬）	ニセルゴリン（脳循環・代謝改善薬）	アマンタジン（精神活動改善薬）	（フェルラ酸含有食品）（サプリメント）	セルトラリン（抗うつ薬）
1	3mg				
2	5mg ～ 8mg				
3	3mg ＋ 5mg	5mg ＋ 5mg			
4	4mg ＋ 4mg	5mg ＋ 5mg			
5	8mg ＋ 8mg	5mg ＋ 5mg ＋ 5mg	50mg ＋ 50mg	1包 ＋ 1包	
6	12mg ＋ 12mg	5mg ＋ 5mg ＋ 5mg	50mg ＋ 50mg	1包 ＋ 1包 ＋ 1包	25mg

＊サプリメントは治療薬ではなく、保険適応も認められません。使用を検討する際には、専門医に相談してください

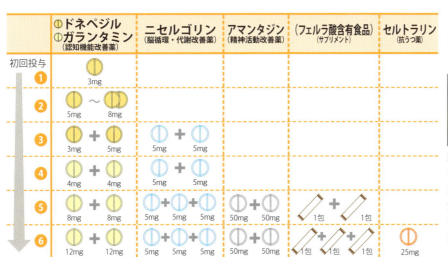

不安や興奮、妄想には抗精神病薬を使う

周辺症状に使う薬として、ガイドラインでは非定型抗精神病薬を推奨しているのに対し、コウノメソッドでは多様な薬効の薬を使用する。

一般的な薬物治療

新しいタイプの抗精神病薬が中心

以前は、**不安**や**興奮**などの**周辺症状**に**定《てい》型抗精神病薬《けいこうせいしんびょうやく》**（↓Ｐ１２６）が用いられていたが、現在は、より新しい薬剤である**非《ひ》定型抗精神病薬《ていけいこうせいしんびょうやく》**が中心となっている。複数の研究でも、**リスペリドン**などの有用性と副作用の少なさが報告されている。

ただ、２００５年にＦＤＡ《エフディーエー》（米国食品医薬品局）から、高齢の認知症患者に非定型抗精神病薬を投与すると、死亡率が高まったという警告がなされている。

非定型抗精神病薬は、認知症の周辺症状治療に対する保険適用はなく、本人と家族への十分な説明は欠かせない。必要性と安全性を考慮したうえで、慎重な投与が求められる。

ガイドラインにおける推奨薬剤と、推奨度

非定型抗精神病薬《こうせいしんびょうやく》（青字の薬剤）が中心。ほかには抗うつ薬などを、症状に応じて用いる。

症状		薬剤名（カッコ内は薬剤分類）	推奨グレード
心理・行動症状	不安	リスペリドン（非定型抗精神病薬）	B
		オランザピン（非定型抗精神病薬）	B
		クエチアピン（非定型抗精神病薬）	C1
		クロナゼパム（抗てんかん薬）	なし
	焦燥性興奮《しょうそうせいこうふん》	リスペリドン（非定型抗精神病薬）	B
		クエチアピン（非定型抗精神病薬）	B
		オランザピン（非定型抗精神病薬）	B
		アリピプラゾール（非定型抗精神病薬）	B
		バルプロ酸（抗てんかん薬）	C1
		カルバマゼピン（抗てんかん薬）	C1
	幻覚、妄想	リスペリドン（非定型抗精神病薬）	B
		オランザピン（非定型抗精神病薬）	B
		アリピプラゾール（非定型抗精神病薬）	B
		クエチアピン（非定型抗精神病薬）	C1
		ハロペリドール（定型抗精神病薬）	C1
	うつ症状	ミルナシプラン（抗うつ薬のSNRI《エスエヌアールアイ》→P137）	C1
		SSRI《エスエスアールアイ》、ミルタザピンなど（抗うつ薬）	C1
		ドネペジル（認知機能改善薬）	C1
	暴力・不穏《ふおん》	リスペリドンなど（非定型抗精神病薬）	C1
身体症状	睡眠障害	ベンゾジアゼピン系睡眠薬	C1
		リスペリドン（非定型抗精神病薬）	C1
		ドネペジル（認知機能改善薬）	C1
		抑肝散《よくかんさん》（漢方薬）	C1
	嚥下障害《えんげしょうがい》	ACE《エーシーイー》阻害薬《そがいやく》（降圧薬）	C1
		アマンタジン（パーキンソン症候群治療薬）	C1

（『認知症疾患治療ガイドライン2010』日本神経学会監修、「認知症疾患治療ガイドライン」作成合同委員会編、2010より作成）

推奨グレード

A：強い科学的根拠があり、強く勧められる　B：科学的根拠があり、勧められる

C1：科学的根拠がないが、勧められる

コウノメソッド

少量の定型抗精神病薬でつらい症状、負担を取り除く

介護者にとって、大きな負担となるのは、**易怒**《いど》（怒りっぽくなる）や**不眠**、**暴力**、**介護抵抗**などの**陽性症状**（↓P127）だ。

このような症状に対して、一般にはリスペリドンなどの非定型抗精神病薬がよく用いられる。しかし、河野によれば、リスペリドンは、姿勢の傾斜などのパーキンソニズム（↓P35）を招きやすいという。

コウノメソッドでは**定型抗精神病薬**が中心で、アルツハイマー型認知症（↓P14）では、**チアプリド**が第一選択となる。もとは脳梗塞《のうこうそく》後の易怒や興奮などを鎮める薬で、副作用が出にくく、高齢者にも使いやすい。そのほか、下表の薬剤が用いられる。

いずれの薬剤も少量から投与し、介護者が満足できる状態になったら、それ以上は増やさない。

もし、**嗜眠**《しみん》（強い刺激がなければ覚醒反応しない状態）、**食欲低下**、**姿勢の傾き**などの症状が現れたら、**過鎮静**《かちんせい》と考え、すぐに減量する。

コウノメソッドで使用する、おもな中枢神経系薬

中核症状、周辺症状を問わず、コウノメソッドで推奨する薬を一覧にした。失語《しつご》症候群は、意味性認知症（SD《エスディー》）、進行性非流暢性失語《しんこうせいひりゅうちょうせいしつご》（PNFA《ピーエヌエフエー》）など、失語症状が出る認知症をさす。なお、薬剤の系統は、「精神活動を活性化したい」「興奮を鎮めたい」「意識を覚醒させたい」など、目的によって明確に分けられている。

コウノ分類	薬剤名（カッコ内は薬剤分類）	ATD	DLB	ピック病	失語症候群	VaD	レセプト上および一般的注意
興奮系	ドネペジル（認知機能改善薬）	○	△	△	△	—	添付文書では 3mg → 5mg →重度 10mg
	ニセルゴリン（脳循環・代謝改善薬）	△	△	×	○	◎	副作用：易怒
	アマンタジン（パーキンソン症候群治療薬）	—	—	×	△	○	副作用：幻視
弱興奮系	ガランタミン（認知機能改善薬）	○	○	△	○	—	添付文書では 8mg → 16mg → 24mg
	リバスチグミン（認知機能改善薬）	○	◎	△	○	—	添付文書では 4.5mg → 9mg → 13.5mg → 18mg
	New フェルガード LA（フェルラ酸含有食品）	◎	○	△	◎	○	自費（サプリメントのため）
覚醒系	メマンチン（認知機能改善薬）	△	△	△	—	—	添付文書では 5mg → 10mg → 15mg → 20mg
	シチコリン注射（意識障害治療薬）	—	◎	—	△	○	500〜1000mg を月 1 〜 4 回使用
	ジヒドロエルゴトキシン（循環改善薬）	○	○	—	○	◎	1 日 1 回投与。副作用：血圧低下
	フェルガード 100M（フェルラ酸含有食品）	○	◎	◎	○	○	自費（サプリメントのため）
抑制系	クロルプロマジン（定型抗精神病薬）	△	△	◎	—	—	副作用：肝機能障害 5%
	チアプリド（脳循環・代謝改善薬）	◎	—	○	○	◎	副作用：眠気
	抑肝散（漢方薬）	△	◎	○	△	△	副作用：低カリウム血症
	クエチアピン（非定型抗精神病薬）	—	△	△	—	—	副作用：体幹傾斜、血糖高騰
	ハロペリドール（定型抗精神病薬）	○	△	△	△	○	副作用：錐体外路症状
	ジアゼパム（抗不安薬）	△	—	○	—	△	副作用：眠気
	リスペリドン（非定型抗精神病薬）	△	×	△	—	△	副作用：錐体外路症状
夕暮れ症候群	クロチアゼパム（抗不安薬） エチゾラム（抗不安薬）	○	△	○	○	○	副作用：ふらつき
うつ病圏	セルトラリン（抗うつ薬 SSRI → P137）	—	○	—	△	○	副作用：浮遊感
	パロキセチン（抗うつ薬 SSRI）	—	○	—	△	○	副作用：浮遊感、肥満
	ロラゼパム（抗不安薬）	—	—	—	—	○	副作用：浮遊感
	スルピリド（精神神経安定薬）	△	×	—	—	○	副作用：パーキンソニズム

（『コウノメソッドでみる認知症診療』河野和彦、2012 より作成）

推奨グレード

◎：第一選択　○：使用可能　△：合わない患者もいる　×：禁忌　—：効果不明

＊サプリメントは治療薬ではなく、保険適応も認められません。使用を検討する際には、専門医に相談してください

中核症状にはドネペジル、周辺症状には抗精神病薬

レビー小体型認知症の多くは、身体症状をともなう。認知機能改善薬のみで症状を改善することはむずかしい。

一般的な薬物治療

パーキンソニズムなどの身体症状にも薬を使う

レビー小体型《しょうたいがた》認知症（↓Ｐ28）では、認知障害よりも**周辺症状**や**身体症状**が目立つ。**幻覚や妄想**、**無気力**、**うつ状態**には、**コリンエステラーゼ阻害薬《そがいやく》**（↓Ｐ１２４）や**非定型抗精神病薬《ひていけいこうせいしんびょうやく》**（↓Ｐ１２６）が用いられる。筋肉のこわばりなどのパーキンソニズム（↓Ｐ35）には、**パーキンソン症候群治療薬**の**レボドパ**が有効とされる。

レビー小体型では睡眠障害も起こりやすい。治療は**ベンゾジアゼピン系睡眠導入薬**が一般的だが、傾眠《けいみん》や転倒などの副作用に注意を要する。レム睡眠時行動障害（ＲＢ《アールビー》Ｄ《ディー》↓Ｐ１１３）にはクロナゼパムが有効との報告もある。薬剤過敏性《やくざいかびんせい》をもつので、いずれの薬剤も、ごく少量から投与する。

ガイドラインにおける推奨薬剤と、推奨度

レビー小体型《しょうたいがた》認知症で推奨されるといえる薬剤は、現時点では以下のものである。ただし多くは科学的な根拠が低く、今後の研究が期待される。

症状	薬剤名（カッコ内は薬剤分類）	推奨グレード（→ P132）	エビデンスレベル
認知機能障害	ドネペジル（認知機能改善薬）	B	Ⅳa
	リバスチグミン（認知機能改善薬）	B	Ⅱ
	ガランタミン（認知機能改善薬）	なし	Ⅳa
	メマンチン（認知機能改善薬）	なし	Ⅴ
周辺症状（BPSD《ビーピーエスディー》）	ドネペジル（認知機能改善薬）	B	Ⅳa
	リバスチグミン（認知機能改善薬）	B	Ⅱ
	クエチアピン（非定型抗精神病薬）	C1	Ⅴ
	オランザピン（非定型抗精神病薬）	C1	Ⅱ
	抑肝散《よくかんさん》（漢方薬）	C1	Ⅳa
	リスペリドン（非定型抗精神病薬）	なし	Ⅴ
レム睡眠時行動障害（RBD《アールビーディー》）	クロナゼパム（抗てんかん薬）	C1	Ⅴ
	ドネペジル（認知機能改善薬）	C1	Ⅴ
パーキンソニズム	レボドパ（パーキンソン症候群治療薬）	C1	Ⅵ
起立性低血圧	ドロキシドパ（パーキンソン症候群治療薬）	—	—
	ミドドリン（低血圧治療薬）	C1	Ⅵ
	フルドロコルチゾン（副腎皮質ステロイド）	—	—
便秘・消化管運動障害など	緩下剤《かんげざい》	—	—
	モサプリド（消化管運動機能改善薬）	C1	Ⅵ
	ドンペリドン（消化管運動機能改善薬）	—	—

（「認知症疾患治療ガイドライン 2010 年版における薬物治療の位置付け」和田健二・中島健二、2012 より作成）

エビデンスレベル

Ⅰ：システマティックレビュー（系統的レビュー）／RCT（ランダム化比較試験）のメタアナリシス
Ⅱ：ひとつ以上の RCT による　Ⅲ：非 RCT による　Ⅳa：分析疫学的研究（コホート研究）
Ⅴ：記述研究（症例報告やケースシリーズ）　Ⅵ：患者データに基づかない専門委員会や専門家個人の意見

ドネペジルによる認知機能改善効果

レビー小体型認知症 140 人を、プラセボ群とドネペジル投与群に分けて、12 週間の認知機能の変化を調べたところ、ドネペジル投与群（5mg と 10mg）は、プラセボ群に比べて有意に改善した。

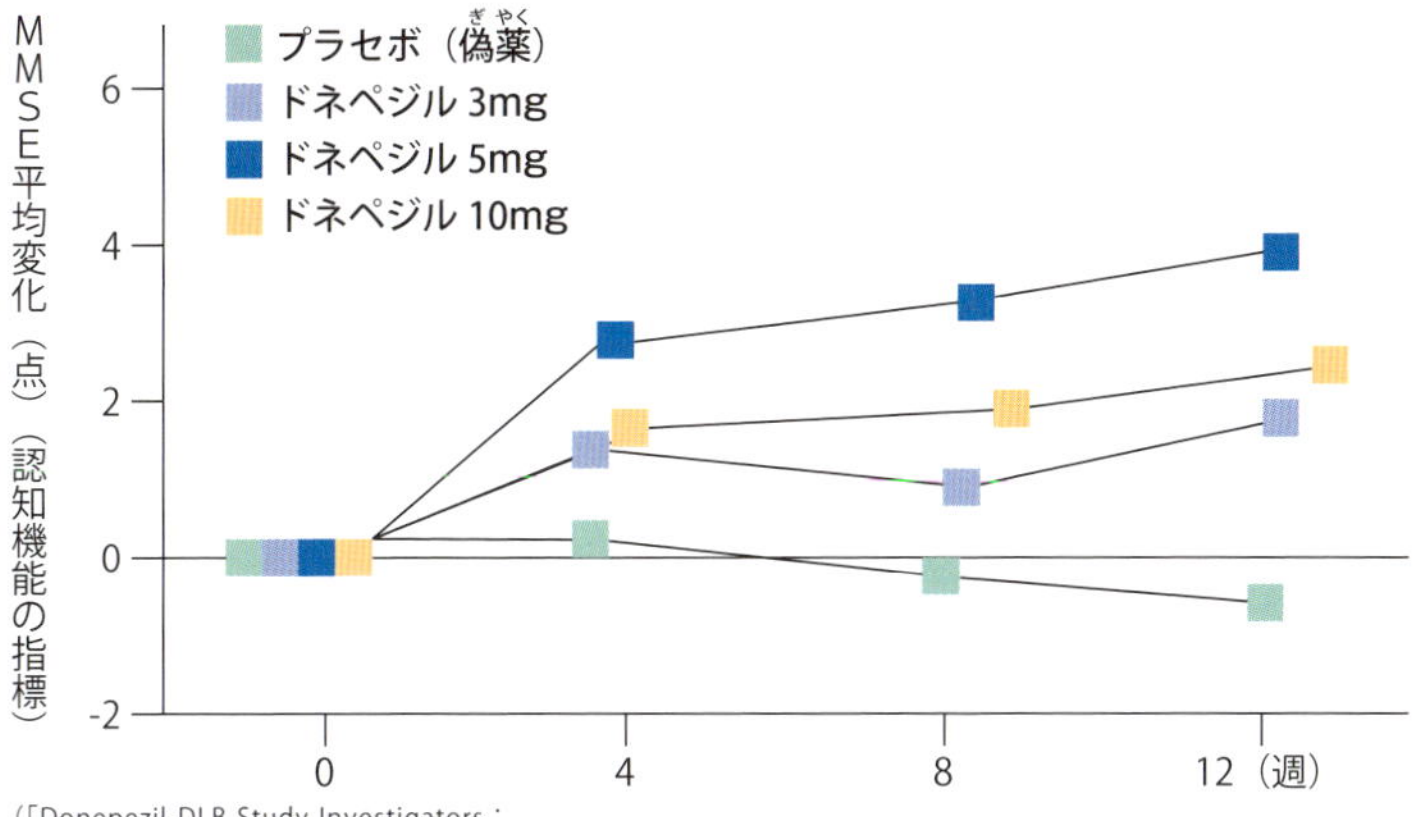

（「Donepezil-DLB Study Investigators : Donepezil for dementia with Lewy bodies : a randomized, placebo-controlled trial.」Mori E, Ikeda M, Kosaka K, 2012 より引用）

周辺症状の改善

- 妄想の改善
- 幻覚の改善
- 無表情の改善
- うつ状態の改善

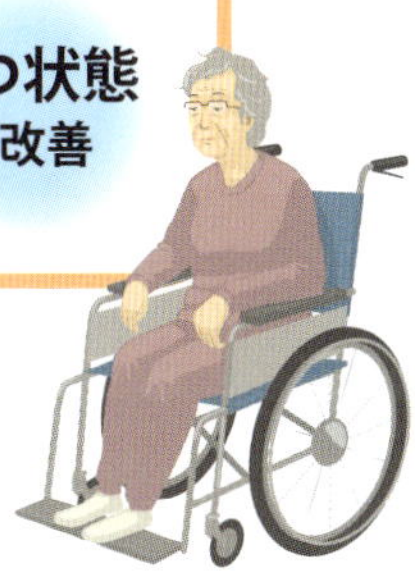

周辺症状の評価尺度 NPI《エヌピーアイ》 において、介護者からの情報提供をもとに、上の 4 つの症状を評価したところ、ドネペジル投与群（5mg と 10mg）は有意な改善が認められた。

認知機能改善薬の適応はドネペジル1剤のみ

レビー小体型認知症でも、**アセチルコリン系**の働きが低下しており、**コリンエステラーゼ阻害薬**が有効だと考えられている。**ドネペジル**や**リバスチグミン**が有効だといわれているが、保険適応となるのは、現在のところ、ドネペジル（先発品のアリセプト）のみである。1～2・5mg の少量で改善する例が多いが、有効量は個人差が大きい。ドネペジルとプラセボ（偽薬《ぎやく》）との比較試験では、ドネペジル5mg投与群、10mg投与群で、認知機能が改善した。

薬剤性パーキンソニズムの原因薬剤

循環器病薬《じゅんかんきびょうやく》

- Ca《カルシウム》 拮抗薬《きっこうやく》
- 抗不整脈薬
- ドパミン枯渇薬（舞踏運動治療薬）

消化器病薬

- ベンザミド誘導体（消化管運動機能改善薬）
- 抗潰瘍薬《こうかいようやく》

その他 中枢神経系薬《ちゅうすうしんけいけいやく》

- 認知機能治療薬（ドネペジル）
- 抗てんかん薬
- 気分安定薬

ドネペジルもパーキンソニズムの原因となりうる

抗うつ薬

- 三環系《さんかんけい》抗うつ薬※1
- 四環系《よんかんけい》抗うつ薬※2
- SSRI《エスエスアールアイ》 ※3

抗精神病薬《こうせいしんびょうやく》

- ブチロフェノン誘導体系《ゆうどうたいけい》
- フェノチアジン誘導体系
- ベンザミド誘導体系
- 非定型抗精神病薬　など

その他の原因薬剤

- 抗がん剤
- インターフェロン製剤
- 抗真菌薬《こうしんきんやく》
- 輸液添加剤

レビー小体型認知症では薬剤過敏性があり、薬剤性パーキンソニズムを招きやすい。すべての使用薬剤を把握したうえで、少量から慎重に投与しなければならない。

（『スーパー総合医　認知症医療』長尾和宏総編集、木之下 徹専門編集、2014 より作成）

※1　三環系抗うつ薬…強力な作用をもつ抗うつ薬。副作用も強い　※2　四環系抗うつ薬…三環系よりは効き目、副作用ともにマイルドな抗うつ薬
※3　SSRI…神経伝達物質（→ P20）のセロトニンの活性を高める抗うつ薬。三環系、四環系に比べ安全性にすぐれる。ノルアドレナリンの活性も高める「SNRI」というタイプもある

認知機能に加え、意識障害の治療も必須

コウノメソッドでは、DLBの中核症状に対して少量のリバスチグミンを第一選択とする。意識障害には、注射薬が推奨される。

コウノメソッド 記憶障害、幻視、パーキンソニズムが治療標的

レビー小体型《しょうたいがた》認知症（→P28）のおもな症状は、「**記憶障害**」「**幻視**《げんし》」「**パーキンソニズム**」の3つで、これらを治療の標的とする。さらに、どの症状が強いかによって、**典型的なタイプ**（Dt《ディーティー》）、**陽性症状が強いタイプ**（Dp《ディーピー》）、**パーキンソンタイプ**（D《ディ》pd《ピーディー》）、**アルツハイマータイプ**（Da《ディーエー》）の4つのタイプに分けて、それぞれに応じた処方例を示している。

レビー小体型は**薬剤過敏性**があり、安全域が非常に狭い。そのため、ごく**少量**から開始し、経過をみながら調整をしていく。

もうひとつ、注意が必要なのは、**アセチルコリンとドパミン**のバランスだ。アセチルコリンだけを過剰に増やすと、相対的に

タイプ別・レビー小体型認知症の処方分類

症状から4つのタイプに分けて、それぞれに理想的とする処方を示した。

Dt《ディーティー》タイプ（DLB typical）

中核症状	+
陽性症状	+
意識障害	+
薬剤過敏	+
パーキンソニズム	+

	①リバスチグミン ①ガランタミン（認知機能改善薬）	抑肝散《よくかんさん》（漢方薬）	メネシット配合錠®（パーキンソン症候群治療薬）	シチコリン注射（意識障害治療薬）	（フェルラ酸含有食品（サプリメント））
初回投与①	3mg	1包＋1包	0.5～1錠	1000mg	
副作用なし②	9mg～18mg	1包＋1包＋1包	約2錠	500mg	1包＋1包
記憶力を上げたい③	4～12mg×2	1包＋1包	約2錠	500mg	1包＋1包
歩かせたい④	4～12mg×2	1包＋1包	約3錠	500mg	1包＋1包＋1包

すべての症状が現れる典型的なタイプ。薬剤過敏性があるため、いずれも少量から投与する。

Dp《ディーピー》タイプ（DLB positive）

中核症状	++
陽性症状	++
意識障害	+
薬剤過敏	−
パーキンソニズム	−

	抑肝散（漢方薬）	ハロペリドール（定型抗精神病薬）	クエチアピン（非定型抗精神病薬）	シチコリン注射（意識障害治療薬）	（フェルラ酸含有食品（サプリメント））
初回投与①	1包＋1包＋1包	（細粒）0.2mg＋0.2mg			（1包＋1包）
副作用なし②	1包＋1包	（細粒）0.5g～ 0.75mg＋0.75mg		500mg	1包＋1包
初回投与③	1包＋1包	0.75mg＋0.75mg前後	25mg程度	1000mg	1包＋1包＋1包
初回投与④	ピック病用処方「クロルプロマジン」（定型抗精神病薬）を試してみる（→P143）				1包＋1包＋1包

陽性症状が強いタイプでは、中核症状の改善よりも、まずは抑肝散などで陽性症状を抑える。

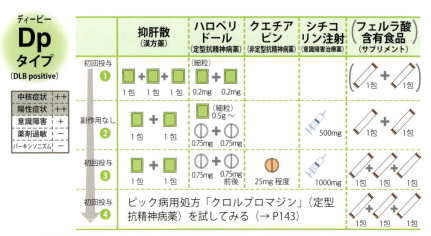

ディーピーディー
Dpd タイプ
（DLB parkinson disease）

中核症状	－
陽性症状	－
意識障害	－
薬剤過敏	＋
パーキンソニズム	＋＋

	メネシット配合錠®またはマドパー配合錠®（パーキンソン症候群治療薬）	ペルゴリドメシル（パーキンソン症候群治療薬）	ニセルゴリン（脳循環・代謝改善薬）	（フェルラ酸含有食品（サプリメント））
初回投与 ❶	50mg		5mg ＋ 5mg ＋ 5mg	
❷	100mg	5mg ＋ 5mg	5mg ＋ 5mg ＋ 5mg	1包 ＋ 1包
❸	150mg	50μg ＋ 50μg ＋ 50μg（または各100μg）	5mg ＋ 5mg	1包 ＋ 1包 ＋ 1包

パーキンソニズムが強い場合は、メネシットなどのパーキンソン病治療薬を中心に用いる。
ニセルゴリンは脳循環《のうじゅんかん》・代謝《たいしゃ》改善薬で、意欲改善の作用がある。

ディーエー
Da タイプ
（DLB Alzheimer）

中核症状	＋＋
陽性症状	＋
意識障害	＋－
薬剤過敏	＋
パーキンソニズム	－

	リバスチグミン／ドネペジル（認知機能改善薬）	抑肝散（漢方薬）	ニセルゴリン（脳循環・代謝改善薬）	シチコリン注射（意識障害治療薬）	（フェルラ酸含有食品（サプリメント））
初回投与 ❶	4.5mg	1包	25mg ～ 50mg	適宜	
❷	9mg ＋ 18mg	1包	25mg ＋ 50mg ＋ 50mg	適宜	1包 ＋ 1包
記憶力を上げたい ❸	2.5mg	1包	25mg ＋ 50mg ＋ 50mg	適宜	1包 ＋ 1包
もっと元気にしたい ❹	5mg	（1包）	効かなければ中止	適宜	1包 ＋ 1包 ＋ 1包

中核症状が強いアルツハイマー寄りのタイプでは、認知機能改善薬とともに、脳循環・代謝改善薬などを用いる。

症状別のファーストチョイス

特定の症状を改善するための薬は、以下のとおり。
シチコリン注射以外の薬はすべて、薬剤過敏性を考慮して、ごく少量から投与する。

幻視《げんし》、妄想、せん妄《もう》
- Ⅰ 抑肝散
- Ⅱ ハロペリドール
- Ⅲ クエチアピン

運動障害
- Ⅰ メネシット配合錠®
- Ⅱ ペルゴリド

認知機能障害
- Ⅰ リバスチグミン
- Ⅱ フェルラ酸含有食品（パーキンソニズムが著しい場合）

嚥下障害《えんげしょうがい》
- Ⅰ フェルラ酸含有食品
- Ⅱ イミダプリル（低血圧には使えない）
- Ⅲ 半夏厚朴湯錠《はんげこうぼくとうじょう》

うつ症状（食欲低下）
- Ⅰ セルトラリン
- Ⅱ パロキセチン

不眠
- Ⅰ ブロチゾラム
- Ⅱ クエチアピン
- Ⅲ プラミペキソール

意識障害
- Ⅰ シチコリン
- Ⅱ アマンタジン（朝1回、75～100mg）

ドパミンが不足し、**歩行障害**などが現れる。一方、ドパミンを過剰に増やすと、**幻視**が悪化する。すべての症状を完璧に改善しようと増量するのではなく、少量ずつの処方にとどめることが大切である。

＊サプリメントは治療薬ではなく、保険適応も認められません。使用を検討する際には、専門医に相談してください

抗うつ薬のSSRIで興奮症状を抑える

前頭側頭葉変性症に対して適応をもつ薬は現在のところ、ひとつもない。そのため、向精神薬などで対処しているのが現状だ。

一般的な薬物治療

認知機能改善薬は避け、周辺症状のみに対処

前頭側頭型《ぜんとうそくとうがた》認知症（↓P40）では、**脱抑制《だつよくせい》**（↓P41）や**常同行動《じょうどうこうどう》**などの行動障害が、介護者の大きな負担となる。認知機能改善薬には周辺症状の改善効果もあるとされるが、前頭側頭型認知症に対する有効性は、明確になっていない。脱抑制が悪化したという報告もある。

近年は、**抗うつ薬のSSRI《エスエスアールアイ》**（↓P137）が、脱抑制や常同行動に有効だと報告されている。同じく、セロトニンの再吸収を阻害する**トラゾドン**も、食行動異常や抑うつを改善するという。興奮を抑えるため、非定型抗精神病薬《ひていけいこうせいしんびょうやく》（↓P126）も使われるが、高齢認知症患者の死亡率を高めるとの報告もあり、慎重な検討を要する。

前頭側頭型認知症に対するSSRIの効果

神経伝達物質（→ P20）のセロトニンは通常、セロトニントランスポーターに再吸収されて、再利用される。SSRI はその再吸収を阻害《そがい》し、セロトニン濃度を高める。記憶を司る海馬《かいば》において、神経新生（BDNF《ビーディーエヌエフ》）を促すとする報告もある。

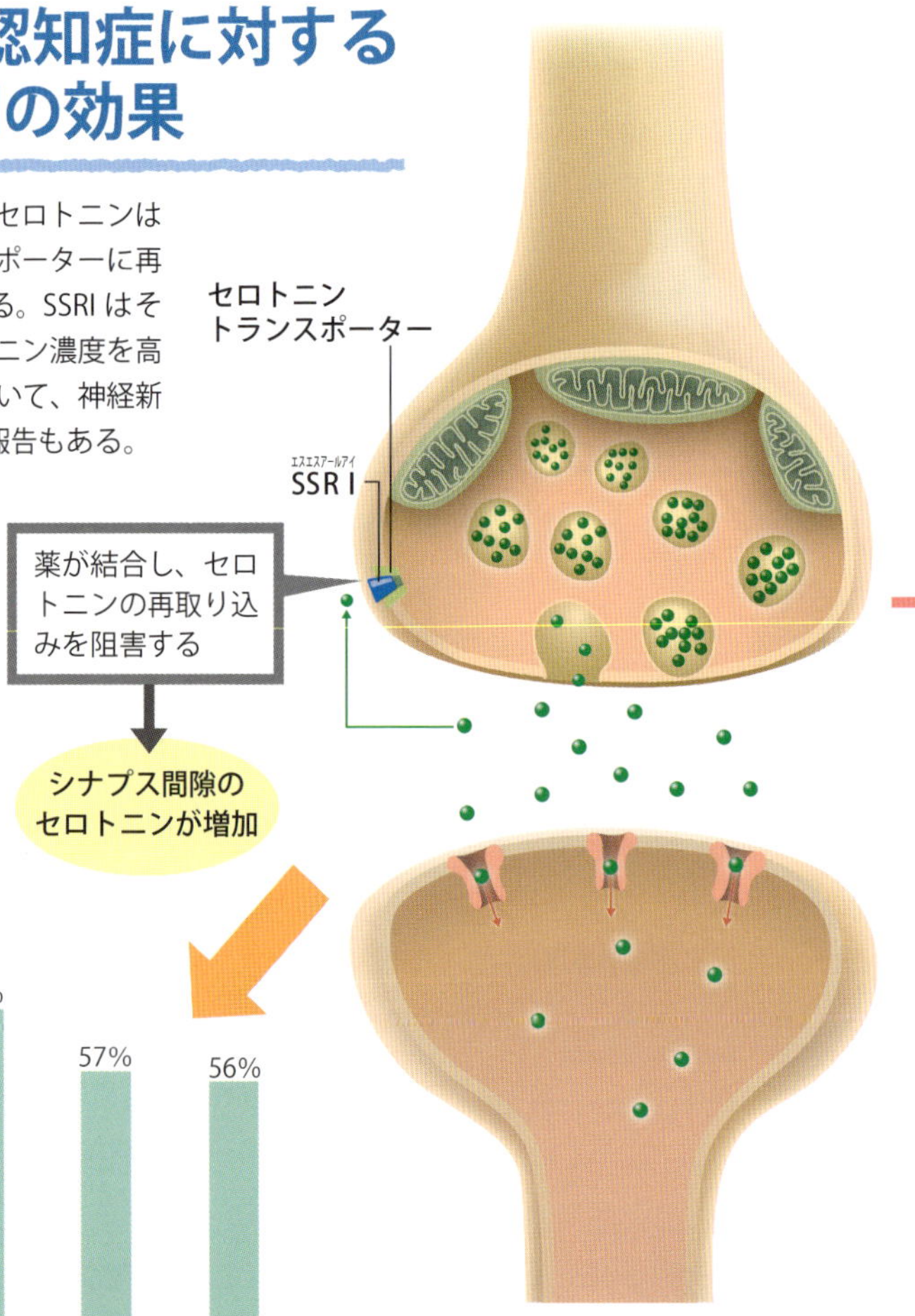
セロトニン
トランスポーター
SSRI《エスエスアールアイ》
薬が結合し、セロトニンの再取り込みを阻害する
シナプス間隙のセロトニンが増加

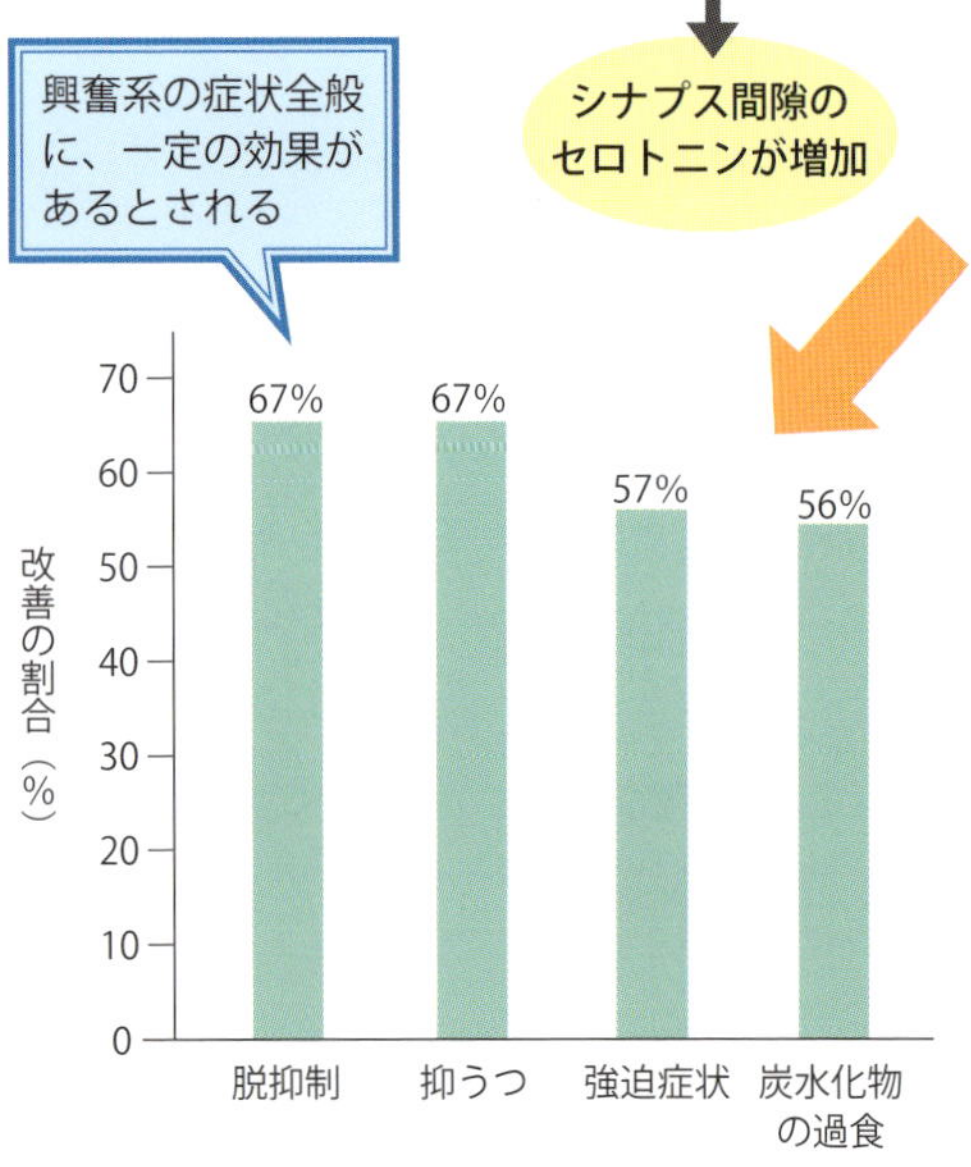
興奮系の症状全般に、一定の効果があるとされる
70
60
50
40
30
20
10
0
改善の割合（%）
67%
67%
57%
56%
脱抑制
抑うつ
強迫症状
炭水化物の過食

前頭側頭型《ぜんとうそくとうがた》認知症の患者 11 例に SSRI を投与したところ、脱抑制《だつよくせい》、抑うつ、強迫症状、炭水化物の過食症状が、いずれも 50%以上で改善した。

（「前頭側頭葉変性症の臨床」池田 学、2012 より引用）

治療効果を認める十分なエビデンスはない

SSRIの有効性について研究報告は増えているものの、現在のところ、十分なエビデンスがない。そのほかにも、有効性が期待されている薬はあるが（左表参照）、いずれも明確なエビデンスには乏しく、今後の研究が待たれる。行動障害を軽減するには、薬物治療だけでなく、病気の特徴を十分に理解したうえで、**ケアやリハビリテーション**をおこなっていくことが重要である。

なお、**意味性認知症**（↓P44）や**進行性**《しんこうせい》**非流暢性失語**《ひりゅうちょうせいしつご》（↓P46）も、前頭側頭型認知症とほぼ同様の薬物治療がおこなわれる。

前頭側頭型認知症の薬物治療に関する知見

前頭側頭型認知症の薬物治療について、現在の知見をまとめたもの。
いずれもエビデンスが不十分で、確立された治療法はないことがわかる。

1 脱抑制・衝動性、抑うつ症状、炭水化物渇望《かつぼう》、反復行動のような神経精神医学的症候は、セルトラリン、パロキセチン、フルボキサミンのようなSSRIに反応するかもしれない。フルボキサミンはとくに強迫症状に有用かもしれない。

2 SSRIとリチウムの併用がうつに有用かもしれないし、他の症状にも有用である可能性がある。

3 著しい脱抑制・衝動性や攻撃性、破壊的な行動は、リスペリドン、オランザピン、クエチアピン、アリピプラゾールのような非定型抗精《ひていけいこうせい》神病薬《しんびょうやく》少量に反応するかもしれない。

4 カルバマゼピン、バルプロ酸、ラモトリギンは長時間の情動的変動を減らすかもしれない。

5 覚醒作用薬やモダフィニルはアパシー・無為《むい》に有効かもしれないが、データはない。

6 アセチルコリンエステラーゼ阻害薬《そがいやく》（ドネペジル、リバスチグミン、ガランタミン）の有用性はFTLD《エフティーエルディー》では不明であり、脱抑制・衝動性や反復行動を増強させるかもしれない。

7 抗酸化薬（たとえばビタミンE400～2000単位）がFTD《エフティーディー》の進行を遅らせることに有用かもしれない。

8 メマンチンはFTDにおいて神経促進的作用をもつかもしれない。

9 セレギリンやアマンタジンのような薬物の対症的治療における役割はいまだ不明である。

10 睡眠導入薬は昼夜リズムや睡眠障害を調整するのに役立つかもしれない。

（『専門医のための精神科臨床リュミエール12　前頭側頭型認知症の臨床』池田 学編、2010より引用）

Column

前頭側頭型認知症の特性を利用したケア

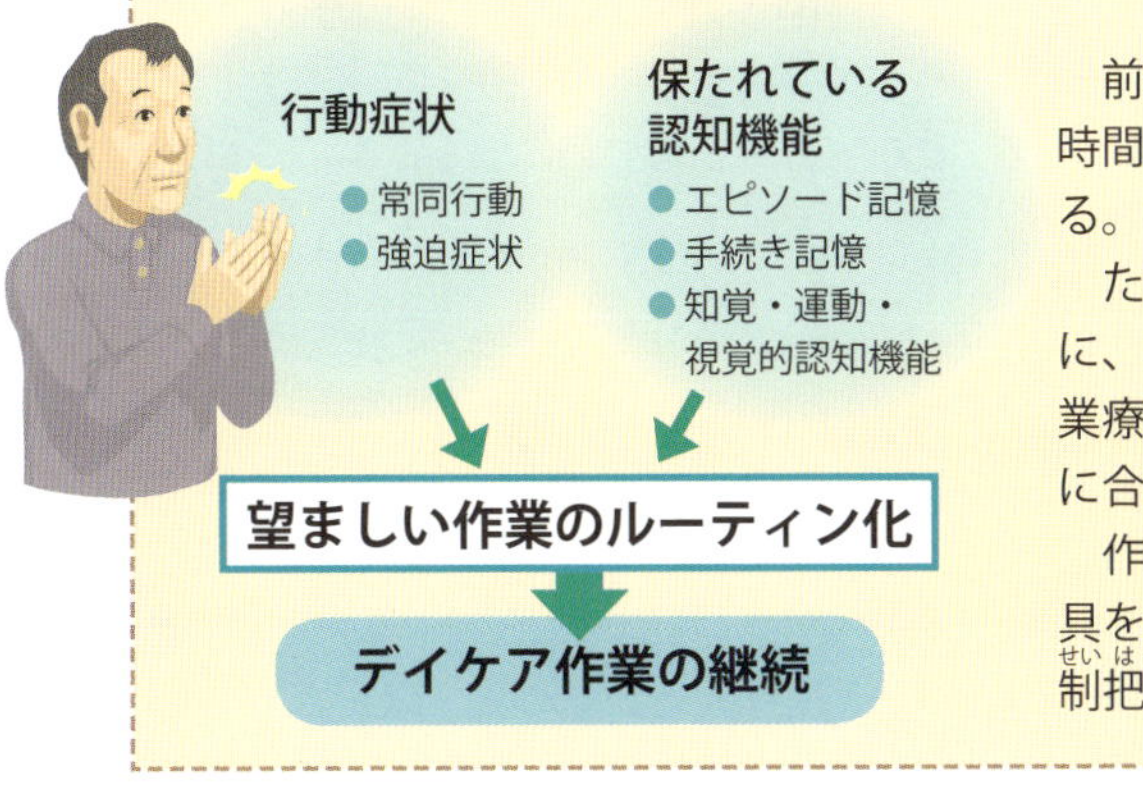
行動症状
●常同行動
●強迫症状
保たれている認知機能
●エピソード記憶
●手続き記憶
●知覚・運動・視覚的認知機能
望ましい作業のルーティン化
デイケア作業の継続

問題行動をケアにつなげる「ルーティン化療法」

前頭側頭型認知症の人は、同じ行動をくり返す。決まった時間に決まった行動を必ずとる、時刻表的生活の症状も現れる。これをケアに利用するのが、ルーティン化療法である。

たとえば、定期的なデイケアを促すには、いつも同じ時間に、同じ場所で、同じスタッフが対応する。ケアの内容も作業療法を中心にし、編み物やカラオケなど、本人の趣味嗜好に合わせたものを日課として固定化すると、続けやすくなる。

作業中に立ち去り行動がみられそうになったら、何かの道具をさっと手渡す。目の前のものを反射的につかむ症状（強《きょう》制把握《せいはあく》）を利用して、作業の継続を促すことができる。

前頭側頭葉変性症（FTLD）の薬物治療❷

コウノメソッド

少量のクロルプロマジン、フェルラ酸が奏効する

数多くの自験例から河野が見出したのが、非定型抗精神病薬の効果である。サプリメントとの併用が効果的とされる。

前頭側頭葉変性症の疾患スペクトラム

意味性認知症や進行性非流暢性失語でも、脳の変性が進むと、ピック病の症状が現れる（ピック化）。さらに歩行障害が現れれば、大脳皮質基底核変性症や進行性核上性麻痺となる。これらはすべて、「ピック関連疾患」と考えられる。

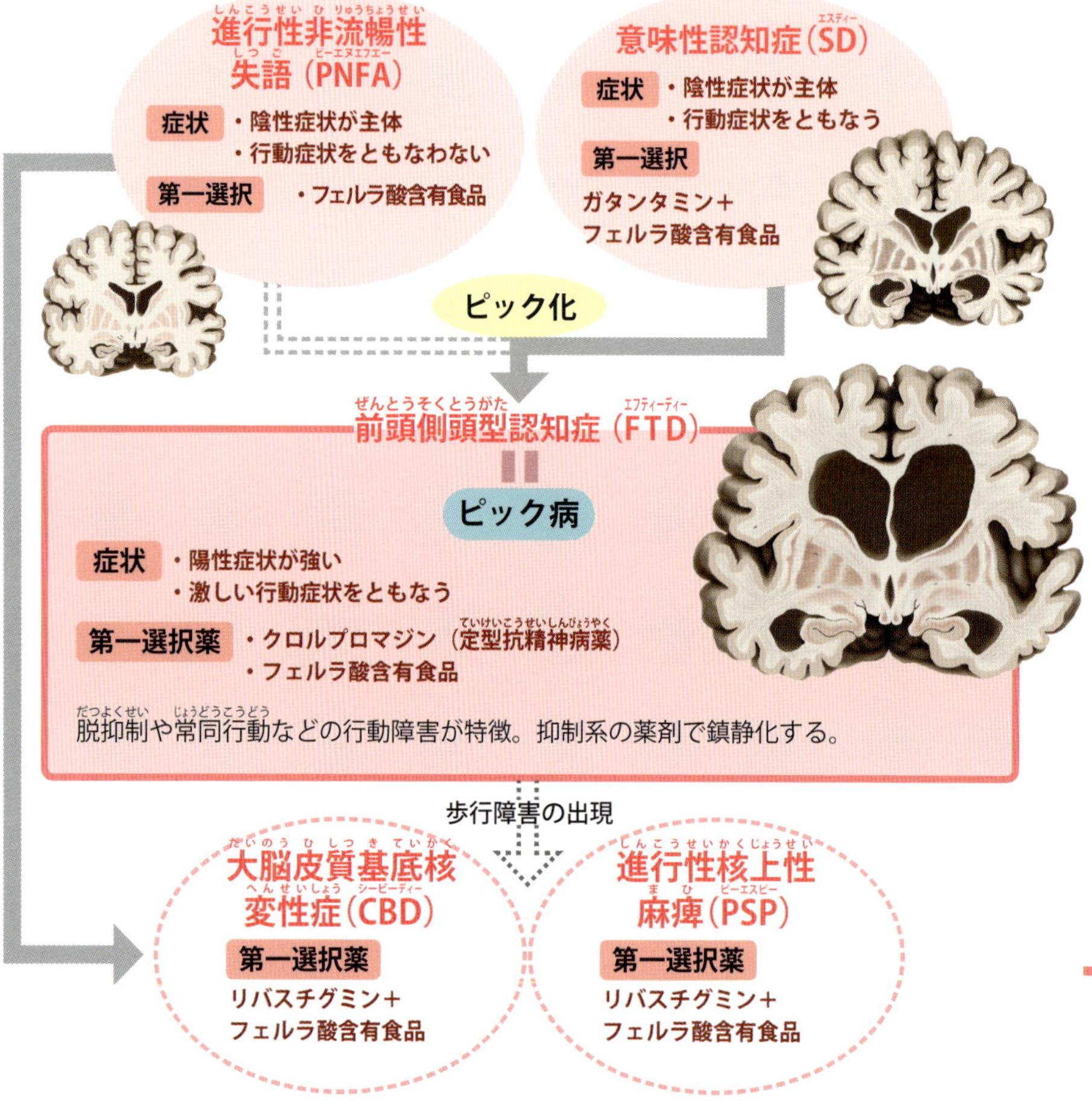

進行性非流暢性《しんこうせいひりゅうちょうせい》失語《しつご》（PNFA《ピーエヌエフエー》）
症状
・陰性症状が主体
・行動症状をともなわない
第一選択
・フェルラ酸含有食品
意味性認知症（SD《エスディー》）
症状
・陰性症状が主体
・行動症状をともなう
第一選択
ガタンタミン＋
フェルラ酸含有食品
ピック化
前頭側頭型認知症《ぜんとうそくとうがたにんちしょう》（FTD《エフティーディー》）
＝
ピック病
症状
・陽性症状が強い
・激しい行動症状をともなう
第一選択薬
・クロルプロマジン（定型抗精神病薬《ていけいこうせいしんびょうやく》）
・フェルラ酸含有食品
脱抑制《だつよくせい》や常同行動《じょうどうこうどう》などの行動障害が特徴。抑制系の薬剤で鎮静化する。
歩行障害の出現
大脳皮質基底核《だいのうひしつきていかく》変性症《へんせいしょう》（CBD《シービーディー》）
第一選択薬
リバスチグミン＋
フェルラ酸含有食品
進行性核上性《しんこうせいかくじょうせい》麻痺《まひ》（PSP《ピーエスピー》）
第一選択薬
リバスチグミン＋
フェルラ酸含有食品

コウノメソッド

認知症のなかでももっとも改善しやすい疾患

河野によれば、前頭側頭葉変性症《ぜんとうそくとうようへんせいしょう》（↓P38）は、もっとも改善しやすい認知症だという。脳の障害が前頭葉《ぜんとうよう》、側頭葉《そくとうよう》に限局されており、意識障害がなく、薬剤過敏性《やくざいかびんせい》もないからだ。

コウノメソッドでは、まず**抑制系の薬剤**で**陽性症状**を鎮めて、**認知機能改善薬**などで脳の活動を調整していく。

当初は失語《しつご》症状が中心で、意味性認知症（↓P44）や進行性非流暢性失語《しんこうせいひりゅうちょうせいしつご》（↓P46）と診断された症例でも、いずれピック病（↓P40）の症状が現れる。脳の変性は止まらず、前頭葉《ぜんとうよう》にまで進むからだ。河野はこれを**「ピック化」**とよんでいる。ピック化すると、**抑制系の薬剤**が必要となる。

ピック病の薬剤における優先順位

まず、クロルプロマジンなどの抑制系薬剤を投与し、その後、認知機能改善薬を投与する。さらにフェルラ酸含有食品を組み合わせた処方を、河野は、ピック関連疾患の処方の基礎に据えている。

1 抑制系薬剤

1. クロルプロマジン（定型抗精神病薬）　4～75mg
2. ジアゼパム（向精神薬《こうせいしんやく》）　2～6mg
3. クエチアピン（定型抗精神病薬）　12.5～75mg
4. 抑肝散《よくかんさん》（漢方薬）　2.5～7.5g
5. プロペリシアジン（定型抗精神病薬）　3～9mg

頓服
- リスペリドン（非定型抗精神病薬《ひていけいこうせいしんびょうやく》）　1～3mg
- ペロスピロン（非定型抗精神病薬）　4～12mg

2 認知機能改善薬

興奮作用が弱く、ふらつきも起きにくい

1. リバスチグミン　4.5～9mg
2. ガランタミン　4～8mg
3. メマンチン　5～15mg

タイプ別・ピック病の処方分類

まずクロルプロマジンで陽性症状を落ち着かせる。ほとんどは1日75mgで鎮静できる。

ピーピー
Pp タイプ
（Pick positive）

	クロルプロマジン（定型抗精神病薬）	フェルラ酸含有食品（フェルガード 100M）（サプリメント）
初回投与 1	6mg × 6包	
落ち着いたら 2	6mg × 3包	2包
さらに落ち着いたら 3	6mg × 2包	3包

中核症状	＋
陽性症状	＋＋＋
陰性症状	－

ガランタミンを少量から投与。吐き気が起こりやすいので、ナウゼリンも併用する。その後、発語《はつご》作用が期待できるフェルラ酸含有食品を用いる。

ピーエヌ
Pn タイプ
（Pick negative）
（SD を含む）

	ガランタミン（認知機能改善薬）	フェルラ酸含有食品（New フェルガード）（サプリメント）	アマンタジン（パーキンソン症候群治療薬）
初回投与 1	4mg ＋ 4mg		
元気にならないとき 2	8mg ＋ 8mg	2包	
最大量 3	12mg ＋ 12mg	4包	100～150mg

中核症状	＋＋
陽性症状	－
陰性症状	＋＋

認知機能改善薬は興奮が収まるまで使わない

コウノメソッドでは、**前頭側頭型認知症**《ぜんとうそくとうがたにんちしょう》（ピック病）を、陽性症状の強いＰｐ《ピーピー》タイプ、強くないＰｎ《ピーエヌ》タイプに分け、基本処方を示している。

Ｐｐタイプは、まずクロルプロマジンなどの**抑制系の薬剤**で、**陽性症状**を鎮める。陽性症状が落ち着いたら、**認知機能の改善**を目指し、**フェルラ酸含有食品**（↓Ｐ149）を用いる。サプリメントのため、全額自己負担だが、改善率は約75％と非常に高い。その後は抑制系の薬剤を患者の様子をみながら、徐々に減らすのが望ましい。

陽性症状の強くないＰｎ《ピーエヌ》タイプは、ほぼ**意味性認知症**に相当する。**ガランタミン**やフェルラ酸含有食品で意欲を高め、認知機能の改善を目指す。**歩行障害**がある場合は、**グルタチオン**の大量点滴が有効である。

もっとも重要なのは、興奮作用の強い**ドネペジル**をやめることだ。抗うつ薬のＳＳ《エスエス》ＲＩ《アールアイ》については、クロルプロマジン以上の効果が認められず、効果の発現に時間がかかることなどから、推奨していない。

＊サプリメントは治療薬ではなく、保険適応も認められません。使用を検討する際には、専門医に相談してください

脳血管障害の治療薬で認知機能の悪化を防ぐ

脳血管性認知症の治療では、脳梗塞の治療が最優先だ。そのうえで、アパシーなどの周辺症状に薬で対処する。

一般的な薬物治療

梗塞後、できるだけ早く血管を再開通させる

脳血管障害のなかで、もっとも認知症を引き起こしやすいのが、**脳梗塞《のうこうそく》**である。脳細胞の壊死《えし》を食い止めるためには、できるだけ早く血流を回復することが重要だ。

発症後3時間以内なら、**rt-PA**（アルテプラーゼ）という**血栓溶解薬《けっせんようかいやく》**を静脈《じょうみゃく》から注入して、すばやく血栓を溶かす。また、血栓の再発を防ぐ**抗血小板薬《こうけっしょうばんやく》**や、脳内の酸化を防ぐ**脳保護薬**などが用いられる。

しかし、脳血管性認知症の主因は**ビンスワンガー病**、**ラクナ梗塞《こうそく》**（↓P49）などで、気づかないうちに小さな病変が多発して起こることが多い。このような場合は、すでに時間が経過しているため、治療よりも、**再発防止**が重要となる。

脳梗塞に対する一般的治療

脳梗塞《のうこうそく》発症後、超急性期、急性期、慢性期に分けて、梗塞《こうそく》の状態に合わせた治療がおこなわれる。

超急性期の薬物治療

発症 4～6時間以内

I 血栓溶解療法
血栓溶解剤《けっせんようかいざい》「rt-PA（アルテプラーゼ）」静注《じょうちゅう》により、閉塞した血管を再開通させる

II 抗血小板療法
選択的抗トロンビン薬、抗血《こうけつ》小板薬《しょうばんやく》を順に静注し、血栓をつくらせない

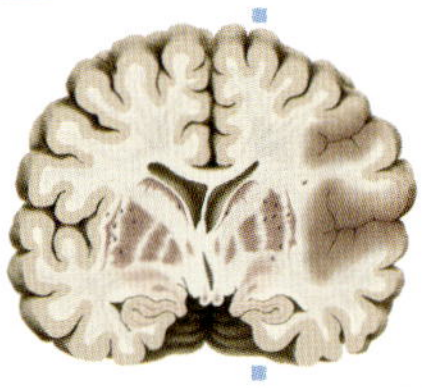

III 脳保護療法
神経細胞を保護する薬「エダラボン」を投与

超急性期では、すぐに血管を再開通させ、神経細胞の壊死《えし》を最小限に食い止めることが目標となる。新たな血栓を防ぐ薬や、神経細胞を保護する薬も用いられる。

急性期の治療

発症6時間～2週間

必要に応じて、超急性期と同様の治療を続ける。合併症対策や感染症予防もおこなう。

慢性期の治療

発症2週間後以降

抗血小板薬　アスピリン、シロスタゾールなど

脳循環・代謝改善薬　ニセルゴリン

＋

降圧薬、糖尿病治療薬など

抗血小板薬で再発を防ぐとともに、脳循環《のうじゅんかん》・代謝《たいしゃ》改善薬で、脳の働きをよくする。

梗塞により障害されたアセチルコリン神経系を賦活化

認知機能改善薬は、脳血管性認知症に対しても、有効性が示されている。脳の虚血性病変で障害された**アセチルコリン神経系**が、賦活化《ふかつか》されると考えられている。

ただ、高齢者ではとくに、**脳血管病変**と**アルツハイマー型病変**の合併例が多い（↓P51）。このアルツハイマー型病変に対して、**コリンエステラーゼ阻害薬**《そがいやく》（↓P124）が効果を発揮した可能性も除外できない。脳血管病変そのものに対する有効性については、さらなる検証が必要だ。今のところ、保険適用も認められていない。

そのほか、**脳循環**《のうじゅんかん》**・代謝**《たいしゃ》**改善薬**である**ニセルゴリン**に、認知機能を改善する効果が認められている。ニセルゴリンは、脳梗塞後遺症《こういしょう》にともなう意欲低下の改善に対して、保険が適用される。

周辺症状には、認知機能改善薬の**リバスチグミン**や**漢方薬**のほか、**非定型抗精神病**《ひていけいこうせいしんびょう》**薬**《やく》（↓P126）が有効とされている。ただし、非定型抗精神病薬は、脳卒中《のうそっちゅう》の合併率を高めるという報告もある。

ガイドラインにおける、脳血管性認知症の推奨薬

認知機能改善薬、非定型《ひていけい》抗精神病薬《こうせいしんびょうやく》、抗てんかん薬などが推奨されている。
（推奨グレードの見かたはP134、エビデンスレベルの見かたはP136参照）

症状	薬剤名（カッコ内は薬剤分類）	推奨グレード	エビデンスレベル
認知機能改善薬	ドネペジル（認知機能改善薬）	B	Ⅱ
	リバスチグミン（認知機能改善薬）	C1	—
	ガランタミン（認知機能改善薬）	B	Ⅱ
	メマンチン（認知機能改善薬）	B	Ⅰ，Ⅱ
	ニモルジピン（降圧薬　Ca 拮抗薬）	—	—
	イチョウ葉エキス（サプリメント）	—	—
うつ症状	リバスチグミン（認知機能改善薬）	—	2b
	メマンチン（認知機能改善薬）	—	1b
攻撃性／焦燥性興奮《しょうそうせいこうふん》	リスペリドン（非定型抗精神病薬）	—	Ⅱ
	カルバマゼピン（抗てんかん薬）	—	Ⅱ
行動異常	リバスチグミン（認知機能改善薬）	—	2b
	バルプロ酸（抗てんかん薬）	—	4
アパシー	ニセルゴリン（脳循環・代謝改善薬）	B	—
	アマンタジン（精神活動改善薬）	C1	Ⅱ
全般性精神症状（アパシー、うつ症状、行動異常など）	釣藤散《ちょうとうさん》（漢方薬）	—	Ⅱ
全般性行動・心理症状	抑肝散《よくかんさん》（漢方薬）	—	—

（『認知症疾患治療ガイドライン 2010』日本神経学会監修、「認知症疾患治療ガイドライン」作成合同委員会編、2010 より作成）

降圧薬の認知症予防効果

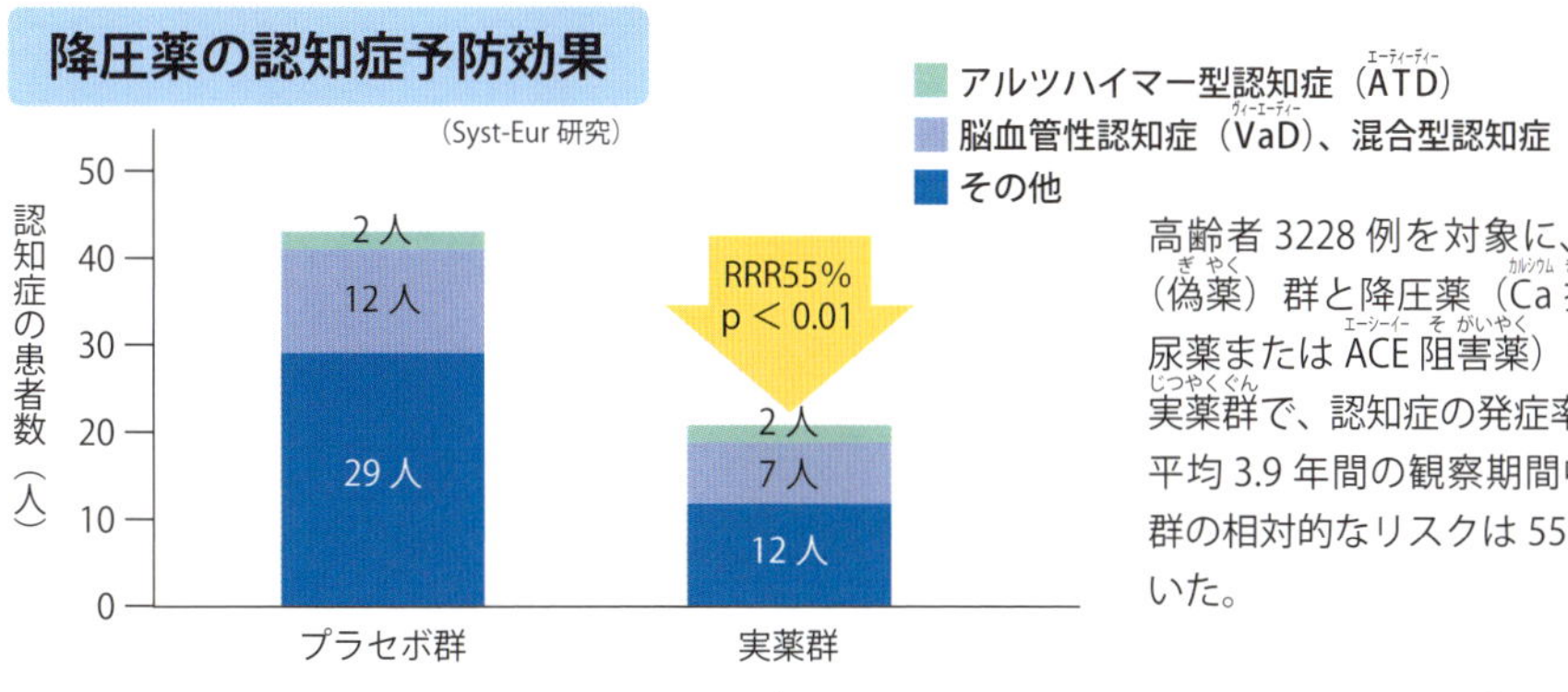

高齢者 3228 例を対象に、プラセボ（偽薬《ぎやく》）群と降圧薬（Ca《カルシウム》 拮抗薬《きっこうやく》＋利尿薬または ACE《エーシーイー》 阻害薬《そがいやく》）を投与する実薬群《じつやくぐん》で、認知症の発症率を調べた。平均 3.9 年間の観察期間中で、実薬群の相対的なリスクは 55%軽減していた。

（Forette F，Seux ML，Staessen JA，et al. 1998，2002 ／『EBM 精神疾患の治療』上島国利・三村 將・中込和幸・平島奈津子編、2011 より引用、一部改変）

歩行障害、意識障害を点滴治療で改善する

脳梗塞による神経細胞の壊死は、薬では治せない。しかし歩行障害などの身体症状は、点滴で改善することができる。

脳血管性認知症の薬物治療の流れ

歩行障害、意識障害の改善

前景化している歩行障害、意識障害をまず治療しなければ、中核症状、周辺症状も改善しない。歩行障害にはグルタチオン、せん妄《もう》や傾眠《けいみん》などの意識障害にはシチコリンが即効性がある

即効治療

点滴 グルタチオン 0～3600mg
シチコリン 0～2000mg

注射 シチコリン
1000～1500mg

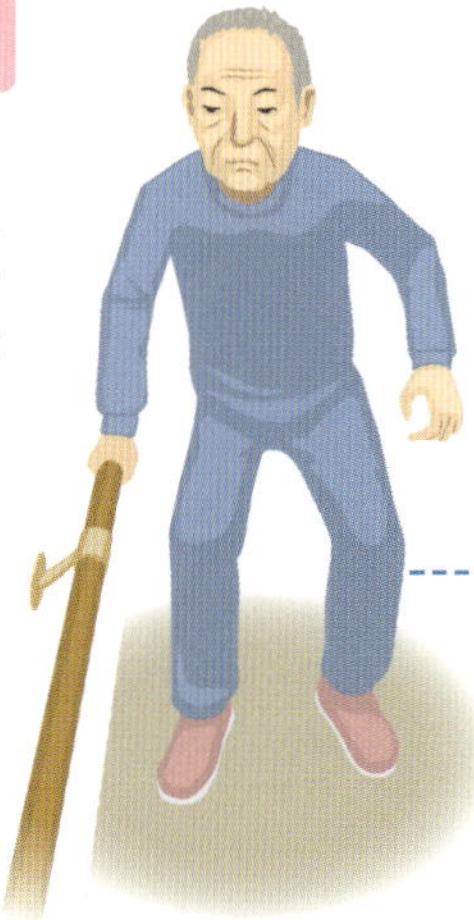

歩行障害では、両足を開いて歩く、ワイドベースが特徴

コウノメソッド

意識障害と陽性症状には即効性のある治療が不可欠

脳血管性認知症（VaD→P48）では、元気がなく、**抑うつ傾向**を示すことが多い。このようなケースはVs《ヴィーエス》タイプとし、**脳循《のうじゅん》環《かん》・代謝《たいしゃ》改善薬**の**ニセルゴリン**が第一選択薬となる。

一方、**易怒《いど》**や**暴力**など、**陽性症状**の強いVp《ヴィーピー》タイプは、**チアプリド**で陽性症状を抑えるのが基本となる。どちらのタイプも、再発を防ぐために、**抗血小板薬《こうけっしょうばんやく》**を併用する。

歩行障害には、**グルタチオン**の大量点滴が有効だ。即効性があり、注射後15分ほどで効果が現れる。持続期間は個人差が非常に大きいが、平均約４日間だという。せん妄《もう》などの意識障害には**シチコリン**が有効で、グルタチオンと併用することも多い。

VaDかATDか迷ったら症状だけみて治療する

脳血管性認知症では、認知機能が比較的保たれる一方、**感情失禁《かんじょうしっきん》**や**夜間せん妄**が多くみられる。

ただ、高齢になるほど、アルツハイマー型病変をともなうことが多い。そのため**脳血管性認知症**なのか、**脳血管障害を伴うアルツハイマー型認知症**（→P51）なのか、あるいは**混合型認知症**なのかという鑑別はむずかしい。

河野は、診断に迷ったときは、**症状**に合わせて処方すればよいという。これは、認知症診療全般に通じる、コウノメソッドの基本である。

画像から導き出される疾患と、実際の症状がかけ離れているときは必ず、症状で診断し、症状改善を最優先に処方していく。

中核症状、周辺症状の改善

意識がはっきりし、足元がふらつかなくなったら、脳循環《のうじゅんかん》・代謝《たいしゃ》改善薬や認知機能改善薬を使用。

	ニセルゴリン（脳循環・代謝改善薬）	アマンタジン（パーキンソン症候群治療薬）	ガランタミン（認知機能改善薬）
初回投与 1	5mg + 5mg + 5mg		
2	5mg + 5mg + 5mg	50mg + 50mg	
3	5mg + 5mg + 5mg	50mg + 50mg + 50mg	4mg + 4mg
4	5mg + 5mg + 5mg	50mg + 50mg + 50mg	8mg + 8mg
最大量 5	5mg + 5mg + 5mg		12mg + 12mg

Vs《ヴィーエス》タイプ（VaD simple）

中核症状	＋＋
陽性症状	−
陰性症状	−

ニセルゴリンだけで不十分なら、アマンタジンを追加。アルツハイマー型との合併も考慮し、ガランタミンを併用してもよい。

Vp《ヴィーピー》タイプ（VaD positive）

中核症状	＋＋
陽性症状	＋＋＋
陰性症状	−

チアプリドを最大量にしても効果が不十分なら、クロルプロマジンを投与。これが有効なら、チアプリドは中止する。糖尿病がなければ、クエチアピンも併用できる。

	チアプリド（脳循環・代謝改善薬）	クロルプロマジン（定型抗精神病薬）	クエチアピン（非定型抗精神病薬）
初回投与 1	50mg + 50mg		
2	50mg + 50mg + 50mg		
3	50mg + 50mg		
4		粉 6mg + 粉 6mg	
5		12.5mg + 12.5mg	粉 15mg + 粉 15mg

＋

血管因子の改善

抗血小板薬

クロピドグレルまたはシロスタゾール

サプリメント

ルンブルクスルベルス（商品名プロルベイン DR）

抗血小板薬《こうけっしょうばんやく》のほか、動脈《どうみゃく》硬化《こうか》改善作用が期待できるサプリメントを用いる。

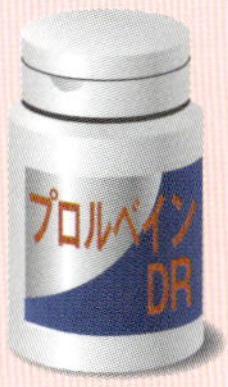

Column

エビデンスのあるサプリメントは迷わず活用を

コウノメソッドでは、赤ミミズの消化酵素《しょうかこうそ》を主成分とするプロルベイン DR と、フェルラ酸含有食品（商品名フェルガード）を積極的に推奨している。いずれも健康補助食品だが、認知症患者を対象とした明確なデータがある。

サプリメント全般を否定する医師が少なくないが、安全性や改善性の高いサプリメントもある。治療効果を高めるには、あらゆる手段を、医師は講じるべきであろう。

＊サプリメントは治療薬ではなく、保険適応も認められません。使用を検討する際には、専門医に相談してください

軽度認知障害（MCI）の薬物治療

認知機能改善薬をMCIに使うこともある

認知症への進展抑制のため、MCIの段階から認知機能改善薬を使う方法もある。コウノメソッドでは、サプリメントが推奨される。

一般的な薬物治療

より早期の処方、服用例が増えている

認知機能改善薬の**ドネペジル**は、軽度認知障害（MCI《エムシーアイ》↓P58）の段階でも、認知機能の改善効果が示されている。近年はとくに早期治療が重視されていることから、より早期の処方例が増えていくであろう。

しかし今のところ、**アルツハイマー型認知症**（↓P14）**への進行抑制効果**は、科学的に証明されていない。アポリポタンパクE・ε《イプシロン》4遺伝子（↓P22）保有者に対する進行抑制効果が報告されているものの、臨床現場での識別は困難である。

また、軽度認知障害の**背景疾患**は、アルツハイマー型以外にもさまざまなものがある。早期投与の際には、背景疾患や基礎疾患の十分な考慮が必要である。

エビデンスにもとづくMCIの薬物治療

認知機能改善薬の使用が検討されるが、科学的根拠は十分でなく、積極的な推奨ではない。女性ホルモンを補充するエストロゲン療法などは、かつては効果が期待されていたが、現在では、効果がないことが明らかになっている。

✕ 推奨できない

エストロゲン療法

➡ 認知症発症リスクが増加したという報告がある

NSAIDs《エヌセイズ》

➡ 予防、進行抑制効果が認められていない。心血管疾患、脳卒中が増加したという報告もある

使用を検討してもよい △

認知機能改善薬

- ドネペジル
- リバスチグミン
- ガランタミン

➡ 多少の効果がある可能性があるが、根拠があるとはいえない

ドネペジルの早期使用の効果

ドネペジル、プラセボ（偽薬《ぎやく》）、ビタミンEの効果を比較したもの。ドネペジルについては、服用から1年間は、アルツハイマー型認知症（ATD《エーティーディー》）への進展を抑える効果があった。

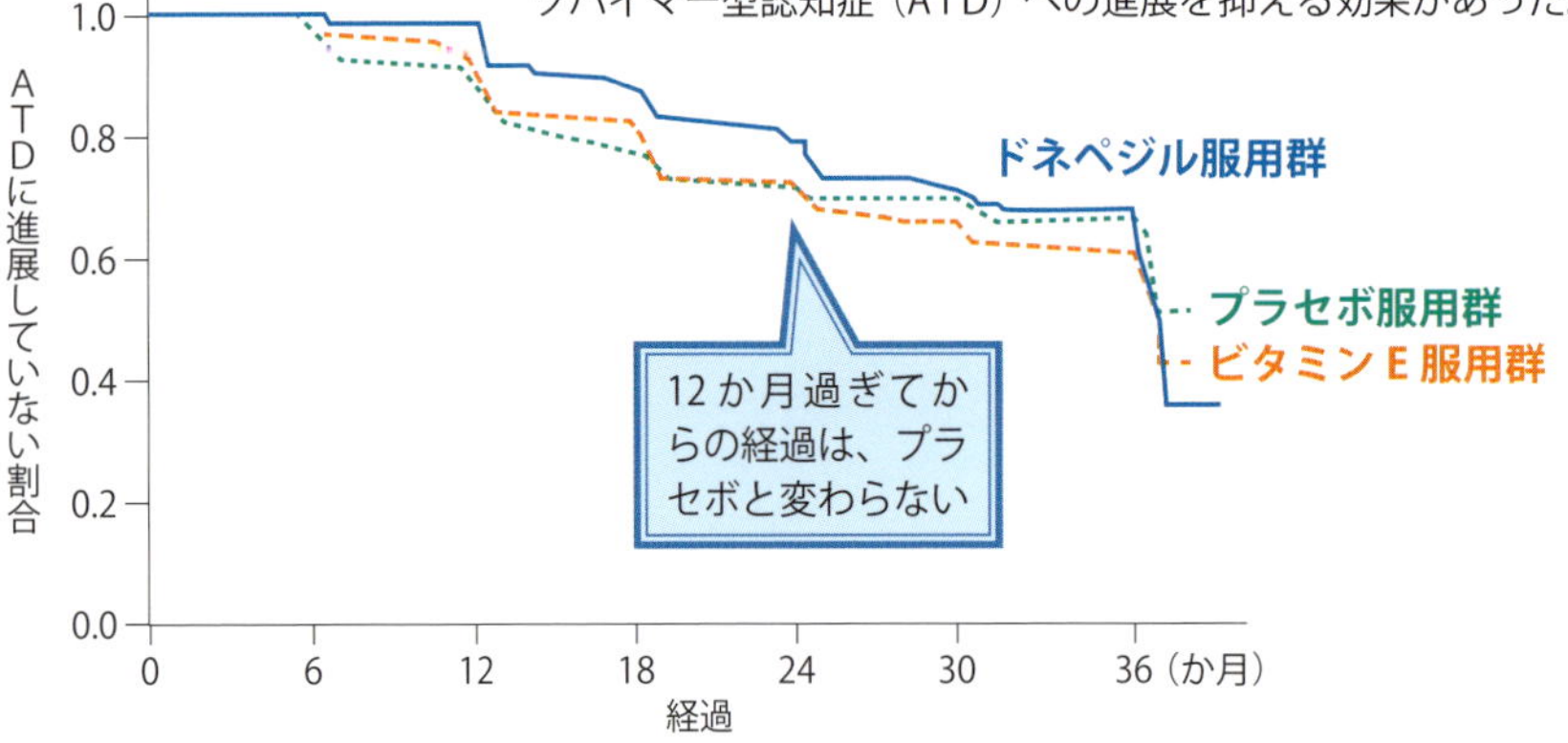

1.0
0.8
0.6
0.4
0.2
0.0
ATDに進展していない割合
0
6
12
18
24
30
36（か月）
経過
ドネペジル服用群
プラセボ服用群
ビタミンE服用群
12か月過ぎてからの経過は、プラセボと変わらない

（「AchE - Iによる治療はどこまで進歩したのか」中村 祐、2005より引用、一部改変）

コウノメソッド

ドネペジルを使うときは1・5㎎の低用量から

河野は、**ドネペジル**は軽度認知機能障害にも有用だが、規定量の5㎎では多すぎるとしている。

コウノメソッドでのアルツハイマー型認知症の平均維持量は3・6㎎である。**軽度認知障害**の場合はさらに**低用量**が望ましく、**1・5㎎**から開始し、約1か月経過をみる（ドネペジルチャレンジテスト→P61）。**ガランタミン**など、他の**認知機能改善薬**を用いる場合も、ごく低用量にとどめるのが基本である。

また、コウノメソッドでは、**フェルラ酸含有食品**の摂取を推奨している。

フェルラ酸含有食品は、脳内の活性酸素やアミロイドβ《ベータ》を減らすとともに、アセチルコリン分解酵素《ぶんかいこうそ》の活性を低下させる作用があるという。薬ではないものの認知症の改善効果が実証されており、軽度認知障害から認知症への進行抑制効果も示されている。軽度認知障害の背景疾患にかかわらず、有用だと考えられる。

コウノメソッドにおけるMCIの治療選択

フェルラ酸含有食品などの、サプリメントの摂取が推奨されている。
使用してみて反応がよければ、ドネペジルなどの認知機能改善薬も用いる。

○ 使用を推奨する

サプリメント

- フェルラ酸含有食品（商品名フェルガード）
  → 認知機能改善、悪化予防に有効
- ルンブルクスルベルス（商品名プロルベイン DR）
  → 動脈硬化《どうみゃくこうか》の予防、改善に有用

使用を検討してもよい △

認知機能改善薬

- ガランタミン
  → アセチルコリン以外の神経伝達物質（→ P20）をバランスよく増やす
- ドネペジル
  → MCI《エムシーアイ》かどうかの判別のために服用（ドネペジルチャレンジテスト）

フェルラ酸含有食品の、MCIへの影響

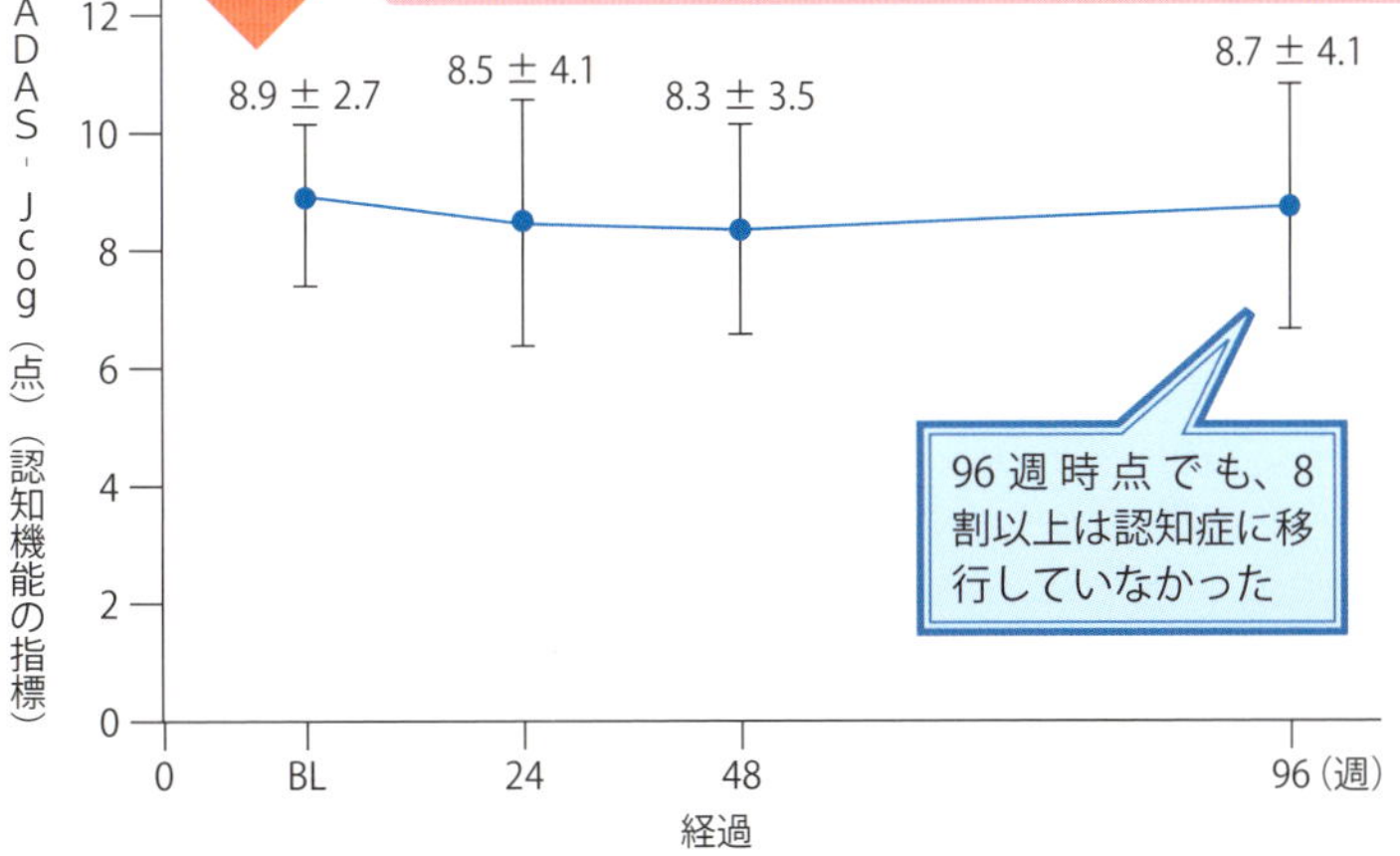
ADAS-Jcog（点）（認知機能の指標）
12
10
8
6
4
2
0
8.9 ± 2.7
8.5 ± 4.1
8.3 ± 3.5
8.7 ± 4.1
96週時点でも、8割以上は認知症に移行していなかった
0
BL
24
48
96（週）
経過

（「A pilot study of treatment with ferulic acid and angelica archangelica extract for cognitive impairment ― effects of delay on conversion from mild cognitive impairment to dementia ―」Takemi Kimura. 2014より作成）

フェルラ酸・ガーデンアンゼリカ抽出物（フェルガード100M）を1日3g摂取した結果、認知機能検査の得点は、96週後まで著しく低下せず、認知症への移行率も16.7％にとどまった。小規模研究ではあるが、ドネペジル以上に、長期にわたる進行抑制効果が認められている。

＊サプリメントは治療薬ではなく、保険適応も認められません。使用を検討する際には、専門医に相談してください

その他の認知症の薬物治療

レビー・ピック関連疾患にはリバスチグミンが効果的

主要な認知症以外では、薬物治療の研究がまだ十分でない。ただしコウノメソッドでは、推奨薬剤がほぼ確立されている疾患も多い。

一般的な薬物治療

精神症状を可能な限り薬でコントロールする

現在は、診断技術や治療法の進歩により、**“治療可能な認知症”**が明らかになっている。たとえば、正常圧水頭症《せいじょうあつすいとうしょう》（↓Ｐ66）や慢性《まんせい》硬膜《こうまく》下血腫《かけっしゅ》（↓Ｐ67）は、**手術**が有効だ。甲状腺機能低下症《こうじょうせんきのうていかしょう》（↓Ｐ68）などの全身疾患が原因の場合は、それらの治療により、認知症も回復可能である。

アルツハイマー型認知症（↓Ｐ14）などの主要な変性疾患の治療も、認知機能改善薬の登場により、新たな局面に突入した。

しかし、それ以外の変性疾患では、確立された治療法はないのが現状だ。**抗精神病薬**《こうせいしんびょうやく》などが使われているが、有効性は低い。筋萎縮性側索硬化症《きんいしゅくせいそくさくこうかしょう》（↓Ｐ64）も、有用な治療法はなく、対症療法のみとなっている。

ガイドラインの推奨薬剤＆対処法

進行性核上性麻痺《しんこうせいかくじょうせいまひ》（PSP《ビーエスピー》）

→ P63

エビデンスのある薬剤はない

エビデンスのある薬剤がなく、有用な治療法は確立されていない。コリンエステラーゼ阻害薬、三環系《さんかんけい》抗うつ薬（→ P137）、パーキンソン症候群治療薬のアマンタジンなどが用いられる。

大脳《だいのう》皮《ひ》質《しつ》基《き》底核《ていかく》変性症《へんせいしょう》（CBD《シービーディー》）

→ P62

コリンエステラーゼ阻害薬《そがいやく》に多少の可能性がある

非定型抗精神病薬《ひていけいこうせいしんびょうやく》（→ P126）やパーキンソン症候群治療薬が用いられるが、有効性は低い。コリンエステラーゼ阻害薬（→ P124）の有効性が示唆されているが、エビデンスはない。

クロツフェルト・ヤコブ病（CJD《シージェイディー》）

→ P68

候補薬はいくつもあるが治療抵抗性が高い

抗マラリア薬や神経細胞保護薬、中《ちゅう》枢性鎮痛薬《すうせいちんつうやく》など、候補薬は多くあるが、治療抵抗性が強く、確立された治療法はない。原因となるプリオンタンパクを抑える、低分子化合物や抗プリオン抗体なども研究中。

ハンチントン病（HD《エイチディー》）

→ P64

精神症状、舞踏運動《ぶとううんどう》には抗精神病薬《こうせいしんびょうやく》を使用

うつ、不安、易刺激性《いしげきせい》などの精神症状に、非定型抗精神病薬のオランザピンやリスペリドンなどの有効性が示されている。異常行動には、クエチアピンが有効との報告もある。

コウノメソッドにおける推奨薬剤

レビー・ピック関連疾患

進行性核上性麻痺（PSP）

→ P63

リバスチグミンに、覚醒作用の強いフェルラ酸を併用

大脳皮質基底核変性症と基本的には同じだが、フェルラ酸含有食品は「強」を使用。歩行障害にはグルタチオン大量点滴が効果的。

大脳皮質基底核変性症（CBD）

→ P62

リバスチグミンに、覚醒作用の弱いフェルラ酸を併用

認知機能改善薬のリバスチグミンと、フェルラ酸含有食品（弱）の併用が有効。また、パーキンソン症候群治療薬やクロルプロマジンを低用量、併用する。

レビー・ピックコンプレックス（LPC）

→ P37

レビーとピックとで症状の強いほうを優先

レビースコア（→P97）が高ければ、リバスチグミン、漢方薬の抑肝散《よくかんさん》、セレネースを使用。ピックスコア（→P98）が高ければ、ウインタミンとフェルラ酸含有食品（弱）を選択。アパシーにはシチコリン注射も有効。

石灰化を伴うびまん性神経原線維《しんけいげんせんい》変化病（DNTC《ディーエヌティーシー》）

→ P65

前景化している症状からLPC 症候群の処方で対応

フェルラ酸含有食品（弱）で、著しい効果を示すことがある。そのほか、リバスチグミン、パーキンソン症候群治療薬、クロルプロマジンなどで対応する。

嗜《し》銀《ぎん》顆《か》粒性《りゅうせい》認知症（AGD《エージーディー》）

→ P65

アルツハイマー型と同じ処方で対応

アルツハイマー型認知症と同様、認知機能改善薬を低用量で用いる。陽性症状が強ければ、定型抗精神病薬（→ P126）のクロルプロマジンを投与。フェルラ酸含有食品も有効。

クロイツフェルト・ヤコブ病（CJD）

→ P68

せん妄には抑肝散、歩行障害にはシチコリン注射

せん妄《もう》には、抑肝散が有効。シチコリン注射、抗てんかん薬、リバスチグミン、フェルラ酸含有食品などの効果も期待できる。

コウノメソッド

レビー小体型などの推奨薬を他疾患にも応用する

難治性の変性疾患でも、症状を重視するコウノメソッドの考え方は同様である。症状に応じて、きめこまかく処方することで、**陽性症状**（↓Ｐ１２７）の鎮静化とともに、**嚥《えん》下《げ》**や**歩行**などの**生活機能**を改善する。

進行性核上性麻痺《しんこうせいかくじょうせいまひ》や**大脳皮質基底核変性《だいのうひしつきていかくへんせい》症《しょう》**、**レビー・ピックコンプレックス**（ＬＰ《エルピー》Ｃ《シー》）には、抑制系薬剤の**クロルプロマジン**や、興奮作用が弱い**リバスチグミン**が第一選択となる。リバスチグミンは歩行改善作用もある。

フェルラ酸含有食品（↓Ｐ１４９）も有効だ。認知症の原因となる難病「多系統萎《たけいとうい》縮症《しゅくしょう》」にも、効果が期待できる。製品ごとに強弱があるが、陽性症状が強ければ弱を、そうでなければ強を選択する。

なお、特発性正常圧水頭症や甲状腺機能低下症、硬膜下血腫などは、〝治療可能な認知症〟だが、アルツハイマー型などとの合併も多い。原因疾患の治療で効果がなければ、認知機能改善薬の併用も検討する。

＊サプリメントは治療薬ではなく、保険適応も認められません。使用を検討する際には、専門医に相談してください

まだら認知症 54
街並失認《まちなみしつにん》 105
幻の同居人（症候群） 105, 120
慢性硬膜下血腫《まんせいこうまくかけっしゅ》 13, **67**, 87, 88

み
ミオクローヌス 68, 71
見捨てられ妄想 121
道順障害 105

む
無為 100, **112**, 126
無関心 63, 66, 116, **122**
無気力 **32**, 35, 63, 73, 127, 131, 136
無症候性虚血《むしょうこうせいきょけつ》 48
無反応 100, **112**, 126

め
迷走神経背側核《めいそうしんけいはいそくかく》 28
メマリー 125, 126
メマンチン **125**, 126, 130, 132, 135, 136, 143

も
妄想 34, 73, 100, 119, **120**, 122, 126, 131, 134, 136, 139
妄想性誤認 121
物盗られ妄想 26, 71, **120**
模倣行為 43

や
夜間せん妄 110, 146
薬剤過敏性 **31**, 35, 97, 138
薬剤性パーキンソニズム 137

ゆ
夕暮れ症候群 111, 135

よ
葉酸欠乏 68
葉性《ようせい》出血 51
抑うつ 27, **116**, 131, 146

ら
ラクナ梗塞《こうそく》 **48**, 86, 144

り
リバート 59
リバスタッチ 124, 126
リバスチグミン **124**, 126, 130, 132, 135, 136, 138, 145, 148, 150
リン酸化タウ 95

る
類音的錯読《るいおんてきさくどく》 45
ルーティン化療法 141

れ
レビー小体《しょうたい》 28, **30**, 36, 65
レビー小体型《しょうたいがた》認知症 **28**, 30, 32, 34, 36, 136, 138
レビー小体病《しょうたいびょう》 31
レミニール 124, 126
レム睡眠時行動障害 **34**, 110, 113, 136

ろ
老人斑《ろうじんはん》 14, **16**, 19, 22, 36, 130

欧文索引

A
AGD（argyrophilic grain disease） 13, 60, **65**, 151
ALS（amyotrophic lateral sclerosis） 13, 64
ApoE 22, 93
APP 16, 22
applause sign 73
ATD（Alzheimer-type dementia） **14**, 16, 18, 20, 22, 24, 26, 130, 132, 134

B
BPSD（behavioral and psychological symptoms of dementia） **100**, 127, 136
brain tumor 67

C
CADASIL 53
CBD（corticobasal degeneration） 13, **62**, 71, 142, 150
CDR（clinical dementia rating） 59
CDT 76, 96
CJD（Creutzfeldt-Jakob disease） 13, **68**, 71, 150
CSH（chronic subdural hematoma） 67
CT（検査） 71, 82
CVD 48, 51

D
DLB（dementia with Lewy bodies） **28**, 30, 32, 34, 36, 136, 138
DNTC（diffuse neurofibrillary tangles with calcification） 13, **65**, 151
DSM-5 24, 70

F
FAST分類 27
FDG-PET 92
FTD（frontotemporal dementia） 38, 42
FTLD（frontotemporal lobar degeneration） **38**, 140, 142

G
GABA 112
GBA 32
GDS-S-J 80

H
HD（Hungtinton's disease） 13, **64**, 71, 150
HDS-R 61, **74**, 96
H/M比 91

I
IADL尺度 109
ICD（-10） 24, 70
iNPH 66

L
logopenic PPA 47

M
MCI（mild cognitive impairment） 10, **58**, 60, 71, 92, 148
MIBG心筋シンチグラフィ 91
MRA（MRアンギオグラフィ） 88
MRI 71, 88

N
NMDA受容体拮抗薬《きっこうやく》 125
NIA-AA 24
NINCDS-ADRDA 24
NINDS-AIREN 48, 52
NPH（normal pressure hydrocephalus） 13, 66
NPI（neuropsychiatric inventory）-Q 122

P
PD（Parkinson's disease） **31**, 36, 97
PDD（Parkinson's disease with dementia） 31
PET検査 92
PNFA（progressive nonfluent aphasia） 38, **46**, 142
PPA 47
PSEN 22
PSP（progressive supranuclear palsy） 13, **63**, 71, 142, 150

R
RBD **34**, 110, 113, 136

S
SD（semantic dementia） 38, **44**, 47, 115, 142
SD-NFT 65
SNCA 32
SNRI 137
SPECT検査 90
SSRI 134, **137**, 140

V
VaD（vascular dementia） **48**, 50, 52, 54, 144, 146

タウタンパク…**18**, 23, 30, 62, 65, 130

ダウン症候群……22

多幸……122

タップテスト……66, 95

脱抑制《だつよくせい》……**41**, 43, 110, 112, 115, 119, 122, 131, 140

多動……26, 100, **110**

多《た》発梗塞性《はつこうそくせい》認知症……48, 50

タングル……18, 41

淡蒼球《たんそうきゅう》……63, 64

ち

地誌的見当識……104

地誌的失見当《しつけんとう》……106

着《ちゃく》衣《い》失行《しっこう》……96, 107

注意障害……55, 104

中核症状……35, 42, 44, 46, **100**, 124, **126**, 130, 132, 136, 147

中脳《ちゅうのう》……**9**, 28, 31

聴覚《ちょうかく》野《や》……9, 103

超《ちょう》皮《ひ》質性感覚性失《しつせいかんかくせいしつ》語《ご》……107

陳述記憶……102

て

低灌流性《ていかんりゅうせい》VaD……48, 50

定型うつ病……80

定型抗精神病薬……**126**, 134, 142

手続き記憶……102, 141

転導性《てんどうせい》……111

と

島《とう》……**112**, 115, 116

盗害妄想……120

頭頂葉《とうちょうよう》……**8**, 14, 62, 74, 84, 89

糖尿病……22, 52

頭部外傷……22, 67

動脈硬《どうみゃくこう》化《か》……52

特発性正常圧水頭症《とくはつせいせいじょうあつすいとうしょう》……66

時計描画検査……76, 96

ドネペジル……61, **124**, 126, 130, 132, 134, 136, 148

ドパミン……**21**, 29, 31, 32, 112, 120, 138

取り繕い反応……26

な

内側中隔核《ないそくちゅうかくかく》……21, 118

に

二次性認知症……8, **13**, 66

乳頭体《にゅうとうたい》……9, 68

ニューロピルスレッド……19

ニューロン……18

尿検査……95

尿失禁……66

認知機能……**8**, 24, 34, 59, 61, **74**, 100, 128, 130, 138, 144

認知機能改善薬……59, **124**, 126, 130, 132, 134, 136, 140, 145, 148

認知機能障害……**32**, 54, 58, 71, 136, 139

認知症を伴うパーキンソン病…31

ね

寝たきり……35

の

脳アミロイド・アンギオパチー……51

脳幹《のうかん》……**8**, 28, 31, 120

脳血管障害……9, **48**, 51, 54, 71, 83, 144

脳血管障害を伴うアルツハイマー型認知症……**51**, 86, 146

脳血管性認知症……**48**, 50, 52, 54, 86, 144, 146

脳梗塞《のうこうそく》……**48**, 53, **86**, 88, 144

脳出血……48, 53

脳腫瘍《のうしゅよう》……13, **67**, 87

脳梁《のうりょう》……**9**, 14, 40, 87

ノルアドレナリン……21

ノルアドレナリン神経系……118

ノルエピネフリン……112

は

パーキンソニズム……**28**, **34**, 36, 62, 136, 138

パーキンソン病……28, **31**, 36, 97

肺炎……35

バイオマーカー……95

徘徊《はいかい》‥26, 100, 105, **110**, 118, 126, 132

排尿障害……35, 114

迫害妄想……120

白質《はくしつ》……**9**, 48, 82

歯《は》車様筋《ぐるまようきん》固《こ》縮《しゅく》……73

発汗……35

発語……46

発話……39, **46**, 73

バビンスキー徴候……52

反響言語……43, 107

反社会的行動……43

半側《はんそく》空間無視……104

判断力障害……27, 100, 104, **108**, 126

ハンチントン病……13, **64**, 71, 87, **150**

反道徳的行為……71

反復行動……111

ひ

被刺激性亢進……98

皮《ひ》質《しつ》下《か》血管性認知症……48

ビタミン欠乏症……94

ビタミンB_{12}欠乏症……13, 68

ビタミンB_1欠乏症……68

非陳述記憶……102

ピック化……45, 142

ピック球……40

ピック小体《しょうたい》……40

ピック病……**40**, 42, 142

非定型うつ病……80

非定型抗精神病薬……**126**, 134, 136, 143, 145

表現促進現象……64

病識……**26**, 38, 46, 72, 96, 117, 121

ビンスワンガー病……**48**, 86, 144

頻尿……114

ふ

不安……27, 64, 68, 100, 110, **118**, 121, 122, 126, 131, 134

復唱障害……47

不潔行為……26, 100, **114**, 126

不《ふ》随《ずい》意《い》運動《うんどう》……64

物体失認《ぶったいしつにん》……44

舞踏運動……64, 150

不眠……73, **80**, **117**, 127, 132

プリオン……68

プレセニリン……22

ブローカ失語《しつご》……107

へ

弁蓋《べんがい》部《ぶ》……38

扁桃体《へんとうたい》……**9**, 14, 43, 65, 112, 121

便秘……**34**, 114, 136

ほ

膨化……41

暴言……35, 100, **112**, 118, 126

暴力……35, 100, **112**, 118, 126, 134, 146

歩行困難……35

歩行障害……**28**, **54**, 62, 66, 68, 72, **139**, 142, 146, 151

保持的行動……111

保続……75

ま

迷子……26, 96, 105, **110**

マイネルト基《き》底核《ていかく》……21, 118

- 後方連合野《こうほうれんごうや》……41
- 硬膜下血腫《こうまくかけっしゅ》……71, 84
- 語義失語《ごぎしつご》……**44**, 73, 98, **107**
- 黒質《こくしつ》……28
- 固縮……34, 72
- 語性錯語《ごせいさくご》……45
- 語想起障害……107
- 誤認……100, 126
- 誤認妄想……35
- 孤発性……**22**, 32, 43
- 孤発性アルツハイマー型認知症……23
- コリンエステラーゼ阻害薬……**124**, 126, 130, 136, 145, 150
- コリン作動性ニューロン……21, 124
- コルサコフ症候群……68
- 混合型認知症……**51**, 52, 86, 146
- コンバート……59

さ

- 錯語……43
- サプリメント……127, 147
- 三環系《さんかんけい》抗うつ薬……32, 137

し

- 視覚失認《しかくしつにん》……106, 115
- 時間的見当識……104
- 嗜銀顆粒性《しぎんかりゅうせい》認知症……13, 39, 60, **65**, 88, 93, 151
- 時刻表的生活……43, 111
- 脂質異常症……52
- 視床《ししょう》……**9**, 14, **49**, 116
- 視床下部《ししょうかぶ》……9, 68
- ジストニア……62
- 姿勢反射障害……63
- 肢節運動失行《しせつうんどうしっこう》……107
- 失外套症候群《しつがいとうしょうこうぐん》……26
- 失禁……54
- 失見当《しつけんとう》……104
- 失語《しつご》……26, 50, 62, 67, 73, 100, **106**, 118, 126
- 失行《しっこう》……26, 62, 67, 73, 100, **106**, 118, 126
- 実行機能障害……27, 55, 66, 100, **108**, 114, 126
- 失書《しっしょ》……46
- 実体意識性……120
- 失読《しつどく》……46
- 嫉妬妄想……35, 121
- 失認《しつにん》……26, 45, 62, 73, 100, **106**, 118, 126
- 失文法《しつぶんぽう》……46
- 失名辞《しつめいじ》……46
- シナプス……16, 30
- 自発性……38, 43, 48, 54, 63, 64, **116**
- 嗜眠《しみん》……97, 135
- シャドーイング……98
- シャント手術……66, 95
- 周徊《しゅうかい》……43, 110
- 重症度……59, 122
- 周辺症状……26, 35, **100**, 122, **126**, 131, **134**, 136, 140, 147
- 周遊……111
- 出血性認知症……48
- 腫瘍《しゅよう》……66
- 消化管運動障害……136
- 小血管性《しょうけっかんせい》認知症……48
- 使用行為……43
- 焦燥……100, 110, **118**, 126
- 焦燥性興奮……**119**, 134, 145
- 常同行動……42, 44, 110, 140
- 衝動性……98, 110
- 常同的周遊……43
- 常同的食行動(異常)……43, 111
- 小脳《しょうのう》……8
- 食行動異常……43, 44, 98, 100, **114**, 126
- 食欲低下……68, 80, **116**, 135, 139
- 食欲不振……115
- 人格(の)変化……26, **42**, 45, 73
- 神経原線維《しんけいげんせんい》変化……14, **18**, 22, 36, 62, 65, 130
- 神経原線維変化優位型認知症……60, 65, 93
- 神経細胞……**8**, 16, 18, 30, 41, 62
- 神経伝達物質……16, **20**, 112, 118
- 神経毒性……17
- 神経変性性(の)認知症……13, **62**, 83
- 神経保護薬……**124**, 126, 130
- 進行性核上性麻痺《しんこうせいかくじょうせいまひ》……13, 39, 46, 60, **63**, 71, 72, 89, 142, 150
- 進行性非流暢性失語《しんこうせいひりゅうちょうせいしつご》……13, 39, **46**, 85, 98, 141, 142
- 身体症状……28, **73**, 117, 134, 136
- 診断基準……24, 32, 42, 44, 46, 52, 58, **70**, 96
- 心理症状……50, **100**, 116, 126, 134, 145

す

- 髄液《ずいえき》……66, 89, **95**
- 髄液《ずいえき》検査……73, 94
- 錐体外路《すいたいがいろ》症状……71
- 睡眠障害……28, 32, **35**, **113**, 116, 134
- 頭痛……67, **80**, 117

せ

- 性格(の)変化……71, 100, **108**, 126
- 生活習慣病……22, 52
- 性行動異常……100, 126
- 正常圧水頭症《せいじょうあつすいとうしょう》……13, **66**, 71, 84, 88, 94
- 青斑核《せいはんかく》……28, 118
- 脊髄《せきずい》……64
- 石灰化を伴うびまん性神経原線維《しんけいげんせんい》変化病……13, **65**, 87, 151
- セロトニン……**21**, 112, 140
- 線条体《せんじょうたい》……64, 115
- 前頭眼窩部《ぜんとうがんかぶ》……**39**, 112, 115, 116
- 前頭側頭型《ぜんとうそくとうがた》認知症……**40**, 42, 140, 142
- 前頭側頭葉変性症《ぜんとうそくとうようへんせいしょう》……**38**, 140, 142
- 前頭葉《ぜんとうよう》……**9**, 13, 37, 38, **40**, 42, 45, 74, 76, 85, 112
- 前頭葉穹窿面《ぜんとうようきゅうりゅうめん》……39
- 前頭連合野《ぜんとうれんごうや》……9, **103**, 108
- せん妄……8, 32, 50, 71, **80**, 86, 110, 139, 151

そ

- 巣《そう》症状……55
- 総タウ……95
- 相貌失認《そうぼうしつにん》……44, 106
- 即時記憶……102
- 側頭葉《そくとうよう》……**9**, 13, 14, 38, 40, 44, 63, 85, 103
- 側脳室……**14**, 37, **40**, **49**, 82, 85, 87, 88
- 続発性正常圧水頭症《ぞくはつせいせいじょうあつすいとうしょう》……66

た

- 第三脳室《だいさんのうしつ》……37, 49, 63, **83**, 88
- 体性感覚野《たいせいかんかくや》……103
- 滞続言語《たいぞくげんご》……43
- 滞続書字《たいぞくしょじ》……76
- 大脳《だいのう》……8
- 大脳基底核《だいのうきていかく》……**14**, 41, **49**, 63, 64, 116
- 大脳皮質《だいのうひしつ》……**8**, 10, 14, 28, 31, 62
- 大脳皮質基底核変性症《だいのうひしつきていかくへんせいしょう》……13, 39, 46, **62**, 71, 87, 142, 150
- 大脳辺縁系《だいのうへんえんけい》……**9**, 14, 41, 103
- タウオパチー……18, 62

認知症の事典　INDEX

＊太字は、詳しくとり上げているページをさしています。

和文索引

あ

アセチルコリン……**20**, 29, 32, 112, 120, 124, 130, 137, 138

アセチルコリン神経系……118, 145

アテローム性動脈硬化《どうみゃくこうか》……51

アパシー……27, 48, 54, 63, 64, 73, 100, 113, **116**, 122, 126, 145

アポリポタンパクE遺伝子……22

アミロイドイメージング……92

アミロイドカスケード仮説……19

アミロイド線維……17

アミロイドβ……**16**, 19, 23, 30, 36, 51, 58, 93, 95, 130

アミロイドβオリゴマー……16

アミロイドPET……92

アリセプト……124, 126

アルツハイマー型認知症……**14**, 16, 18, 20, 22, 24, 26, 130, 132, 134

αシヌクレイン……30, 65

αシヌクレイン遺伝子……32

い

イクセロン……124, 126

意識障害……**34**, **113**, 138, 146

意識レベル……55, 73

易刺激性……64, 119

異常行動……48, 122

一次視覚野《いちじしかくや》……28, **103**, 120

遺伝子……22

遺伝性……53

易怒《いど》……37, **43**, 112, 122, 127, 135, 146

意味記憶……102

意味性認知症……13, 38, **44**, 47, 73, 85, 87, 98, 115, 141, 142

飲酒……67, 94

う

ウェルニッケ脳症……68

うつ……32, 35, 64, 73, 80, 86, 100, 113, **116**, 122, 126, 134, 136, 139, 145

うつ病……55, 71, **80**, 116, 135

うつ病性仮性認知症……32

運動性失語《しつご》……107

運動ニューロン疾患（型）……40, 64

運動麻痺……115

え

エピソード記憶……44, **102**, 141

遠隔記憶……102

遠隔記憶障害……26

嚥下《えんげ》障害……**35**, 63, 97, 115, 134

か

介護抵抗……37, **118**, 127, 128, 135

概日《がいじつ》リズム（障害）……111

外側溝《がいそくこう》……**14**, 41, 82, 85, 88

改訂長谷川式簡易知能評価スケール……74

海馬《かいば》……**9**, 10, 12, 14, **19**, **83**, **84**, **103**, 116

灰白質《かいはくしつ》……9, 68

海馬硬化《かいばこうか》……60

海馬傍回《かいばぼうかい》……14

鏡徴候……26, 105

過食……98, **115**, 127, 140

仮性球麻痺《かせいきゅうまひ》……52, 55

仮性認知症……32, 80

家族性アルツハイマー型認知症……22

片麻痺《かたまひ》……67

カプグラ症候群……105

ガランタミン……**124**, 126, 130, 132, 135, 136, 138, 143, 147, 148

顆粒空胞変性《かりゅうくうほうへんせい》……19, 41

考え不精……42

感覚野……103

眼球運動障害……62

環境依存症候群……43

喚語《かんご》困難……**27**, 45, 47

喚語《かんご》障害……107

感情失禁……55, 146

感染症……9, 54

観念運動性失行《しっこう》……107

観念性失行《しっこう》……107

き

記憶……74, 102

記憶障害……14, 21, 24, 26, 29, 34, 54, 70, 73, 100, **102**, 118, 121, 124, 126, 130, 138

偽性認知症……71

記銘力障害……71

嗅覚障害……29

境界域梗塞《きょうかいいきこうそく》……50

共感性……43

強制泣き・笑い……55

強制把握……43, 73

橋中脳被蓋複合体《きょうちゅうのうひがいふくごうたい》……21, 118

強迫行動……43, 110

強迫的音読……43

鏡像動作……43

起立性低血圧……34, 136

筋萎縮性側索硬化症《きんいしゅくせいそくさくこうかしょう》……13, 64

筋強剛……62

近時記憶……102

近時記憶障害……27, 54

く

クモ膜下《まくか》出血……53

グリオーシス……18

クロイツフェルト・ヤコブ病……13, **68**, 71, 88, 150

け

軽度認知障害……10, 24, 27, **58**, **60**, 71, 93, 148

傾眠……28, 35

けいれん発作……67

血圧……53

血液検査……70, 73, **94**, 96

血腫《けっしゅ》……67, 87

幻覚……48, 71, 73, 100, **120**, 122, 126, 134, 136

言語障害……43, 64

幻視……8, 28, 34, **120**, 138

倦怠感……68

幻聴……71, 120

見当識障害……10, 14, 26, 54, 100, **104**, 110, 114, 118, 126

原発性進行性失語《げんぱつせいしんこうせいしつご》……47

健忘失語《けんぼうしつご》……43, 107

こ

降圧薬……**53**, 134, 144

抗うつ薬……126, 134, 137, **140**

構音障害……**54**, 63, 64, 68

交感神経障害……91

攻撃性……145

攻撃的行動……119

高血圧……23, 52

高次脳機能障害……26, 106

甲状腺《こうじょうせん》機能低下症……13, **68**, 72, 94

構成課題《こうせいかだい》……73

構成失行……107

抗精神病薬……**128**, 134, 136, 150

向精神薬……**126**, 128, 132, 143

行動異常……**45**, 64, 145

行動症状……**100**, 126, 134, 141

後頭葉《こうとうよう》……**8**, 12, 92

口部失行《こうぶしっこう》……46

興奮……26, **112**, 122, 134, 140

「認知症に対するフェルガードの臨床効果」
小黒浩明・石原正樹・山口修平、神経治療学 2013；30(5)：675

「認知症にみられる睡眠障害」
河野公範・長濱道治・堀口 淳、Geriatric Medicine 2013；51 (11)：1179-1183

「認知症の危険因子と予防療法」
里 直行、臨床神経学 2012；52（11）：968-970

『認知症の正しい理解と包括的医療・ケアのポイント 第２版　快一徹！　脳活性化リハビリテーションで進行を防ごう』山口晴保編著、佐土根 朗・松沼記代・山上徹也、2010（協同医書出版社）

「認知症の BPSD」
高橋 智、日本老年医学会雑誌 2011；48（3）：195-204

「認知症の BPSD の薬物治療：精神科からの
メッセージ」
橋本 衛、臨床神経学 2011；51（11）：857-860

『認知症ハンドブック①　認知症の診断〈改訂版〉
アルツハイマライゼーションと時計描画検査』
河野和彦、2010（フジメディカル出版）

「脳血管性痴呆の病理」
山之内 博、Modern Physician 1998；18（4）：393-396

『脳卒中治療ガイドライン 2009』
篠原幸人・小川 彰・鈴木則宏・片山泰朗・木村彰男編、2009（脳卒中合同ガイドライン委員会）

「脳肉眼観察でここまで鑑別できる」
吉田眞理、臨床神経学 2013；53（11）：919-922

「脳の老化の神経病理学」
村山繁雄・初田裕幸・足立 正・舟辺さやか・杉山美紀子・坂田増弘・齊藤祐子、分子精神医学 2010；10（2）：100-104

「パーキンソン病と関連疾患（進行性核上性麻痺・大脳皮質基底核変性症）の療養の手引き」
厚生労働科学研究費補助金難治疾患克服研究事業
神経変性疾患に関する調査研究班著、2005

「パーキンソン病の原因を追って」
水野美邦、順天堂医学 2006；52（2）：152-162

「パーキンソン病の病因究明と治療へのチャレンジ」
望月秀樹、順天堂医学 2005；51（1）：18-24

「Hypothetical model of dynamic biomarkers of the Alzheimer's pathological cascade」
Jack CR Jr, et al. The Lancet Neurology 2010；9（1）：119-128

「BPSD の薬物療法の実際　攻撃性・焦燥性興奮・問題行動に対する治療を中心に」
木村修代・数井裕光・武田雅俊、脳 21 2004；7（2）：172-176

「皮質下血管性認知症の診断と治療」
冨本秀和、臨床神経学 2010；50（8）：539-546

『ピック病の症状と治療
コウノメソッドで理解する前頭側頭葉変性症』
河野和彦、2013（フジメディカル出版）

「病理学的多様性――生理的加齢と病的加齢――」
坂田増弘・水谷俊雄・天野直二、老年精神医学雑誌 1998；9 (10)：1155-1163

「プレセニリン変異と家族性アルツハイマー病」
東海林幹夫、脳 21 2012；15（4）：423-429

『プロメテウス解剖学アトラス　頭部／神経解剖』
Michael Schünke, Erik Schulte, Udo Schumacher、坂井建雄・河田光博監訳、2009（医学書院）

「Frontotemporal lobar degeneration —変遷する病理学的概念と定型的臨床徴候—」
福井俊哉、老年期認知症研究会誌 2012；19（2）：33-37

「変性性の軽度認知障害・認知症における高次脳機能障害の病態解明に関する研究」川合圭成、厚生労働省 長寿医療研究開発費平成 25 年度　総括研究報告

「有病率：どこまで増える認知症」
朝田 隆、臨床神経学 2012；52：962-964

「4 大認知症の BPSD の特徴」
長濱康弘、認知症の最新医療 2013；3（2）：68-73

「リン酸化 α シヌクレインとドパミンの相乗的細胞毒性に関する研究」
菅野直人、文部科学省 科学研究費補助金研究成果報告書 2011

『臨床神経病理学　—基礎と臨床—』
水谷俊雄、2013（西村書店）

「Lewy 小体型痴呆研究の進歩」
小阪憲司、日本老年医学会雑誌 2005；42（5）：475-482

「レビー小体型痴呆と神経原線維変化型痴呆」
小阪憲司、Geriatric Medicine 2004；42（9）：1240-1248

『レビー小体型認知症　即効治療マニュアル』
河野和彦、2011（フジメディカル出版）

「レビー小体型認知症の方の薬剤過敏性について
注意すること」井関栄三、CLINICIAN 2014；634：1251-1254

「レビー小体と関連疾患」
大塚成人、昭和医学会雑誌 2012；72（1）：70-81

「レム睡眠行動異常症」
野沢胤美、臨床精神医学 2014；43（7）：1025-1032

「老年期の幻覚妄想と認知症」
入谷修司・池田研二、老年期認知症研究会誌 2010；17：125-127

「大脳皮質基底核変性症における嗜銀性顆粒の検討」

吉田眞理、新潟大学脳研究所「脳神経病理標本資源活用の先端的共同研究拠点」共同利用・共同研究報告書、2013

「タウオパチーと精神症状
DNTC の臨床病態を中心に」羽渕知可子・入谷修司、老年期認知症研究会誌 2012；19（6）：101-103

「タウオパチーの神経病理」

吉田眞理、Cognition and Dementia 2008；7（2）：117-126

『タンパク質科学イラストレイテッド』

竹縄忠臣編、2005（羊土社）

『DSM-5　精神疾患の診断・統計マニュアル（日本語版）』
American Psychiatric Association、日本精神神経学会 日本語版用語監修、髙橋三郎・大野 裕監訳、染谷俊幸・神庭重信・尾崎紀夫・三村 將・村井俊哉訳、2014（医学書院）

「TDP-43 and FUS/TLS：emerging roles in RNA processing and neurodegeneration」
Clotilde Lagier-Tourenne，Magdalini Polymenidou，Don W. Cleveland，Human Molecular Genetics 2010；19（1）：R46-R64

「Disease animal models of TDP-43　proteinopathy and their pre-clinical applications.」
Yu-Chih Liu，Po-Min Chiang，Kuen-Jer Tsai，International Journal of Molecular Science 2013；14：20079-20111

「糖尿病とアルツハイマー病における
相互的な病態修飾機序の解明」
武田朱公・里 直行・楽木宏実・森下竜一、肥満研究 2010；16（3）：192-195

「糖尿病と認知症」田村嘉章・荒木 厚・井藤英喜、Geriatric Medicine 2014；52（7）：761-766

「糖尿病と認知症の疫学―久山町研究より」
清原 裕、医学のあゆみ 2014；249（6）：511-515

「頭部疾患における画像所見と撮影法（CT 編）」
平野 透、日本放射線技術学会雑誌 2005；61（3）：319-334

「特発性正常圧水頭症」

桑名信匡、お茶の水醫學雑誌 2013；61（4）：329-341

「特発性正常圧水頭症（iNPH）―その診断と治療の最前線―」貝嶋光信、老年期認知症研究会誌 2012；19（1）：8-12

『特発性正常圧水頭症診療ガイドライン［第2版］』

日本正常圧水頭症学会・特発性正常圧水頭症診療ガイドライン作成委員会編、2011（メディカルレビュー社）

「Donepezil and memantine for moderate-to-severe Alzheimer's disease.」
Robert Howard et al.，The NEW ENGLAND JOURNAL of MEDICINE 2012；366（10）893-903

「なぜ，認知症の早期診断は必要なのか？ ―アルツハイマー病とレビー小体型認知症 up to date―」

本井ゆみ子・服部信孝、順天堂医学 2008；54（4）：511-515

『Navigate〈神経疾患〉』石橋賢一、2013（医学書院）

『日常診療に必要な認知症症候学』
池田 学編著、2014（新興医学出版社）

「2　認知症の病理 ―ふたつの非アルツハイマー型変性認知症について―」
高橋 均、新潟医学会雑誌 2007；121（8）：437-441

「2．フェルラ酸の抗認知症作用」

中村重信、ビタミン 2009；83（5/6）：305-306

「日本語版 Mini-Mental State Examination-Aino の重症度判別基準」

小海宏之・朝比奈恭子・岡村香織・石井辰二・東 真一郎・吉田 祥・津田清重、藍野学院紀要 2000；14：59-66

「日本における主要な臨床検査項目の
共用基準範囲案 ―解説と利用の手引き―」
日本臨床検査標準化協議会・基準範囲共用化委員会編、2014

「Neuropathology of mild cognitive impairment」
Saito Y，Murayama S，Neuropathology 2007；27：578-584

「認知機能評価バッテリー」

杉下守弘、日本老年医学会雑誌 2011；48（5）：431-438

『認知症疾患治療ガイドライン 2010』

日本神経学会監修、「認知症疾患治療ガイドライン」作成合同委員会編、2010（医学書院）

「認知症周辺症状に対するフェルラ酸の使用経験」

杉本英造、京都医学会雑誌 2010；57（1）：81-83

「認知症診断に必要な記憶障害の臨床」
池田 学、老年期認知症研究会誌 2010；17：57-60

「認知症性疾患の画像・病理対応」

德丸阿耶・齊藤祐子・村山繁雄、Cognition and Dementia 2013；12（1）：19-26

『認知症早期発見のための CDR 判定ハンドブック』

目黒謙一、2008（医学書院）

「認知症―超高齢社会の新しい糖尿病合併症」

井藤英喜、老年期認知症研究会誌 2011；18：93-95

『認知症治療のベストアンサー
～コウノメソッドによる王道処方～』
河野和彦、2013（中外医学社）

「認知症における局所灰白質密度，
脳血流低下の比較検討」
互 健二・川崎敬一・吉岡雅之・石川雅智・村上舞子・鈴木正彦・橋本昌也、脳循環代謝 2012；23（2）：1-7

「認知症におけるフェルガード（フェルラ酸）の
臨床効果」
小黒浩明・石原正樹・山口修平、神経治療学 2012；29（5）：669

『高次脳機能障害学　第2版』石合純夫、2012（医歯薬出版）

『コウノメソッドでみる認知症 Q&A』
河野和彦、2014（日本医事新報社）

『コウノメソッドでみる認知症処方セレクション』
河野和彦、2013（日本医事新報社）

『コウノメソッドでみる認知症診療』
河野和彦、2012（日本医事新報社）

『コウノメソッド流 臨床認知症学』
河野和彦、2015（日本医事新報社）

「高齢者の幻覚・妄想」
古茶大樹、日本老年医学会雑誌 2012；49（5）：555-560

「高齢者の脳」
髙尾昌樹・村山繁雄、老年精神医学雑誌 2013；24(1)：26-34

「孤発性パーキンソン病の病因：
リスク遺伝子と環境因子」
髙橋良輔・川又 純・竹内啓喜、臨床神経学 2009；49(11)：885-887

『今日の治療薬（2014 年版）』
浦部晶夫・島田和幸・川合眞一編、2014（南江堂）

『コンパクトCTシリーズ　vol.3　CT頭部アトラス』
髙橋昭喜・日向野修一・栗原紀子、1996（ベクトル・コア）

「最近注目されている非薬物療法　ブレインフード
の現状と課題 —認知症予防効果について」
木村武実、認知症の最新医療 2012；2（4）：197-201

『最新医学別冊 新しい診断と治療の ABC66/
精神 6 認知症』三村 將編、2010（最新医学社）

「3. 非定型抗精神病薬の功罪」
大沼 徹・新井平伊、Modern Physician 2010；30（9）：1161-1164

「嗜銀顆粒性認知症の鑑別診断」
齋藤祐子・村山繁雄、最新医学 2013；68（4）：820-826

「失行症のみかた」元村直靖、JOURNAL OF CLITICAL
REHABILITATION 2012；21（1）：35-41

「社会性の神経心理学」
秋山知子・三村 將、分子精神医学 2004；4（1）：18-26

「手段的日常生活動作を用いた軽度認知症スクリー
ニング項目の検討」町田綾子・鳥羽研二・櫻井 孝・鷲見幸彦、
日本老年医学会雑誌 2013；50：266-267

「症状の評価方法（評価尺度）」
染矢俊幸、Modern Physician 1997；17（12）：1399-1405

「《症例》108 歳女性の剖検報告」棚橋千里・室生 昇・
神田 茂・橋詰良夫、病理と臨床 2004；22（11）：1211-1216

「新規抗認知症薬の効果と限界」
服部英幸、精神神経雑誌 2013；115（1）：22-31

「神経伝達物質からみた BPSD 発生の背景」
有田秀穂、Cognition and Dementia 2010；9（2）：100-106

『スーパー総合医 認知症医療』
長尾和宏総編集、木之下 徹専門編集、2014（中山書店）

「髄液の産生・吸収障害と特発性正常圧水頭症の
新しい画像診断」
徳田隆彦、臨床神経学 2014；54（12）：1193-1196

「遂行（実行）機能をめぐって」
福井俊哉、認知神経科学 2010；12（3・4）：156-164

「睡眠構造の相違からみた代表的認知症の鑑別」
新野秀人、睡眠医療 2013；7（3）：337-341

「生活習慣病と認知症」
羽生春夫、日本老年医学会雑誌 2013；50（6）：727-733

『正常画像と比べてわかる　病理アトラス　改訂版
全身がみえてくる！　118 疾患 1000 画像』
下 正宗・長嶋洋治編、2015（羊土社）

「精神医学と社会脳」
髙橋英彦、お茶の水醫學雑誌 2013；61（4）：395-408

「石灰沈着を伴うび漫性神経原線維変化病における
α -Synuclein 陽性病変から分かること
—岡山大学医学賞（新見賞）を受賞して—」
横田 修・寺田整司・石津秀樹・黒田重利、岡山医学会雑誌
2004；116：89-96

「前頭側頭型認知症の臨床症候学」
池田 学、老年期認知症研究会誌 2010；17：97-101

「前頭側頭葉変性症：基底核の病理と関連する
臨床特徴を中心に」
横田 修・土谷邦秋、分子精神医学 2008；8（4）：333-340

「前頭側頭葉変性症の概念と前頭側頭型痴呆の臨床」
鉾石和彦・田辺敬貴、Cognition and Dementia 2005；4（3）：
179-187

「前頭側頭葉変性症の脳病理」
池田研二、Cognition and Dementia 2005；4（3）：204-210

「前頭側頭葉変性症の臨床」
池田 学、老年期認知症研究会誌 2012；19（5）：92-97

『ぜんぶわかる 脳の事典』
坂井建雄・久光 正監修、2011（成美堂出版）

「大脳皮質基底核変性症
(Corticobasal degeneration)」
髙梨雅史、Modern Physician 2008；28（12）：1708-1712

参考文献

『アクチュアル 脳・神経疾患の臨床
認知症 神経心理学的アプローチ』
辻 省次総編集、河村 満専門編集、2012（中山書店）

「AChE-I による治療はどこまで進歩したのか」
中村 祐、老年精神医学雑誌 2005；16（増刊 - Ⅲ）：81-87

「アルツハイマー病治療薬の最近の話題」
羽生春夫、老年精神医学雑誌 2013；24（8）：791-798

「アルツハイマー病の新しい診断基準
―NIA-AA 診断基準と DSM - V 診断基準―」
武田雅俊、老年精神医学雑誌 2012；23（増刊 -2）：150

「アルツハイマー病の新たな診断基準」
下濱 俊、日本老年医学会雑誌 2013；50：1-8

「アルツハイマー病の代替療法
―フェルラ酸，イチョウ葉エキス―」
中村重信、BRAIN MEDICAL 2013；25（1）：35-40

「アルツハイマー病の治療：現状と将来」
田平 武、日本老年医学会雑誌 2012；49（4）：402-418

「アルツハイマー病のバイオマーカーと
新しい診断基準」
大河内正康・武田雅俊、老年期認知症研究会誌 2012；19：78-79

「An open label study of memantine treatment in three subtypes of frontotemporal lobar degeneration.」
Adam L. Boxer et al., Alzheimer disease and associated disorders. 2009；23（3）：211-217

「イオフルパン診療ガイドライン 第 1 版」
日本核医学会・日本脳神経核医学研究会編、2014

「Is antidepressant treatment associated with reduced cognitive decline in Alzheimer's disease？」
Enrico Mossello et al., Dementia and Geriatric Cognitive Disorders 2008；25：372-379

「易怒性，易刺激性」
高橋 智、老年精神医学雑誌 2011；22（増刊号 - Ⅰ）：115-120

「意味性痴呆の臨床」
西尾慶之・森 悦朗、Cognition and Dementia 2005；4（3）：187-192

『EBM 精神疾患の治療 2011-2012』
上島国利・三村 將・中込和幸・平島奈津子編、2011（中外医学社）

「意味性認知症の臨床症状
―― BPSD とその対応を中心に――」
小森憲治郎・原 祥治・谷向 知・数井裕光、
老年精神医学雑誌 2013；24（12）：1250-1257

「AHA/ASA Scientific Statement
認知障害と認知症に対する脳血管の寄与」
Philip B.Gorelick et al., Stroke 日本語版 2011；6（3）：35-39

「FTLD：言語および関連症候の特徴とその診方」
大槻美佳、臨床神経学 2012；52（11）：1224-1227

「MRI による認知症の診断　軽度認知障害と Alzheimer 病を主に」 北垣 一、島根医学 2014；34（3）：8-17

『介護ライブラリー　完全図解 新しい認知症ケア
医療編』 河野和彦、2012（講談社）

「改訂 長谷川式簡易知能評価スケール（HDS-R）の使い方」 加藤伸司、藍野学院紀要 2000；14：59-66

「顔と身体の認知」
堀 悦郎、Toyama Medical Journal 2014；25（1）：43-49

「画像と病理診断を踏まえた認知症の鑑別診断」
川勝 忍・渋谷 譲・山崎 猛・渡部俊幸・林 博史・小林良太、
老年精神医学雑誌 2011；22（増刊号 - Ⅰ）：28-35

『Color Atlas　普及版　グラフィック神経学』
田中順一・岩田 誠、2010（医歯薬出版）

『カラー図解　臨床でつかえる神経学』
ラインハルト・ローカム、大石 実訳、2006
（メディカル・サイエンス・インターナショナル）

『完全病理学 各論　第 8 巻　神経・筋疾患』
堤 寛、2007（学際企画）

『グラント解剖学図譜　第 5 版』
Anne M.R.Agur, Arthur F.Dalley、坂井建雄監訳、2007（医学書院）

「グルタミン酸と精神疾患：モノアミンを超えて
グルタミン酸トランスポーターと精神疾患」
田中光一、日本薬理学会雑誌 2013；142：1-6

「軽度認知障害（MCI）」
朝田 隆、認知神経科学 2009；11（3・4）：252-257

「軽度認知障害の長期予後」 宮川雄介・橋本 衛・池田 学、
臨床精神医学 2014；43（10）：1475-1480

「軽度認知障害へのフェルラ酸・ガーデンアンゼリカ摂取についての予備的研究 ――軽度認知障害から認知症への移行を遅延させる効果――」
木村武実、新薬と臨牀 2014；63（11）：1848-1855

「血管性認知症の脳循環代謝病態」
長田 乾、老年期認知症研究会誌 2011；18：1-6

「血管性認知症；Revisited」
冨本秀和、老年期認知症研究会誌 2012；19（1）：4-7

「原発性進行性失語：その症候と課題」
小森憲治郎、高次脳機能研究 2012；32（3）393-404

『高血圧治療ガイドライン 2014』
日本高血圧学会 高血圧治療ガイドライン作成委員会編、
2014（日本高血圧学会）

【監修】

河野和彦（こうの・かずひこ）

認知症専門医。医学博士。

1958 年愛知県生まれ。1982 年近畿大学医学部卒業後、1988 年、名古屋大学大学院医学系研究科老年科学教室博士課程修了。同大学老年科学教室講師、愛知県厚生連海南病院老年科部長、愛知県共和病院老年科部長を経て、2009 年に名古屋フォレストクリニック開院。日本内科学会認定内科医、日本老年医学会認定老年病専門医、日本老年精神医学会指導医。

国内有数の認知症初診患者数と、30 年以上にわたる認知症治療経験をもとに、効果・安全性の高い認知症薬物治療を確立し、「コウノメソッド」として提唱。現在、300 人以上の医師がコウノメソッド実践医として登録し、よりよい認知症医療の普及に努める。

『コウノメソッド流 臨床認知症学』『コウノメソッドでみる認知症診療』（日本医事新報社）、『認知症治療のベストアンサー 〜コウノメソッドによる王道処方〜』（中外医学社）、『レビー小体型認知症　即効治療マニュアル』『ピック病の症状と治療　コウノメソッドで理解する前頭側頭葉変性症』（フジメディカル出版）など、著書多数。

STAFF

カバー・本文イラスト ……… くぬぎ太郎

本文デザイン ……………………… 南雲デザイン

校正 …………………………………… 滄流社

DTP …………………………………… 明昌堂

編集制作 …………………………… 寺本 彩　重信真奈美　株式会社オフィス２０１（川西雅子）

企画・編集 ………………………… 成美堂出版編集部

本書に関する正誤等の最新情報は下記の URL でご確認下さい。
http://www.seibidoshuppan.co.jp/support/

※上記 URL に記載されていない箇所で正誤についてお気づきの場合は、書名・発行日・質問事項（ページ数等）・氏名・郵便番号・住所・FAX 番号を明記の上、郵送か FAX で成美堂出版までお問い合わせ下さい。
※電話でのお問い合わせはお受けできません。
※ご質問到着確認後10日前後に回答を普通郵便またはFAXで発送いたします。

ぜんぶわかる認知症の事典

2022年1月10日発行

監　修　河《こう》野《の》和《かず》彦《ひこ》

発行者　深見公子

発行所　成美堂出版
〒162-8445　東京都新宿区新小川町 1-7
電話(03)5206-8151 FAX(03)5206-8159

印　刷　株式会社東京印書館

ISBN978-4-415-32134-9
落丁·乱丁などの不良本はお取り替えします
定価はカバーに表示してあります